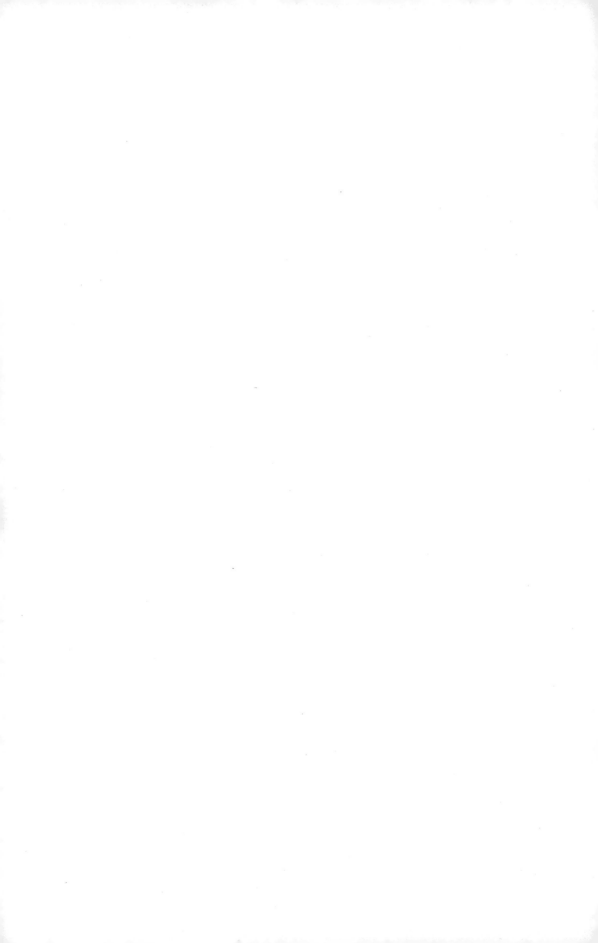

中华传世医典

黄帝内经

主编 ◎ 闫松

线装书局

咳论第三十八

【要点解析】

一、咳嗽的病变,固属于肺,而五脏六腑的病变,又都能影响于肺,使之功能失常,发为咳嗽。

二、咳嗽发病与四时有很大关系。

三、咳嗽日久不愈,脏病可以移腑。

四、指出咳嗽的治疗原则。

【内经原典】

黄帝问曰:肺之令人咳何也? 岐伯对曰:五藏六府皆令人咳,非独肺也。帝曰:愿闻其状。岐伯曰:皮毛者肺之合也,皮毛先受邪气,邪气以从其合也。其寒饮食入胃,从肺脉上至于肺则肺寒,肺寒则外内合邪,因而客之,则为肺咳。五藏各以其时受病,非其时各传以与之。

人与天地相参①,故五藏各以治时②感于寒则受病,微则为咳,甚者为泄为痛。乘③秋则肺先受邪,乘春则肝先受之,乘夏则心先受之,乘至阴则脾先受之,乘冬则肾先受之。帝曰:何以异之? 岐伯曰:肺咳之状,咳而喘息有音,甚则唾血。心咳之状,咳则心痛,喉中介介④如梗状,甚则咽肿喉痹。肝咳之状,咳则两胁下痛,甚则不可以转,转则两胠下满。脾咳之状,咳则右胁下痛,阴阴⑤引肩背,甚则不可以动,动则咳剧。肾咳之状,咳则腰背相引而痛,甚则咳涎。

帝曰:六府之咳奈何? 安所受病? 岐伯曰:五藏之久咳,乃移于六府。脾咳不已,则胃受之,胃咳之状,咳而呕,呕甚则长虫出。肝咳不已,则胆受之,胆咳之状,咳呕胆汁。肺咳不已,则大肠受之,大肠咳状,咳而遗失⑥。心咳不已,则小肠受之,小肠咳状,咳而失气,气与咳俱失。肾咳不已,则膀胱受之,膀胱咳状,咳而遗溺。久咳不已,则三焦受之,三焦咳状,咳而腹满,不欲食饮,此皆聚于胃,关于肺,使人多涕唾而面浮肿,气逆也。

帝曰:治之奈何? 岐伯曰:治藏者治其俞,治府者治其合,浮肿者治其经。帝曰:善。

【难点注释】

①相参:参和通应。

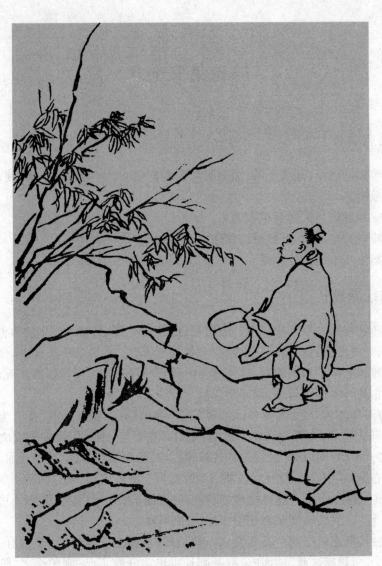

　　人和自然界是相应的,五脏在其所主的时令受了寒邪,便能得病。若轻微的,则发生咳嗽;严重的,寒气入里就成为腹泻、腹痛。

②治时:指五脏所主管的时令。

③乘:即"趁",顺应的意思。

④介介:喉中梗阻不利的样子。

⑤阴阴:即"隐隐"。

⑥遗失:失,通屎。遗失,大便失禁。

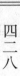

【白话精译】

黄帝问道:肺脏有病,都能使人咳嗽,这是什么道理? 岐伯回答说:五脏六腑有病,都能使人咳嗽,不单是肺病如此。黄帝说:请告诉我各种咳嗽的症状。岐伯说:皮毛与肺是相配合的,皮毛先感受了外邪,邪气就会影响到肺脏。再由于吃了寒冷的饮食,寒气在胃循着肺脉上行于肺,引起肺寒,这样就使内外寒邪相合,停留于肺脏,从而成为肺咳。这是肺咳的情况。至于五脏六腑之咳,是五脏各在其所主的时令受病,并非在肺的主时受病,而是各脏之病传给肺的。

黄帝道:这些咳嗽怎样鉴别呢? 岐伯说:肺咳的症状,咳而气喘,呼吸有声,甚至唾血。心咳的症状,咳则心痛,喉中好像有东西梗塞一样,甚至咽喉肿痛闭塞。肝咳的症状,咳则两侧胁肋下疼痛,甚至痛得不能转侧,转侧则两胁下胀满。脾咳的症状,咳则右胁下疼痛,并隐隐然疼痛牵引肩背,甚至不可以动,一动就会使咳嗽加剧。肾咳的症状,咳则腰背互相牵引作痛,甚至咳吐痰涎。

黄帝道:六腑咳嗽的症状如何? 是怎样受病的? 岐伯说:五脏咳嗽日久不愈,就要传移于六腑。例如脾咳不愈,则胃就受病;胃咳的症状,咳而呕吐,甚至呕出蛔虫。肝咳不愈,则胆就受病,胆咳的症状是咳而呕吐胆汁。肺咳不愈,则大肠受病,大肠咳的症状,咳而大便失禁。心咳不愈,则小肠受病,小肠咳的症状是咳而放屁,而且往往是咳嗽与失气同时出现。肾咳不愈,则膀胱受病;膀胱咳的症状,咳而遗尿。以上各种咳嗽,如经久不愈,则使三焦受病,三焦咳的症状,咳而腹满,不想饮食。凡此咳嗽,不论由于那一脏腑的病变,其邪必聚于胃,并循着肺的经脉而影响及肺,才能使人多痰涕,面部浮肿,咳嗽气逆。

黄帝道:治疗的方法怎样? 岐伯说:治五脏的咳,取其俞穴;治六腑的咳,取其合穴;凡咳而浮肿的,可取有关脏腑的经穴而分治之。黄帝道:讲得好!

【专家评鉴】

一、咳嗽的病位主要在肺

篇首:"肺之令人咳,何也"? 虽然是发问,但是已把咳嗽病同肺联系在一起,下文并首论肺咳,说明《内经》已经认识到咳嗽与肺的密切关系。这与《素问·宣明五气》"肺为咳",《素问·厥论》:"手太阴厥逆,虚满而咳。"《灵枢·胀论》"肺胀者,虚满而喘咳"的精神是一致的。现在看来,肺主气,司呼吸,上连气道,喉咙,开窍于鼻,外合皮毛,内为五脏华盖。其气贯通百脉而通它脏,不耐寒热,称为娇脏,易受内外之邪侵袭而为病。病则宣肃失常,肺气上逆,发为咳嗽。所以说,内经认为咳不离肺的观点是正确的。

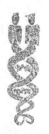

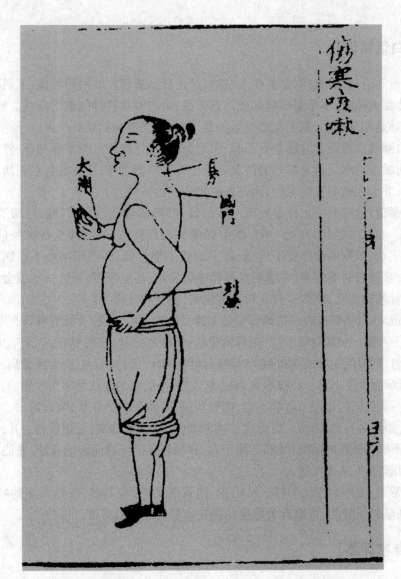

明万历刊本《杨敬斋针灸全书》针灸方图中的伤寒咳嗽取穴图

二、五脏六腑皆令人咳

　　这种观点的提出,将咳嗽的病理范围扩大到五脏六腑,反映了咳嗽虽然是肺脏受邪后的病理反映,但与五脏六腑的功能障碍都有密切联系。因为脏腑之间是相互联系的,在发生病理变化之后也常互相影响。通过调整其他脏腑的功能使干肺的相关内邪消除,终止了对肺宣肃功能的干扰,就达到了不治肺而咳止的目的。这个观点的提出,对指导后世的辨证施治有着很重要的意义。它提示医生在治疗咳嗽时,不能单从肺去考虑,而应当从五脏六腑这个更广的范围去审症求因,拓宽临

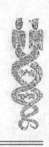

床治疗思路。

三、咳嗽的病因病机

原文从"皮毛先受邪气"到"因而客之,则为肺咳"一段,提出了咳嗽的病因有二条:一是外感风寒,二是生冷饮食寒从胃入。风寒袭人,必先由皮毛而后内合于肺,影响肺的宣发肃降。寒饮饮食入胃之后,其产生的内寒从肺脉上达于肺,因为手太阴肺脉起于中焦,循胃口上膈属肺。所以不管外感风寒或饮食生冷,均可使肺受寒邪的侵袭,宣降失司,肺气上逆而为咳嗽。《灵枢·邪气脏腑病形》曰:"形寒寒饮则伤肺,以其两寒相感,中外皆伤,故气逆而上引。"也说明了这个道理。

四、咳嗽与四时气候的关系

原文从"五脏各以其时受病"到"乘冬则肾先受之"一段,说明以五脏配五时在发病学上的意义。人生存在自然之中,人和自然界有着密不可分的联系。《素问·阴阳应象大论》有言:"天有四时五行,以生长收藏,以生寒暑燥湿风,人有五脏化五气,以生喜怒悲忧恐。"人体五脏和四时是相对应的,五脏各有所主的时令。如果在其所主时令当中。五脏就容易感受相关的邪气而受病。如《素问·金匮真言论》说:"东风生于春,病在肝,南风生于夏,病在心;西风生于秋,病在肺;北风生于冬,病在肾。"所以,本文认为五脏各在其所主的时令受病,如果未逢到肺的时令,而其他脏在受邪后可以传于肺引起发病。人与自然界相统一,五脏在其所主的时令感受了寒邪引起发病,邪势轻微的引起咳嗽,邪势重的还会引起泄泻腹痛。根据五脏和四时的配属关系,秋天则肺先受邪,春季则肝先受邪,夏季则心先受邪,至阴(长夏)则脾先受邪,冬季则肾先受邪。此处虽为论咳,其实在很多疾病的发病学上,《内经》均有类似的观点。

五、咳嗽的治则

文尾以问答方式讲述了咳嗽病总的治疗原则。其内容包括:五脏咳嗽在治疗时选取其相关脏的腧穴针刺;六腑咳嗽在治疗时选取其相关腑的合穴进行针刺,因为腧穴是脏腑气血所注,合穴是气血之所入。所以病在脏的就治其腧,是治其注入之邪;病在腑就刺其合,是治其传入之邪。至于久咳引起的浮肿,是邪入经络,影响水液代谢,致水邪泛滥,所以就要取其经穴以疏通经络,使气血和调,水肿可消。此处虽然就针刺的取穴原则而论,其实寓含辨证施治的思想。

表 38-1　五脏六腑咳针刺取穴表

原则	五脏咳	取穴	兼浮肿	原则	六腑咳	取穴	兼浮肿
	肺咳	太渊	经渠		大肠咳	曲池	阳溪
治脏取其俞	脾咳	太白	商丘	治腑取其合	胃咳	足三里	解溪
	心咳	神门	灵道		小肠咳	小海	阳谷
	肾咳	太溪	复溜		膀胱咳	委中	昆仑
	肝咳	太冲	中封		胆咳	阳陵泉	阳辅
					三焦咳	天井	支沟

【临床应用】

一、关于五脏六腑皆令人咳的意义

自从《素问·咳论》提出这种论点之后,对其重大价值历代医家都是公认的。但这种论点在现今中医临床上到底还有无价值? 有多大价值? 仍然是一个有争议的问题。目前,中医内科学对咳嗽是按照外感内伤进行分类的,这种分法的优越之处在于:外感咳嗽是由外感六淫引起,起病急,病程短,常在受凉之后发生,咳嗽的同时常伴有鼻塞、流涕、喷嚏、咽痒、头痛、全身疲楚、恶寒发热等表证。所以在治疗时就要以祛邪宣肺为主,根据邪气的寒热燥湿,分别采取相应的祛邪方法,如散寒、清热、润燥、利湿等,这样的治疗针对性强,疗效较传统的分类治疗方案要好,简明扼要,容易掌握。而内伤咳嗽多是慢性病,起病缓慢,这些内邪如痰、饮、气、火都是其他脏腑功能失调后的病理产物。所以以内伤咳嗽其他脏腑功能失调的表现是相差很大的,这些内容比起本篇的分类来说无疑要深化得多。比如痰湿的产生与脾关系密切;气火的产生与肝关系密切;痰饮的产生和脾肾阳气有关;痰热的产生和素体阳盛和复感外邪有关。根据治病求本的含义,在这些相关方面采取治疗措施无疑要合理得多。所以,可以说中医对咳嗽病目前的认识是比较科学的。那么在这种情况下重新再提五脏六腑咳的意义是否多余了呢? 恐怕还不能这样简单地下结论。

目前认识五脏六腑咳的意义,至少有如下几点:其一,从整体观念的角度认为,人体疾病的发生发展,在脏腑之间是可以互相影响和传变的。所以咳嗽虽然是肺之本病,但是其他脏腑功能失调也可以影响到肺气的宣降而发生咳嗽,在治疗时就不能单从宣肺止咳方面去考虑,而应从整体去考虑。其二,从辨证的角度来看,提醒医生在考虑咳嗽的辨证时,既要重视主症,又要重视兼症;既要重视共性,又要重视个性。同样是咳嗽病,其所以分为五脏咳、六腑咳,就是因为在咳时有各自不同的兼症。如胃咳的兼症是呕吐,甚则吐蛔;膀胱咳的兼症是"咳与尿俱出"。显然都是根据兼症进行分类的。治疗时不仅抓主症,还要通过兼症去分析认识主症,找出咳嗽的病因、病位及其传变关系,采取相应的治疗措施。其三,提示人们不要"见咳止咳":咳嗽虽然是肺系统的症状,治疗宜以宣肺止咳为主。但五脏六腑皆令人咳的观点则提示人们,不能见咳止咳,而要去寻找导致咳嗽的深层次原因,如果原因和机理分析准确的话。甚至连疏肝、健脾、清心、利水、和胃、利胆、调气等方法亦能达到"止咳"的目的。这就进一步拓宽了中医"治病求本"的思路。现在临床运用的清肝泻火法治疗"木火刑金"咳嗽,滋肾降火法治疗"阴虚火旺"咳嗽,健脾燥湿法治疗"痰湿蕴肺"咳嗽等,都是根据脏腑关系及病理影响而采取的方法,也可以认为这些方法与《内经》的这种观点有关。

二、关于咳嗽的病因

本篇提出了外感风寒,内伤生冷是引起咳嗽的病因,这对后世研究咳嗽的病因学有重要的启发。咳嗽的病因现在临床上一般分外感和内伤两大类,外感咳嗽虽然有寒、热、燥的不同,但总以风寒所伤为多。内伤咳嗽虽有肝火、痰湿、阴虚等不同,但也以痰湿为主。痰湿之邪又多为饮食不节伤及脾胃,中焦运化无权,水液聚为痰湿,当痰湿上蕴于肺影响到肺的宣肃时就会发生咳嗽。这和本篇"寒饮食入胃,从肺脉上至于肺"的观点不谋而合。可见本篇提出的外伤风寒,内因饮食伤及肺胃是咳病两大因素的观点是值得重视的。明·戴思恭在《症治要诀》中言:"盖咳嗽为病,有自外而入者,有自内而发者,风寒暑湿,外也;七情饥饱,内也。风寒暑湿,先自皮毛而入,皮毛者肺之合,故感外邪,欲传脏腑,亦必先以其合而为嗽,此自外而入者也。七情饥饱,内有所伤,则邪气上逆,肺为气出入之道,故五脏之邪,上蒸于肺而为嗽,此自内而发者也。"此论甚合经旨。

从目前中医对咳嗽的病因研究情况来看,外感风寒暑湿燥火固然是常见外因,除此而外,烟尘刺激,异常气味的刺激,花粉刺激,某些化学药品及放射线的损伤,亦容易使肺受邪而发生咳嗽,同时咳嗽也是肺气驱除外邪的一种防御反应。在内伤方面,除饮食因素外,劳倦过度,七情所伤,他病影响均能影响肺脾肾肝心的功能,通过脏之间的生克制化或通过病理因素的影响上干于肺,使肺失宣肃而产生咳嗽。由此可见,无论外感或内伤所致的咳嗽,均累及于肺脏受病,由肺气不清失于宣肃所致。故《医学心悟》有言:"肺体属金,譬若钟然,钟非叩不鸣,风寒暑湿燥火六淫之邪,自外击之则鸣;劳欲情志,饮食炙煿之火自内攻之则亦鸣。"

外感咳嗽属于邪实,为外邪犯肺、肺气壅遏不畅所致。若不能及时使邪势外达,可进一步使邪势发生演变转化,表现为风寒化热、风热化燥,或蒸液成痰等情况。内伤咳嗽则属于邪实与正虚并见,病理因素主要是痰与火。但痰有寒热之别,火有虚实之异,痰可以郁而化火,火又能灼津成痰。由他脏及肺者,多因邪实导致正虚,如肝火犯肺每见气火灼伤肺津、炼液为痰;痰湿犯肺者,多因脾失健运,水谷不能化为精微上输以养肺,反而聚为痰浊,上贮于肺,肺气壅塞,上逆为咳。若病程长者,脾肺两虚,气不化津,则痰浊更易滋生。此即"脾为生痰之源,肺为贮痰之器"的道理。甚者病延于肾,由咳及喘。外感和内伤还可以互相影响,病久则由邪实转为正虚。外感咳嗽如果迁延失治,邪伤肺气,更易反复感邪,而致咳嗽屡作,转为内伤咳嗽。肺脏有病,卫外不固,易受外邪引发或加重,特别在气候变化时尤为明显。久则由实转虚,肺脏虚弱,阴伤气耗。由此可见,咳嗽虽有外感内伤之分,但有时两者可以互为因果。

三、关于五脏六腑咳的病机与传变

本文按五脏六腑对咳嗽进行分类,与当时的认识水平及历史局限性有关,其中有些内容显然带有机械唯物论的痕迹。但是,人类在和疾病做斗争的历史长河中,总是由知之甚少到知之较多,注意一点到综观全局,接触真理,认识真理到揭示发展真理这样一个循序渐进的过程,从本文所记述的内容分析,五脏六腑咳的病机,表现及传变仍然有其严格的规律性。

表38-2　五脏咳的生理病理表

分类	季节	生　　理	病　　理	表　　现
肺咳	秋	肺主气,司呼吸	邪阴肺气,伤肺络	咳嗽喘息有音,甚则唾血
心咳	夏	心主血脉,心脉上挟于咽	心脉不畅热蕴咽喉	咳嗽心痛,喉中介介如梗状,甚则咽喉肿痛
肝咳	春	肝主疏泄,肝脉布于胁肋	肝气郁结络脉不畅	咳嗽两胁下痛,甚则不可以转,转则两胠下满
脾咳	至阴	脾主运化,其脉上膈挟咽	胁络不畅,膈间气机不利	咳嗽右胁下痛,隐隐引肩背,甚则不可以动,动则咳剧
肾咳	冬	肾藏精,其脉贯膈系于腰,直脉入肺中	肾脉不利,肺肾气虚	咳嗽,腰背相引而痛,甚则咳涎

表38-3　六腑咳病理传变表

分类	生　　理	传　　变	病　　机	表　　现
胃咳	主受纳其气以和降为顺	脾咳不已,则胃受之	胃气上逆	咳而呕,呕甚则长虫出
胆咳	主清降	肝咳不已,则胆受之	胆气上逆	咳呕胆汁
大肠咳	主传导	肺咳不已,则大肠受之	传导失职	咳而遗矢
小肠咳	主传化	心咳不已,则小肠受之	传化失职	咳而失气,气与咳俱失
膀胱咳	贮津液并尿	肾咳不已,则膀胱受之	膀胱失约	咳而遗尿
三焦咳	气化水液	久咳不已,则三焦受之	气化不利	咳而腹满,不欲饮食

从表中可以看出,六腑咳均由与其相表里的脏(三焦咳除外)咳迁延日久传变而成。既然五脏能影响到六腑,那么六腑咳会不会影响到五脏呢?《内经》虽未提及,但想来是可以的。如果五脏之间、六腑之间以及脏腑之间可以互相影响的话,就会缩短理论与实践的距离,进而为实践服务。

举痛论第三十九

【要点解析】

一、阐述了理论必须与实践相结合的观点。

二、举例说明问诊、望诊、切诊的具体方法,示人以诸诊法宜合参运用。

三、指出寒邪入侵是痛症的主要原因;寒邪侵犯经脉,引起气血运行受阻,是产生痛症的主要病机;并列举了疼痛的多种临床表现,进行对比分析。

四、论述了九气致病的症状和机制,提出"百病皆生于气"的观点。

【内经原典】

黄帝问曰:余闻善言天者,必有验于人;善言古者,必有合于今;善言人者,必有厌①于己。如此,则道不惑而要数极②,所谓明也。今余问于夫子,令言而可知,视而可见,扪而可得,令验于己,而发蒙解惑,可得而闻乎? 岐伯再拜稽首对曰:何道之问也? 帝曰:愿闻人之五藏卒痛,何气使然? 岐伯对曰:经脉流行不止,环周不休,寒气入经而稽迟,泣而不行,客于脉外则血少,客于脉中则气不通,故卒然而痛。

帝曰:其痛或卒然而止者,或痛甚不休者,或痛甚不可按者,或按之而痛止者,或按之无益者,或喘动应手者,或心与背相引而痛者,或胁肋与少腹相引而痛者,或腹痛引阴股③者,或痛宿昔而成积者,或卒然痛死不知人,有少间复生者,或痛而呕者,或腹痛而后泄者,或痛而闭不通者,凡此诸痛,各不同形,别之奈何? 岐伯曰:寒气客于脉外则脉寒,脉寒则缩踡,缩踡则脉绌急,绌急则外引小络,故卒然而痛,得炅④则痛立止。因重中于寒,则痛久矣。寒气客于经脉之中,与炅气相薄则脉满,满则痛而不可按也,寒气稽留,炅气从上,则脉充大而血气乱,故痛甚不可按也。寒气客于肠胃之间,膜原之下,血不得散,小络急引故痛,按之则血气散,故按之痛止。寒气客于侠脊之脉则深,按之不能及,故按之无益也。寒气客于冲脉,冲脉起于关元,随腹直上,寒气客则脉不通,脉不通则气因之,故喘动应手矣。寒气客于背俞之脉⑤则脉泣;脉泣则血虚,血虚则痛,其俞注于心,故相引而痛,按之则热气至,热气至则痛止矣。寒气客于厥阴之脉,厥阴之脉者,络阴器,系于肝,寒气客于脉中,则血泣脉急,故胁肋与少腹相引痛矣。厥气客于阴股,寒气上及少腹,血泣在下相引,

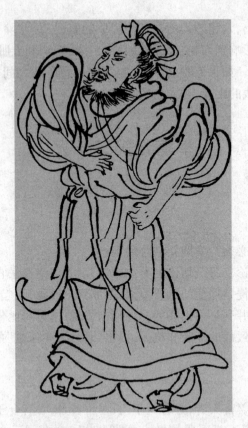

大怒则使肝气上逆,血随气逆,甚则呕血,或肝
气乘脾发生飧泄,所以说是气上。

故腹痛引阴股。寒气客于小肠膜原之间,络血之中,血泣不得注于大经,血气稽留不得行,故宿昔⑥而成积矣。寒气客于五藏,厥逆上泄,阴气竭,阳气未入,故卒然痛死不知人,气复反则生矣。寒气客于肠胃,厥逆上出,故痛而呕也。寒气客于小肠,小肠不得成聚,故后泄腹痛矣。热气留于小肠,肠中痛,瘅热焦渴,则坚干不得出,故痛而闭不通矣。帝曰:所谓言而可知者也,视而可见奈何?岐伯曰:五藏六府固尽有部,视其五色,黄赤为热,白为寒,青黑为痛,此所谓视而可见者也。帝曰:扪而可得,奈何?岐伯曰:视其主病之脉,坚而血及陷下者,皆可扪而得也。帝曰:善。余知百病生于气也,怒则气上,喜则气缓,悲则气消,恐则气下,寒则气收,炅则气泄,惊则气乱,劳则气耗,思则气结,九气不同,何病之生?

岐伯曰:怒则气逆,甚则呕血及飧泄,故气上矣。喜则气和志达,荣卫通利,故气缓矣。悲则心系急,肺布叶举,而上焦不通,荣卫不散,热气在中,故气消矣。恐则精却⑦,却则上焦闭,闭则气还,还则下焦胀,故气不行矣。寒则腠理闭,气不行,故气收矣。炅则腠理开,荣卫通,汗大泄,故气泄。惊则心无所倚,神无所归,虑无所定,故气乱矣。劳则喘息汗出,外内皆越,故气耗矣。思则心有所存,神有所归⑧,

正气留而不行,故气结矣。

【难点注释】

①厌:《说文》:"厌,合也。"
②要数极:数,理也;要数,指重要的道理;极,顶点,引作透彻、明达解。
③阴股:指大腿内侧。
④炅:热的意思。
⑤背俞之脉:背俞,背部五脏俞穴,为足太阳经的穴位。背俞之脉,即足太阳膀胱经脉。
⑥宿昔:时间过久。这里指病久不愈。
⑦精却:却,却迟之义。精却是指肾精不能上承反而下陷。
⑧心有所存,神有所归:指精力集中,神归一处。

【白话精译】

黄帝问道:我听说善于谈论天道的,必能应验于人事;善于谈论历史的,必能应合于今事;善于谈论人事的,必能结合自己的情况。这样,才能掌握事物的规律而不迷惑,了解事物的要领极其透彻,这就是所谓明达事理的人。现在我想请教先生,将问诊所知,望诊所见,切诊所得的情况告诉我,使我有所体验,启发蒙昧,解除疑惑,你能否告诉我呢?岐伯再次跪拜回答:你要问的是哪些道理呢?黄帝说:我想听听人体的五脏突然作痛,是什么邪气造成的呢?岐伯回答说:人体经脉中的气血流行不止,如环无端,如果寒邪侵入了经脉,则经脉气血的循行迟滞,凝涩而不畅行,故寒邪侵袭于经脉内外,则使经脉凝涩而血少,脉气留止而不通,所以突然作痛。

黄帝说:其疼痛有突然停止的,有痛得很剧烈而不停止的,有痛得很剧烈而不能按压的,有按压而疼痛停止的,有按压也不见缓解的,有疼痛跳动应手的,有心和背部相互牵引而痛的,有胁肋和少腹相互牵引而痛的,有腹痛牵引阴股的,有疼痛日久而成积聚的,有突然疼痛昏厥如死不知人事稍停片刻而又清醒的,有痛而呕吐的,有腹痛而后泄泻的,有痛而大便闭结不通的,以上这些疼痛的情况,其病形各不相同,如何加以区别呢?岐伯说:寒邪侵袭于脉外,则经脉受寒,经脉受寒则经脉收缩不伸,收缩不伸则屈曲拘急,因而牵引在外的细小脉络,内外引急,故突然发生疼痛,如果得到热气,则疼痛立刻停止。假如再次感受寒邪,卫阳受损就会久痛不止。寒邪侵袭经脉之中,和人体本身的热气相互搏争,则经脉充满,脉满为实,不任压迫,故痛而不可按。寒邪停留于脉中,人体本身的热气则随之而上,与寒邪相搏,使经脉充满,气血运行紊乱,故疼痛剧烈而不可触按。寒邪侵袭于肠胃之间,膜原之下,以致血气凝涩而不散,细小的络脉拘急牵引,所以疼痛;如果以手按揉,则血气

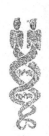

散行,故按之疼痛停止。寒邪侵袭于夹脊之脉,由于邪侵的部位较深,按揉难以达到病所,故按揉也无济于事。寒邪侵袭于冲脉之中,冲脉是从小腹关元穴开始,循腹上行,如因寒气侵入则冲脉不通,脉不通则气因之鼓脉欲通,故腹痛而跳动应手。寒邪袭于背俞足太阳之脉,则血脉流行滞涩,脉涩则血虚,血虚则疼痛,因足太阳脉背俞与心相连,故心与背相引而痛,按揉能使热气来复,热气来复则寒邪消散,故疼痛即可停止。寒邪侵袭于足厥阴之脉,足厥阴之脉循股阴入毛中,环阴器抵少腹,布胁肋而属于肝,寒邪侵入于脉中,则血凝涩而脉紧急,故胁肋与少腹牵引作痛。

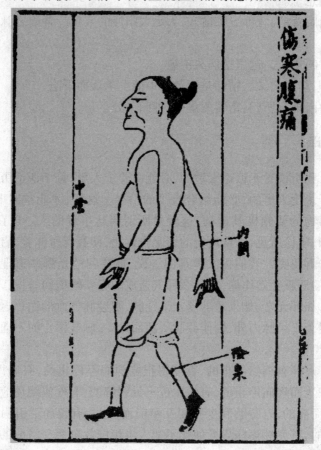

明万历刊本《杨敬斋针灸全书》针灸方图中的伤寒腹痛取穴图

寒厥之气客于阴股。寒气上行少腹,气血凝涩,上下牵引,故腹痛引阴股。寒邪侵袭于小肠膜原之间、络血之中,使络血凝涩不能流注于大的经脉,血气留止不能畅行,故日久便可结成积聚。寒邪侵袭于五脏,迫使五脏之气逆而上行,以致脏气上越外泄,阴气竭于内,阳气不得入,阴阳暂时相离,故突然疼痛昏死,不知人事;如果阳气复返,阴阳相接,则可以苏醒。寒邪侵袭于肠胃,迫使肠胃之气逆而上行,故出现疼痛而呕吐。寒邪复袭于小肠,小肠为受盛之腑,因寒而阳气不化,水谷不得停留,故泄泻而腹痛。如果是热邪留蓄于小肠,也可发生肠中疼痛,由于内热伤津而唇焦口渴,粪便坚硬难以排出,故腹痛而大便闭结不通。

　　黄帝说:以上所说从问诊中可以了解。至于望诊可见又是怎样的呢? 岐伯说:五脏六腑在面部各有所属的部位,望面部五色的变化就可以诊断疾病,如黄色赤色主热,白色主寒,青色黑色主痛,这就是通过望诊可以了解的。

　　黄帝说:用手切诊而知病情是怎样的呢? 岐伯说:看他主病的经脉,然后以手循按,如果脉坚实的,是有邪气结聚;属气血留滞的,络脉必充盛而高起;如果脉陷下的,是气血不足,多属阴证。这些都是可以用手扪切按循而得知的。

　　黄帝说:好。我已知道许多疾病的发生,都是由气机失调引起的,如暴怒则气上逆,喜则气舒缓,悲哀则气消沉,恐惧则气下却,遇寒则气收敛,受热则气外泄,受惊则气紊乱,过劳则气耗散,思虑则气郁结。这九种气的变化各不相同,会发生怎样的疾病呢? 岐伯说:大怒则使肝气上逆,血随气逆,甚则呕血,或肝气乘脾发生飧泄,所以说是气上。喜则气和顺而志意畅达,荣卫之气通利,所以说是气缓。悲哀太过则心系急迫。但悲为肺志,悲伤过度则肺叶张举,上焦随之闭塞不通,营卫之气得不到布散,热气郁闭于中而耗损肺气,所以说是气消。恐惧则使精气下却,精气下却则升降不交,故上焦闭塞,上焦闭塞则气还归于下,气郁于下则下焦胀满,所以说"恐则气下"。寒冷之气侵袭人体,则使腠理闭密,荣卫之气不得畅行而收敛于内,所以说是气收。火热之气能使人腠理开放,荣卫通畅,汗液大量外出,致使气随津泄,所以说是气泄。受惊则心悸动无所依附,神志无所归宿,心中疑虑不定,所以说是气乱。劳役过度则气动喘息,汗出过多,喘则内气越,汗出过多则外气越,内外之气皆泄越,所以说是气耗。思则精力集中,心有所存,神归一处,以致正气留结而不运行,所以说是气结。

【专家评鉴】

一、理论联系实际,学以致用

　　本文开篇就以提问的形式,强调理论必须与实际相结合,才能做到学以致用。如果只是高谈阔论而不联系实际,就谈不上是"善言"。只有把理论与实践密切结合,才可称得上是真正地掌握了理论(即"道不惑"),才能成为明达事理的人。结合本篇看,这些论述无非是为了提醒人们要把医学理论与医疗实践相结合,做到问得清("言而可知"),看得见(视而可见),摸得着(扪而可得),全面诊察病情,方能做到准确无误。

二、疼痛产生的机理

　　原文说:"经脉流行不止,环周不休。寒气入经而稽迟,泣而不行,客于脉外则血少,客于脉中则气不通,故卒然而痛。"此处以寒邪为例,指出疼痛的产生总是有其一定原因的。人身之气血,运行畅通是其生理,如果因某种原因导致其气血逆乱,经脉不通,就会产生疼痛。

就本篇原文精神而言,疼痛产生机理有两端:一则为经脉不通,气血运行不畅,不通则痛;二为血脉不畅,而致脏腑组织不能得到充足的气血营养,气血亏少,不荣则痛,故曰"血少"。

三、诸痛的辨证

原文所列诸痛的辨证要点及病机,可列表如下:

表 39-1 诸痛辨证表

诸 痛	辨 证 要 点	病 机
卒 痛	得热立止(受邪轻) 得热不止(受邪重)	寒性收引,脉络失养,挛缩拘急
寒热搏击痛	胀痛拒按	寒邪化热,寒热搏击,气滞血瘀
	腹痛喜按	寒凝肠胃之外,膜原之下,血气不得散,按之则热至血散,故痛止
寒凝腹痛	腹痛喜呕	寒客肠胃,胃失和降,上逆作呕
	腹痛,泄泻	寒客小肠,受盛失职,清浊不分,而为泄泻
宿积腹痛	疼痛按之有块	寒侵小肠膜原之间,血脉凝涩,日久形成积块
热结腹痛	腹痛便秘焦渴	热结肠道,伤灼津液
	按之痛不止	寒邪深入夹脊之冲脉,按之不能及
脉寒而痛	痛而喘动应手	寒客冲脉,寒凝气滞,冲脉不畅
	相引而痛　背与心	寒凝背俞,背俞注心,脉涩血虚或瘀滞
	相引而痛　胁与少腹,小腹与阴股	寒凝肝脉,少腹、阴股为肝脉所过,血涩脉急,故相引而痛
气厥疼痛	卒然疼痛,死不知人	寒侵五脏,脏气上逆,阴液大泄,阳气耗散,五脏失养

此处所论 14 种疼痛,虽有胸胁痛,有腹痛,但以腹痛为主。这 14 种胸腹痛可归之为以下三种类型:

(一)疼痛与缓解方法有关者凡六证

得热而疼痛缓解者,是寒邪伤于脉外,病位尚浅,故可用艾灸、热熨之法缓解治之。疼痛拒按者,是寒热交争剧烈,按之则气血愈加逆乱,故拒按。按之痛不减者,是寒邪深伏于里,按之不能达于病所,故按之不减。痛而喜按者有两证:一是邪伤肠外小络,按之血气得以畅通;一为按之可使阳热之气直抵病处,使邪气暂得消散,故此两者喜按。也有按之搏动应手,是邪伤冲脉之深在者。

(二)牵引性疼痛者凡三症

寒客背俞之脉，心与背相引而痛。寒伤厥阴，因肝脉环外阴，布胁肋，抵少腹，故寒邪犯之，经气不利，有胁肋与少腹相引而痛，以及少腹痛引阴股两症。

（三）伴有不同兼症之痛者凡五症

邪客小肠膜原之间，日久气血凝聚，故痛久而兼积聚。有寒邪伤脏，阳气被阴邪壅阻不能入内，阴阳之气不相交通，气机大乱，故发生疼痛性昏厥。胃肠之气下行为顺，以降为和，当寒邪犯之，气反上逆，故腹痛而兼呕吐。寒邪伤犯小肠，食物不得消化，清浊不分，并走大肠，故痛兼腹泻。当寒邪从阳化热，或热邪直犯小肠，灼津化燥，故痛兼大便秘结。

【临床应用】

一、疼痛形成的原因

疼痛的发生颇为复杂，或因寒，或因热，或因外邪入侵，或因情志内伤，或因劳伤太过，或因虫咬冻伤，或因跌碰蹉折，不胜枚举。本节以常见的致病因素寒邪为例，明确了疼痛的发病机理不外虚实两者。实者是血行迟滞，脉涩不通，即所谓"客于脉中则气不通"之义；虚者是缘经脉收缩，所运行的气血不足，脉外的组织得不到充足的气血之灌注濡养，即所谓"客于脉外则血少"之义。此处之"脉外"与"脉中""气"与"血"，均为互文，概括了痛症属虚属实两种病机。故张介宾说："后世治痛之法，有曰痛无补法者，有曰通则不痛、痛则不通者，有曰痛随利减者，人相传诵，皆以此为不易之法，凡是痛症无不执此用之。不知痛而闭者，固可通之，如本节云热结小

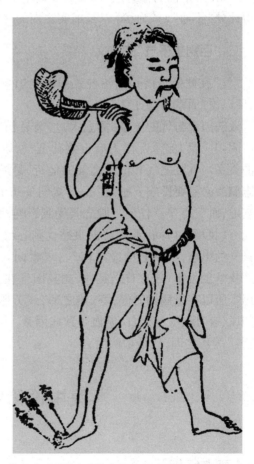

明代吴嘉言《针灸原枢》经穴图中的足厥阴肝经之图

肠，闭而不通之类是也。痛而泄者，不可通也，如上节云寒客小肠，后泄腹痛之类是也。观王荆公解痛、利二字曰：治法云：诸痛为实，痛随利减。世俗以利为下也。假令痛在表者，实也；痛在里者，实也；痛在血气者，亦实也。故在表者，汗之则愈；在

里者,下之则愈;在气血者,散之行之则愈。岂可以利为下乎? 宜作通字训则可。此说甚善,已得治实之法矣。然痛症亦有虚实,治法亦有补泻,其辨之之法,不可不详。凡痛而胀闭者多实,不胀不闭者多虚。痛而拒按者为实,可按者为虚。喜寒者多实,爱热者多虚。饱而甚者多实,饥而甚者多虚。脉实气粗者多实,脉虚气少者多虚。新病壮年者多实,愈攻愈剧者多虚。痛在经者脉多弦大,痛在脏者脉多沉微。必兼脉症而察之,则虚实自有明辨,实者可利,虚者亦可利乎? 不当利而利之,则为害不浅。故凡治表虚而痛者,阳不足也,非温经不可;里虚而痛者,阴不足也,非养营不可。上虚而痛者,心脾受伤也,非补中不可;下虚而痛者,脱泄亡阴也,非速救脾肾,温补命门不可。夫以温补而治痛者,古人非不多也,惟近代薛立斋、汪石山辈尤得之,奈何明似丹溪,而亦曰诸痛不可补气,局人意见,岂良法哉?"张氏可谓深得此处"不通"与"血少"以及虚实之痛的补泻大法之妙趣。

二、"百病生于气"的意义

"气"在此处是指其他各种致病因素影响到正气的异常变化而导致的各种病变,所以说"百病皆生于气"。

致病因素与气的关系:情志太过,最易伤气。九气中有六条是情志所伤。《素问·阴阳应象大论》说:"人有五藏化五气,以生喜怒悲忧恐",从生理上说明了二者的关系。五脏之气和整体之气的运行,是局部与整体的关系;情志分属于五脏,情志刺激必然要影响五脏之气。《素问·疏五过论》说:"离绝菀结,忧恐喜怒,五藏空虚,血气离守。"任何一脏之气受到影响,都会波及与本脏较密切的脏腑或整体之气。《灵枢·口问》篇说:"悲哀愁忧则心动,心动则五藏六府皆摇。"就是说明情志对气的影响,所以七情最易伤气。《素问·调经论》提出"人之所有者,血与气耳。"疾病的发生,气血首当其冲,尤其阳气在人体起着温养脏腑组织,保卫机体的作用。所以在患病的时候,寒、热之邪,或劳倦等因素都可直接影响气的变化。此外如风、暑、燥、火、痰、食、瘀血等致病因素,同样可引起气的变化。因此,此处所论"九气"为病之理,只是举例而言。

腹中论第四十

【要点解析】

一、对臌胀、血枯、伏梁、热中、清中、厥逆等腹中疾患的病因、症状、治法、禁忌等进行了讨论和分析。

二、介绍了鸡矢醴和四乌鲗骨一芦茹丸两个方剂,是研究古代方剂学的很有价值的资料。

三、指出妊娠与腹中疾患的鉴别要点。

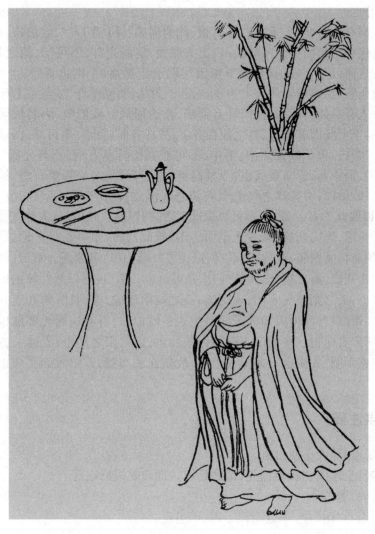

疾病将要痊愈时，复伤于饮食，使邪气复聚于腹中，鼓胀就会发生。

【内经原典】

黄帝问曰：有病心腹满，旦食则不能暮食，此为何病？岐伯对曰：名为鼓胀。帝曰：治之奈何？岐伯曰：治之以鸡矢醴，一剂知，二剂已。帝曰：其时有复发者何也？岐伯曰：此饮食不节，故时有病也。虽然其病且已，时故当病气聚于腹也。帝曰：有病胸胁支满者，妨于食，病至则先闻腥臊臭，出清液，先唾血，四支清，目眩，时时前后血①,病名为何?何以得之?岐伯曰:病名曰血枯,此得之年少时,有所大脱血,若醉入房中,气竭肝伤,故月事衰少不来也。帝曰:治之奈何?复以何术?岐伯曰:以四乌鲗骨一芦茹二物并合之,丸以雀卵,大如小豆,以五丸为后饭②,饮以鲍鱼汁,利肠中及伤肝也。

帝曰:病有少腹盛,上下左右皆有根,此为何病?可治不③?岐伯曰:病名曰伏梁。帝曰:伏梁因何而得之?岐伯曰:裹大脓血,居肠胃外,不可治,治之每切按之致死。帝曰:何以然?岐伯曰:此下则因④阴,必下脓血,上则迫胃脘,生⑤鬲,侠胃脘内痛,此久病也,难治。居齐上为逆,居齐下为从,勿动亟夺⑥。论在《刺法》中。

帝曰:人有身体髀股䯒皆肿,环齐而痛,是为何病?岐伯曰:病名伏梁,此风根也。其气溢于大肠而著于肓,肓之原在齐下,故环齐而痛也。不可动之,动之为水,溺涩之病。帝曰:夫子数言热中、消中,不可服高粱芳草石药,石药发癫⑦,芳草发狂。夫热中、消中者,皆富贵人也,今禁高粱,是不合其心,禁芳草石药,是病不愈,愿闻其说。岐伯曰:夫芳草之气美⑧,石药之气悍,二者其气急疾坚劲,故非缓心和人⑨,不可以服此二者。帝曰:不可以服此二者,何以然?岐伯曰:夫热气慓悍,药气亦然,二者相遇,恐内伤脾,脾者土也而恶木,服此药者,至甲乙日更论。帝曰:善。有病膺肿颈痛胸满腹胀,此为何病?何以得之?岐伯曰:名厥逆。帝曰:治之奈何?岐伯曰:灸之则瘖,石之则狂,须其气并,乃可治也。帝曰:何以然?岐伯曰:阳气重上,有余于上,灸之则阳气入阴,入则暗;石之则阳气虚,虚则狂;须其气并而治之,可使全也。帝曰:善。何以知怀子之且生也?岐伯曰:身有病而无邪脉也。帝曰:病热而有所痛者何也?岐伯曰:病热者,阳脉也,以三阳之动也,人迎一盛少阳,二盛太阳,三盛阳明,人阴也。夫阳入于阴,故病在头与腹,乃䐜胀而头痛也。帝曰:善。

【难点注释】

①前后血:即大小便出血。

②后饭:王冰注:"饭后药先,谓之后饭。"即先吃饭后吃药。

③不:同"否"。

④因:因乃"困"字,形近而误。困,困迫也。

⑤生:生乃"至"字之误。

⑥亟夺:不要过多地用泻下方法治疗。

⑦癫:癫,一说当作"疽"。

⑧气美:指气味辛香燥烈。

⑨缓心和人:指性情和缓之人。

【白话精译】

黄帝问道:有一种心腹胀满的病,早晨吃了饭晚上就不能再吃,这是什么病呢?

岐伯回答说:这叫鼓胀病。黄帝说:如何治疗呢?岐伯说:可用鸡矢醴来治疗,一剂就能见效,两剂病就好了。黄帝说:这种病有时还会复发是什么原因呢?岐伯说:这是因为饮食不注意,所以病有时复发。这种情况多是正当疾病将要痊愈时,而又复伤于饮食,使邪气复聚于腹中,因此鼓胀就会再发。

黄帝说:有一种胸胁胀满的病,妨碍饮食,发病时先闻到腥臊的气味,鼻流清涕,先唾血,四肢清冷,头目眩晕,时常大小便出血,这种病叫什么名字?是什么原因引起的?岐伯说:这种病的名字叫血枯,得病的原因是在少年的时候患过大的失血病,使内脏有所损伤,或者是醉后肆行房事,使肾气竭,肝血伤,所以月经闭止而不来。黄帝说:怎样治疗呢?要用什么方法使其恢复?岐伯说:用四份乌贼骨,一份慈茹,二药混合,以雀卵为丸,制成如小豆大的丸药,每次服五丸,饭前服药,饮以鲍鱼汁。这个方法可以通利肠道,补益损伤的肝脏。

黄帝说:病有少腹坚硬盛满,上下左右都有根蒂,这是什么病呢?可以治疗吗?岐伯说:病名叫伏梁。黄帝说:伏梁病是什么原因引起的?岐伯说:小腹部裹藏着大量脓血,居于肠胃之外,不可能治愈的。在诊治时,不宜重按,每因重按而致死。黄帝说:为什么会这样呢?岐伯说:此下为小腹及二阴,按摩则使脓血下出;此上是胃脘部,按摩则上迫胃脘,能使横膈与胃脘之间发生内痛,此为根深蒂固的久病,故难治疗。一般地说,这种病生在脐上的为逆症,生在脐下的为顺症,切不可急切按摩,以使其下夺。关于本病的治法,在《刺法》中有所论述。黄帝说:有人身体髀、股、胻等部位都发肿,且环绕脐部疼痛,这是什么病呢?岐伯说:病的名字叫伏梁,这是由于宿受风寒所致。风寒之气充溢于大肠而留着于肓,肓的根源在脐下气海,所以绕脐而痛。这种病不可用攻下的方法治疗,如果误用攻下,就会发生小便涩滞不利的病。

黄帝说:先生屡次说患热中、消中病的,不能吃肥甘厚味,也不能吃芳香药草和金石药,因为金石药物能使人发癫,芳草药物能使人发狂。患热中、消中病的,多是富贵之人,现在如禁止他们吃肥甘厚味,则不适合他们的心理,不使用芳单石药,又治不好他们的病,这种情况如何处理呢?我愿意听听你的意见。岐伯说:芳草之气多香窜,石药之气多猛悍,这两类药物的性能都是急疾坚劲的,若非性情和缓的人,不可以服用这两类药物。黄帝说:不可以服用这两类药物,是什么道理呢?岐伯说:因为这种人平素嗜食肥甘而生内热,热气本身是剽悍的,药物的性能也是这样,两者遇在一起,恐怕会损伤人的脾气,脾属土而恶木,所以服用这类药物,在甲日和乙日肝木主令时,病情就会更加严重。

黄帝说:好。有人患膺肿颈痛,胸满腹胀,这是什么病呢?是什么原因引起的?岐伯说:病名叫厥逆。黄帝说:怎样治疗呢?岐伯说:这种病如果用灸法便会失音,用针刺就会发狂,必须等到阴阳之气上下相合,才能进行治疗。黄帝说:为什么呢?岐伯说:上本为阳,阳气又逆于上,重阳在上,则有余于上,若再用灸法,是以火济

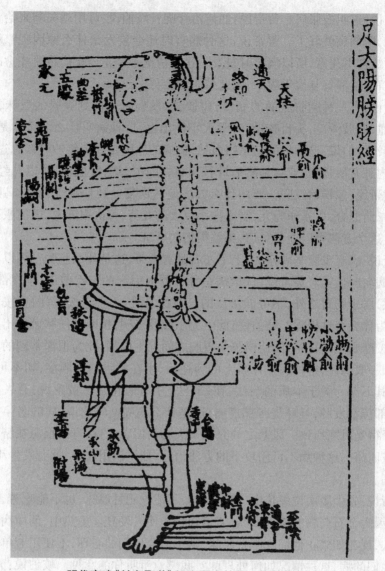

明代高武《针灸聚英》经穴图中的足太阳膀胱经图

火,阳极乘阴,阴不能上承,故发生失音;若用砭石针刺,阳气随刺外泄则虚,神失其守,故发生神志失常的狂证;必须在阳气从上下降,阴气从下上升,阴阳二气交并以后再进行治疗,才可以获得痊愈。

黄帝说:好。妇女怀孕且要生产是如何知道的呢?岐伯说:其身体似有某些病的征候,但不见有病脉,就可以诊为妊娠。

黄帝说:有病发热而兼有疼痛的是什么原因呢?岐伯说:阳脉是主热证的,外感发热是三阳受邪,故三阳脉动甚。若人迎大一倍于寸口是病在少阳;大两倍于寸口,是病在太阳;大三倍于寸口,是病在阳明。三阳既毕,则传入于三阴。病在三阳,则发热头痛,今传入于三阴,故又出现腹部胀满,所以病人有腹胀和头痛的症状。黄帝说:好。

【专家评鉴】

一、鼓胀病的病因病机、表现、治疗及反复的原因

本段原文:"黄帝问曰:有病心腹满……气聚于腹也。"主要论述臌胀病的临床问题,根据原文旨意,结合后世注释理解,归纳如下:

(一)病因病机

本节原文未言及此,但根据注家见解,盖由饮食劳倦伤脾,"脾土气虚,不能磨谷,故旦食而不能暮食,以致虚胀如鼓"(张志聪语)。也可以由饮食劳倦伤及脾肾,"内伤脾肾,留滞于中,则心腹胀满,不能再食,其胀如鼓。"(张介宾语)或者由于内伤因素导滞脾虚气滞、湿阻于中所致。三种说法均有根据,臌胀一病多责之于肝脾肾,肝郁则气血不畅,脾伤则水湿内停,肾伤气化无权,出现气结、血瘀、水停等病理因素结聚腹中,进一步阻滞了三焦的气化和气血的流通。

(二)临床表现

根据本文所述,臌胀病的表现有胸腹胀满,朝轻暮重,得食胀甚。《灵枢·水胀》又指出:"鼓胀者,腹胀身皆大,大与肤胀等也,色苍黄,腹筋起,此其候也。"《灵枢·胀论》又言:"黄帝曰:'愿闻胀形'。岐伯曰:'夫心胀者,烦心短气,卧不安。肺胀者,虚满而喘咳。肝胀者,胁下满而痛引小腹。脾胀者,善哕,四肢烦悗,体重不能胜衣,卧不安。肾胀者,腹满引背央央然,腰髀痛。"综合《内经》各篇所述内容结合近代理解,臌胀的临床表现有:腹大胀满、胁下痞胀或疼痛、纳食减少、食后胀甚、腹部青筋显露、面色苍黄、胀满朝轻暮重、坐卧不安、小便短少色黄、大便不爽,稀溏或便秘。

(三)治疗

原文:"治之以鸡矢醴,一剂知,二剂已。"张介宾谓:"鸡矢之性,能消积下气,通利大小二便,盖攻伐实邪之剂也,一剂可知其效,二剂可已其病,凡臌胀由于停积及湿热有余者,皆宜用之。若脾肾虚寒发胀及气虚中满等症,最所忌也,误服则死。"由此可知,鸡矢醴治臌胀以攻邪为主,只适宜于实症,虚症是禁忌使用的。至于鸡矢醴究属何物?《医学正传》云:"用羯鸡矢一升,研细,炒焦色,地上出火毒,以百沸汤淋汁,每服一大盏,调木香、槟榔末各一钱,日三服,空腹服,以平为度。"《古今医鉴》云:"用干羯鸡矢八合,炒微焦,入无灰好酒三碗,共煎干至一半许,用布滤取汁,五更热饮,则腹鸣,辰巳时行二三次皆黑水也。"此两种说法,以后者为较合理。

(四)复发原因

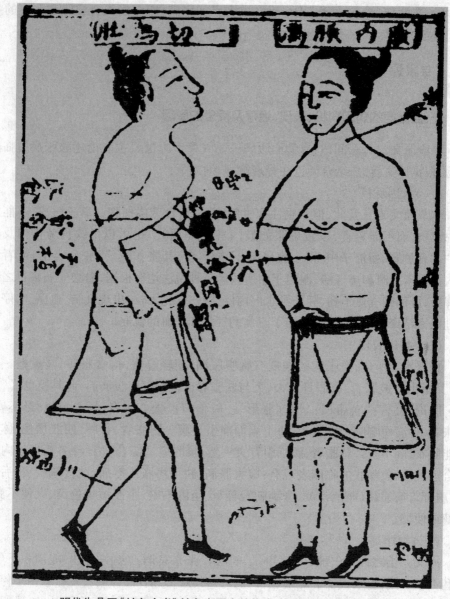

明代朱鼎臣《针灸全书》针灸方图中的腹内胀满及一切泻肚取穴图

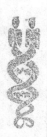

"此饮食不节，故时有病也，虽然其病且已，时故当病，气聚于腹也。"回答了黄帝的提问即臌胀病复发的原因。从回答的内容看，主要有二条原因：其一，为饮食不节，伤及脾胃，故时有复发也。高士宗云："此脾土先虚，而饮食不节，故时有复发之病。"此即古人所谓"食复"之意。其二，病虽近痊愈，因感风寒，风冷之气聚于腹中，伤及脾肝亦是复发因素之一，此外，由于对"时故当病"的理解不同，出现了种种解释。如吴昆《医方考》云："言虽是饮食不节，时有病者，但此病且已之后，时有自然病者，此由病气聚于腹，未尽也。病根未拔，故亦复发焉。"《医学正传》云："时属下句,作'其病且已时'。"并注曰:"病虽复发,其腹满之病,且有已时,病已而土虚,土虚而饮食不节,故当病气聚于腹,而复发也。是知病已之后,饮食当慎择而有节也。"吴昆注云:"似指有新感之病,其病气聚于腹中而留未尽去,加之鼓胀旧病虽近愈,而未尽已,故有复发。"这种分析比较合理。从臌胀病多反复而难治的临床特点来看,此说亦符合实际。引起复发和加重的因素,不外乎饮食、外邪、情志、劳倦,但都是导致肝脾气血不畅,故本文末尾总结曰:"气聚于腹也。"

二、血枯病的病因、表现及治疗

（一）血枯病的病因

原文谓:"此得之年少时,有所大脱血,若醉入房中,气竭肝伤,故月事衰少不来也。"其意即指患者多有大出血的病史,如早育流产、堕胎出血、崩漏、吐衄、尿血、便血等。这里的"少年时"概指年轻时,不能和现代对少年的理解划同。此处的"大脱血",当指短期急骤大量出血和较长时期淋漓不断的失血使血液大量流失。失血过多导致血枯,这是原因之一。其次,由于房事不节,"醉以入房,以欲竭其精,以耗散其真,不知持满。"这也是一条重要原因。房劳过度则耗散阴精,肾精亏损,精不化血亦能导致血虚,但是这条病因导致的血枯不像失血那么猛,它有一个漫长的过程。从中医理论上讲,肾精亏之后不仅影响精化生气血,而且由于肝肾同源的缘故,肝血亦有赖于肾精的滋养,"母能令子虚","子能盗母气",最终亦能使血海空虚,冲任失养而发生血枯病。张介宾言:"醉后行房,血盛而热,因而纵肆,则阴精尽泄,精去则气去,故精气竭也。夫肾主闭藏,肝主疏泄,不惟伤肾,而且伤肝,及至其久,则三阴俱亏,所以有先见诸证如上文所云,而终必至于血枯,则月事衰少不来也。"

由此可见,年青时有出血病史致素体血虚,且又不善调摄,醉以入房伤肾,继而及肝及肺,致使气、血、精三种基本物质亏少,使生化乏源,于是便形成了血枯之病。

（二）血枯病的临床表现

《内经》述病简而约,故其表现原文虽叙述不多,但根据经义结合临床分析,远不止文中所列。由出血和房劳伤精导致肝血不足,胁络失养,故有胸胁支满;由血亏肝郁、犯及脾运,致脾胃运化失常,故食欲不振;肝肾亏损、精血亏虚、阴损及阳,故出现中气亏竭的表现;气不统摄、肝不藏血,故有唾血、大小便出血等表现;阴损及阳、阳气不达四末,故有四肢清冷;肝开窍于目,目得血而能视,肝血不足、目失所养,故见视物昏花;肝肾亏损、血海空虚、冲任失养,故见月经量少或经闭。至于嗅觉异常的症状,应当根据《内经》五脏与五嗅五味五气的关系来认识。肺主气,在味属辛,其嗅腥;肝藏血,在味属酸,其嗅臊;今肺气不足,肝血亏虚,则闻腥臊,出清涕。张介宾谓:"肺气不能平肝,则肺肝俱逆于上,浊气不降,清气不升,故闻腥臊。"从现在临床分析,气血亏虚之后,肺主鼻窍司其辨香臭之能,且抵御外邪的功能下降,所以可以出现嗅觉异常及鼻流清涕,多和鼻的局部病变有关。

（三）血枯病的治疗

既是精血的亏损,当以补养阴血为要。至于阴损及阳,阳损及阴,又当兼补阴阳。文中当问及"治之奈何？复以何术？"之后,答曰用乌贼骨四份,芦茹(茜草)一份,共研细末,以麻雀卵汁调合为丸,如小豆大小,每次 5 丸,饮后服。同时常服食鲍鱼汁,对补养气血有食疗食补作用,这种配合食疗的方法很符合临床实际。常言道:"药补不如食补。"这种治疗方法和思路直到现在仍有积极意义。方中所用药物:乌贼骨,又名海螵蛸,功效:养血滋阴,制酸止血。主治血枯经闭,吐血便血、崩漏带下,腹痛癥瘕。《神农本草经》言其:"主女子漏下赤白经血,血闭,阴蚀肿痛,寒热癥瘕,无子。"《本草纲目》载:"主女子血枯病,伤肝,唾血下血,治疟消瘿。"历代用其治疗血枯病的处方很多,如唐孙思邈《千金要方》载:"治妇人漏下不止,用乌贼骨、当归各二两,鹿茸、阿胶各三两。蒲黄一两,上五味治下筛,空心酒服方寸匕,日三,夜再服。"现代医家用其治疗消化道出血亦有良好疗效。茜草:又名茹芦,芳蒽,功效行血止血,通经活络。主治吐血、便血、尿血、血崩、经闭。《本草纲目》言其:"通经脉,治骨节风痛,活血行血。"《珍珠囊》谓其:"去诸死血。"现在多用作活血止血药,治疗各类出血和瘀血性疾患。用茜草治血枯病,除取其"能益精气"的补性外,还因为血枯病血液枯竭极度虚少,血行迟缓而涩滞不畅,此属因虚致瘀,茜草既能补虚止血,又能活血通经脉。使补而不滞,止血而不留瘀,不但有助于补益药发挥作用,而且"瘀血不去,新血不生",其祛瘀生新的功效有利于血液的生成和运行。这也提示人们,分析血枯之病,要注意因虚致瘀,不要一味地堆积补血药,这样影响疗效。再次,血枯病以血海枯竭为本,不要见到经闭而妄投化瘀通经之药,此乃古人常戒的"虚虚"之忌。张介宾谓:"枯者,其来也渐,冲任内竭,其证无形,必不可通者也。常见人之治此者,听其言,则明白血枯闭经也;察其治,则每用四物加桃仁、红花,甚至硝、朴、棱、莪之类,无所不至。夫血既枯矣,只当补养阴气,使其血充,则弗招自至,奚俟通也？若勉强通之,则枯愈枯矣,不危何待？若夫人者,非唯不知病情,即字义曰枯,犹然未解,其与目不识丁者何异？求其无害,不可得,安望其有济于人哉？"这段言论可以说把世人对血枯病的一些肤浅认识批驳得淋漓尽致,其可谓医中必读之语。

【临床应用】

一、关于臌胀的认识及治疗问题

臌胀历来被认为系中医四大难症(风、劳、臌、膈)之一。自从《内经》提出臌胀的概念及治法之后,历代屡有发展。张仲景《金匮要略·水气病脉症并治》中有心水、肝水、肺水、脾水、肾水的论述。其描述肝水的症状是:"其腹大,不能自转侧,胁下腹痛,时时津液微生,小便续通。"脾水的症状是:"其腹大,四肢苦重。津液不生,但苦少气,小便难。"肾水的症状是"其腹大,脐肿腰痛,不得溺,阴下湿如牛鼻上汗,其足逆冷,面反瘦。"这三种水病,都有腹部胀大,和《内经》所述的臌胀相似,在病机上,则强调肝脾肾功能失常在其中占主导地位。

臌胀在历代方书中有不少别名,如水蛊、蛊胀、膨脝、蜘蛛蛊、单腹胀等。葛洪《肘后方》云:"唯腹大,动摇有声,皮肤黑,名曰水蛊。"该书还记载了放腹水治疗臌胀的方法:"若唯腹大,下之不去,便针脐下二寸,入数分,令水出,孔合,须腹减乃止。"巢元方认为是由"经络否涩,水气停聚,在于腹内,大小肠不利所为也。其病,腹内有结块鞕强,在两胁间膨膨胀满,遍身肿,所以谓之水癥。"

金元四家对臌胀的病机各有所见。刘河间宗《病机十九条》:"诸病有声,鼓之如鼓,皆属于热。"认为"腹胀大而鼓之有声如鼓者,热气甚则然也,经所谓热甚则肿,此之类也,是以热气内郁,不散而聚,所以叩之如鼓也。"李东垣则认为"皆由脾胃之气虚弱,不能运化精微而制水谷,聚而不散而成胀满。"他还认为"大抵寒胀多而热胀少。"朱丹溪则认为是由于湿热相生、清浊相混、隧道壅塞之故。《丹溪心法》指出:"七情内伤、六淫外侵、饮食不节,房劳致虚,脾土之阴受伤,转运之官失职,胃虽受谷,不能运化,故阳自升,阴自降,而成天地不交之否,清浊相混,隧道壅塞,郁而为热,热留于湿,湿热相生,遂成胀满。"

张介宾则认为:"单腹胀者,名为鼓胀,以外坚满而中空无物,其象如鼓,故名鼓胀。又或以血气结聚,不可解散,其毒如蛊,亦名蛊胀。且肢体无恙,唯胀在腹,故又名单腹胀。"对病名作了恰当地解释。在治疗方面,他认为"治胀当辨虚实,若察其果由饮食所停者,当专去食积;因气而致者,当专理其气;因血逆不通而致者,当专清其血;其于热者寒之,结者散之,清浊混者分利之,或升降其气,或消导其邪,是皆治实之法。第凡肿胀者,最多虚症,若在中年之后,及素多劳伤,或大便溏滑,或脉息弦虚,或声色憔悴,或因病后,或因攻击太过而反致胀满等症,则皆虚损之易见也。诸如此类,使非培补元气,速救根本,则轻者必重,重者必危矣。"这个治疗原则,时至今日仍有重要的指导意义。

喻嘉言在《寓意草》中说:"人但面色萎黄,有蟹爪纹路,而得五虚脉应之,因窃疑而诘之曰:足下多怒乎?善忘乎?口燥乎?便秘乎?胸紧乎?胁胀乎?腹痛乎?渠曰种种皆然,此何病也?余曰:外症尚未显,然内形已具将来血蛊之候也。"谈及臌胀临床表现的隐蔽性和复杂性,很有见地。在诊断方面,陈士铎在《辨证录》中亦言:"初起之时,何以知其是虫鼓与血鼓也,吾辨之于面也,凡面色淡黄之中,而有红点或红纹者是也。"清代,对臌胀的辨证施治有了更系统的认识。著名医家叶天士、徐灵胎、沈金鳌在其著作中对臌胀病均有很多精辟见解。

在治疗方面,首先要辨明虚实。臌胀初起,多属实症,可根据病情,选用行气、利水、消积、化瘀等方法以祛除其实邪。但由于臌胀病起于肝脾肾三脏功能障碍,从一开始就属本虚标实之症,使用祛邪诸法,又往往能耗伤脏气。因此用药遣方,勿求速效,千万不要攻伐太过,要遵照《素问·至真要大论》"衰其大半而止的原则。"《格致余论·鼓胀论》也认为:"此病之起,或三五年,或十余年,根深矣,势笃矣,欲求速效,自求祸耳。"在治疗过程中,应根据本虚标实的特点权衡主次缓急分别予以处理。臌胀晚期,则多属虚症。可根据病情,选用温补脾肾或滋养肝肾等治法以培其本。但由于臌胀的病理特点就是气、血、水互结腹中,此时虽属本虚,但不乏标实之象。更何况单纯地使用扶正固本又容易助邪增胀。所以,晚期的治疗虽以扶正为主,也应该同时兼顾祛邪。在选取攻邪与扶正比例的时候,要根据病人的全面情况,详细辨证,审时度势,或先攻后补,或先补后攻,或攻补兼施,或朝攻暮补,或一补三攻,或三补一攻。再根据用药后的效果,病情变化,随时修正治疗方案,这样才能取得较好的治疗效果。

二、关于鸡矢醴的问题

鸡矢醴是《内经》提出的少有几个古方之一,属酒剂。《增补内经拾遗方论》云:"矢,古屎字;矢,箭也,直也;屎出如箭之直也,酒味厚曰醴。鸡矢醴者,用鸡矢酒调也。"本篇仅有方名,而无剂量制法。《内经选读》附十三方之五,补曰:"方用鸡矢白,晒干,焙黄一两,米酒三碗,煎数沸。去滓,过滤,澄清,空心热服,一日二次。"鸡矢白,《中国药学大辞典》谓:"本品即鸡之屎,雄者色白。"据此当指雄鸡粪无疑。"腊月收之,尤取白鸡乌骨者良"。"性质微寒,无毒,效能利二便,消鼓胀。"鸡矢白入药治病,《内经》以来,历代本草书籍多有记述。如《神农本草经》:"主石淋,利小便"。《本草拾遗》:"治贼风,风痹,破血和乌豆炒,酒浸服,亦治虫咬毒。"《本草纲目》:"鸡矢能下气消积,通利大小便,故治鼓胀有功。《本草经疏》:"鸡矢白微寒,乃肠胃所出之物,故复能走肠胃。"《本草求真》:"性寒不温,治鼓胀,石淋,瘕痕,风痹。"吴昆:"鸡矢,秽物也……其性悍,可以杀益虫。"总而言之,其功效消导利湿,清热除风,除治臌胀外,由于配伍和制法的不同,应用范围极广,内外妇儿五官的一些病症,皆可应用。据文献记载,颇有效验。如《积善堂经验方》载:"峨嵋一僧,用干鸡矢一升,炒黄,以酒醋三碗,煮一碗,滤汁饮之,以治肚酸四肢肿胀,"一患者饮下,"少顷腹中气大转动,利下,即自脚皮下皱消也。""其人得效,牵牛来谢,"故该方得名"牵牛酒",其实即鸡矢醴也。由此观之,不应以鸡屎为污秽之物弃而不用。姚止庵曾发表过类似的议论:"按,鼓胀非鸡矢所能治……大抵方药有古人能用之,而后人必不可用者,此类是也。"其实,将鸡屎加以制作,适当配伍,用以治病,至今在民间仍流传。常用来治小儿消化不良之腹胀,每有良效。据报道,山东有一农村医生用鸡矢注射液治疗乳痈有效。所以,对于鸡矢白一药,切勿厌其污秽,而弃之不用,应在临床实践中加以验证。

本方治臌胀,注家多认为有效。对其作用机理及适应证,张介宾认为:"鸡矢之性,能消积下气,通利大小二便,善攻伐实邪之剂也……凡鼓胀由于停积及湿热有余者,皆宜用之。若脾肾虚寒发胀及气虚中满等症,最所忌也,误服则死。"此为中的之言,鸡矢醴方,总属消导利湿,清热除风杀虫之剂,如果以方测证,当属臌胀之本虚标实之症,用此方治标则可。如一味攻伐则未必可行。而应当根据臌胀肝脾肾损伤,气血水互结的病理特点结合临床实际遣方用药,方为上策。

三、关于血枯病的认识及治疗问题

血枯病属血液衰少,脉道枯竭,血海空虚所致的头晕乏力、面色萎黄或苍白、形瘦、毛发干枯、肌肤甲错、经少经闭、心悸健忘、肢体麻木等表现,类似于现代医学的贫血,属中医虚劳范围。从《素问·通评虚实论》提出"精气夺则虚"之后,《难经·十四难》创五损之说"一损损于皮毛,皮聚而毛落;二损损于血脉,血脉虚少,不能荣于五脏六腑也……"汉代张仲景列举了食伤、忧伤、饮伤、房劳伤、肌伤、劳伤、内有干血、亡血失精等,是导致五劳虚极的基本原因,同时列举了干血致虚和化瘀生新的治法,对后世启迪很大。巢元方列举的五劳六极七伤,六极中就有血极,尤其强调大病之后,气血亏耗,可以复感外邪。李东垣创立的当归补血汤,是益气生血的较早方剂。李用粹在《症治汇补》中直接提道:"虚者,血气之空虚也;损者,脏腑之损坏也。"《医宗金鉴》则提出:"后天之治本气血,先天之治法阴阳。"对气血虚损的治疗指导意义较大。现在对于血枯病(血虚)病因的认识,可以归纳为:先天因素、饮食劳倦、七情内伤、产后失血、大病久病。这些因素造成精血互化障碍,气血生化乏源,暗耗阴血,血液丢失,最终造成血虚。血本阴液,具有滋润、荣养的作用。人体脏腑器官或局部肢体缺乏血的荣养,必生疼痛。《素问·举痛论》称为:"血虚则痛",血不上荣,可以出现头晕头痛,耳鸣眼花;血不养肝,则目干涩,视力减退或夜盲;血不养筋,血虚生风则抽掣、麻木;血不养心、神不守舍则见惊惕、善恐、心悸、不寐;妇女血虚则常导致停经或经少;如血虚生燥可引起便秘口渴,目睛眴动,皮肤瘙痒;由于气血之间的关系,血不载气常出现气短,倦怠乏力,懒言声低等气虚表现。

关于血枯病的治疗,大体有补肾生血法、益气生血法、化瘀生血法三类。从分型上讲,又有心血虚,肝血虚,血枯经闭等类型。其症候表现,治法方药大体如下:

(一)心血虚

心悸、心烦、易惊、健忘、少寐、多梦、头晕眼花、面色苍白,唇甲色淡,舌质嫩,脉细弱。治法:补血养心安神。方药:用归脾汤(党参、黄芪、当归、白术、陈皮、茯神、酸枣仁、木香、龙眼肉、炙甘草、大枣、生姜、远志)加鸡血藤、阿胶、熟地。

(二)肝血虚

眩晕、目昏眼花、失眠多梦、筋脉疼痛,四肢关节活动不便,爪甲不荣,肌肤甲错,舌淡苔白脉虚弱。治法:补血养肝。方药:四物汤(熟地、当归、白芍、川芎)加何首乌、鸡血藤、阿胶、夜交藤、木瓜、天麻、丹参。

（三）血枯经闭

由大出血后或患慢性消耗性疾病之后，月经由量少色淡而渐至经闭，面色萎黄或苍白，头晕乏力，心悸气短，毛发干枯，肌肤甲错，唇淡，舌淡苔薄，脉细涩。治法：益气养血，化瘀通经。方药：八珍汤（党参、白术、茯苓、甘草、熟地、当归、白芍、川芎）加丹参、红花、黄芪、桂枝、怀牛膝、鸡血藤。

刺腰痛第四十一

【要点解析】

一、本篇着重论述了正经、奇经、别络等经络发生病变所致腰痛病的临床表现和针刺治疗方法。

二、重点介绍了腰痛针刺治疗中循经取穴的方法，同时对针刺出血与否，缪刺取穴，以及根据月亮盈亏决定针刺次数等法则，也有所论及。

三、对腰痛病兼有上寒、上热、中热而喘等复杂病症的取穴方法，作了一般性介绍。

【内经原典】

足太阳脉令人腰痛，引项脊尻背如重状，刺其郄中。太阳正经出血，春无见血。少阳令人腰痛，如以针刺其皮中，循循然不可以俯仰，不可以顾，刺少阳成骨之端出血，成骨在膝外廉之骨独起者，夏无见血。阳明令人腰痛，不可以顾，顾如有见者，善悲，刺阳明于胻前三痏[①]，上下和之出血，秋无见血。足少阴令人腰痛，痛引脊内廉，刺少阴于内踝上二痏，春无见血，出血太多，不可复也。厥阴之脉令人腰痛，腰中如张弓弩弦，刺厥阴之脉，在腨踵鱼腹之外，循之累累然[②]，乃刺之，其病令人善言默默然不慧，刺之三痏。解脉令人腰痛，痛引肩，目䀮䀮然[③]，时遗溲，刺解脉，在膝筋肉分间郄外廉之横脉出血，血变而止。解脉令人腰痛如引带，常如折腰状，善恐，刺解脉，在郄中结络如黍米，刺之血射以黑，见赤血而已。同阴之脉[④]，令人腰痛，痛如小锤居其中，怫然肿，刺同阴之脉，在外踝上绝骨之端，为三痏。阳维之脉令人腰痛，痛上怫然肿，刺阳维之脉，脉与太阳合腨下间，去地一尺所。

衡络之脉[⑤]令人腰痛，不可以俯仰，仰则恐仆，得之举重伤腰，衡络绝，恶血归之，刺之在郄阳筋之间，上郄数寸，横居为二痏出血。会阴之脉[⑥]令人腰痛，痛上漯漯然汗出[⑦]，汗干令人欲饮，饮已欲走，刺直阳之脉上三痏，在跻上郄下五寸横居，视其盛者出血。

飞阳之脉令人腰痛，痛上怫怫然，甚则悲以恐，刺飞扬之脉，在内踝上五寸，少

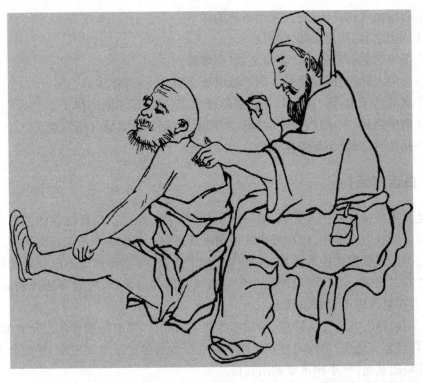

腰痛夹脊背而痛,上连头部拘强不舒,眼睛昏花,好像要跌倒,治疗时应刺足太阳经的委中穴出血。

阴之前,与阴维之会。

　　昌阳之脉令人腰痛,痛引膺,目䀮䀮然,甚则反折,舌卷不能言,刺内筋为二痏,在内踝上大筋前太阴后,上踝二寸所。散脉令人腰痛而热,热甚生烦,腰下如有横木居其中,甚则遗溲,刺散脉,在膝前骨肉分间,络外廉束脉为三痏。肉里之脉⑧令人腰痛,不可以咳,咳则筋缩急,刺肉里之脉为二痏,在太阳之外,少阳绝骨之后。腰痛侠脊而痛至头几几然⑨,目䀮䀮欲僵仆,刺足太阳郄中出血。腰痛上寒,刺足太阳阳明;上热,刺足厥阴;不可以俯仰,刺足少阳;中热而喘,刺足少阴,刺郄中出血。腰痛,上寒不可顾,刺足阳明;上热,刺足太阴;中热而喘,刺足少阴。大便难,刺足少阴。少腹满,刺足厥阴。如折不可以俯仰,不可举,刺足太阳。引脊内廉,刺足少阴。腰痛引少腹控䏚,不可以仰,刺腰尻交者,两踝肿上,以月生死为痏数,发针立已,左取右,右取左。

【难点注释】

①痏:(wěi),针刺的次数。

②累累然:如串珠的样子。

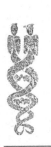

③目䀮䀮然：䀮（huāng），视物不清的样子。

④同阴之脉：指足少阳之别络。

⑤衡络之脉：衡，横也。衡络之脉，即带脉。

⑥会阴之脉：指的是督脉。因都脉出于会阴，上行背脊。

⑦漯漯然汗出：漯，同"累"。漯漯然汗出，形容汗出不断的样子。

⑧肉里之脉：王冰注："肉里之脉，少阳所生，则阳维之脉气所发也。"

⑨几几然：强硬不舒的样子。

【白话精译】

足太阳经脉发病使人腰痛，痛时牵引项脊尻背，好像担负着沉重的东西一样，治疗时应刺其合穴委中，即在委中穴处刺出其恶血。若在春季不要刺出其血。

足少阳经脉发病使人腰痛，痛如用针刺于皮肤中，逐渐加重不能前后俯仰，并且不能左右回顾。治疗时应刺足少阳经在成骨的起点出血，成骨即膝外侧高骨突起处，若在夏季则不要刺出其血。

阳明经脉发病而使人腰痛，颈项不能转动回顾，如果回顾则神乱目花犹如妄见怪异，并且容易悲伤，治疗时应刺足阳明经在胫骨前的足三里穴三次，并配合上、下巨虚穴刺出其血，秋季则不要刺出其血。

足少阴脉发病使人腰痛，痛时牵引到脊骨的内侧，治疗时应刺足少阴经在内踝上的复溜穴两次，若在春季则不要刺出其血。如果出血太多，就会导致肾气损伤而不易恢复。

厥阴经脉发病使人腰痛，腰部强急如新张的弓弦一样，治疗时应刺足厥阴的经脉，其部位在腿肚和足跟之间鱼腹之外的蠡沟穴处，摸之有结络累累然不平者，就用针刺之，如果病人多言语或沉默抑郁不爽，可以针刺三次。

解脉发病使人腰痛，病时会牵引到肩部，眼睛视物不清，时常遗尿，治疗时应取解脉在膝后大筋分肉间（委中穴）外侧的委阳穴处，有血络横见，紫黑盛满，要刺出其血直到血色由紫变红才停止。

解脉发病使人腰痛，好像有带子牵引一样，常好像腰部被折断一样，并且时常有恐惧的感觉，治疗时应刺解脉，在郄中有络脉结滞如黍米者，刺之则有黑色血液射出，等到血色变红时即停止。

同阴之脉发病使人腰痛，痛时胀闷沉重。好像有小锤在里面敲击，病处突然肿胀，治疗时应刺同阴之脉，在外踝上绝骨之端的阳辅穴处，针三次。

衡络之脉发病使人腰痛，不可以前俯和后仰，后仰则恐怕跌倒，这种病大多因为用力举重伤及腰部，使横络阻绝不通，瘀血滞留在里。治疗时应刺委阳大筋间上行数寸处的殷门穴，视其血络横居盛满者针刺二次，令其出血。

会阴之脉发病使人腰痛，痛则汗出，汗止则欲饮水，并表现着行动不安的状态，

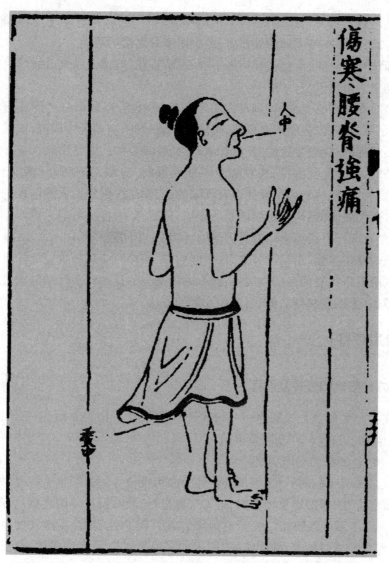

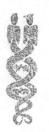

明万历刊本《杨敬斋针灸全书》针灸方图中的伤寒腰脊痛取穴图

治疗时应刺直阳之脉上三次,其部位在阳跷中脉穴上、足太阳郄中穴下五寸的承筋穴处,视其左右有络脉横居、血络盛满的。刺出其血。

昌阳之脉发病使人腰痛,疼痛牵引胸膺部,眼睛视物昏花,严重时腰背向后反折,舌卷短不能言语,治疗时应取筋内侧的复溜穴刺二次,其穴在内踝上大筋的前面,足太阴经的后面,内踝上二寸处。

散脉发病使人腰痛而发热,热甚则生心烦,腰下好像有一块横木梗阻其中,甚至会发生遗尿,治疗时应刺散脉下俞之巨虚上廉和巨虚下廉,其穴在膝前外侧骨肉分间,看到有青筋缠束的脉络,即用针刺三次。

肉里之脉发病使人腰痛，痛得不能咳嗽，咳嗽则筋脉拘急挛缩，治疗时应刺肉里之脉二次，其穴在足太阳的外前方，足少阳绝骨之端的后面。

腰痛挟脊背而痛，上连头部拘强不舒，眼睛昏花，好像要跌倒，治疗时应刺足太阳经的委中穴出血。

腰痛时有寒冷感觉的，应刺足太阳经和足阳明经，以散阳分之阴邪；有热感觉的，应刺足厥阴经，以去阴中之风热；腰痛不能俯仰的，应刺足少阳经，以转枢机关；若内热而喘促的，应刺足少阴经，以壮水制火，并刺委中的血络出血。

腰痛时，感觉上部寒冷，头项强急不能回顾的，应刺足阳明经；感觉上部火热的，应刺足太阴经；感觉内里发热兼有气喘的，应刺足少阴经。大便困难的，应刺足少阴经。少腹胀满的，应刺足厥阴经。腰痛有如折断一样不可前后俯仰，不能举动的，应刺足太阳经。腰痛牵引脊骨内侧的，应刺足少阴经。

腰痛时牵引少腹，引动季胁之下，不能后仰，治疗时应刺腰尻交处的下髎穴，其部位在两踝骨下挟脊两旁的坚肉处，针刺时以月亮的盈缺计算针刺的次数，针后会立即见效，并采用左痛刺右侧、右痛刺左侧的方法。

【专家评鉴】

一、六经腰痛的表现及治疗

原文："足太阳脉令人腰痛……默默然不慧，刺之三痏。"一段，主要论述六经腰痛（缺太阴）的表现、治疗及注意事项。

（一）六经腰痛的病因病机

本段虽未明言病因病机，但从其叙述中亦可推论。如太阳腰痛表现"如重状"，揭示有湿邪存在，盖湿性重浊粘滞，阻碍气血运行，故有沉重痠困之感；少阳腰痛之"不可以顾"，"不可以俯仰"，提示有风寒存在。盖寒性收引，凝滞气血，故出现项背强急，弯腰屈背时疼痛；厥阴腰痛"腰中如张弓弩弦"，此属胀痛性质，当为气滞；少阳腰痛"如以针刺其皮中"，此属刺痛性质，当属瘀血。由此可见，腰痛的病因可分内外两途：外为风寒湿邪所伤，阻碍经络气血运行；内为情志久病。伤及气血，导致气滞血瘀。病机则以实邪阻滞、不通则痛为主。

（二）六经（缺太阴）腰痛的临床表现

高士宗谓："腰者，足三阳、三阴之脉及奇经八脉皆从腰而上……皆系于腰而为痛。"足三阴、足三阳中，任何一经受邪皆可产生腰痛。但由于诸经受邪性质有寒热之异，经气有盛衰之别，因而可以出现不同的表现。

1.太阳腰痛：足太阳循背脊两侧，从头下项，循脊背。抵腰贯臀。如果风寒湿侵犯太阳，寒凝血滞，经气被阻，气血运行不畅，故出现腰背沉重痠痛，向上牵涉到项部，向下牵引到骶臀部。

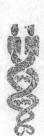

2.少阳腰痛:足少阳起于眼外眦,上头角,下耳后,沿头颈向后与督脉会于大椎。同时少阳胆与肝相表里,肝主疏泄,气血畅达赖其所司。如果肝气郁滞,气滞血瘀,瘀阻少阳可见腰部刺痛、仰俯不便、颈项强急等表现。

3.阳明腰痛:足阳明起于鼻旁,从鼻外入上齿,环口下交承浆,下人迎,入缺盆,下膈属胃,下挟脐,入气街,下髀关,过膝循胫外缘下行。邪客阳明则见腰痛,转身困难,不能回视等表现。

4.少阴腰痛:主要表现为"痛引脊内廉",因为足少阴之脉,上股后廉,贯脊属肾。故少阴腰痛,其痛上引脊,下引内廉。

5.厥阴腰痛:主要表现为"腰中如张弓弩弦",因为厥阴属肝,肝主筋,肝病则筋脉拘急,故其状若张弓弩弦,即腰痛而攻撑强硬不柔,难以屈伸之意。"其病令人善言,默默然不慧。"此语各家见解不一。马莳云:"厥阴之脉,循喉咙之后,上入颃颡,故病则善言。然风盛则昏冒,故曰默默然不慧也。曰善者,犹善欠善呻之谓"。吴昆云:"言,自言也,善言者,不问而自言也。默默不慧者,问之则默然若不明慧者也。仲景曰:'实则谵语善言之谓也。发不识人,默默不慧之谓也'。"《新校正》云:"详善言与默默二病难相兼,全元起本无'善'字,于义为允"。丹波元简:"善言默默,诸家注属牵强,当仍全本删善字,义始通……其病云云以下十五字,与前四经腰痛之例不同,恐是衍文。"丹波氏的观点有一定道理。

6.太阴腰痛:本段原文虽未涉及,但从后文:"肉理之脉,令人腰痛",以及《内经》其他篇章的内容来综合分析,理应是存在的。

(三)六经腰痛的刺治方法

对于腰痛的治疗,首先要审证求经,然后视具体情况,或循经取穴针刺,或采用放血疗法,同时针刺方法还要和四时变化相适应。

太阳腰痛:针刺郄中(委中穴),并可在委中穴放血治疗。

少阳腰痛:针刺成骨端(阳陵泉穴),并在阳陵泉穴处放血治疗。

阳明腰痛:针刺骭骨前三痏(足三里穴和与其邻近的上巨墟、下巨墟),并在此三穴处放血治疗。

少阴腰痛:针刺内踝上(复溜穴)二痏,亦可配刺太溪。

厥阴腰痛:针刺腨踵鱼腹外(蠡沟穴)。

(四)针刺治疗的注意事项

本段提出针刺放血要注意适应四时变化,这是《内经》天人合一观念在治疗方面的体现。具体内容有:

足太阳脉腰痛——春无见血。

足少阳脉腰痛——夏无见血。

足阳明脉腰痛——秋无见血。

足少阴脉腰痛——春无见血,出血太多,不可复也。

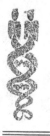

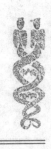

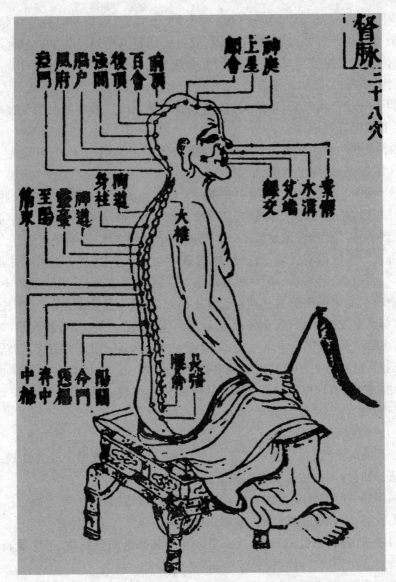

明代张介宾《类经图翼》经穴图之督脉图

所谓"无见血",就是在这个季节不要放血,仅刺其穴,勿令出血。为什么不同经脉腰痛的放血治疗,在不同季节要慎重呢?历代医家对此多从天人相应、五行生克方面来解释。如王冰就说:"太阳合肾,肾王于冬,水衰于春或春无见血。"马莳进一步讲:"但春时木旺则水衰,故春无见血,余时则不拘也。"杨上善亦云:"足太阳在冬,春时气衰,出血恐虚,故禁之也。"余经依次类推如下:

刺足太阳(水)——春(木)
刺足少阳(木)——夏(火)
刺足阳明(土)——秋(金)
刺足少阴(水)——春(木)
〉无见血(因其在相生之时气虚,故无见血)

针刺结合四时变化是中医特色之一,它和现在的"时间医学"有异曲同工之妙。至于其中的科学道理,有待于在实践中验证提高,同时也应用辩证的思想一分为二地看待问题,在有些情况下还要灵活对待。

二、解脉、同阴之脉腰痛的症治

解脉是足太阳的分枝,同阴之脉是足少阳的别络,这两条经脉的腰痛既与足太阳、足少阳有相同的地方,又各有其自身特点。

(一)解脉腰痛的症治

足太阳正脉下入腘中、与其支脉合于腘中者,都属解脉范围,其上行和太阳正经完全一致。所以解脉腰痛痛引肩背,视力减退,时有遗尿。这些均与太阳膀胱经的循行路线,与肾相表里及主司排尿等功能失调有关。腰痛如有带牵引,痛如骨折样剧烈,常有恐惧感。

治疗方法:针刺"膝筋肉分间郄"(委中穴)及"外廉之横脉"(委阳穴)。并针出血,血变赤即止。在委中穴处有血络聚结形如黍米状,在此处针刺令射出紫黑色血液,待瘀血除尽,血变赤色为止。

(二)同阴之脉腰痛症治

足少阳之别络并少阳经上行,去足外踝上同身寸之五寸,乃别走厥阴,并经下络足跗,所以腰痛沉重,如同有小锤敲打腰部一样剧疼。腰腿疼痛肿胀,来势较猛。治疗针刺外踝上绝骨之端的阳辅穴,连续针刺3次。

三、奇经腰痛的表现及治疗

原文:"阳维之脉令人腰痛……在太阳之外,少阳绝骨之后"一段,主要论述奇经八脉被病邪阻滞所引起腰痛的表现及治法。由于《内经》对奇经的称谓与后世不同,所以其循行路线和临床表现各家见解就有出入。今据原文顺序,分述奇经各脉腰痛的表现及治疗。

(一)阳维脉腰痛

本篇包括二条经脉腰痛,即阳维之脉和肉里之脉,因为肉里之脉由阳维之脉气所发,其表现有腰痛,痛处经脉会突然肿起。肉里之脉的腰痛不能咳嗽,咳则筋脉挛急而疼痛加重,此种情况与现代的"椎间盘脱出症"极为相似。治疗方法:针刺阳维脉的阳交穴,肉里之脉腰痛刺足少阳之阳辅穴。

(二)带脉腰痛

"衡络之脉,令人腰痛",张志聪谓:"此谓带脉为病而腰痛也。衡,横也,带脉横于腰间,故曰衡络之脉。"此种腰痛多得之于举重伤腰,衡络损伤,瘀血内停。表现为腰痛,不能弯腰伸背,后仰则唯恐跌倒。治疗方法:在足太阳经之郄外廉的筋间,找到有血络隆起处放血两次。各家注释也有认为是指针刺委阳、殷门、浮郄、会阳等穴位。可根据负重伤腰的情况酌情选用。

（三）任脉腰痛

会阴之脉,张介宾谓:"会阴,任脉穴也,在大便前,小便后,任、冲、督三脉所会,故曰会阴。"任脉腰痛在痛时或痛后伴汗出,汗出津伤之后常欲饮水自补,饮水多故欲溲,也可能与任脉起于胞中有一定关系。治疗方法:取会阴穴针刺,也可以跷上之申脉穴,太阳之委中穴,太阳之承山穴三处,观察其血络隆起处针刺放血。

（四）阴维脉腰痛

飞阳之脉,张志聪谓:"此论阴维之脉而令人腰痛也,足太阳之别名曰飞扬……阴维之脉起于足少阴筑宾穴,为阴维之郄,故名飞阳者,谓阴维之源,从太阳之脉走少阴而起者也。"阴维脉腰痛,痛则心中不安,严重时出现悲哀或恐惧之感。治疗方法:针刺阴维脉起点筑宾穴,此穴在内踝上五寸,是阴维与足少阴的交会穴。

（五）阴跷脉腰痛

昌阳之脉,王冰谓:"阴跷跷也,阴跷者,足少阴之别也。"张介宾谓:"昌阳,即足少阴之复溜也。"阴跷脉腰痛的表现为:腰痛痛引胸膺部,视物昏花,严重时出现项脊强直反张,舌体短缩语言謇涩。治疗方法:针刺阴跷脉与足少阴肾经的交会处——交信穴,此穴在内踝上二寸,大筋之前、太阴之后处。

（六）冲脉腰痛

"散脉之令人腰痛而热"。张志聪谓:"冲脉者,起于胞中,上循背里,为经络之海。其浮而外者,循腹右上行,至胸中而散,灌于皮肤,渗于脉外,故名散脉也。"冲脉腰痛有发热,热势重时可产生心烦,腿痛如有横木阻隔于内,活动不利,严重时可出现遗尿。治疗方法:针刺部位本文未言明何穴,但据原文:"在膝前骨肉分间,络外廉束脉为三痏",结合冲脉循行路线,似乎是阴陵泉穴。但据张志聪言:"冲脉者,其输上在于大杼,下出于巨虚之上下廉,故取膝前外廉者,取冲脉之下俞也。"据此又像足三里和上巨墟之间。如果从目前治疗此类腰痛的实践来看,又以阳陵泉透阴陵泉疗效最佳。

【临床应用】

一、关于腰痛的分类问题

这个问题在《内经》各篇亦有不同观点。本篇是以经络（六经、奇经）对腰痛进行分类,在其他各篇,亦有按疼痛部位划分者,有按兼见症状划分者,还有按疼痛性质划分者。总之,《内经》各篇论述腰痛的内容很多,从病因病机、表现、分类、治法

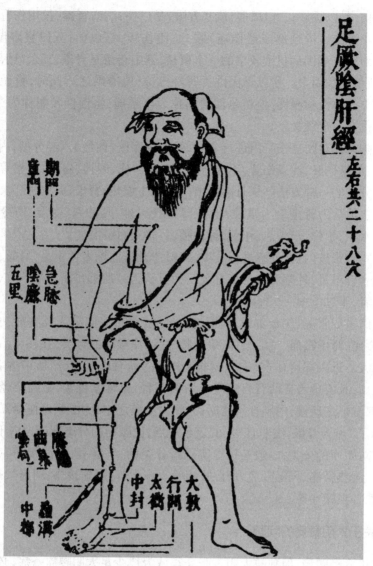

足厥阴肝经 左右共二十八穴

期门
章门
急脉
阴廉
五里
膝关
曲泉
中都
蠡沟
中封
太冲
行间
大敦

明代张介宾《类经图翼》经穴图之足厥阴肝经

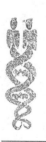

等方面都有很多精辟见解。

张仲景的《金匮要略》将其分为寒湿与肾虚两类。他在论述寒湿腰痛时说："肾着之病，其人身体重，腰中冷，如坐水中，形如水状，反不渴，小便自利，饮食如故，病属下焦。身劳汗出，衣里冷湿，久久得之，腰以下冷痛，腰重如带五千钱，甘姜苓术汤主之。"在论述肾虚腰痛时说："虚劳腰痛，少腹拘急，小便不利者，八味肾气丸主之。"这种分类初步呈现了按虚实分类的雏形，肾着证和肾虚症至今仍是腰痛的常见症型。

巢元方《诸病源候论》将腰痛分五类："凡腰痛有五：一曰少阴，少阴肾也，十月万物肾气伤,是以腰痛;二曰风痹,风寒着腰,是以痛;三曰肾虚,役用伤肾,是以痛;四曰胳(gui 音桂。指腰部突然作痛)腰,坠堕伤腰,是以痛;五曰寝卧湿地,是以痛。"这是对腰痛病因病机上较早的一个概括,其中首条是肾虚,其余风痹、劳役、闪坠、卧湿地是致病因素。所以巢氏讲:"肾经虚冷,风冷乘之。"同时,巢元方还将腰痛按发病分为急性和慢性,他将急性腰痛称为卒腰痛,将慢性腰痛称为久腰痛,这在临床上也有一定意义。

宋代陈无择对腰痛按三因进行分类,外因腰痛按《内经》六经分型;内因方面分失志伤肾、郁怒伤肝、忧思伤脾;不内外因又分为劳作、闪挫、房劳、劳累等。其实这是按病因分类的一种方法。朱丹溪指出:"腰痛主湿热,肾虚,瘀血,挫闪,有痰积。"这五种分法他认为肾虚最为重要,他讲:"肾气一虚,凡冲寒、受湿、伤冷、蓄热、血涩、气滞、水积、堕伤,与失志、作劳,种种腰痛、叠见而层出矣。"

张介宾主张按内伤、外感进行分类,其曰:"凡积而渐者皆不足,暴痛者多有余;内伤禀弱者皆不足,外感邪实者多有余",而且认为:"腰痛虚者十居八九,其有实邪而为腰痛者,不过十中一二耳。"

清代医家如张璐、沈金鳌等,根据前人经验,将腰痛归纳为风腰痛、寒腰痛、湿腰痛、痰腰痛、肾虚腰痛、气滞腰痛、瘀血腰痛等,使腰痛的分类,在临床治疗上的指导价值更大。近人郑树珪在《七松岩集》中云:"痛有虚实之分:所谓虚者,是两肾之精神气虚,凡言虚者皆两肾自病耳。所谓实者,非肾家自实,是两腰经络血脉之中,为风寒湿热之所侵,内肭挫气之所碍,腰内空腔之中,为湿痰瘀血凝滞不通而为痛,"提出了"虚为肾虚,实非肾实"的著名观点,使腰痛的分类理论大白于天下。

现在对腰痛的分类,一般是按虚实进行分类的,实症有:气滞腰痛、瘀血腰痛、寒湿腰痛、湿热腰痛、风湿腰痛、痰湿腰痛等。虚症有:阴虚腰痛、阳虚腰痛、气血虚腰痛、肾精亏损腰痛等。

二、关于太阴腰痛的问题

本篇论六经腰痛,但独缺太阴。张介宾认为:"少足太阴腰痛一症,必古文之脱简也。"姚止庵亦云:"此前少足太阴腰痛症,并刺足太阴法,应古文脱简也。"张志聪:"足三阴三阳及奇经八脉皆循腰而上,惟足太阴之脉,从膝股内廉属脾,以主腹中,故不论于外也。"高士宗曰:"太阴主腹,故不复论。"以上各家,虽各有其理,但无论"脱简说"或"太阴主腹说",都未否定足太阴之脉亦令人腰痛这样一个事实。足太阴腰痛是何表现?如何刺治?现综观《内经》其他篇章,参考古注,将太阴腰痛补述如下:

本篇末云:"痛引少腹控胁,不可以仰,刺腰尻交者,两髁肿上,以月生死为痏数,发针立已,左取右,右取左。"此段文字证之《素问·缪刺》:"邪客太阴之络,令人腰痛,引少腹控胁,不可以仰息",此即太阴腰痛之条文。张介宾据此认为:"此邪客太阴之络为腰痛也,控,引也;䏚,季肋下之空软处也。腰尻交者,按王氏云即下髎穴,此足太阴、厥阴、少阳三脉,左右交结于中也。两髁胂,谓腰髁骨下坚肉也。盖腰髁下尻骨两旁有四骨空,左右凡八穴,为之八髎骨,此太阴腰痛者,当取第四空,即下髎也。以月死生为痏数,如《缪刺》篇曰:'月生一日一痏,二日二痏,渐多之,十五日十五痏,十六日十四痏,渐少之也。'按《缪刺论》曰:'邪客于足太阴之络,令人腰痛引少腹控䏚,不可以仰息'即此节之义。"

这便说明,本篇原文虽未涉及太阴腰痛,但其内容《内经》尽有,在年深日久整理注抄中前后错简之事亦常有之,读者明鉴,其意在焉。

风论第四十二

【要点解析】

一、论述了风邪的性质和致病特点。风性主动,变化最快,具有"善行而数变"的性质,故风邪致病,具有病症变化多端的特点。风邪还是引起多种疾病的首要因素,有"百病之长"之称。作者列举了五脏风、胃风、首风、漏风、泄风等多种 风病,以阐明其道理。

二、论述了多种风病的病因、症状、诊断要点,并介绍了五脏风病的面诊位和相应色泽。

三、各种风症,虽然临床症状千差万别,但均有汗出恶风的共同症状,这对于临床辨证具有重要意义。

【内经原典】

黄帝问曰:风之伤人也,或为寒热,或为热中,或为寒中,或为疠风,或为偏枯①,或为风也,其病各异,其名不同,或内至五藏六府,不知其解,愿闻其说。岐伯对曰:风气藏于皮肤之间,内不得通,外不得泄。风者善行而数变,腠理开则洒然寒,闭则热而闷,其寒也则衰食饮,其热也则消肌肉,故使人怢栗②而不能食,名曰寒热。风气与阳明入胃,循脉而上至目内眦,其人肥则风气不得外泄,则为热中而目黄;人瘦则外泄而寒,则为寒中而泣出。风气与太阳俱入,行诸脉俞,散于分肉③之间,与卫气相干④,其道不利,故使肌肉愤䐜⑤而有疡,卫气有所凝而不行,故其肉有不仁也。疠者,有荣气热胕,其气不清,故使其鼻柱坏,面色败,皮肤疡溃,风寒客于脉而不去,名曰疠风,或名曰寒热。以春甲乙伤于风者为肝风,以夏丙丁伤于风者为心风,以季夏戊己伤于邪者为脾风,以秋庚辛中于邪者为肺风,以冬壬癸中于邪者为肾风。风中五藏六府之俞,亦为藏府之风,各入其门户所中,则为偏风。风气循风府

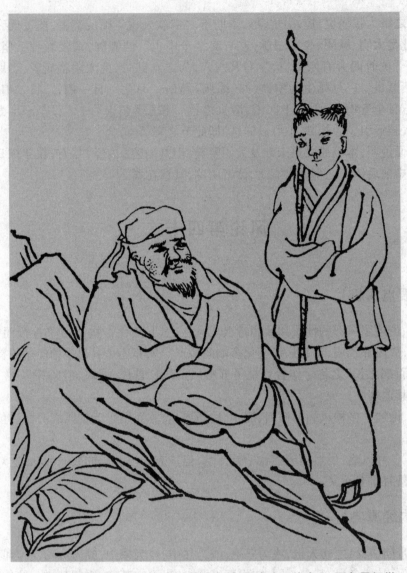

肾风的症状是多汗恶风，颜面瘣然而肿，腰脊痛不能直立，面色黑如煤烟灰，小便不利，诊察时要注意颐部，往往颐部可出现黑色。

而上，则为脑风。风入系头，则为目风、眼寒。饮酒中风，则为漏风。入房汗出中风，则为内风。新沐中风，则为首风。久风入中，则为肠风飧泄。外在腠理，则为泄风。故风者百病之长也，至其变化乃为他病也，无常方，然致有风气也。

帝曰：五藏风之形状不同者何？愿闻其诊及其病能⑥。岐伯曰：肺风之状，多汗恶风，色皏然白⑦，时咳短气，昼日则差⑧，暮则甚，诊在眉上，其色白。心风之状，多汗恶风，焦绝善怒吓，赤色，病甚则言不可快，诊在口，其色赤。肝风之状，多汗恶风，善悲，色微苍，嗌干善怒，时憎女子，诊在目下，其色青。脾风之状，多汗恶风，身体怠惰,四支不欲动,色薄微黄,不嗜食,诊在鼻上,其色黄。肾风之状,多汗恶风,面疣然浮肿,脊痛不能正立,其色炲⑨,隐曲不利,诊在肌上,其色黑。

胃风之状,颈多汗恶风,食饮不下,鬲塞不通,腹善满,失衣则䐜胀,食寒则泄,诊形瘦而腹大。首风之状,头面多汗恶风,当先风一日则病甚,头痛不可以出内,至其风日则病少愈。漏风之状,或多汗,常不可单衣,食则汗出,甚则身汗,喘息恶风,衣常濡,口干善渴,不能劳事。泄⑩风之状,多汗,汗出泄衣上,口中干,上渍其风,不能劳事,身体尽痛则寒。帝曰:善。

【难点注释】

①偏枯:即偏瘫证,半身不遂。

②㤖栗:指寒貌。

③分肉:即肌肉。

④相干:相互搏结。

⑤肌肉愤䐜:肌肉愤然肿胀。

⑥能:音义同"态"。

⑦色皏然白:皏,浅白颜色。指面色惨淡而白。

⑧差:同瘥,病情减轻之义。

⑨其色炲:炲,煤烟灰,形容色灰而暗。其色炲,指面部出现如煤灰一样的黑色。

⑩泄:当作"粘"字。

【白话精译】

黄帝问道:风邪侵犯人体,或引起寒热病,或成为热中病,或成为寒中病,或引起疠风病,或引起偏枯病,或成为其他风病。由于病变表现不同,所以病名也不一样,甚至侵入到五脏六腑,我不知如何解释,愿听你谈谈其中的道理。岐伯说:风邪侵犯人体常常留滞于皮肤之中,使腠理开合失常,经脉不能通调于内,卫气不能发泄于外;然而风邪来去迅速,变化多端,若使腠理开张则阳气外泄而洒淅恶寒,若使腠理闭塞则阳气内郁而身热烦闷,恶寒则引起饮食减少,发热则会使肌肉消瘦,所以使人振寒而不能饮食,这种病称为寒热病。

风邪由阳明经入胃,循经脉上行到目内眦,假如病人身体肥胖,腠理致密,则风邪不能向外发泄,稽留体内郁而化热,形成热中病,症见目珠发黄;假如病人身体瘦弱,腠理疏松,则阳气外泄而感到畏寒,形成寒中病,症见眼泪自出。风邪由太阳经侵入,遍行太阳经脉及其俞穴,散布在分肉之间,与卫气相搏结,使卫气运行的道路不通利,所以肌肉肿胀高起而产生疮疡;若卫气凝涩而不能运行,则肌肤麻木不知痛痒。疠风病是营气因热而腐坏,血气污浊不清所致,所以使鼻柱蚀坏而皮色衰

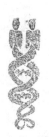

败,皮肤生疡溃烂。病因是风寒侵入经脉稽留不去,病名叫疠风。

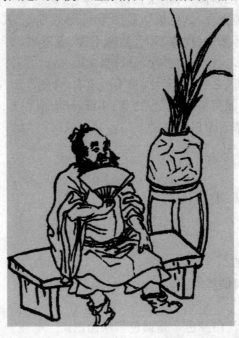

在春季或甲日、乙日感受风邪的,形成肝风;在夏季或丙日、丁日感受风邪的,形成心风;在长夏或戊日、己日感受风邪的,形成脾风;在秋季或庚日、辛日感受风邪的,形成肺风;在冬季或壬日、癸日感受风邪的,形成肾风。

风邪侵入五脏六腑的俞穴,沿经内传,也可成为五脏六腑的风病。俞穴是机体与外界相通的门户,若风邪从其血气衰弱场所入侵,或左或右;偏着于一处,则成为偏风病。

风邪由风府穴上行入脑,就成为脑风病;风邪侵入头部累及目系,就成为目风痛,两眼畏惧风寒;饮酒之后感受风邪,成为漏风病;行房汗出时感受风邪,成为内风病;刚洗过头时感受风邪,成为首风病;风邪久留不去,内犯肠胃,则形成肠风或飧泄病;风邪停留于腠理,则成为泄风病。所以,风邪是引起多种疾病的首要因素。至于它侵入人体后产生变化,能引起其他各种疾病,就没有一定常规了,但其病因都是风邪入侵。

黄帝问道:五脏风症的临床表现有何不同?希望你讲讲诊断要点和病态表现。岐伯回答道:肺风的症状,是多汗恶风,面色淡白,不时咳嗽气短,白天减轻,傍晚加重,诊查时要注意眉上部位,往往眉间可出现白色。心风的症状,是多汗恶风,唇舌焦燥,容易发怒,面色发红,病重则言语謇涩,诊察时要注意舌部,往往舌质可呈现红色。肝风的症状,是多汗恶风,常悲伤,面色微青,咽喉干燥,易发怒,有时厌恶女性,诊察时要注意目下,往往眼圈可发青色。脾风的症状,是多汗恶风,身体疲倦,四肢懒于活动,面色微微发黄,食欲不振,诊察时要注意鼻尖部,

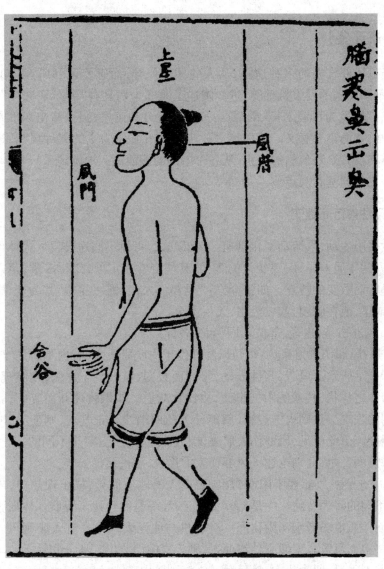

明万历刊本《杨敬斋针灸全书》针灸方图中的脑寒鼻出臭取穴图

往往鼻尖可出现黄色。肾风的症状,是多汗恶风,颜面痝然而肿,腰脊痛不能直立,面色黑如煤烟灰,小便不利,诊察时要注意颐部,往往颐部可出现黑色。胃风的症状,是颈部多汗,恶风,吞咽饮食困难,隔塞不通,腹部易作胀满,如少穿衣,腹即䐜胀,如吃了寒凉的食物,就发生泄泻,诊察时可见形体瘦削而腹部胀大。首风的症状,是头痛,面部多汗,恶风,漏风的症状,是汗多,不能少穿衣服,进食即汗出,甚至衣服常被汗浸湿,口干易渴,不耐劳动。泄风的症状,是多汗,汗出湿衣,口中干燥,上半身汗出如水渍一样,不耐劳动,周身疼痛发冷。黄帝道:讲得好!

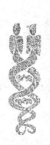

【专家评鉴】

本篇以风邪伤人的多种途径,从人的体质差异,而感受风邪所产生的不同病变,结合不同风病的发生机理等,进而阐述了风邪为病具有"善行而数变",致病广泛的特点,对"风为百病之长"的观点,进行了充分的阐发,强调指出风邪在各类疾病发生中的普遍重要意义。篇中还进一步对以五脏风为主的九种风病,论述了其症状的异同及其诊断疾病的要点,从各个不同的侧面深入地阐述了风性善行数变、风为百病之长的基本观点。

一、风性善行而数变

风性属阳主动,其运动变化迅速。风邪伤人,可由不同途径侵入人体的不同部位,加之人的体质差异,病理变化的多样,其病变常无定处,变化多端,足以说明风邪为病善行而数变的特点。如张介宾:"风邪伤人,若惟一症;及其为变,则或寒或热,或表或里,或在脏腑、或在经络,无所不至。"

(一)风邪伤人,途径、部位不同,病变各异

1.寒热:风邪伤人为寒热者,乃风邪外侵于皮肤肌表之间,内不得通于经脉,外不得泄于毫毛所致。风者,其性鼓动,善行而数变,风气藏于皮肤,则腠理开疏,出现洒然寒冷之症状,其寒使阳气虚微,故饮食减退。如果腠理开而复闭,就会出现烦热而闷的表现。热则火气过盛,就能使人肌肉消瘦。正气虚,则使人外而寒栗,内而不能食。由此可见,风邪伤人肌表,因人体差异,产生寒热不同的变化。总之,原文就寒热的发生,分别论述了风邪伤人的途径、病机及症候等。

2.寒中、热中:风邪客于阳明胃经,可因人的体质而异,或出现热中,或发生寒中,两种不同的病理变化。一是循经上扰于目,一是循经扰于胃府。体质强壮者从阳化热,而体质虚弱者则从阴化寒。其病机与症候表现为:"其人肥则风气不得外泄,则为热中而目黄。人瘦则外泄而寒,则为寒中而泣出。"张介宾认为:"人肥则腠理致密,邪不得泄,留为热中,故目黄。人瘦则肌肉疏浅,风寒犯之,阳气易泄,泄则寒中而泣出。"张隐庵则认为:"其人肥厚。则热留于脉中,而目黄。其人瘦薄,则血脉之神气外泄而为寒,脉中寒,则精神去而涕泣出。"

3.疮疡、不仁:风邪由太阳经脉入侵,行于诸经脉俞穴,散布于分肉之间,与卫气相搏结并扰及营卫运行,致经脉凝滞,则发为疮疡,或病不仁。这里既论述了风邪由太阳经侵入"行诸脉俞,散于分肉之间"的途径,又讨论了疮疡与不仁的发病机理与病症是"与卫气相干,其道不利,故使肌肉愤䐜而有疡;卫气有所凝而不行,故其肉有不仁也。"《素问·生天通天论》中说:"营气不从,逆于肉理,乃生痈肿。"《素问·逆调论》也有"营卫虚则不仁"的记述。《素问·痹论》说:"其不痛不仁者,病久入深,营卫之行涩,经络时疏,故不通,皮肤不荣,故为不仁。"这些都说明卫气、营

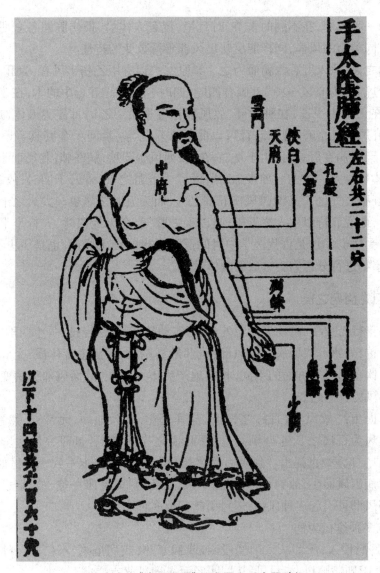

明代张介宾《类经图翼》经穴图之手太阴肺经

卫的运行受阻,是发生痹、痿、不仁的主要病机。

4.疠风:风邪侵入血脉之中,留而不去,郁久化热致气血污浊不清,营卫俱热,热盛肉腐,则发为皮肤疡溃,致使鼻柱坏而色败,形成疠风病。《素问·脉要精微论》亦云:"脉风成为疠。"本篇明确指出疠风的病因病机是风寒客于脉,入里化热,形成皮肤溃疡等症。张介宾《类经·疾病类》说:"风寒客于血脉,久留而不去,则荣气化热,皮肤腐溃,气血不清,败坏为疠。"

(二)风邪伤人,因时不同,受病各异

在风寒暑湿燥火六气的旺时、旺日,人体五脏所感外邪各有偏重,风邪尤为突

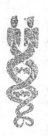

出。同为一种风邪,在不同的季节、时日里,侵袭人体后,损伤脏腑各有所偏重,各脏腑的不同类型的风病,同样能反映出风邪善行数变的特性。

脏腑之风:风入五脏六腑而为之。如原文:"以春甲乙伤于风者,为肝风。以夏丙丁伤于风者,为心风……"五脏合四时,四时合五行。五行中的木,在季为春,在气为风,在天干为甲乙,在脏为肝,故风邪在春季及甲乙时日侵犯人体,最容易伤肝,而为肝风。其余心,脾、肺、肾风以此类推。此与《素问·金匮真言论》所说的"东风生于春,病在肝;南风生于夏,病在心;西风生于秋,病在肺;北风生于冬,病在肾"的基本精神是一致的。如张志聪所说:"夫五脏之气,外合于四时,故各以时受病者,病五脏之气也。"又说:"风伤五脏之气,而为五脏之风也。夫天之十干,化生地之五行,地之五行以生人之五脏,是以人之脏气,合天地四时,五行十干之气化,而各以其受病也。"这是古代医学中时间医学思想的突出成就,也是历史上以五行属性,对事物进行分析归类方法的具体运用。

二、风为百病之长

风邪善行而数变,游动而无定处;风邪流动鼓荡,其性轻扬,一年四季之中皆居于六淫之首,外感邪气为病多兼风邪;风邪最易犯人,可因患者体质、受邪时间、中邪部位及饮食起居等方面的不同,相应地产生不同病变,故而风邪为病变化多端,即所谓的风为百病之长。

原文提出:"故风者,百病之长也,至其变化,乃为他病,无常方,然致有风气也。"这是风为百病之长的最早立论,开此说之先河,对后世研究风病影响颇深。《素问·骨空论》中也提出:"风者百病之始也",其含义基本一致。后世如《太素》所述:"百病因风而生,故为长也;以因于风,变为万病,非唯一途,故风气以为病长也。"说明风邪可引起多种风病,还可引起其他多种病症。

(一)多种途径为病

1.从经脉侵入:风邪从太阳经侵入,或病寒热,或病疮疡、不仁;从督脉风府而入,合于太阳则病脑风,或目风;从阳明经而入病目黄或泣出。

2.从血脉侵入:风邪入血脉,久留不去,成为疠风。

3.中于胃肠:风邪入中胃肠,则为肠风飧泄。

4.从脏腑之俞侵入:风邪伤及脏腑,而为各脏腑之风。

5.外在腠理:风邪外在腠理,而为隐疹之泄风。

(二)兼它邪致病

如原文所述:"风寒客于血脉,留而不去,名曰疠风。"从原文讨论的热中、寒中病症的内容分析,虽说皆由风邪所致,其寒化、热化的表现,不难看出其中包含着风邪兼寒、兼热的因素。风邪为六淫之首,一年四季皆有之。风性善行数变,兼加它邪致病,是风邪为病临症机理的又一特性,也是风邪为百病之长的重要原因之一。

如叶天士《临症指南医案》中所云:"盖因风能鼓荡此五气(寒、暑、风、燥、火)而伤人,故曰百病之长也。"

（三）天时不同,致病各异

同为风邪,伤人天时不同,则病变不一。如:"春甲乙伤于风者,为肝风","北风生于冬,病在肾"等。

（四）体质差异,病变不同

都是风邪从阳明胃经侵入,"其人肥则风气不得外泄,则为热中而目黄;人瘦则外泄而寒,则为寒中而泣出。"说明人的体质不同,同受风邪,而临床表现往往差别很大。

（五）饮食起居不同,病风各异

居处寒冷,饮酒中风,则为漏风;新沐中风则为首风;入房汗出受风,则为内风。

如上所述的多种风病,均由风邪所犯,但因受患病诸多因素的影响,其临症变化很大,病症类型各异。正如杨上善所述:"百病因风而生,故为长也。"马莳则解释说:"此言风之所感不同,故病之所成者,有为脑风,为目风,为内风,为首风……风者,本为百病之长,至其变化,则不至于风,而变生他病,如方向之无定所也。"

三、风症的共同症状

原文所述风症,或内在脏腑,或外在身形,虽则其病不同,名称各异,但皆由风邪所致,所以临症表现,必然会有相同之处。分析原文所述风症的症状,其中"多汗恶风"是各病症共有的相同症状。因风邪外袭,首犯皮毛,风邪主动属阳,性开泄,善行多变,故症见"多汗恶风"。如张介宾所说:"多汗者,阳受风气,开泄腠理也;恶风者,伤风恶风也。"明确风邪致病的这一基本性质与特点,对于临床医家认识与诊断疾病有着重要的指导意义,尤其是对外感病症的认识更显得重要。伤寒太阳中风症的主症有汗出、恶风,温热病初起也有微恶风寒,身热自汗等风邪致病的基本症状,这些应在临症施治时引起足够重视。

四、九种风病的症状、诊断要点

原文对五脏风、胃风、首风、漏风、泄风等九种风病进行了归纳分类,分别论述了其病因,主要症状及临床诊断要点,为医家在医疗实践中辨证施治的具体运用,提供了很大的方便。依据原文内容,现归纳列表如下:

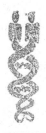

表 42-1　九种风症病因症状及诊断要点简表

病名	发病原因	共症	异症	诊断要点
肺风	秋、庚辛伤于风		色皏然白,时咳短气,昼日则差,暮则甚	诊在眉上,其色白
心风	夏、丙丁伤于风	多	焦绝善怒吓,病甚则言不可快	诊在口,其色赤
肝风	春、甲乙伤于风	汗	善悲,色微苍,嗌干善怒,时憎女子	诊在目下,其色青
脾风	季夏、戊己伤于风	恶	身体怠堕,四肢不欲动,色薄微黄,不嗜食	诊在鼻上,其色黄
肾风	冬、壬癸伤于风	风	面庬然浮肿,脊痛,不能正立,其色炲,隐曲不利	诊在肌上,其色黑
胃风	风伤于胃		颈多汗恶风,食饮不下,鬲塞不通,腹善满,失衣则䐜胀,食寒则泄	诊形瘦而腹大
首风	新沐中风		头面多汗,当先风一日则病甚,头痛不可以出内,至其风日则病少愈	
漏风	饮酒中风		常不可单衣,食则汗出,甚则身汗,喘息,衣常濡,口干善渴,不能劳事	
泄风	风在腠理		汗出泄衣上,口中干,不能劳事,身体尽痛则寒	

【临床应用】

一、风的基本含义与特性

就风而言,一般指自然界正常的六种气候之一,即常说的风气。二指外感六淫致病因素之一,医家常称之为风邪,也有称为外风的。如《素问·太阴阳明论》所说:"伤于风者,上先受之。"他如《灵枢·九宫八风》与《灵枢·岁露论》之虚风、实风,以及《素问·金匮真言论》之四时风症,《素问·疟论》之疟生于风,《素问·评热病论》之大风,《素问·病能论》之酒风等,均指外受风邪而言。三则泛指外感六淫之邪,如《素问·生气通天论》中云:"故风者,百病之始也。清静则肉腠闭拒,虽有大风苛毒,弗之能害,此因时之序也。"四则指病理机制,如《素问·至真要大论》所说:"诸暴强直,皆属于风"。五是指病症,如本篇原文中"五藏风之形状不同者何? 愿闻其诊,及其病能。"本条含义与第二条有一致之处,应予以注意。

由风邪所引起的五脏六腑、肌肉筋骨、经脉官窍等病症,统称之为外风病,或外感风症,也有简称外风,本篇所讨论诸风疾患皆属此类。风性来去迅速,轻扬开泄,善行数变而主动,为其主要特点。凡临症见起病急,病程短,传变快而有明显外感因素者,症见恶风、发热、汗出,痛痒无定处,颜面抽搐,口眼歪斜等,可以外风论,究其病因为风邪所致。临床工作中另有一类具有外风症病理变化特点的病症,通常则称之为内风症,是指病变过程中,因脏腑功能失常而产生的病症。如见肢体震颤、抽搐、麻痒无定处,头晕目眩,突然仆倒,不省人事,颈项强直,角弓反张等,均属内风见症,此多指病变特征而言,并无病邪侵袭之意。内风多由热极,阴虚阳亢所致,与风邪无关。其治疗也不同,如"外风宜祛,内风宜熄",虽则内、外风两者之间有联系,但临症决不能混同,必须明辨,定位准确。

原文中明确提出:"风者,善行而数变。"这是对风邪致病特点的高度概括。善行是指风性行动不居,行踪不定之义,也指外感风邪后,病位不定,呈游走性;数变则指变化多端,是就风症的病情而言,风症一般多发病快,病程短,病情变化莫测。善行是指病位而言,尤其是外风症,病变常不固定,呈游走性。如风痹症,患者肢节疼痛常呈游走状,故又称为"行痹"。如《素问·痹论》说:"其风气胜者为行痹",这就是风性善行特征的具体描述,此症可用伤风汤以祛风通络。又如荨麻疹,皮肤上的丘疹遍布全身,此起彼伏,也体现了风性善行的致病特点,故而病名也叫"风疹"。数变即指风症的病情具有瞬息万变的特点,其含义主要有二:一指发病快,起病急骤突然。如中风症(内风),病人可见突然仆倒,口眼㖞斜,不省人事等症,病情变化具有数变的特性,之所以称其为中"风",其道理也正是在于此;二是指病程短,病情多变。如风水证,起病时仅有恶寒发热,咽痛等症状,很快就会出现目浮肿,小便短缩,继之全身悉肿等症,其病情变化表现为善变的特征。又如本篇原文:"风者,善行而数变,腠理开则洒然寒,闭则热而闷;其寒也,则衰食饮;其热也,则消肌肉,故使人怢慄而不能食"。所以姚止庵注云:"善行者,无处不到,数变者,证不一端。风之为邪,其历矣哉"。

本篇所阐述的风邪"善行而数变"的特点,为后世认识研究风邪的性质、致病特点以及对风病的辨证论治等奠定了基础。因而后世医家常把发病突然、变化急骤以及病位游走不定的病症都概称之为"风",并按风论治均收到一定效果。另外,临症中还有因血虚所致的肌肉麻木、蚁走感等,用养血之法进行治疗;小儿因高烧,惊厥抽搐,烦躁不安,以发病急、变化快为其特征,故称之为"热极生风",治疗以清热熄风之法的羚羊钩藤汤,其理论依据均导源于此。

原文说:"故风者,百病之长也。"这是"风为百病之长"命题的最早提出,集中反映出风邪致病的又一突出特性,成为后世医家研究风症的重要指导理论。依据原文及后世医家的发挥,"风为百病之长"的含义归纳有四:一是指风邪在一年四季中无时不有,因而致病多端且广泛。如高士宗云:"六气主时、厥阳为首,厥阴为上,风气主之,故风者,百病之长也。"二是指风邪可以引起多种风症。如本篇原文指出,由于风邪侵袭人体的部位不同,及受时所处的条件差异,则有偏风、脑风、目风、肠风、泄风、肺风、肝风、心风、脾风、胃风、肾风、漏风等。三是指风邪侵袭人体后，可引起其他一些病变。如原文："故风者，百病之长也。至其变化，乃为他病，无常方，然致有风气也。"又如柯韵伯注伤寒云："伤风之重者，即属伤寒。"四是风能兼六气之中的他邪致病。如叶天士《临症指南医案》中说："盖六气之中，唯风能全皆五气。如兼寒则风寒，兼暑则曰暑风，兼湿曰风湿，兼燥曰风燥，兼火曰风火。盖因风能鼓荡此五气而伤人，故曰百病之长也。其余五气，则不能互相全兼，如寒不能兼暑与火，暑亦不兼寒，湿不兼燥，燥不兼湿，火不兼寒。"由此观之，病之因乎风而起者多也。古人又谓风为六淫之首，百病之始也，是指风的这种动而不居、变化不定的特性，能成为百病的先导，是风为百病之长之说的又一重要依据。

二、风症的分类兼治法

风邪所致之风症种类诸多，本篇对其进行了基本的归纳分类，为后世医家了解和研究风症，提供了很大的方便与依据。就其治法而言，原文中讨论较少，为进一步探讨风症，结合后世医家临症研究的成就，就其有代表性的风症的论治归纳整理于后，以求提高与发展。原文在叙及风病的治法时，只提到"无常方"，对此后世不少医家注为无定法，言其风邪致病变化多端而"无常方"，故其治疗亦无固定之法。然风邪致病，总能理清是风邪单独致病，或是兼夹他邪为病，区分所犯部位，分析表里虚实寒热，明了诸多风症变化过程中所引起的不同的病理改变，具体情况具体分析，总可辨证施治而获效，在这方面后世医家积累了许多丰富的经验，很值得当今临症医家借鉴。

依其原文风症可分为脏腑风症，主要是"风中五藏六府之俞"而致，主要包括心风、肺风、肝风、脾风、肾风、胃风及肠风等。又有因受风邪时，由于入侵途径、病位、体质、起居等不同因素影响，所引发的其他类风病，主要包括疠风、偏风（偏枯）、漏风、泄风、脑风、首风、目风、内风（因房事出汗中风）等。

肾风论治：肾风因肾虚受风而致，证见多汗恶风，面目浮肿，脊痛不能正立，小便不利。风邪袭表则多汗恶风。又张介宾注云："风邪入肾，则挟水气上升，故面为浮肿。肾脉贯脊属肾，故脊痛不能正立……肾开窍于二阴，故为隐曲不利。"其治以疏风解表为主，兼以温肾利水，方用越婢加术汤，或济生肾气丸加羌活、防风之属。《增补内经拾遗方论》指出："草薢饮，治肾脏中风，多汗恶风，庞然浮肿，脊痛不能正立，隐曲不利。"广东中医学院《中医内科·水肿》记载："患者，男，成人。一周前外出吹风着凉后发热，怕冷，头痛，身痛，骨痛，经医生诊治，服发散药出汗后热退，余症减，但尚未痊愈而停药。前天突然全身浮肿，以眼睑与面部为甚，怕风，无汗，身热，口舌干燥，小便短少黄赤。舌苔白，脉浮紧。处方：麻黄9克，苍术12克，生姜皮6克，石膏18克，大枣3枚，甘草6克。温服一剂，盖厚被而卧，汗出换衣多次，肿消一半。再剂仍有汗出，身肿基本消退。继服防己黄芪汤加减以善其后。"

脾风论治:脾风"以季夏戊己伤于邪"而为病。陈无咎《明教方》记有治吴九峰之脾风症:脾风之状,多汗恶风,身体怠惰,四肢不欲动,色薄微黄,不嗜食,诊在鼻上,其色黄。今六脉濡大无力,右关弱小,舌苔厚腻,四肢怠惰,胃气不扬,脾脏失运,风中脾络,不能复出,病源由于劳脾伤湿,内风煽动,外风随之,理应扶脾,不专治风。拟方:炒白芍、炒当归、炒扁豆各24克,干地黄、姜炒橘络、白茯苓各12克,焦于术、盐炒黄芪、南木香各4.5克,炒豆蔻、煨益智仁、威灵仙各3克,姜独活、盐僵蚕、姜南星、炙内金粉各2.4克,北五味、熟枣仁各1.2克,水煎服。脾风治法当以疏风解表为主,兼以健脾。《增补内经拾遗方论》云:"白术汤,治脾脏中风,身体怠惰,四肢不欲动,不嗜食。"

疠风论治:疠风,又称为癞,大风等,似为后世所说的麻风病。是由风寒湿热之毒邪侵犯人体积久不散,阻遏血脉营气运行,气凝血热所致。初见寒热,久则化热日盛,见肌肉溃烂,肢体麻木,须眉脱落,鼻柱败坏等症,是一种缠绵难治之症。有关本病的记载除本篇外,《素问·脉要精微论》《素问·长刺节论》等篇均有记述。对于麻风病,我国认识很早。据1975年湖北云梦睡虎地十一号墓出土的秦代竹简中就有三条记述,说明这在2000多年前的秦代对本病已有了基本的认识。从秦代竹简"疠迁所"的记载,说明当时已认识到疠病的传染性,对患者采取隔离治疗方式,有关隔离治疗病院"疠人坊",在后世北齐、唐代等也都多有记载。对于疠风的病因,发病机理,症状特征,诊断治疗等,在后世葛洪《肘后备急方》,巢元方《诸病源候论》,孙思邈《备急千金要方》等著述中均有详细的论述。

关于疠风的治疗,从《内经》的有关内容分析,大体上可概括为三条法则:第一要坚持散邪,务使风毒散尽。以刺肌肉、刺骨髓,待须眉重生皆可止针。二是以锐针刺患处,并用手按压,出其恶气,直到肿尽为止。三是要注意饮食禁忌,"常食方食,无食他食"。《诸病源候论·卷二》则提出:"断米谷肴鲜,专食胡麻松术辈",并"先与雷丸等散服之出虫"。朱丹溪《金匮钩玄·卷一》指出:"治法:在上者醉仙散,在下者通天再造散。后用通神散,及三棱针于委中出血。但不能忌口、绝房者,不治之也。"何时希《历代无名医家验案·外科》载:"释普明,齐州人,久止灵岩,晚游五台。得风疾,眉须俱堕,百骸腐溃,哀号苦楚。忽有异人教服长松,明不知识。复告之曰:'长松生古松下,取根饵之,皮色如荠苨,长三五寸,味微苦类人参,清香无毒,服之益人,兼解诸虫毒'。明采服旬日,毛发俱生,颜貌如故"。孙思邈提出,让病者服松脂,"欲至百日,须眉皆生"。明代医家沈之问、李时珍则总结出用大枫子及大枫子仁制油治疗疠风症的宝贵经验。以上这些均说明,中医学对疠风症有着较为全面正确的认识,并对其治疗积累了极为丰富的经验,对世界医学的发展做出了重要贡献,其理论及治疗经验,在现时的麻风病防治工作中仍有着一定的积极意义。

漏风论治:漏风亦称酒风,因饮酒后感受风邪所致。《素问·病能论》也有"有病身热懈惰，汗出如浴，恶风少气……病名曰酒风"的论述。张介宾注云："漏风之病，因于饮酒中风也。风邪挟酒，则阳气散越，故多汗。阳胜则身热恶寒，故不可以单衣。食入于阴，长气于阳，故食则汗出。甚则阳浮于上，故喘息。汗出不止，故衣濡。阳盛阴虚，津之于内，所以口干善渴，身不能劳也"。治疗则以《素问·病能论》用泽泻饮："以泽泻、白术各十分，麋衔五分，合，以三指撮为后饭。"因泽泻淡渗，能利水道，清湿热。白术苦温，能燥湿摄汗。麋衔又名鹿衔，可祛风除湿。三药相合，可利湿、祛风、止汗，故治疗饮酒中风所致之漏风。

痹论第四十三

【要点解析】

一、论述了风寒湿三邪杂合伤人是痹病的主要成因。由于感受风寒湿三邪的轻重有别，以及邪气侵犯的部位和体质的不同，因此就产生了不同的病症。

二、

```
痹病分类
  1. 从原因分类 ┌ 风胜—行痹
               ├ 寒胜—痛痹
               └ 温胜—着痹
  2. 从四时和   ┌ 春—筋痹
    受邪部位分类 ├ 夏—脉痹
               ├ 长夏—肌痹    病邪深入或   ┌ 肝痹
               ├ 秋—皮痹      邪气直接入里 ├ 心痹
               └ 冬—骨痹                  ├ 脾痹
                                         ├ 肺痹
                                         ├ 肾痹
                                         ├ 肠痹
                                         └ 胞痹
```

三、论述了风寒湿邪入脏腑为痹的径路：一是由五体之痹日久不愈，内传所合的五脏；二是由病邪循五脏六腑之俞直接侵入体内，形成五脏六腑之痹。

四、强调痹病的产生还和机体内部的失调有关。如果营卫运行正常，"不与风寒湿气合"，就不会引起痹病。只有在营卫运行失常的情况下，复感风寒湿邪，才会致病。

五、指出了病邪性质、发病部位和痹病的预后关系："其风气胜者，其人易已"；"其留皮肤间者，易已"；"其留连筋骨间者，疼久"；"其入脏者，死"。

【内经原典】

黄帝问曰：痹①之安生？岐伯对曰：风寒湿三气杂至，合而为痹也。其风气胜者

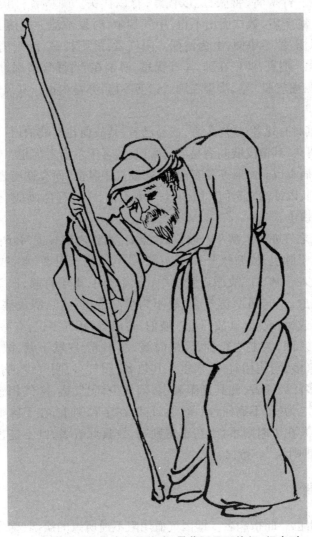

肾痹的症状是腹部易作胀,骨萎而足不能行,行步时
臀部着地,脊柱屈曲畸形,高耸过头。

为行痹②,寒气胜者为痛痹③,湿气胜者多著痹④也。

帝曰:其有五者何也?岐伯曰:以冬遇此者为骨痹,以春遇此者为筋痹,以夏遇此者为脉痹,以至阴遇此者为肌痹,以秋遇此者为皮痹。帝曰:内舍五藏六府,何气使然?岐伯曰:五藏皆有合,病久而不去者,内舍于其合也。故骨痹不已,复感于邪,内舍于肾。筋痹不已,复感于邪,内舍于肝,脉痹不已,复感于邪,内舍于心。肌痹不已,复感于邪,内舍于脾。皮痹不已,复感于邪,内舍于肺。所谓痹者,各以其时重感于风寒湿之气也。凡痹之客五藏者:肺痹者,烦满喘而呕。心痹者,脉不通,烦则心下鼓⑤,暴上气而喘,嗌干善噫,厥气上则恐。肝痹者,夜卧则惊,多饮数小

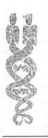

便,上为引如怀。肾痹者,善胀,尻以代踵,脊以代头。脾痹者,四支解惰,发咳呕汁,上为大塞。肠痹者,数饮而出不得,中气喘争,时发飧泄。胞痹者,少腹膀胱按之内痛,若沃以汤,涩于小便,上为清涕。阴气者,静则神藏,躁则消亡,饮食自倍,肠胃乃伤。淫气⑥喘息,痹聚在肺;淫气忧思,痹聚在心;淫气遗溺,痹聚在肾;淫气乏竭,痹聚在肝;淫气肌⑦绝,痹聚在脾。诸痹不已,亦益内也。其风气胜者,其人易已也。

　　帝曰:痹,其时有死者,或疼久者,或易已者,其故何也? 岐伯曰:其入藏者死,其留连筋骨间者疼久,其留皮肤间者易已。帝曰:其客于六府者何也? 岐伯曰:此亦其食饮居处,为其病本也。六府亦各有俞,风寒湿气中其俞,而食饮应之,循俞而入,各舍其府也。帝曰:以针治之奈何? 岐伯曰:五藏有俞,六府有合,循脉之分,各有所发,各随其过,则病瘳也。

　　帝曰:荣卫之气亦令人痹乎? 岐伯曰:荣者,水谷之精气也,和调于五藏,洒陈⑧于六府,乃能入于脉也,故循脉上下,贯五藏,络六府也。卫者,水谷之悍气也,其气慓疾滑利,不能入于脉也。故循皮肤之中,分肉之间,熏于肓膜,散于胸腹,逆其气则病,从其气则愈,不与风寒湿气合,故不为痹。帝曰:善。痹或痛,或不痛,或不仁,或寒,或热,或燥,或湿,其故何也? 岐伯曰:痛者,寒气多也,有寒故痛也。其不痛不仁者,病久入深,荣卫之行涩,经络时疏,故不通,皮肤不营,故为不仁。其寒者,阳气少,阴气多,与病相益,故寒也。其热者,阳气多,阴气少,病气胜,阳遭阴,故为痹热。其多汗而濡者,此其逢湿甚也,阳气少,阴气盛,两气相感,故汗出而濡也。帝曰:夫痹之为病,不痛何也? 岐伯曰:痹在于骨则重,在于脉则血凝而不流,在于筋则屈不伸,在于肉则不仁,在于皮则寒,故具此五者,则不痛也。凡痹之类,逢寒则虫⑨,逢热则纵⑩。帝曰:善。

【难点注释】

①痹:痹,闭也。此指病名。即因气血闭阻不通所致的疾病,称为痹症。
②行痹:又名风痹。特点是肢节疼痛,游走不定。
③痛痹:又名寒痹。特点是肢节剧痛。遇热则轻,遇寒则加重。
④著痹:以痛位固定不移、肢体沉重或麻木不仁为特点的痹症。
⑤心下鼓:鼓,动也。这里指心动悸不安。
⑥淫气:此指风寒湿邪的痹气。淫,在此亦有动词的含义,即浸淫。
⑦肌:当为“饥”字。
⑧洒陈:布散、布陈的意思。
⑨虫:《甲乙经》《太素》均作“急”,指病情加重。
⑩纵:弛缓。

【白话精译】

黄帝问道:痹病是怎样产生的? 岐伯回答说:由风、寒、湿三种邪气杂合伤人而形成痹病。其中风邪偏胜的叫行痹,寒邪偏胜的叫痛痹,湿邪偏胜的叫着痹。

黄帝问道:痹病又可分为五种,为什么? 岐伯说:在冬天得病的称为骨痹;在春天得病的称为筋痹;在夏天得病的称为脉痹;在长夏得病的称为肌痹;在秋天得病的称为皮痹。

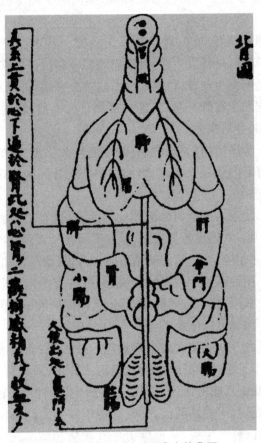

《顿医抄》传本《存真图》中的背图

黄帝问道:痹病的病邪又有内侵而累及五脏六腑的,是什么道理? 岐伯说:五脏都有与其相合的组织器官,若病邪久留不除,就会内犯于相舍的内脏。所以,骨痹不愈,再感受邪气,就会内舍于肾;筋痹不愈,再感受邪气,就会内舍于肝;脉痹不愈,再感受邪气,就会内舍于心;肌痹不愈,再感受邪气,就会内舍于脾;皮痹不愈,再感受邪气,就会内舍于肺。总之,这些痹症是各脏在所主季节里重复感受了风、寒、湿气所造成的。

凡痹病侵入到五脏,症状各有不同:肺痹的症状是烦闷胀满,喘逆呕吐,心痹的症状是血脉不通畅,烦躁则心悸,突然气逆上壅而喘息,咽干,易嗳气,厥逆气上则引起恐惧。肝痹的症状是夜眠多惊,饮水多而小便频数,疼痛循肝经由上而下牵引少腹如怀孕之状。肾痹的症状是腹部易作胀,骨萎而足不能行,行步时臀部着地,脊柱屈曲畸形,高耸过头。脾痹的症状是四肢倦怠无力,咳嗽,呕吐清水,上腹部痞塞不通。肠痹的症状是频频饮水而小便困难,腹中肠鸣,时而发生完谷不化的泄泻。膀胱痹的症状是少腹膀胱部位按之疼痛,如同灌了热水似的,小便涩滞不爽,上部鼻流清涕。

五脏精气,安静则精神内守,躁动则易于耗散。若饮食过量,肠胃就要受损。致痹之邪引起呼吸喘促,是痹发生在肺;致痹之邪引起忧伤思虑,是痹发生在心;致痹之邪引起遗尿,是痹发生在肾;致痹之邪引起疲乏衰竭,是痹发生在肝;致痹之邪引起肌肉瘦削,是痹发生在脾。总之,各种痹病日久不愈,病变就会进一步向内深入。其中风邪偏盛的容易痊愈。

黄帝问道:患了痹病后,有的死亡,有的疼痛经久不愈,有的容易痊愈,这是什么缘故? 岐伯说:痹邪内到五脏则死,痹邪稽留在筋骨间的则疼久难愈,痹邪停留在皮肤间的容易痊愈。

黄帝问道:痹邪侵犯六腑是何原因? 岐伯说:这也是以饮食不节、起居失度为导致腑痹的根本原因。六腑也各有俞穴,风寒湿邪在外侵及它的俞穴,而内有饮食所伤的病理基础与之相应,于是病邪就循着俞穴入里,留滞在相应的腑。

黄帝问道:怎样用针刺治疗呢? 岐伯说:五脏各有腧穴可取,六腑各有合穴可取,循着经脉所行的部位,各有发病的征兆可察,根据病邪所在的部位,取相应的腧穴或合穴进行针刺,病就可以痊愈了。

黄帝问道:营卫之气亦能使人发生痹病吗? 岐伯说:营是水谷所化生的精气,它平和协调地运行于五脏,散布于六腑,然后汇入脉中,所以营气循着经脉上下运行,起到连贯五脏,联络六腑的作用。卫是水谷所化生的悍气,它流动迅疾而滑利,不能进入脉中,所以循行于皮肤肌肉之间,熏蒸于肓膜之间,敷布于胸腹之内。若营卫之气的循行逆乱,就会生病,只要营卫之气顺从和调了,病就会痊愈。总的来说,营卫之气若不与风寒湿邪相合,则不会引起痹病。黄帝说:讲得好!

痹病,有的疼痛,有的不痛,有的麻木不仁,有的表现为寒,有的表现为热,有的皮肤干燥,有的皮肤湿润,这是什么缘故? 岐伯说:痛是寒气偏多,有寒所以才痛。不痛而麻木不仁的,系患病日久,病邪深入,营卫之气运行涩滞,致使经络中气血空虚,所以不痛;皮肤得不到营养,所以麻木不仁。表现为寒象的,是由于机体阳气不足,阴气偏盛,阴气助长寒邪之势,所以表现为寒象。表现为热象的,是由于机体阳气偏盛,阴气不足,偏胜的阳气与偏胜的风邪相合而乘阴分,所以出现热象。多汗而皮肤湿润的,是由于感受湿邪太甚,加之机体阳气不足,阴气偏盛,湿邪与偏盛的

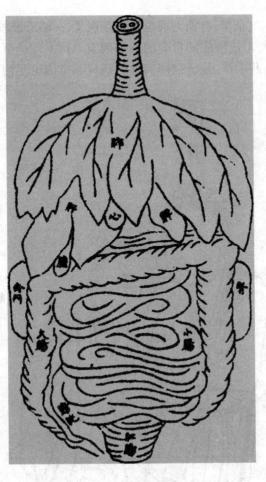

清代严振《循经考穴篇》中的五脏图

阴气相合,所以汗出而皮肤湿润。

　　黄帝问道:痹病而不甚疼痛的是什么缘故？岐伯说:痹发生在骨则身重;发生在脉则血凝涩而不畅;发生在筋则屈曲不能伸;发生在肌肉则麻木不仁;发生在皮肤则寒冷。如果有这五种情况,就不甚疼痛。凡痹病一类疾患,遇寒则筋脉拘急,遇热则筋脉弛缓。黄帝道:讲得好!

　　【专家评鉴】

　　一、痹病的病因

　　风寒湿外邪侵袭是产生痹病的主要病因,由于三气有偏胜的不同,故而就有行、痛、著痹之区分,以其四时复受外邪及病位的差异,又有筋、骨、脉、肌、皮等五体痹之名,若病情发展,延及五脏,又有五脏痹的病变特征等。本篇首先以问答的形式阐明，"风寒湿三气杂至，合而为痹也。"开宗明义，一语道破风寒湿三邪交织错杂在一起侵犯人体，是形成痹症的重要的外来因素。这一理论至今仍在十分有效地指导着中医临床实践工作，是研究痹病病因病机和审因论治的重要依据。除了外

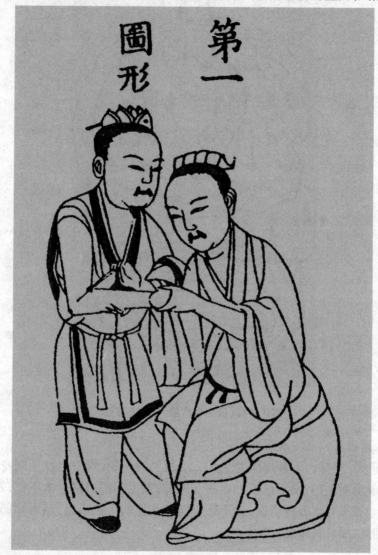

宋代《急备灸法》中骑马图中的第一图形

邪侵袭外，人体正气不足也是导致发生痹病的重要因素。如原文在论及五脏痹及其传变时说："阴气者，静则神藏，躁则消亡，饮食自倍，肠胃乃伤……诸痹不已，亦益内也。"意在说明如果躁扰妄动，则五脏精气耗散，神志消亡，正气不足，痹邪可乘隙而入，形成五脏痹，正气不足也是痹邪由浅入深病变机理的重要因素。依其原文内容分析认为，正气盛衰与痹病的发生关系至为密切，就五体痹的发生也能说明这

一点。如马莳说："盖肾主冬，亦主骨，肾气衰，则三气入骨，故名之曰骨痹。肝主春，亦主筋，肝气衰则三气入筋，故名之曰筋痹……"就此可以看出，本篇在论述痹病的发生，也正是从正邪两个方面的原因进行阐发的。这与《素问·刺法论》"正气存内，邪不可干"和《素问·评热病论》"邪之所凑，其气必虚"等的基本精神是一致的。如马莳所说："盖无内伤，则外邪无自而乘之。"另外，饮食起居失调也是发生痹病的致病因素之一。如原文在论述六腑痹时提出："此亦其饮食起居处，为其病本也。"说明痹之所以舍于六腑，其原因正如张志聪所说："夫居常失处，则邪气外客，饮食不节，则肠胃内伤，故饮食居处，为六腑之病本。"

二、痹病的分类

因人体所犯病邪性质的差异，病变部位的不同，就可能产生各种不同类型的痹病，在此根据原文讨论的内容，从受邪的性质与受邪部位等对痹病进行归纳分类，以便论述与研究。

（一）从病因分类

风寒湿三邪错杂混合侵袭人体是引发痹病的主要致病因素，在临床实践中，三邪共同致病不可能是邪气多少力量均等，常是各有偏重，邪气性质的不一，其所引发的痹病临床症状自然也就不同，以其病因可分为"其风气胜者为行痹，寒气胜者痛痹，湿气胜者为著痹。"如张志聪所说："是以三气杂合，而以一气胜者，为主病也。经论不同，因症各别。"这就是行、痛、著三痹的根本区别，是以病邪的性质来确定的，其症名也是依此而定的。

（二）从四时受邪部位分类

1.五体痹：原文中提出了五体痹各自的名称，进而又说明了之所以区分为脉痹、筋痹、肌痹、皮痹、骨痹的理由。五体痹是在不同的季节里，因致病邪气性质轻重的不同而形成的。如春季以风为主气，则风邪较为偏盛。四季五时与五脏相应，而五脏又外合于五体，因而春应肝，肝合筋。若在四时季节感受痹邪，就可能伤及相应的五体为主，出现了五体痹的区别。如张志聪说："上节论天之三气，此下论人之五气，皮肉脉筋骨，五脏之外合也，五脏之气，合于四时五行，故各以其时受病，同气相求也。"马莳云："冬遇此三气者则为骨痹。"以上这些是认识五体痹的理论依据，临症要灵活变通，不能过于拘泥，不能只认为春感三气只有筋痹而无其他。姚止庵说的"冬感此邪，则痹在骨等，亦大略之言"，就是这个道理。

有关五体痹的症状，本篇言之不多。原文有："痹聚在骨则重，在于脉则血凝而不流……"虽然寥寥数语，却能窥其五体痹主症之大概。吴谦《医宗金鉴》对此言之较详：骨痹，"骨重痠痛不能举"；筋痹，"筋挛节痛，屈而不伸"；脉痹，"脉中血不流行而色变也"；"肌顽木不知痛痒"；皮痹，"皮虽麻尚微知痛痒"等。

2.五脏痹：脏腑痹的形成，先以脏腑自伤为本，复感痹邪而成。如原文："内舍于五藏六府,何气使然……各以其时重感于风寒湿之气也。"此段原文阐明了五脏痹的形成,是因五体痹延久而不愈,在五脏相应的主气之时又复感痹邪,致五体痹内传于与其相合之五脏而形成的,是"病久不去者,内舍其合"的结果,也是由于五脏外合五体,而五体又内合于五脏的相互联系而决定的。如"骨痹不已,复感于邪,内舍于肾"而成肾痹。他脏心、肝、脾、肺之痹皆同此类。张志聪注曰:"邪之中人,始伤脾肉筋骨,久而不去,则内舍于所合之藏,而为脏腑之痹矣。所谓五脏之痹者,各以其五脏所合之时,重感于风寒湿之气也。盖皮肉筋骨,内合于五脏,五脏之气,外合于四时,始病在外之有形,复伤在内之五气,外内形气相合,而邪舍于内也。"

至于五脏痹的症状,原文对临床表现的主要症状有所记述。其主症产生的机理,应从五脏的生理功能,所属经络的起止路线分布,所含形体与六腑的表里配合关系等几个方面的异常情况加以分析。如肺脏居上焦,主宣发肃降,主气司呼吸,其经脉起于中焦,环循胃口上膈属肺。所以肺痹时,宣降功能失司致气机不利,就会出现心胸烦闷不舒的症状,肺气上逆则喘息不止,其气不利使胃失和降,可见呕恶之症,故而"肺痹者,烦满而喘呕。"又如,脾主肌肉四肢,与胃相表里,脾脏之痹其见症有四肢倦怠无力,脾胃升降失司,故见咳呕痞塞等症。有关五脏痹之症状,在《素问·五藏生成》《素问·四时逆从论》及《灵枢·邪气藏府病形》等篇中也有论述,可作为对本篇原文理解之参考。

3.六腑痹:六腑痹病的形成多是由于饮食不节,起居失常而伤及正气,风寒湿三气乘机从各腑的腧穴侵袭所致的。如原文所述,六腑痹病"饮食居处为病本也","风寒湿气中其俞"而舍其腑也。如马莳说:"六腑之成痹者,先以内伤为之本,而后外邪得以乘也。"又说:"六腑之分肉,皆各有俞穴,风寒湿之三气,外中其俞,而内之饮食失节应之,则邪气循俞而入,各舍于六腑之中,此痹之所以成也。"可见六腑痹与五脏痹的形成是有明显区别的,这点必须予以足够的重视。

对于六腑痹的症状,本篇原文记述不多,仅对肠痹、胞痹之主症有所记述。原文说:"肠痹者,数饮而出不得,中气喘争,时有飧泄。胞痹者,少腹膀胱按之内痛……"以此为例,对后世医家认识六腑痹之主症,还是很有帮助的。若以六腑生理功能,结合所属经络的循行分布等方面的内容分析,对其六腑痹之症状是不难理解的。张志聪对肠痹、胞痹注释认为肠痹"兼大小肠而言",胞痹,当指膀胱,有其一定的参考意义。

三、痹病的传变及预后

痹病的传变:原文对痹病的传变规律也有所涉及,虽然用语不多,但也能反映出对这一问题的重视。原文说:"诸痹不已,亦益内也。"明确指出各类痹病当未能及时治疗时,均有可能"益内",即由表入里,由浅入深,由轻转重。这里所说的"益内",就是指痹病传变的意思。如王冰注云:"益内者,从外不去,则益深至于身内。"张介宾说:"在表者不去,必日内而益深也。"张志聪也说:"是以在脏腑经俞诸痹,留而不已,亦进益于内,而为脏腑之痹矣。"本篇原文中提到五体痹内传于相合之脏而形成五脏痹就是很好的例证。另外有些医家认为诸痹不已而益内,是病势日渐加重难愈之意。如马莳说:"凡此诸痹不已,亦以日寒一日,而不能愈也。"分析诸家论述,从总的方面指出了痹病可由浅入深,由表及里总的传变规律。分析本篇全文,结合有关医家的论述与临床实践,其总的传变规律应为三种情况:体痹不已内传而成脏痹;经输受邪或成五体痹,或发六腑痹;五脏痹与六腑痹表里相传。

痹病的预后:对于痹病的预后,原文中从受邪的性质、发病部位的深浅及其病程长短等方面进行了论述,明确阐述了"痹,其时有死者,或疼久者,或易已者,其故何也"的问题。大凡风邪偏胜的痹病,易于治疗且预后良好。因风属阳邪主动,善行而数变,来之疾,去也速,较之寒湿之阴邪易于驱除而治愈。如原文所说:"其风气胜者,其人易已。"凡是病变过程短和病位较浅的痹病也是容易治愈且愈后较好。如原文"留于皮肤间者易已",就能说明这一点。若邪气"留连于筋骨间",则病位较之皮肤间为深,病程也较长,其病痛亦较深重,治疗难度也大,故而原文称为"疼久"。至于痹邪若入脏则病位最深,病程更长,治疗更为困难,预后常不佳,死亡的比率也较高,因而原文谓:"其入藏者死"。总之,痹病的预后常因受邪性质,病位深浅,病程长短的不同,而其预后也大不一样。

四、痹病的治疗

痹病治疗虽说方法较多,但针刺疗法不失为其重要的治疗方法之一。本篇提出针刺治疗痹病的基本原则,对后世痹病的治疗产生了深远的影响。原文论述了肢体痹、五脏痹等临症受邪有轻有重,治疗有其难易,预后则有善恶的不同,特总结提出针刺治疗痹病总的大法为:"五藏有俞,六府有合,循脉之分,各有所发,各随其过,则病瘳也。"就是说五脏痹病要刺其腧穴,具体讲就是肝痹针刺太冲,心痹针刺大陵,脾痹针刺太白,肺痹针刺太渊,肾痹针刺太溪等。六腑痹病则要刺其合穴,例如胆痹则针刺其阳陵泉,胃痹针刺其足三里,小肠痹针刺其小海,大肠痹针刺其曲池,膀胱痹针刺其委中等。如果是五体痹,则要根据病情,循经取穴进行治疗。正如张志聪注云:"此论治脏腑之痹而各有其法也。夫荣俞治经,故痹在脏者,当取之于俞,合治内腑,故痹在腑者,取之于合也。又当循形身经脉之分,皮肉脉筋骨各有所发,各随其有过之处而取之,则其病自瘳矣。"从以上分析可以看出,本篇所提出的针刺治疗原则就是辨证论治施针,从不同的发病部位、症候等方面考虑,选取相应的经脉腧穴进行针刺治疗。

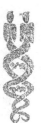

【临床应用】

一、痹的含义与范围

本篇指出的痹病含义较为广泛,痹病是指人体营卫气血失调,感受风寒湿等邪气,久留体内,致使经络、肌肤、血脉、筋骨气血运行不畅,甚则由浅入深,累及五脏六腑气血闭塞不通,气滞血凝出现肢体疼痛痿楚,麻木沉重等功能障碍,活动受限为特点的一类病症的总称。张介宾说:"痹者,闭也。"马莳则认为:"痹者,卑也。有病则有日降日深之义,又有不得自如之义,故名曰痹。"

本篇与《灵枢·周痹》对痹病做了专题论述,除此而外《内经》中还有四十多篇,不同程度地讨论了有关痹病的内容,仅就以"痹"为名者,已有五十余种。但总括《内经》所论痹的含义主要有以下四种:一为病在阴分的总称。如《灵枢·寿夭刚柔》说:"病在阳者曰风,病在阴者为痹。"二是专指闭塞不通之病机。《素问·阴阳别论》谓:"一阴一阳结,为之喉痹。"《素问·至真要大论》说:"食痹而吐。"张介宾也认为"是指闭塞之义可知也。"三是指肌肤麻木不仁的症状。如本篇原文:"痹……,不痛不仁者。"四是指痛风历节病。马莳说:"后世医书只有痛风一门,并无痹门,盖不考《内经》痹为何病,致使痹病不明于后世。"丹波元简曰:"有为痛风历节之义,如本篇行痹、痛痹、著痹之类是也。"总之,痹的含义不离乎闭塞之义,临症时应多多细究。

本篇所讨论的痹病范围极为广泛,既包括肢体痹,还包括五脏六腑痹等全身性多系统的许多种疾病,不能简单的一说到中医学范围中的痹病,就与现代医学的风湿性关节炎等同起来,这种看法是很片面的。关节炎类疾病只能包括在痹病范围之内,而不是等同于痹病。如行痹、痛痹、著痹等三痹及五体筋、脉、肌、皮、骨痹,在临床实践中除包括运动系统疾病(关节炎)以外,还包括神经系统疾病(多发性神经炎)或胶原系统疾病(硬皮病)等。五脏痹中的心痹,不仅包括今之冠心病,还包括今之风心病、肺心病等。因而不能简单地以现代医学疾病与中医学的痹病对号入座,应结合临床,全面分析,才不至于出现偏差。

二、六腑痹的讨论

对于六腑痹,本篇原文只提到肠痹与胞痹,而其他各腑则未提及,对此历代学者发表了不少好的见解,对认识六腑痹很有启发和帮助。马莳认为:"六腑亦各有其痹,亦各有其症。"他又明确指出,本篇原文中不过是"试以胞痹言之","试以肠痹言之",以举例说明六腑痹的症状而已,故而未全面论述,其看法有一定的道理。持不同看法的如吴谦《医宗金鉴》认为:"三焦之痹附于膀胱,从水道也;胃痹附于大小肠,从传化也;胆为清净之腑,不受痹邪,故曰无扰也。"丹波元简引汪昂的观点:"只列肠痹、胞痹,三焦有名无形,胆附于肝,胃为脏腑之海,故不复别言痹也。"张志聪则见解独特,认为:"六腑之痹,止言其三,盖荣气者,胃腑之精气也;卫气者,阳明之悍气也,营卫相将出入于内外,三焦之气游行于上下,甲胆之气,先脏腑而升。夫痹者,闭也,正气运行,邪不能留,三腑之不病痹者,意在斯欤?"以上这些可供医家认识和研究六腑痹病时参考。

三、痹病的分类与症治

有关痹病的分类方法比较多,其中也有不少内容相互有所交叉,总的归纳起来,主要的不外是从病因、病位、主症等方面进行分类。除此三类外,也还有从病机、季节、症候等进行分类的。

痹病的治疗原则,就是根据其临床实践中的客观表现,运用中医辨证论治的方法,在对痹病综合分析和判断的基础上提出的临床治疗规律,是痹病各类症候具体治疗的指导原则。其治则主要包括扶正祛邪、标本同治、正治反治、三因制宜、宣通气血、同病异治、异病同治等。其施治方法,除本篇原文中提出的针刺治疗法则外,还有不少好的疗法。如《灵枢·周痹》在对"众痹"的治疗指出:"故刺痹者,必先切循其下之六经,视其虚实,及大络之血结而不通,及虚而脉陷者而调之,熨而通之。"《灵枢·寿夭刚柔》也提到寒痹熨法,是以酒浸药,布裹加热熨所刺之处,并要求得汗避风,"每刺必熨,如此,病已矣。"这就说明在当时,治疗痹病,已采用了针药、酒剂、热熨等综合疗法。

至于用药物治疗痹病,后世医家在这方面积累了极为丰富的经验。如宋骆龙吉《增补内经拾遗方论》提出:"治行痹用蠲痹汤;痛痹用乌头汤;著痹用五皮汤;热痹用桑枝煎;肠痹用胃苓汤;胞痹用肾着汤……"清程钟龄论痹之治疗:"治行痹者,散风为主,而以除寒祛湿佐之,大抵参以补血剂,所谓治风先治血,血行风自灭也。治痛痹者,散寒为主,而以疏风燥湿佐之,大抵参以补火之剂,所谓热则流通,寒则凝塞,通则不痛,痛则不通。治著痹者,燥湿为主,而以祛风散寒佐之,大抵参以补脾之剂,盖土旺则能胜湿,而气足自无顽麻也。"程氏在其《医学心悟》中明确强调治疗痹病,在外除风寒湿邪,在内调和营卫气血脏腑,疏通经络,总之以通为原则。具体治疗应以病因、病位、病情而定,特别应注意因时、因地、因人制宜,重在辨证论治。

依据本篇原文论及的痹病,就其有代表性的分类症治等讨论如下:

(一)病因分类

1.行痹:又称风痹。因人体卫阳不固,腠理空疏,风邪偏盛,侵袭肌体而为之痹。因风性善行数变,属阳主动,故以肢体肌肉关节痠楚疼痛游走无定处为其临症特点。治则以散风宣痹为主。《素问·缪刺论》指出:"凡痹往来行无常处者,在分肉间痛而刺之,以月死生为数,用针者随气盛衰以为痏数,针过其日数则脱气,不及日数则气不写,左刺右,右刺左,病已止"。疏散风邪常用代表方剂有防风汤,独活寄生汤等,常用药如独活、防风、羌活等。清林佩琴《类症治裁·痹病论治》中指出:"治行痹,散风为主,兼去寒利湿,参以补血,血行风自灭也,防风汤"。又说:"行痹,遍身走注不定,上半身甚者,乌药顺气散;下半身甚者,虎骨散加减"。如果行痹日久不愈,脉浮涩者,可用《罗氏会要医镜》所载的养血祛风汤化裁。

《当代名医临症精华·痹病专辑》载:刘患,女,21岁。头晕心悸,关节游走疼痛,时已两月,屡经西医诊治,说是风湿性关节炎,注射针药稍见好转迄未痊愈。近来腰腿痠痛更甚,月经少,色黑暗,舌苔薄白,六脉沉滞。气血不活,缘于风湿之邪,入侵经络,不通则痛,关节不利,月经少,色不鲜亦是明证。腰腿痠,痛无定处,风邪重于寒湿,拟祛风湿,通经络和气血以治。处方:酒当归10克,春砂仁3克,赤白芍各10克,生熟地各6克,北细辛3克,川桂枝3克,酒川芎4.5克,桑寄生15克,醋柴胡3克,嫩桑枝15克,左秦艽4.5克,油松节24克,金狗脊15克,豨签草12克,功劳叶12克,片姜黄6克,乌蛇肉18克,炙草节10克。药服4剂,疼痛稍减,仍头晕心悸,前方加重散风药羌活,独活。再进三剂,疼痛大为好转。

2.痛痹:又称寒痹。因阳气不足,感受寒邪为主的痹病。寒为阴邪,主收引,其性凝滞,气血为寒邪阻遏,经脉不利,故见肢体关节疼痛,部位固定不移,遇寒疼痛加剧为其症状特点。如本篇原文所说:"痛者寒气多也,有寒故痛也"。治则温经散寒,通痹止痛,兼以疏风渗湿。常用剂有乌头汤、麻黄附子细辛汤,桂枝附子汤。中药常选桂枝、附子、乌头、细辛等。前人有用针刺与药熨结合的方法治疗寒痹的经验。《灵枢·寿夭刚柔》提出火淬药熨之法,认为:"刺布衣者,以火淬之;刺大人者,以药熨之"。张介宾也说:"既刺之后,但以药熨,则经通汗出而寒痹可除矣。"后世医家受此法影响,采用雷火针、艾蒜熏灸,或以布袋包裹辛热药物热熨等治疗寒痹疼痛,效果满意。用方药治疗,林佩琴《类症治裁》用加减五积散。张璐《张氏医通》提出用《金匮要略》之乌头汤加羌活、官桂,而孙思邈《备急千金要方》则用附子汤等。

魏之琇《续名医类案·痛痹》记载:刘云密治一女子,年三十外,病冬月祛寒,并头痛背重坠而痛,下引腰腿及腿肚痛甚,右臂痛不能举,医以五积散为主,加羌活、乌药,以散凝寒而行滞,似亦近之,然但除祛寒与腰痛,而头、腿肚及右臂之痛,只小愈耳,至背之重坠而痛丝毫未减。盖只知散寒,而不知达阳,只知行胃肾之气,而不知达胸中之阳也。夫阳气受于胸中而背固胸之府也,因简方书,有以姜黄为君,而用羌活、白术、甘草四分之一,乃加入附子三分,服头饮,则诸痛去其三,再如前剂,用其三之一,用前渣同煎,服后而诸症霍然。

3.著痹:也称湿痹。主要是感受湿邪致病,湿邪重着粘滞,湿胜则肿,故而以肢体肿胀痠痛,重着麻木,病程缠绵难愈为其主要特点。治则以除湿蠲痹法为主,方用苡仁汤、麻黄杏仁薏苡甘草汤。常选用苡仁、防己、苍术、威灵仙、萆薢、蚕砂、木瓜、独活等药物。《灵枢·四时气》提出针刺足三里穴治著痹。张志聪认为："盖湿流于关节,故久寒不已,当卒取其三里,取阳明燥热之气以胜其寒湿也。"林佩琴在《类症治裁》中提出"治著痹利湿为主,兼祛风逐寒,参以补脾补气,土强可胜湿"的治疗方法,方用川芎茯苓汤加芪、术,或除湿蠲痹汤加蚕砂、防己、薏米。

4.热痹:是感受暑、热之邪,或素体阳偏盛,感受风寒湿邪气入里而化热,致肢体关节红肿热痛,发热口渴,苔黄脉数为主症的一类痹病。其病机为素体阴虚或阳盛,感受热邪,或风寒湿入里化热,热属阳邪,热郁湿阻,气血不通而成热痹。其疼痛得热则剧,遇冷则缓。本篇原文认为:"其为热者,阳气多,阴气少,病气胜,阳遭阴,故为痹热。"其治则宜清热祛湿通络,方用白虎加桂枝汤,二妙散,三妙丸等,常用药物如生石膏、知母、黄柏、薏仁、防己、忍冬藤、生地、芍药、丹皮等。《备急千金要方》对于热痹又见身热烦渴,舌红少苔者,则用犀角汤加玄参、丹皮、生地之类。

(二)形体分类

1.筋痹:多为春季感受外邪,闭阻于筋而成,以筋脉挛急,关节疼痛,屈伸不利为其症状特征的一类痹病。《素问·长刺节论》说:"病在筋,筋挛节痛,不可以行,名曰筋痹。"筋痹由风寒湿合邪而为之。故治则宜祛风散寒除湿,舒筋缓急,可选用活血舒筋汤之类。若筋为热邪所伤,还应重视选用清热之药为伍。《灵枢·官针》提出用针刺的恢刺和关刺方法治疗筋痹,马莳注云:"恢刺,以针直刺其旁,复举其针前后,恢荡其筋之急者,所以治筋痹也";"关刺,直刺左右手足,尽筋之上,正关节之所在,所以取筋痹也。"

2.肌痹:夏秋至阴之季节受风寒湿邪,闭阻肌肉,失去濡养,临床表现以肌肉痠痛,麻木不仁为主要特点的痹病。《素问·长刺节论》说:"病在肌肤,肌肤尽痛,名曰肌痹,伤于寒湿"。其治宜祛湿散寒,可选用除湿蠲痹汤,薏苡汤,三痹汤,神效黄芪汤等。

3.皮痹:多因秋季感受外邪,风寒湿邪气闭阻于皮腠,以皮肤麻木不仁,如有虫行,或皮肤生瘾疹风疮,搔之不痛为特点的痹病。因皮痹为风寒湿侵于皮肤,致营卫不和,治则祛风寒除湿邪,调和营卫,宜选用黄芪建中汤合羌活胜湿汤化裁。《灵枢·官针》提出用毛刺法刺治。张志聪注:"毛刺者,邪闭于皮毛之间,浮浅取之"。说明以针法浅刺也是治疗皮痹的有效方法。

4.脉痹:多发于夏季,感受外邪,滞留血脉,血流凝涩,脉道闭阻,而见肢体疼痛,病位固定,皮肤不仁,局部皮色紫黯等症为特征的一类痹病。马莳说:"心主夏,亦主脉,心气衰,则三气入脉,故名之曰脉痹"。此症属心气不足,风寒湿侵袭血脉而为病,其肢体疼痛,常伴遇寒则加重,或见局部冷痛青紫等。如果邪气郁结化热,则可见身热,肌肤灼热,疼痛,局部色赤紫等。如《素问·四时刺逆从论》所说:"阳明有余,病脉痹,时身热"。治则宜散寒除湿,活血化瘀,可选当归四逆汤合活络效灵丹之类;若脉有瘀血郁热者,治宜活血清热,选用桃红四物汤加茜草根、丹皮、连

5.骨痹:多在冬季因肾气虚,外感风寒湿之邪,侵入于骨所致。肾主骨生髓,因肾气损伤,骨失所养,则见骨节酸痛,重不可举;若肾阳不足,见畏寒肢冷。《灵枢·五邪》称骨痹为阴痹,证见骨痛,腹胀,腰痛,大便难,肩背颈项痛等。治宜温肾散寒,方用右归饮合肾着汤之类。张璐《张氏医通》拟用安肾丸。《灵枢·五邪》提出选用涌泉、昆仑穴,《灵枢·官针》提出用短刺和输刺法等针刺治疗。

《中国现代名中医医案精华》记载:武患,男,47岁。主诉:胸腰椎多处骨质增生,腰背长期作痛,活动不便,逐渐下肢瘫痪,步履维艰。因食后活动少,消化阻滞,胃痛发作,并见腹胀、饱嗳、吞酸等症。辨症、治法:痼疾加新病。先用二陈汤加乌贼骨、六曲、枳壳、白芍之属;半月后,胃痛止,饮食正常。再按治骨痹法治之,用虎骨、龟板、蝉蜕、威灵仙、骨碎补、没药、乳香、白芍等八味药作为散剂,长期服用。除感冒、胃痛时暂时停药外,坚持服药四个多月,腰背痛逐渐减轻,能扶杖行走,仍坚持服药一年之久。经 X 线照片复查,虽胸腰椎畸形无改变,但迄今十余年未复发。

(三)脏腑分类

1.心痹:《中藏经》称为血痹。是由心气不足,脉痹不已,复感风寒湿邪内侵,致心脉瘀闭不通而引起。除见脉痹症外,又见心经心悸惊恐,气短喘促,甚则胸疼引背等为其临症特点。治则宜温补心阳,祛寒除湿,通脉安神,可选苓桂术甘汤合活络效灵丹随症加减。王肯堂《症治准绳·杂病》选方:"五脏痹宜五痹汤……心痹加远志、茯苓、麦冬、犀角"。本篇原文以五脏俞穴针刺治疗脏痹,心痹则可选用神门、心俞进行治疗;《灵枢·官针》提出用偶刺法治疗,即当其痛所,一针刺于胸前,一针刺其背部的针法。

路志正《痹病论治学》记有:葛患,女,44岁,工人。2004 年 8 月 2 日初诊。患风湿性心脏病九年,逐渐加重,近半年来,房颤呈持续性,胸闷,左胸发作性疼痛,心慌,动则心急,头晕耳鸣,目时作眩,纳谷不振,肢软乏力,指尖发麻,心神不安而多恐。体检:两颧黯赤,呈二尖瓣面容,口唇黯紫,舌前部有紫斑,舌下静脉瘀血,脉象结涩;心率 130 次/分,心音强弱不一,心律快慢不匀,心尖区可闻Ⅲ级舒张期隆隆样杂音;心电图检查示心房纤颤。症属风湿侵心,气血瘀滞,胸阳痹阻,脉道滞涩,气血失于布养,心气逆乱。诊断:心痹(风湿性心脏病;房颤)。辨证:心脉痹阻,气阳不足。治法:活血化瘀、益气通阳。用血府逐瘀汤加生蒲黄、桂枝各 10 克,去桔梗。服至 20 剂,其胸闷、心慌、胸痛、指麻等症状明显减轻。早搏消失,心律复常。查心电图亦正常。续以原方加减,以巩固疗效。随访半年,未见复发。

2.肝痹:多为筋痹不已,复感风寒湿邪。内传于肝而为肝痹;又有肺病不愈,传之所胜之脏,肝木受邪而发肝痹。如《素问·玉机真藏论》说:"今风寒客于人……弗治,肺即传而行之肝,病名曰肝痹"。临床表现除见筋痹之症外,以胸胁胀满疼痛,夜卧则惊,筋脉拘挛等为主症特点。治宜祛邪通痹,补益肝,调理气机,可选用林佩琴《类症治裁》五痹汤加枣仁、柴胡。若以胁痛、呕吐、惊恐为主者,则选用《辨证奇闻》肝痹汤加减。以本篇原义的针刺治疗原则,可选太冲、曲泉穴等进行治疗。

3.肺痹:多为皮痹不已,肺气虚弱,复感风寒湿之邪,致肺气闭郁,宣降不能,而见胸闷咳喘,卧则喘急等肺系症状的痹病。《素问·玉机真藏论》说:"今风寒客于人……弗治,病入舍于肺,名曰肺痹,发咳上气"。治宜祛邪通痹,理气平喘,补益肺气,方用五痹汤加半夏、杏仁、麻黄、紫菀等。《症因脉治·痹病论》指出依寒热虚实之不同,可分别选用家秘泻白散、生脉散加二冬二母、参橘煎、人参平肺散等。针刺治疗可取太渊、尺泽穴。

4.脾痹:多为肌痹不已,脾气虚弱,复感外邪,内舍于脾,临症除见肌痹症外,并见脘腹胀满,四肢乏力等为其主症。治宜化湿祛寒,补益脾胃,调和气机。可选用苓桂术甘汤合厚朴温中汤加减。

5.肾痹:多为骨痹不已,肾气亏虚,复感外邪,内舍于肾,临症除见骨痹之症外,并见腰膝痠软,身偻不能直等肾脏症状为特征的一类痹病。治则散寒祛湿,温肾补阳,方以《辨证奇闻》肾痹汤为主方加减。

6.肠痹:是因大小肠为风寒湿邪气阻闭所致之痹病,以肠鸣飧泄为其主症。治当散寒渗湿,温阳化气。王肯堂《症治准绳·杂病》拟用五苓散加桑皮、木通、麦门冬或吴茱萸散治疗。针刺治疗可选刺曲池、少海穴。

7.胞痹:胞痹是由风寒湿邪气,闭阻于膀胱所致的病症。以少腹胀满疼痛、小便短涩为其主症。治宜清热利湿通痹,《症治准绳·杂病》选用肾著汤、肾沥汤治疗。而《张氏医通》则提出:"痹在胞,肾沥汤;虚寒,茯苓丸;虚寒甚者,巴戟丸"。针刺可选取委中、束骨穴治疗。

痿论第四十四

【要点解析】

一、以五脏与五体相合理论为立论基础,论述了痿躄、脉痿、筋痿、肉痿、骨痿的病因、病机,论证了"五脏使人痿"的基本观点。

二、提出了五种痿症的鉴别方法。

三、论述了治痿独取阳明的道理及其他治痿原则。

【内经原典】

黄帝问曰:五藏使人痿①何也?岐伯对曰:肺主身之皮毛,心主身之血脉,肝主身之筋膜,脾主身之肌肉,肾主身之骨髓,故肺热叶焦,则皮毛虚弱急薄著②,则生痿躄③也。心气热,则下脉厥而上,上则下脉虚,虚则生脉痿,枢折挈④,胫纵而不任地也。肝气热,则胆泄口苦筋膜干,筋膜干则筋急而挛,发为筋痿。脾气热,则胃干而渴,肌肉不仁,发为肉痿。肾气热,则腰脊不举,骨枯而髓减,发为骨痿。

帝曰:何以得之? 岐伯曰:肺者,藏之长也,为心之盖也,有所失亡⑤,所求不得,则发肺鸣,鸣则肺热叶焦。故曰:五藏因肺热叶焦,发为痿躄。此之谓也。悲哀太甚,则胞络绝,胞络绝则阳气内动,发则心下崩,数溲血也。故《本病》曰:大经空虚,发为肌痹,传为脉痿。思想无穷,所愿不得,意淫于外,入房太甚,宗筋弛纵,发为筋痿,及为白淫⑥。故《下经》曰:筋痿者,生于肝,使内也。有渐⑦于湿,以水为事,若有所留,居处相湿,肌肉濡渍,痹而不仁,发为肉痿。故《下经》曰:肉痿者,得之湿地也。有所远行劳倦,逢大热而渴,渴则阳气内伐,内伐则热舍于肾,肾者水藏也,今水不胜火,则骨枯而髓虚,故足不任身,发为骨痿。故《下经》曰:骨痿者,生于大热也。帝曰:何以别之? 岐伯曰:肺热者色白而毛败,心热者色赤而络脉溢,肝热者色苍而爪枯,脾热者色黄而肉蠕动,肾热者色黑而齿槁。

帝曰:如夫子言可矣,论言治痿者独取阳明何也? 岐伯曰:阳明者,五藏六府之海,主润宗筋,宗筋主束骨而利机关也。冲脉者,经脉之海也,主渗灌溪谷,与阳明合于宗筋,阴阳总宗筋之会,会于气街,而阳明为之长,皆属于带脉,而络于督脉。故阳明虚则宗筋纵,带脉不引,故足痿不用也。帝曰:治之奈何? 岐伯曰:各补其荥而通其俞,调其虚实,和其逆顺,筋脉骨肉,各以其时受月,则病已矣。帝曰:善。

【难点注释】

①痿:病名,即痿症,指肌肤干枯,肢体弛缓、柔弱不用的一类病症。

②急薄著:形容皮肤干枯不润泽,肌肉消瘦的症状。

③痿躄:痿,四肢痿弱不用;躄,多指下肢不能行走。痿躄,统指四肢痿废不用。

④枢折挈:王冰注:"膝腕枢纽如折去而不相提挈,"挈下脱一"不"字,即枢折不挈。枢,枢纽、关节;折,折断;不挈,不能提举。枢折不挈,指关节如折断而不能提举。

⑤失亡:指心情不畅、不如意,犹如心爱之物亡失。

⑥白淫:男子则指遗精或尿浊;女子则指白带。

⑦渐:浸渍之义。

【白话精译】

黄帝问道:五脏都能使人发生痿病,是什么道理呢? 岐伯回答说:肺主全身皮毛,心主全身血脉,肝主全身筋膜,脾主全身肌肉,肾主全身骨髓。所以肺脏有热,灼伤津液,则枯焦,皮毛也呈虚弱、干枯不润的状态,热邪不去,则变生痿躄;心脏有热,可使气血上逆,气血上逆就会引起在下的血脉空虚,血脉空虚就会变生脉痿,使关节如折而不能提举,足胫弛缓而不能着地行路;肝脏有热,可使胆汁外溢而口苦,筋膜失养而干枯,以至筋脉挛缩拘急,变生筋痿;脾有邪热,则灼耗胃津而口渴,肌肉失养而麻木不仁,变生不知痛痒的肉痿;肾有邪热,热灼精枯,致使髓减骨枯,腰脊不能举动,变生骨痿。

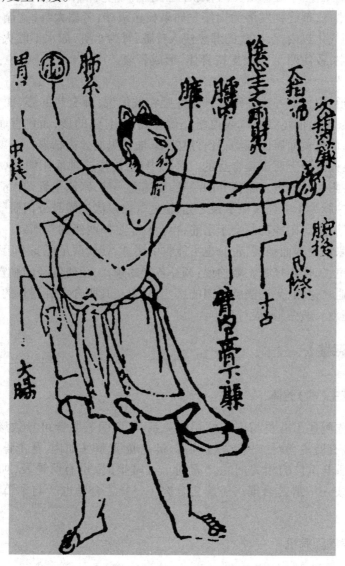

金代《子午流注针经》经脉图中的肺脉走向图

　　黄帝问道:痿症是怎样引起的? 岐伯说:肺是诸脏之长,又是心脏的华盖。遇有失意的事情,则使肺气郁而不畅,于是出现喘息有声,进而则气郁化热,使肺叶枯焦,精气因此而不能敷布于周身,五脏都是因肺热叶焦得不到营养而发生痿躄的,说的就是这个道理。如果悲哀过度,就会因气机郁结而使心包络隔绝不通,心包络隔绝不通则导致阳气在内妄动,逼迫心血下崩,于是屡次小便出血。如果无穷尽地胡思乱想而欲望又不能达到,或意念受外界影响而惑乱,房事不加节制,这些都可致使宗筋弛缓,形成筋痿或白浊、白带之类疾患。有的人日渐感受湿邪,如从事于水湿环境中的工作,水湿滞留体内,或居处潮湿,肌肉受湿邪浸渍,导致了湿邪痹阻而肌肉麻木不仁,最终则发展为肉痿。如果长途跋涉,劳累太甚,又逢炎热天气而口渴,于是阳气化热内扰,内扰的邪热侵入肾脏,肾为水脏,如水不胜火,灼耗阴精,就会骨枯髓空,致使两足不能支持身体,形成骨痿。所以《下经》中说:"骨痿是由于大热所致。"

　　黄帝问道:用什么办法鉴别五种痿症呢? 岐伯说:肺有热的痿,面色白而毛发衰败;心有热的痿,面色红而浅表血络充盈显现;肝有热的痿,面色青而爪甲枯槁;脾有热的痿,面色黄而肌肉蠕动;肾有热的痿,面色黑而牙齿枯槁。

　　黄帝道:先生以上所说是合宜的。医书中说:治痿应独取阳明,这是什么道理呢? 岐伯说:阳明是五脏六腑营养的源泉,能濡养宗筋,宗筋主管约束骨节,使关节运动灵活。冲脉为十二经气血汇聚之处,输送气血以渗透灌溉分肉肌腠,与足阳明经会合于宗筋,阴经阳经都总会于宗筋;再会合于足阳明经的气街穴。所以阳明经气血不足则宗筋失养而弛缓,带脉也不能收引诸脉,就使两足痿弱不用了。

　　黄帝问道:怎样治疗呢? 岐伯说:调补各经的荥穴,疏通各经的腧穴,以调机体之虚实和气血之逆顺;无论筋脉骨肉的病变,只要在其所合之脏当旺的月份进行治疗,病就会痊愈。黄帝道:很对!

【专家评鉴】

一、五脏主(合)五体

　　本篇首先阐述了五脏与五体的相应关系,以说明五脏皆可导致痿病的发生。五脏在内,各有所主,肺主皮毛,心主血脉,肝主筋膜,脾主肌肉,肾主骨髓。

　　有关五脏与五体的相关问题,《素问·五藏生成》也有所论及,如"心之合脉……肺之合皮……肝之合筋……脾之合肉……肾之合骨也。"与本篇论述基本一致,可互参。

二、痿病病因病机

　　依据原文内容,有关痿病的病因病机可概括从三个不同的侧面进行说明,纵观全文,总体上都是从气血津液的滋养作用这一中心问题展开论述。由此看来,气血津液的匮乏,实乃是痿病总的病机。

五脏气热——气血津液被热灼伤　　　　　　　　　　气血津液亏乏
肺热叶焦——气血津液不得输布　　　}　痿病由之而生
阳明胃虚——气血津液本源匮乏

（一）五脏有热，可致人痿

因为五脏各有所主，故而五脏有热，就可使所主之体出现病变而发生五痿。正如原文所述："有所失之，所求不得"，致心气内郁，火刑肺金，肺志不伸，则发肺鸣，肺鸣如火熔，则肺热叶焦，发为痿躄。悲哀太过，心系急而胞络绝，以至心火炎于上，心主之血脉应于外，在下之脉厥逆而上，上逆则在下之血脉虚损，就是所谓的"心气热……虚则生脉痿。"忧思太过，愿不遂意，或房劳太甚，致使阴精竭而筋膜失润，宗筋弛弱。肝主筋膜应于外，故而"肝气热……发为筋痿。"脾合于胃，热则胃液受灼，故胃中干燥而渴。脾主肌肉，津亏则肌肉失养不仁，即所谓"脾气热……发为肉痿。"也有感受湿邪，水湿内停，或久居湿处，肌肉浸渍，痹而不仁，是湿热之邪所致的肉痿。《灵枢·九宫八风》："犯其雨湿之地，则为痿。"又《素问·生气通天论》所述："湿热不攘，大筋緛短，小筋弛长，緛短为拘，弛长为痿。""远行劳倦耗精，阳气内伐。肾藏精主骨，其脉贯脊。肾气热则阴精耗伤，精髓不足，骨失所养，腰脊不能举动，即所谓肾气热……发为骨痿。"在《灵枢·邪气藏府病形》有"肾脉……微滑为骨痿，坐不能起。"以及《灵枢·本神》中"恐惧而不解则伤精，精伤则骨酸痿厥"之论述，虽然二者所述病因有所不同，但病机皆属阴精伤损而致痿，同样可作为认识痿病的重要参考内容。

（二）肺热叶焦，可致五脏痿

"五藏因肺热叶焦，发为痿躄"：肺中有热，则耗伤津液，使肺叶焦枯，乃成为五脏痿病的主要病机。肺为脏之长，五脏皆受气于肺，滋养五脏的气血津液全赖肺气以输布，"肺热叶焦"，使肺气输布不能，筋脉骨肉无以濡养，故足弱弛废之痿病发生。《素问·经脉别论》中说："肺朝百脉，输精于皮毛。"由于肺受百脉之朝，脉之大会聚于此，气行脏腑，皮毛受肺精之输布。《灵枢·决气》云："上焦开发，宣五谷味，熏肤，充身泽毛。"肺主一身之气，司开合，宣五谷味。"肺热叶焦"必使肺主气之功能失调，津液不得布达，气血不能畅输，筋膜肌肤失养，痿躄发生在所难免。明张介宾在《内经·疾病·痿症》中这样说："肺主气以行营卫，治阴阳，故五脏之痿，皆因于肺气热，则五脏之阴皆不足，此痿躄之生于肺也。五脏之症虽异，总皆谓之痿躄。"就一再说明，在发病原因上，尽管五脏痿的主因各自不同，但五脏痿都与"肺热叶焦"有着极为密切的关系。

（三）阳明胃经虚衰，宗筋失润致痿

《素问·五藏别论》："胃者，水谷之海，六府之大源也……五藏六府之气味，皆出于胃。"人有四海胃居其一，胃为水谷之海，气血津液化生之本源。人的五脏之气，筋脉肌肉，四肢百骸，无不赖其以资养。正如原文所述："阳明者，五藏六府之海，主润宗筋，宗筋主束骨而利机关也。"又《素问·太阴阳明论》："四肢皆禀气于胃。"明马莳说："盖四肢之各经，必因于脾气之所运，则胃中水谷之气，化为精微之气者，乃得至于四肢也。"若阳明胃经虚弱，气血津液化源不足，宗筋不得滋润,四肢失养,痿病当生矣。此即原文所述的:"阳明虚则宗筋纵,带脉不引,故足痿不用也。"这就充分说明,阳明胃经与痿病的发生,确实有着极其密切的联系。

三、痿病的鉴别与症候分类

依据本篇所述病因病位的不同,痿病大体上可分为五类:

痿躄:肺热,色白而毛败,肺鸣咳喘,足弱无力。

脉痿:心热,色赤而脉络溢,四肢关节不利,足胫弛缓如折,不能任地。

筋痿:肝热,色苍(青)而爪枯,口苦,筋急而拘挛,男子滑精,女子带下。

肉痿:脾热,色黄而肉蠕动,胃干口渴,肌肉麻木不仁。

骨痿:肾热,色黑而齿枯,腰脊不能举动。

四、痿病的治疗原则

(一)阐明痿病独取阳明的治疗大法

有关治痿法必取阳明的论述,在《灵枢·根结》篇中,已有明确反映,故本篇开卷明义就提出:"论言治痿者,独取阳明何也?"在肯定了治疗痿病,独取阳明这一针刺治疗原则的同时,紧接着陈述了确立这一治疗原则的理由:①"阳明者,五脏六腑之海",乃是人体皮肉筋脉骨,气血津液滋生的源泉。②阳明"主润宗筋,宗筋主束骨而利关节",因而阳明虚损,则宗筋弛缓。③阳明为奇经八脉之长。"阴阳(经)总宗筋之合,会于气街,而阳明为之长。"阳明为奇经八脉的统领,凡督、任、冲、带诸脉,皆系于阳明。依此,痿病的治疗,就必须重视培补后天之本,滋养阳明胃经。独取阳明,不但是治疗痿病的重要法则,其治疗原则确立的根本原因及其意义也正在于此。正如清张志聪所说:"阳明者,水谷血气之海,五脏六腑皆受气于阳明,故为脏腑之海。宗阴者,宗筋之所聚,太阴阳明之所合也。诸筋皆属于节,主束骨而利机关。宗筋为诸筋之会,阳明所生之气血,为之润养,故诸痿独取阳明。"清薛雪也说:"阳明虚则血气少;不能润养宗筋,故至弛纵,宗筋纵则带脉不能收引,故足痿不为用,此所以当治阳明也。"

(二)强调辨证施治及针刺治痿的实际运用

原文在"治痿独取阳明"的原则明确后,指明针刺治痿应"各补其荥而通其俞,调其虚实,和其逆顺",将四时阴阳之气盛衰变化之月份与人体经脉之气联系起来,作为立法选穴的依据,确定针刺的浅深。只有这样,方可针到病除。这里,实际上已十分明白地指出,治疗痿病必须依据发病脏腑的部位不同,诊察其所受之经,以补其荥穴,或通其输穴,补虚泻实,调理气机,结合受邪脏腑与所主季节气候变化、病情轻重进行辨证施治。正如明张介宾所说:"盖治痿者当取阳明,又必察其所受之经而兼治也。"清张志聪这样说:"言治痿之法,虽取阳明,而当兼取其五脏之荥俞也。各补其荥者,补五脏之真气也。通其俞者,通利五脏之热也。调其虚实者,气虚则补之,热盛则泻之也。和其顺逆者,和其气之往来也。筋脉骨肉,内合五脏,五脏之气,外应四时,各以其四时受月之气,随其浅深而取之,其病已矣。"其论对痿病的针刺治则与方法机理,阐发得明白透彻。

表 44-1 补荥通输选穴表

经脉名称	各经荥穴	各经输穴	(主治病)
足阳明胃经	内庭	陷谷	五痿病
手太阴肺经	鱼际	太渊	痿躄病
手少阴心经	少府	神门	脉痿病
足太阴脾经	大都	太白	肉痿病
足厥阴肝经	行间	太冲	筋痿病
足少阴肾经	然谷	太溪	骨痿病

【临床应用】

一、学术价值及其意义

痿病是指肢体痿软无力,关节弛纵,运动机能失常,久则肌肉萎缩,为其主要临床特点的一类病症。实属临症中的疑难症,诊治较为困难。本篇能从人体五脏主五体的生理功能出发,主要对痿病的病因、病机、症状、诊断、治疗等诸方面,详细论述了"五脏使人痿"的基本学术观点,为痿病诊治与研究,提出了重要的理论依据。本篇论痿一再强调以五脏为中心进行辨证论治,充分体现了《内经》讨论病症的特点。在以五脏主五体相关理论说明痿病的发生,不仅与五脏关系密切,而且明确指出,五脏的病变也是导致痿病的重要因素。本篇中所述的五脏痿,实际上不仅仅局限于四肢痿弱无力的痿躄。至于临床实践中,不能过于拘泥对五脏痿的区分,更重要的是这一理论对进一步诊治研究痿病产生了深远的影响,在临床实践中有着重要的指导意义。

二、强调肺热叶焦是发为痿躄的重要原因

临症中探讨痿病的病因病机,实际上是多个方面的。既有外感,也有内伤,更有偏热、偏湿之不同。原文中明确指出的"五藏因肺热叶焦,发为痿躄",其实质是为了强调五脏中肺与痿躄的直接关系,突出肺热对痿病形成的影响。不能将痿病的病因仅仅只理解为由肺热所致。《素问·生气通天论》就有因湿热所致"大筋软短,小筋弛长"的论述。在《素问·经脉别论》中也有"三阳三阴发病,为偏枯,痿易,四肢不举",因六经病致痿的论述。另外在《素问·气交变大论》中也谈到"岁

火不及……暴挛痿痹，足不任身，"说明岁火不及的气交之变也能致痿。凡此种种，一再表明对于痿病，临症时必须细心分析其病因，灵活诊治，切不能拘泥于肺热致痿一说。

三、全面理解"独取阳明"的治疗大法

治痿"独取阳明"的针刺治疗思想，是前人在长期的医疗实践中治疗痿病总结出的宝贵经验，至今仍不失其重要的指导意义，也更符合临症实践中，痿病多虚，宜强壮健补的实际。之所以要独取阳明，是因阳明属胃，与脾相表里，为水谷精微之海，是后天之本，气血化生之源。人体肌肉四肢，均需赖以脾胃水谷精气之濡养，才能充实健用，加之阳明经多气多血，为十二经之长，主润宗筋血脉，阳明虚亏则必然宗筋弛纵，不能束骨滑利关节。对于痿躄弛废不用之症，以"独取阳明"之法，可以润养宗筋，束骨利关节而达到治疗的目的。

临症医家对"独取阳明"的应用与发挥相当充分。对于痿病的药物治疗，临症医家多依阳明多气多血的特点拟以大补气血，常选用人参、黄芪、当归、川芎等。肺热脾伤者，多选用李杲之清燥汤（黄芪、苍术、白术、白茯苓、黄连、橘皮、当归、生地、人参、甘草、黄柏、麦冬、神曲、猪苓、泽泻、升麻、柴胡、五味子）。此方常被医家视为专治"足膝痿弱、不能行立者"的基础方。(《黄帝内经素问直解》于按)概括后世医家以"独取阳明"为指导组方治疗痿病的用药经验有两条：一是扶阳明之正，如用补中益气汤加减，配合针刺治疗"低血钾症"；用益胃汤加味，配以针刺治疗"急性脊髓灰白质炎"。二是祛阳明之邪，如用大承气汤加味，配以针刺治疗"急性脊髓炎"；用温胆汤化裁，配合针刺治疗"癔病性瘫痪"。

运用针刺治疗痿病，以取阳明经腧穴为主，再根据病因所犯脏腑部位的不同，采取"各补其荥而通其俞，调其虚实，和其逆顺"的原则，选配相应经脉的腧穴，运用不同的针刺治疗手法，实乃临症实践中之有效方法。从这里就可以清楚地看出，所谓的"治痿独取阳明"，实际上是突出地强调阳明胃经在治疗痿病方面的重要作用，而不能只是"独取阳明"，要依据病情，"各补其荥而通其俞"，以选取各经的荥穴、输穴，辨证施治。

原文在论述痿病的病机方面突出肺，在治疗时则强调胃，其本意是从肺胃的生理功能方面，集中体现气血津液的作用。如《灵枢·营卫生会》中说："人受气于谷，谷入于胃，以传于肺，五藏六府，皆以受气。"人体的气血津液化源于胃，布散全身则赖于肺。痿病的发生多是气血津液亏乏，筋脉失润所致。很显然这是突出了肺胃在气血津液生化输布上的相互协同作用。治疗痿病从病机上着眼于肺，从治疗上重在取阳明，其重视调理肺胃的治疗原则，是很可贵的，在今之临床实践中仍有重要的指导意义。人体气血津液的化源与转输，除肺胃外，同其它脏腑也同样有着密切的联系，故临症不能只考虑"独取阳明"，而应依病情轻重妥当施治，结合其

它疗法，方能全面尽善，以补原文中具体治法之不足。比如当今的临床实践中，不少学者就提出治疗痿病应重视肝脾肾功能的调理，就有一定的参考价值。郭教礼在《类经评注·疾病类·痿病》中说："治疗痿病最当重视健脾益气和补养肝肾二法，尤其是重症肌无力者，虽然症情复杂，但虚为其本，脾肾为其根，辨证施治，灵活加减，方可有效提高本病之治愈率。"如《中国现代名中医医案精华》记载的治疗肝肾精亏之痿病验案：王患，男，27岁。初诊：2005年3月12日。主诉：双下肢软弱无力逐渐加重3月余。曾到某医院神经科检查，未予明确诊断。患者结婚已半年，婚后3月即感腰膝酸软，但工作生活尚无大碍。尔后，两腿无力与日俱增，以致不能跑步及下蹲、起立，行走困难，上下公共汽车颇为不便，登楼亦极为费力，严重影响工作与生活。且大便秘结，5~6日一行，小便失禁。所幸饮食睡眠尚可。检查：脉来弦细，舌苔薄白。辨证：症属肾精不足，筋骨失养。治法：治当填精补髓，充养筋骨，地黄饮子加减。处方：当归15克，苁蓉15克，牛膝15克，熟地24克，远志6克，茯苓12克，萸肉15克，麦冬15克，五味子15克，菖蒲9克，附子12克，水煎服。服用上方，双下肢无力逐渐好转，仅治二十余日，即完全恢复正常。近代医家余景和诊治痿病的经验，更有精妙之处。他在《诊余集》中言道："治痿诸法，《症治准绳》各书言语甚为纷繁，以余思之，用法当简，唯干湿二字足矣。如花卉菜蔬，过湿则萎，过燥则萎，人之痿而不振，亦唯干湿二字尽矣。看痿之干湿，在肉之削与不削、肌肤之枯润，一目了然。如肉肿而润，筋脉弛缓，痿而无力，其病在湿，当以利湿祛风燥湿；其肉削肌枯，筋脉拘缩，痿而无力，其病在干，当养血润燥舒筋。"明代张介宾对于痿疾诊治也有其独特的见解，如其《质疑录》中云："何以病痿之人，有两足不任身，而饮食如故，其啖物反有倍于平人者何也？何饮啖日盛，形体日肥，而足痿不能用也？则知阳明之虚，非阳明之本虚，而火邪伏于胃中，但能杀谷而不能长养血气、生津液。此所谓壮火食气而邪热不杀谷也。阳明之邪热，原是肺中传来，故治痿独取阳明者，非补阳明也，治阳明之火邪，毋使干于气血之中，则湿热清而筋骨强，筋骨强而足痿以起。"元朱丹溪《丹溪心法·卷四》认为：痿病断不可作风治，而用风药。有湿热、湿痰、气虚、血虚、瘀血。湿热东垣健步丸，加燥湿降阴火药如苍术、黄芩、黄柏、牛膝之类。湿痰二陈汤加苍术、白术、黄芩、黄柏、竹沥、姜汁。气虚四君子汤加黄芩、黄柏、苍术之类。血虚四物汤加黄柏、苍术，煎送补阴丸。亦有食积，死血妨碍不得下降者，大率属热，用参术四物汤、黄柏之类。从以上施治可看出，丹溪治痿注重清热之法。金张子和也曾说，痿病因客热而成，断无有寒。

明李中梓《医宗必读·卷十》以为痿疾重症也，治则：心气热之脉痿，铁粉、银箔、黄连、苦参、龙胆草、石蜜、牛黄、龙齿、秦艽、白薇皮、牡丹皮、地骨皮、雷丸、犀角之属。肝气热之筋痿，生地黄、天门冬、百合、紫葳、白蒺藜、杜仲、萆薢、菟丝子、川牛膝、防风、黄芩、黄连之属。脾气热之肉痿，二术、二陈、露天膏之属。肾气热之骨痿，金刚丸、牛膝丸、加味四斤丸、煨肾丸。肺热痿躄，黄芪、天麦门冬、石斛、百合、山药、犀角、通草、桔梗、枯芩、山栀、杏仁、秦艽之属。

后世医家在《素问·痿论》理论的应用基础上,更有诸多的发挥。"治痿独取阳明"实为治疗痿疾的重要法则,但决不能只解释为独一之治法,临床实践中一定要结合具体病情,全面正确地运用"独取阳明"这一基本治疗原则,随症施治,方能不断提高临床治疗效果。

厥论第四十五

【要点解析】

一、对寒厥和热厥的成因、病机、病症特点分别做了说明。
二、论述了昏厥的表现和病机。
三、提出厥症的治则:盛则泻之,虚则补之,不盛不虚,以经取之。
四、论述了六经厥症和十二经厥逆的病态表现。

【内经原典】

黄帝问曰:厥之寒热者何也? 岐伯对曰:阳气衰于下①,则为寒厥;阴气②衰于下,则为热厥。帝曰:热厥之为热也,必起于足下者何也? 岐伯曰:阳气起于足五指之表,阴脉者集于足下而聚于足心,故阳气胜则足下热也。帝曰:寒厥之为寒也,必从五指而上于膝者何也? 岐伯曰:阴气起于五指之里,集于膝下而聚于膝上,故阴气胜则从五指至膝上寒,其寒也,不从外,皆从内也。

帝曰:寒厥何失而然也? 岐伯曰:前阴者,宗筋之所聚,太阴阳明之所合也。春夏则阳气多而阴气少,秋冬则阴气盛而阳气衰。此人者质壮,以秋冬夺于所用,下气上争,不能复③,精气溢下,邪气因从之而上也,气因于中,阳气衰,不能渗营其经络,阳气日损,阴气独在,故手足为之寒也。帝曰:热厥何如而然也? 岐伯曰:酒入于胃,则络脉满而经脉虚,脾主为胃行其津液者也,阴气虚则阳气入,阳气入则胃不和,胃不和则精气竭,精气竭则不营其四支也。此人必数醉,若饱以入房,气聚于脾中不得散,酒气与谷气相薄,热盛于中,故热遍于身,内热而溺赤也。夫酒气盛而慓悍,肾气日衰,阳气独胜,故手足为之热也。

帝曰:厥或令人腹满,或令人暴不知人,或至半日远至一日乃知人者,何也? 岐伯曰:阴气盛于上则下虚,下虚则腹胀满,阳气盛于上则下气重上而邪气逆,逆则阳气乱,阳气乱则不知人也。帝曰:善。愿闻六经脉之厥状病能也。岐伯曰:巨阳之厥,则肿首头重,足不能行,发为眴仆④。阳明之厥,则癫疾⑤欲走呼,腹满不得卧,面赤而热,妄见而妄言。少阳之厥,则暴聋,颊肿而热,胁痛,胻不可以运。太阴之厥,则腹满

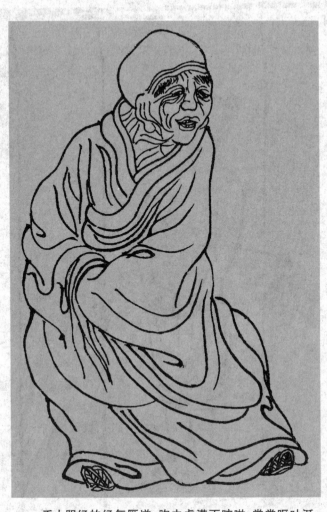

手太阴经的经气厥逆，胸中虚满而咳嗽，常常呕吐涎
沫，当取本经主病的腧穴治疗。

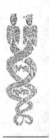

䐜胀，后不利，不欲食，食则呕，不得卧。少阴之厥，则口干溺赤，腹满心痛。厥阴之厥，则少腹肿痛，腹胀，泾溲不利，好卧屈膝，阴缩肿，骺内热。盛则泻之，虚则补之，不盛不虚，以经取之。太阴厥逆，骺急挛，心痛引腹，治主病者。少阴厥逆，虚满呕变，下泄清，治主病者。厥阴厥逆，挛，腰痛，虚满，前闭，谵言，治主病者。三阴俱逆，不得前后⑥，使人手足寒，三日死。太阳厥逆，僵仆，呕血善衄，治主病者。少阳厥逆，机关不利，机关不利者，腰不可以行⑦，项不可以顾。发肠痈不可治，惊者死。阳明厥逆，喘咳身热，善惊衄呕血。手太阴厥逆，虚满而咳，善呕沫，治主病者。手心主少阴厥逆，心痛引喉，身热，死不可治。手太阳厥逆，耳聋泣出，项不可以顾，腰不可以俯仰，治主病者。手阳明少阳厥逆，发喉痹，嗌肿，痓，治主病者。

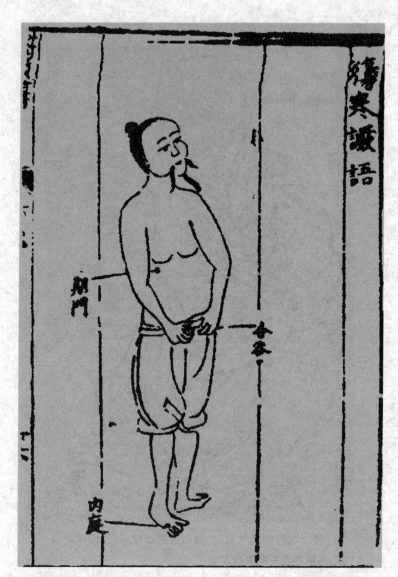

明万历刊本《杨敬斋针灸全书》针灸方图中的伤寒呓语取穴图

【难点注释】

①阳气衰于下：阳，指足三阳脉；下，指足而言。

②阴气：指足三阴脉。

③下气上争，不能复：在下的阴气上争于阳，而阳气不能复。

④眴仆：眴，同眩。眩晕仆倒。

⑤癫疾：精神病。癫，狂也。

⑥不得前后：大小便不通。

⑦行：此作转动、活动解。

【白话精译】

黄帝问道：厥症有寒有热，是怎样形成的？岐伯答道：阳气衰竭于下，发为寒厥；阴气衰竭于下，发为热厥。黄帝问道：热厥症的发热，一般从足底开始，这是什么道理？岐伯答道：阳经之气循行于足五趾的外侧端，汇集于足底而聚汇到足心，所以若阴经之气衰竭于下而阳经之气偏胜，就会导致足底发热。黄帝问道：寒厥症的厥冷，一般从足五趾渐至膝部，这是什么道理？岐伯答道：阴经之气起于足五趾的内侧端，汇集于膝下后，上聚于膝部。所以若阳经之气衰竭于下而阴经之气偏胜，就会导致从足五趾至膝部的厥冷，这种厥冷，不是由于外寒的侵入，而是由于内里的阳虚所致。

黄帝问道：寒厥是损耗了何种精气而形成的？岐伯说：前阴是许多经脉聚汇之处，也是足太阴和足阳明经脉会合之处。一般来说，人体在春夏季节是阳气偏多而阴气偏少，秋冬季节是阴气偏盛而阳气偏衰。有些人自恃体质强壮，在秋冬阳气偏衰的季节纵欲、过劳，使肾中精气耗损，精气亏虚于下而与上焦之气相，虽争亦不能迅速恢复，精气不断溢泄于下，元阳亦随之而虚，阳虚生内寒，阴寒之邪随从上争之气而上逆，便为寒厥。邪气停聚于中焦，使胃气虚衰，不能化生水谷精微以渗灌营养经络，以致阳气日益亏损，阴寒之气独胜于内，所以手足厥冷。

黄帝问道：热厥是怎样形成的？岐伯答道：酒入于胃，由于酒性慓悍径行皮肤络脉，所以使络脉中血液充满，而经脉反显得空虚。脾的功能是主管输送胃中的津液营养，若饮酒过度，脾无所输送则阴津亏虚；阴津亏虚则慓悍的酒热之气乘虚入扰于内，导致胃气不和；胃气不和则阴精化生无源而枯竭；阴精枯竭就不能营养四肢。这种人必然是经常的酒醉或饱食太过之后行房纵欲，致使酒食之气郁聚于脾中不得宣散，酒气与谷气相搏结，酝酿成热，热盛于中焦，进而波及周身，因有内热而小便色赤。酒性是慓悍浓烈的，肾的精气必受其损伤而日益虚衰，阴虚阳胜，形成阳气独盛于内的局面，所以手足发热。

黄帝问道：厥症有的使人腹部胀满，有的使人猝然不知人事，或者半天，甚至长达一天时间才能苏醒，这是什么道理？岐伯答道：下部之气充盛于上，下部就空虚，下部气虚则水谷不化而引起腹部胀满；阳气偏盛于上。若下部之气又并聚于上，则气机失常而逆乱，气机逆乱则扰乱阳气，阳气逆乱就不省人事了。黄帝道：对！

希望听听六经厥症的病态表现。岐伯说：太阳经厥症，上为头肿发重，下为足不能行走，发作时眼花跌倒。阳明经厥症，可出现疯癫样表现，奔跑呼叫，腹部胀满不得安卧，面部赤热，神志模糊，出现幻觉，胡言乱语。少阳经厥症，可见到突发性耳聋，面颊肿而发热，两胁疼痛，小腿不能运动。太阴经厥症，可见到腹部胀满，大便不爽，不思饮食，食则呕吐，不能安卧。少阴经厥症，可出现口干，小便色赤，腹胀满,心痛。厥阴经厥症,可见到少腹肿痛,腹胀满,大小便不利,喜欢采取屈膝的体位睡卧,前阴萎缩而肿,小腿内侧发热。厥症的治则是:实症用泻法,虚症用补法,本经自生病,不是受他经虚实症影响的,从本经取穴治疗。

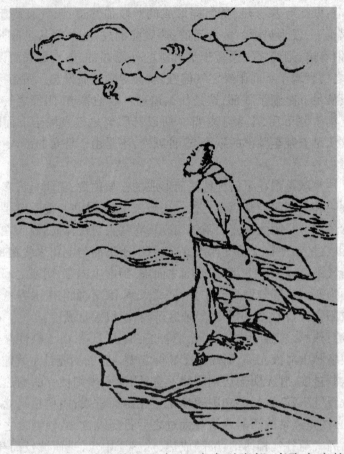

足太阴经的经气厥逆,小腿拘急痉挛,心痛牵引腹部,当取主病的本经腧穴治疗。足少阴经的经气厥逆,腹部虚满,呕逆,大便泄泻清稀,当取主病的本经腧穴治疗。足厥阴经的经气厥逆,腰部拘挛疼痛,腹部虚满,小便不通,胡言乱语,当取主病的本经腧穴治疗。若足三阴经都发生厥逆,身体僵直跌倒,呕血,容易鼻出血,当取主病的本经腧穴治疗。足少阳经的经气厥逆,关节活动不灵,关节不利则腰部不能活动,颈项不能回顾,如果伴发肠痈,就为不可治的危证。如若发惊,就会死亡。足阳明经的经气厥逆,喘促咳嗽,身发热,容易惊骇,鼻出血,呕血。

手太阴经的经气厥逆,胸中虚满而咳嗽,常常呕吐涎沫,当取本经主病的腧穴治疗。手厥阴和手少阴经的经气厥逆,心痛连及咽喉,身体发热,是不可治的死证。手太阳经的经气厥逆,耳聋流泪,颈项不能回顾,腰不能前后俯仰,当取主病的本经腧穴治疗。手阳明经和手少阳经的经气厥逆,发为喉部痹塞,咽部肿痛,颈项强直,当取主病的本经腧穴治疗。

【专家评鉴】

一、厥病的病因病机、症状特征及辨证要点

（一）厥病总论

本篇原文首先概括地阐述了厥病的类别及病机。认为厥病分为寒厥与热厥，总的病机是因阴阳失调所致的阴气或阳气偏衰。热厥是由于肾阴虚，阴气衰于足下，阴虚阳亢所导致；寒厥是由于肾阳虚弱，阳气衰于足五指之表，阳气虚弱，阴气偏盛所致，故曰："不从外，皆从内。"即《素问·逆调论》所谓的"寒从中生"也。马莳注云："三阳经气衰于下，则阳气下，阴气盛，而厥之所以为寒；三阴经气衰于下，则阴气衰，阳气盛而厥之所以为热。"又云："寒厥之厥上于膝，以其阴胜阳也。"现依原文论述归纳如下表：

表 45-1　厥病总论简表

病　源	分　类	依　据	病　机		症　状
不从外 皆从内也	热　厥	阴气衰于下	阳气行于足五趾之表 阴脉聚于足心	}阴虚阳气盛	足下热，暴不知人
	寒　厥	阳气衰于下	阴气行于足五趾之里 集于膝下，聚于膝上	}阳虚阴气盛	寒至膝，腹胀满

（二）寒厥病

寒厥病可由外感寒邪、阴寒极盛所致，也可由秋冬不能养生，耗伤肾中阳气，阳虚生寒，病起于内，阴寒之气上逆所致。其总的病机为阴寒内盛，阳气不能外达，或阳气虚弱，渗营失职，不能温通血脉，致气血阴阳不相顺接，出现四肢厥冷为特征的病症。其辨证要点为"手足为之寒"。

（三）热厥病

热厥病指因酒醉饱食入房，伤及脾肾阴精，致使阴虚阳亢，虚热内逆窜扰，症见"热遍于身，内热而溺赤"，"手足为之热"等。其中"手足为之热"为其辨证要点。

（四）补充寒热厥之症状

厥病临床表现中除厥逆类症状外，还可能出现其他类症状，在此原文做了一定的补充。如原文中"厥或令人腹满……阳气乱则不知人"等。马莳曰："阴气盛于上则腹满者，乃上文之寒厥。阳气盛于上则不知人者，乃上文之热厥也。"指明了阴盛阳虚之寒厥，因气机升降失常而致腹满。阴虚阳盛热厥，因阳气逆乱就会引起"暴不知人"。

二、六经厥病病因、病机、主要症状及治则

六经厥病皆由于本经阴阳失调，经气厥逆为主要病机，而引起的其经循行部位

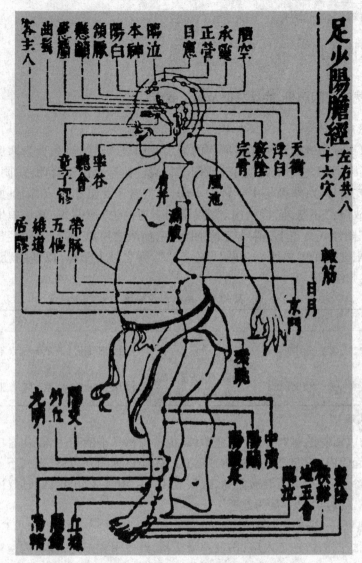

明代张介宾《类经图翼》经穴图之足少阳胆经

或所络属脏腑、器官等发生的病变。原文叙述了六经之厥及六经厥逆的症状，其症状多与经脉循行部位及所属脏器有关。如太阳经之厥为头痛、僵仆，阳明经之厥病为癫狂走呼，腹满面赤妄言等。原文又指出对六经厥病轻重病情的判别，认为一经厥逆为轻，三阳经或三阴经厥逆为重，三阳、三阴经俱厥逆为最重。由于症状的不同，又有厥和厥逆的不同名称。原文中还针对不同类厥病提出了相应的治疗原则，总括起来就是以针刺治疗为主要手段，采取盛则泻之，虚则补之，不盛不虚以经取之与以治疗主病为目的的具体治疗方法。盛则泻之，主要适用于本经经气逆乱，影响所络属脏腑，已形成实症者。虚则补之，主要用于本经经气逆乱，致使所络属脏

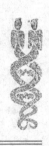

腑已成为虚症的治疗。不盛不虚以经取之,是用只有经气逆乱而未致脏腑成虚实病症,只需在本经选取其主病的穴位进行治疗。治主病者,就是依据辨证论治的治疗原则,选取有关主病穴位进行针刺即可。

本篇在论述了三阳经、三阴经六经厥病以后,进而又较为详细地讨论了手、足三阴三阳经,即十二经厥逆病症的病因病机、症状、治则等,为后世医家了解和掌握更多厥逆病症的诊治原则提供了很大的方便。现依据原文内容,结合部分医家的注文归纳整理有关内容如下表,以供参考。

表45-2　六经厥病表

病名	病因	病机	临床表现	治则
巨阳(太阳)之厥	阳气衰,阴气盛,太阳经气逆乱	气逆于上 气乱于下 上气不足,神气昏乱	肿首头重 足不能行胊仆	盛则泻之、虚则补之,不盛不虚,以经取之
阳明之厥	阳明为燥热之经、热盛	热扰神明 邪热内炽 气机不畅	癫疾欲走呼、妄见妄言 面赤而热 腹满不得卧	
少阳之厥	热伤经脉,症状之引起皆为本经循行之部位	气虚不运	暴聋颊肿而热、胁痛,骱不可以运 腹满膜胀不欲食,食则呕	
太阴之厥	阳虚阴盛火不暖土	上下水火之气不交 中胃虚寒上逆	下泄清冷 呕逆	
少阴之厥	阴虚阳亢	阴液减少 虚热内扰	口干尿赤 腹满心痛	
厥阴之厥	经气不行	经气收引不利 子气犯母,水道被阻 经脉所过,逆乱为病	少腹肿痛,腹胀 小便不利 阴缩肿骱内热	

表 45-3　十二经厥逆表

病名	病因	病机	临床表现	治则
足太阴厥逆	阴寒内盛	经脉失温 脾气逆不能转输精气	筋急挛 心痛引腹	
足少阴厥逆	阴寒内盛火不暖土	中焦虚寒 上下水火之气不交	虚满呕变 下泄清冷	
足厥阴厥逆	阴寒内盛经气收引不利	肝主筋,腰部筋脉拘挛 肝失疏泄	挛腰痛 虚满前闭,谵言	治
三阴俱逆	三阴之气绝	阴与阳别 生气绝灭	不得大小便 手足寒	
足太阳厥逆	阴气衰少,虚热窜扰,经气逆乱	气乱于上,神明昏乱 热灼络脉,血溢于外	僵仆 呕血善衄 机关不利 经脉失养	主
足少阳厥逆	胆气虚	经脉失养 决断失司	腰不可以行,项不可以顾 惊	病
足阳明厥逆	热盛,经气逆乱	气机不畅 邪热内炽 迫血妄行	喘咳 身热 呕血、衄血	
手太阴厥逆	肺气逆	热扰神明 宣降失常 津液不布	善惊 虚满而咳 善呕沫	经
手少阴厥逆	阴亏阳亢	阴精亏虚,经脉失养 虚火内炽	心痛引喉 身热	
手太阳厥逆	小肠气逆,津液不布,经脉失养	小肠主液逆上 经脉失养	泣出 耳聋,项不可以顾 腰不可以俯仰	穴
手阳明 少阳厥逆	火热内炽经气逆乱		发喉痹嗌肿痓	

【临床应用】

厥病是临床上常见的急病之一。《内经》中早有论述,从仲景后,历代医家涉及这方面内容的篇章达数十篇之多,并且立有专篇。尤其在元明时代,对厥病的病因病机研究有了很大发展。在这方面要首推张介宾的《景岳全书》,张氏按厥病的病因进行辨证分类,为后来的辨证施治创造了条件,也是我们目前研究厥病的主要参考。由于厥病的病因病机复杂,病情多变,预后的好坏悬殊较大,因此,给临床治疗带来了不少困难。现就后世医家在这方面的研究,综合整理分析做如下论述。

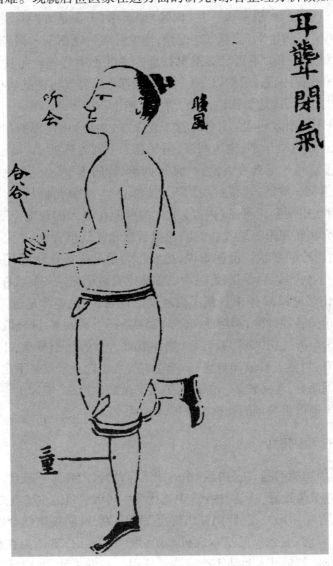

明抄本《针灸全书》中耳聋闭气取穴图

一、厥的含义

自古以来所谈论的"厥",在不同的地方有不同的含义。归纳起来有如下几点:
一是疾病的简称。这是大家所熟知的,包括一些常用的医籍在内,常把各种原因所致的厥症就简称为"厥",有时也称这为"昏厥""晕厥"、或"厥逆。"

二是指病因。这一含义仅见于《内经》，如《素问·至真要大论》："寒厥入胃，则生心痛"。此处的"寒厥"，就指引起"心痛"的寒邪。《灵枢·刺节真邪》："厥气在于足，宗气不下，脉中之血凝而留止"。显然"厥"在此处是指致病因素而言。

三是指"气逆"的病机而言。在《内经》原著中，不少地方"厥"是指"气逆"的病机，如《灵枢·百病始生》："厥气生足悗，悗生胫寒"。《素问·调经论》也说："厥气上逆，寒气积于胸中而不泻。"显然都指厥为逆乱不顺之气。尤其是《灵枢·气厥》和《灵枢·厥病》两篇，虽然以"厥"名篇，但都是研究气机逆乱病机的专篇。因此王冰等人对此就明确地解释说："厥，谓气上逆也"。

四是肾气不足所致病症的总称。这一含义在《内经》中体现的比较突出。《素问·厥论》说："阳气衰于下，则为寒厥，阴气衰于下则为热厥。"《灵枢·卫气》说："下虚则厥。"《素问·至真要大论》："诸厥固泄，皆属于下"。上述原文中的"下"均指肾脏。《素问·脉解》也说："少阴不至者厥也"。尤其是《灵枢·本神》就讲得更为清楚："肾气虚则厥。"可见《内经》所论的厥病在很大的程度上是指肾虚的疾病。因此，张介宾在评论时说："《内经》论厥旨在元气"（即肾气）。

五是手足逆冷的症状。也就是说，把厥作为手足逆冷症状的代称或同义语。这一含义自《伤寒论》以后应用较多，目前临床上有时还把这一症状称作手足厥冷、厥寒等。如《伤寒论》337条中直截了当地说："厥者，手足逆冷是也。"在此思想指导下，仲景所论的各经厥症，都用此义。如351条："手足厥寒，脉强微绝者，当归四逆汤主之"。336条："伤寒病，厥五日，热亦五日，设六日，当复厥，不厥者自愈"，"厥终不过五日，以热五日故知自愈"。李东垣等人也同意厥就是手足逆冷的看法。

总之，就厥而言，含义较多。但目前多用于厥病的简称，实际上把"厥"作为气机逆乱，阴阳平衡严重失调的病机去理解，较为妥当。

二、厥病的病因病机

厥病的病因病机问题，在《内经》中的阐述，归纳起来有以下三点：

其一，酒色劳倦致厥：这是《内经》中论述厥病病因病机的主要观点。认为酒色太过就会损及肾中阴阳二气，肾阳被伤就会发为寒厥，肾阴被伤就会发生"热厥"，一句话，认为"肾虚"是致厥的基本病机。如《素问·厥论》就认为在秋冬之时，阳气应当内敛收藏，如果其人生活不检，"夺于所用"（指性生活太过）或"数醉若饱以入房，"致使"阴气衰于下"，或酒后入房太过，致使"阳气衰于下"，就会产生厥病。《素问·脉解》："内夺而厥，则为瘖俳，此肾虚也，少阴不至者，厥也"。《素问·调经论》："志有余则腹胀飧泄，不足则厥"。这里所讲的"少阴""志""下"都是指肾而言。尤其《灵枢·本神》说的更明显："肾气虚则厥"。《内经》中强调肾虚为厥的基本病机是有一定道理的，因为肾为先天之本，是机体的元气之根，内藏元阴元阳，人身的阴阳二气皆本源于此。所以张介宾说："五脏六腑之阴气非此不能滋，五脏六腑之阳气非此不能发",脾胃中州之土非此不能养。可见,不论肾中的阴气或阳气被伤,都会导致全身的阴阳平衡破坏,气机的升降出入也会随之逆乱,便形成了发生厥病的基本病机。因此《素问·解精微论》说:"夫人厥则阳气并于上,阴气并于下"。《灵枢·五乱》"清气在阴,浊气在阳,荣气顺脉,卫气逆行。清浊相干,乱于胸中,是谓大悗,故气乱于臂胫则为四厥,乱于头则为厥逆"。可见,《内经》所论,就为仲景提出"凡厥者,阴阳之气不相顺接"的病机奠定了理论基础,也是后世研究厥病病因病机的理论依据。

其二,悲愤恼怒致厥。这是《内经》中认为致厥的又一主要发病因素。如《素问·生气通天论》说:"大怒则形气绝而血苑于上,使人薄厥"。显然,认为大怒之后,肝气升发太过,血随上冲之气郁壅于上,清窍闭塞而发厥。后世在此精神上有所发挥,并且认为是致厥的主要诱发因素。

其三,感受外邪致厥。《灵枢·五色》说:"厥逆者,寒湿之起也"。《素问·气交变大论》说:"岁水太过,寒气流行,邪害心火,民病阴厥"。显然指出寒湿邪气侵犯机体后,损及体内阳气,致使阴阳平衡破坏,也会发厥。

《内经》论厥的病因病机主要有上述三点,但自仲景后至今,发展了《内经》观点,不但认为精神因素、劳倦太过、外邪致厥,而且认为凡能破坏人体健康的因素,都可能成为致厥的原因。仲景不但发挥了外邪致厥的病因,而且首次提出因蛔致厥的蛔厥症。尤其在元明以后的医家,还提出了因痰湿所致的痰厥病;因瘀血或血热所致的血厥病;因饱食暴饮所致的食厥病;因酷暑炎热之时长途行走,暴晒烈日之下,感伤暑邪而致的暑厥等等。就逐渐地形成了今日的致厥病因病理。那就是,不论内伤七情或外感六淫,或痰食瘀血,饮食劳倦,蛔虫,外伤等,都可成为致厥的病因,但不论何种原因,致使机体的气机逆乱,阴阳严重失调(即"阴阳之气不相顺接")则是多种厥病的共同病机。

三、厥病的主症及鉴别

厥症是以突然昏倒、不省人事、四肢逆冷为其主要临床表现。一般情况下昏厥时间较短,但发病严重者,也可一厥不复乃致死亡。归纳起来其主要的见证有:

其一,神志障碍。通常所说厥病的出现突然昏倒,不省人事就讲的是神志障碍。实际上这一主症在不同的病人,或在同一病人发厥的不同阶段,表现的轻重程度是不一样的。发厥早期则不十分明显,随着病情加重,神志障碍的症状就随着加重。《内经》所论的十数种厥病中,仅有"尸厥","大厥","暴厥","煎厥"等少数病情严重者才出现诸如"厥则目无所见","暴厥者,不知与人言","厥则暴死","其状若尸"等神志障碍的严重症状。但仲景论厥则很少提到这一症状。实际上,神志障碍应当是厥病的很重要的临床表现。并且可以根据病人的神志变化推断病情的轻重和病情的变化。在临床上厥病患者的神志障碍症状的轻重与病情的轻重程度常常是相平行的。

其二，手足逆冷。四肢末梢是经脉交接之处，是观察体内的阳气盛衰变化最敏感部位，故有"四肢为诸阳之本"的说法。当厥病发生时，脏腑的气血阴阳就受到严重干扰，其通常所处的那种相互稳定的动态平衡状态就要受到严重的破坏，阴阳二气不能像正常那样相互承接。阳气此时或亏耗，或者被遏郁，总之不能正常地运行于四肢，四肢失其温煦而发生逆冷症状。张仲景对此很重视，认为"厥者，手足逆冷是也"。把手足逆冷症状与厥等同起来，《伤寒论》中涉及"厥"的条文有十数条之多，均为这一思想所贯穿。此后为历代医家所重视，如李东垣、朱丹溪、王肯堂等都是如此，并说"手足逆冷便是厥"。

《内经》中虽然也很重视手足的温度变化，但却不拘泥于"逆冷"。认为阳厥、热厥病手足发热，而阴厥、寒厥的手足为之寒，六经之厥的手足温度变化则有热有寒，若三阴经之厥病的手足寒冷者，其病情严重（"三日死"）。《内经》这一认识为后世张从正、罗天益等人所接受，张从正说："厥之为状，手足及膝以下或寒或热也"。罗氏也说，"阳厥手足虽冷，有时或温，手足心暖"。张罗等人的看法值得赞许，这并不是因为他们尊《内经》崇古，而是他们的科学求实精神。实际上也的确如此，在不少情况下，手足并不逆冷，而是当病情发展加重，手足的温度才逐渐随着体内阳气的衰减而变凉。因此张介宾深有体会地说："厥者，逆也，气逆则乱，故忽为眩仆脱绝，是名为厥。甚则猝倒暴厥，忽不知人。轻则渐醒，重则即死，最为急候。后世不能详察，但以手足寒为厥，谬之甚也"。可见，那种把手足逆冷作为判断厥病的唯一标准是欠全面的。

手足逆冷的症状固然不能作为判断是否厥病的唯一标准，但却是本证常见的主要症状，可以帮助我们推测体内阳气盛衰及病情变化的一个重要标志。手足尚温则表示阳气虽衰未竭，病情较轻，或者阳气郁遏不甚。如果手足冷冰毫无温热之感者，则标志着阳气损伤很重，或邪气内盛，闭阻阳气，病情严重，手足温并由温热渐转逆冷，表示病情恶化，反之若手足由逆冷渐转温热，说明阳气渐复，病情好转。当然，还必须结合病人的全身情况才能做出全面的判断。

厥病应注意与中风病、癫痫病、痉病相鉴别：

中风病，特别是风中脏腑的时候，病人也可有昏迷不省人事，或见手足逆冷的症状，但病者还可见于半身不遂，口眼㖞斜，清醒后有后遗症状，平素多有眩晕病史，发作前可有一定的先兆症状。

癫痫的持续状态也有昏迷不省人事，但伴有四肢抽搐，口吐涎沫，牙关紧闭，或口中发出异样的喊叫声，清醒后周身困倦。小发作可有短暂的意识丧失，如突然目瞪直视，呆立不动，手足持物坠落，呼之不应。不论大小发作的癫痫病，均有反复发作的病史。

痉病虽也有昏迷不醒的神志障碍症状，也有四肢不温的表现，但是该症有外伤史,多表现为间歇性或持续性的强直痉挛。

四、厥病的辨证治疗

由于厥病具有病情复杂,变化快,预后好坏差别很大的特点,因此在辨证治疗时应分两个阶段进行。首先辨清虚实寒热,予以紧急处理。待其清醒后,或者病情得到控制时,再用审因论治之法以善其后。

(一)实症

厥之实症多见于患者在气盛有余之时,气机突然运行逆乱,上逆不顺之气兼挟痰浊,或挟血,或挟食,或为蛔虫上窜,致使心胸气机壅塞不利,清窍为之闭阻而发生厥病。此时患者多表现为气壅息粗,四肢强直,牙关紧闭,两拳紧握,脉多沉实有力或沉伏。应按"盛则泻之"的治疗原则急取人中穴、承浆穴、十宣穴、涌泉穴进行针刺,也可取搐鼻散取嚏,随后调灌苏合香丸或玉枢丹以开窍醒神,待苏醒后再按审证求因的辨证方法,查出致厥的病因,用五磨饮子、四逆散等方药解郁顺气以治气厥实症;用张介宾的通瘀煎加减治疗血厥实症;若为痰浊为患的厥病,则应选用行气豁痰的导痰汤;若是饱食暴饮之后复因怒恼悲愤诱发的食厥病则要选用消食导滞的保和丸、槟榔四消丸治疗;若在酷热夏季,久曝烈日之下,或在高温环境作业过久,为暑热邪气所伤而发厥者,则应该急用牛黄清心丸或紫雪丹以清心开窍;若患者素有蛔虫病史,在一定条件下,诱使蛔虫窜扰而发生的蛔厥病时,就要选用乌梅汤或由此化裁的驱蛔汤等方药以安蛔止痛。厥之实症虽然表现的症候凶险,但救治及时,其预后较好。

高德《伤寒论方医案选编》载有热厥腹痛医案:陈患,男,35岁。开始发冷发热,头疼身痛,自以为感冒风寒,自服青草药后,症状稍减,继则腹痛肢厥,嗜卧懒言,症状逐渐增剧。诊脉微细欲绝,重按有点细数。但欲寐,四肢厥冷至肘膝,大便溏而色青,小便短赤,面赤,当脐腹痛,阵发性发作,痛剧时满床打滚,痛停时则闭目僵卧,呼之不应,如欲寐之状。每小时发作五、六次,不欲衣被,也不饮汤水。前医认为少阴寒症,投真武汤加川椒,服后无变化。余沉思良久,不敢下药,又重按病人脐部,见其面色有痛苦状,问之不答。综合以上脉症,诊为热邪内陷,热厥腹痛。拟四逆散倍芍加葱:柴胡9克,白芍18克,枳壳9克,甘草4.5克,鲜葱头3枚,水煎服。复诊:上方服后痛减,脉起肢温,面转尿青溏止,小便通。病人自诉脐部仍胀痛,似有一物堵塞,诊脉细,重按无力。为热结在里。处以大柴胡汤。服后大便通,胀痛如失。

(二)虚症

厥之虚症多见于素体虚弱,久病正气大伤之人,或者大汗、大吐、大失血的患者。发厥时清阳之气下陷而不能上承,阴阳之气不相顺接,真气外脱之时,所以患者多表现为气息微弱,口开目合,汗出肤冷,四肢逆冷,指甲唇舌均青紫暗淡,脉象

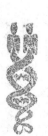

沉微欲绝等症,此时要急送参附汤、独参汤以回阳固脱。虚症之厥可有气脱和血脱的分别,当阳气外脱所致的厥病也称为气厥,治疗时就要急用四逆汤、附子理中汤、独参汤等以补气回阳。血厥虚症则多为血亏所致,此时"有形之血不能速生,无形之气所当急固",仍应按气厥之虚症方药进行救治,病情稳定后,再用人参再造丸以补益气血。如有继续出血者,还应加入一些止血剂以治其标,防止厥病加重。

周连三《茯苓四逆汤临床运用经验》载一亡阳烦躁医案:殷患。素体衰弱,形体消瘦,患病年余,久治不愈。症见两目欲脱,烦躁欲死,以头冲墙,高声呼烦。家属诉;初起微烦头疼,屡经诊治,因其烦躁,均用寒凉清热之剂。多剂无效,病反增剧。面色青黑,精神极惫,气喘不足以息,急汗如油而凉,四肢厥逆,脉沉细欲绝。处方:茯苓30克,高丽参30克,炮附子30克,甘草30克。急煎服之。服后,烦躁自止,后减其量,继服10余剂而愈。

（三）热厥症

热厥症多见于外感热病或其他病症的化热阶段,若热蕴于脏腑,就会使体内阳气为热邪郁遏而不得向体表宣透,当邪热继续加深,这样对阳气的郁遏就更严重,厥病也就逐渐加深,此乃仲景所说的"热深厥亦深"。因此患者初时有身热头痛,继则壮热烦厥,大便秘结,肚腹胀满,小便短赤而涩,脉象滑数或沉伏,渐至四肢逆冷,昏不知人,有的可见谵语,烦躁不安,舌红苔黄燥或焦黑起芒刺。治疗时应清里攻下,宣通郁遏之阳,用白虎汤或承气汤。宋朱肱作了更为明确的解释。他在《伤寒类证活人书》中说:"伤寒失下,气血不通,令四肢逆冷,此伏热深,故厥也深,速用大承气汤加分利剂下之。"可见后世所论的热厥症属于里热实症范围。相应的治疗方法无疑须用白虎清泄无形之郁热,或用大承气汤荡涤胃肠有形之热结。

记载黎庇留医案;谭某之女,发热,医数日未愈,忽然发热大渴,手足厥逆,脉浮滑,遂诊断曰:此热厥也,太阳表邪,随热气入里,至阴阳气不相顺接而厥耳。遂与大剂白虎汤(石膏、知母、甘草、粳米)而愈。

《内经》所论的热厥症与今人的认识有着很大的区别。《素问·厥论》说:"阳气衰于下,则为热厥"。至于引起的原因,《素问·厥论》说:"酒入于胃,则络脉满而经脉虚,脾主为胃行其津液者也。阴气虚则阳气入,阳气入则胃不和,胃不和则精气竭,精气竭则不营其四肢也。此人必数醉若饱以入房,气聚于脾中不得散,酒气与谷气相薄,热盛于中,故热遍于身内热而溺赤也。夫酒气盛而慓悍,肾气有衰,阳气独盛,故手足为之热也"。这里所谈的"热厥",病因是醉酒入房太甚,病位在肾脏,病变机理是肾中阴精耗伤,阴不制阳,"阳气独盛"。因此可以表现出"溺赤","身热","手足为之热"等阴液不足的里虚热的症状。

治疗阴虚阳盛之热厥,《灵枢·终始》指出:"刺热厥者,二阴一阳",并强调当"留针反为寒"。马莳注云:"刺热厥者,补阴经二次,泻阳经一次,盖阴盛则阳退,热当自去也"。药物治疗当应宗其意,方用六味地黄丸、左归饮、大补阴丸、知柏地黄丸等。

后世所谈的热厥与《内经》所论之热厥作以如下比较,就很容易看出二者之间之区别:

其一,病因不同:《内经》所谈的热厥是酒色劳倦所伤,后世自仲景始,认为热厥症多是外感引起,如《伤寒论》第104条的承气汤之厥,224条和350条的白虎汤之厥均属此。

其二,病机不同:《内经》认为是"肾气(阴)有衰、阳气独胜",阴不制阳之故,后世认为是邪热内伏,阳气被阻遏而不能外达所致,故有"厥深热亦深,厥微热亦微"(《伤寒论》335条)之说。

其三,主症不同:《内经》所论的热厥主症是"手足为之热",后世认为手足寒冷为其主症。

其四,病症性质和治疗不同:《内经》所论的热厥为阴虚阳亢之症,故属虚症范围,后世之热厥则为实症。前者治疗要滋阴降火,后者要清里攻下。二者一属虚,一属实,不能不注意区别。

(四)寒厥症

寒厥症多见于久病体虚,阳气内亏之人。此时机体的阳气衰竭,不能温运全身之故,病人会出现四肢逆冷,精神萎靡不振,倦怠嗜睡,口淡不渴,面色青灰,或下利清谷,脉沉细欲绝。这与《伤寒论》246条所说的"少阴之为病,脉微细,但欲寐"一致,治疗时则应选用附子理中汤、四逆汤、参附汤等温里散寒、回阳救逆的方药。

可是《素问·厥论》所说的寒厥症认为"阳气衰于下则为寒厥"。至于引起的病因,认为是:"春夏阳气多而阴气少,秋冬则阴气盛而阳气衰。此人者质壮,以秋冬夺于所用,下气上争不能复,精气溢下,邪气因从之而上也;气因于中,阳气衰,不能渗营其经络,阳气日衰,阴气独在,故手足为之寒"。这里讲的"寒厥"证是由于在秋冬阳气内敛之时性生活太过("秋冬夺于所用"),使肾阳耗伤,故表现为肾阳虚的里虚寒症。

只要我们把古今对寒厥作以比较可以看出二者认识的区别:

其一,病因不同:《内经》仅强调房劳太过为本证的主要病因。而自仲景后认为外感六淫,内伤七情都可致成寒厥症。但多继发于其他病症迁延日久而成。

其二,病机不同:《内经》重在肾中元气,认为肾阳虚衰是产生该证的病机,后世认为只要体内阳气损伤都会发生寒厥症,以心肾阳虚为主。可以看出,《内经》与后世的认识距离不大。

此外,在主症上,《内经》只强调"手足逆冷",而后世则从全身情况综合观察。因此,治疗方面,对前者的处理只需温补肾阳即可,而后者则要温补全身之阳。

福建莆田医科所《医案新编》第一集载施启谟医案:林患,男,60岁。患吐泻病,四肢厥冷,头汗淋漓,面黑唇白,目眶下陷,上吐食物,下泻液样便,不臭而腥,腹雷鸣不痛,两足抽筋不息,脉象微细欲绝。宜大剂温中回阳,拟理中汤加味主之。处方:党参15克,焦术9克,干姜9克,炙草3克,炮附子9克,油桂3克,半夏9克,伏龙肝30克。连服3剂,即获痊愈。

为什么古今寒热厥病的名称相同而所论实质有别? 首先是对厥病含义的认识有别。《内经》中的厥病多指肾气不足的病症为"厥",如《素问·调经论》说:"志不足则厥"。《灵枢·本神》说:"肾气虚寒则厥。"又认为凡是气机逆乱的病症也可称厥。《灵枢·五乱》说:"何谓逆而乱? 曰:清气在阴,浊气在阳,营气顺脉,卫气逆行,清浊相干,乱于胸中,是谓大悗……乱于臂胫,则为四厥,乱于头,则为厥逆,头重眩仆。"此外如《素问·气厥论》《灵枢·厥病》等,都是专门研究气机逆乱所致的病症。显然《内经》所指的厥病范围相当广泛。而后世对厥病的判断标准很严格,认为是机体阴阳二气运行逆乱,脏腑功能严重失调的一种危重症候,轻则经过救治可逆转,甚则一蹶不复而招致死亡。

其次,在厥病的分类方法上后世亦不同于《内经》。《内经》中主要根据厥病发作时的临床表现进行分类定名,如煎厥、大厥、尸厥、癫厥等,就是寒热症的分类法也未脱此精神,认为之所以为"热厥",是因患者有"身热","手足热"的临床表现特征。寒厥是由于有"手足为之寒"的特征。尽管还有其他如按病位的十二经厥病分类法,但属第二位的。后世则不然,主要是根据病因进行分类。如蛔厥、痰厥、气厥、血厥、食厥、暑厥,就是对寒厥热厥的分类,也是根据阴寒内盛和邪热内盛的病因病机而定名。

再者,对厥病的主症认识有差异。古今虽都强调四肢的温度变化,可是《内经》认为可以有热,也可有寒,并以此作为分类标准,手足热者为热厥,手足寒者为寒厥。而后世则认为,不论何种原因所致的厥病,都以"手足逆冷"为主要特点。并以此判断是否厥病的标准,正如《伤寒论》第337条说:"凡厥者,阴阳之气不相顺接便为厥。厥者,手足逆冷是也。"正因为《内经》与后世对厥病有上述三点认识上的区别,所以论述的寒、热厥病就会有如此之大的距离。对此不可不知,更不可混淆。

总之,厥病是常见的内科急症,病因复杂,病情多变,因此,在辨证施治方面要抓住要害,认清症候的虚实寒热进行抢救,只能在病情稳定后,才可进行细致的审因论治。

病能论第四十六

【要点解析】

一、本篇举出胃脘痈、卧不安、不得卧、腰痛、颈痈、阳厥、酒风等病症的病因、病机、病状、诊断和治法,主要示人在临床上分析病情的方法。

　　二、举颈痈病因类型不同而治法各异为例,示人以同病异治的诊治原则。

　　三、介绍了生铁落饮和泽泻饮两个方剂的主治病症。

【内经原典】

　　黄帝问曰:人病胃脘痈者,诊当何如?岐伯对曰:诊此者当候胃脉[①],其脉当沉细,沉细者气逆,逆者人迎甚盛,甚盛则热。人迎者胃脉也,逆而盛,则热聚于胃口而不行,故胃脘为痈也。帝曰:善。人有卧而有所不安者何也?岐伯曰:藏有所伤,及精有所之寄则安[②],故人不能悬[③]其病也。帝曰:人之不得偃卧者何也?岐伯曰:肺者藏之盖也,肺气盛则脉大,脉大则不得偃卧,论在《奇恒阴阳》中。帝曰:有病厥者,诊右脉沉而紧,左脉浮而迟,不然,病主安在?岐伯曰:冬诊之,右脉固当沉紧,此应四时,左脉浮而迟,此逆四时,在左当主病在肾,颇关在肺,当腰痛也。帝曰:何以言之?岐伯曰:少阴脉贯肾络肺,今得肺脉,肾为之病,故肾为腰痛之病也。帝曰:善。有病颈痈者,或石治之,或针灸治之,而皆已,其真安在?岐伯曰:此同名异等者也。夫痈气之息者,宜以针开除去之。夫气盛血聚者,宜石而泻之。此所谓同病异治也。

　　帝曰:有病怒狂者,此病安生?岐伯曰:生于阳也。帝曰:阳何以使人狂?岐伯曰:阳气者,因暴折而难决[④],故善怒也,病名曰阳厥。帝曰:何以知之?岐伯曰:阳明者常动,巨阳少阳不动,不动而动大疾,此其候也。帝曰:治之奈何?岐伯曰:夺其食即已。夫食入于阴,长气于阳[⑤],故夺其食则已。使之服以生铁洛为饮,夫生铁洛者,下气疾也。

　　帝曰:善。有病身热解堕,汗出如浴,恶风少气,此为何病?岐伯曰:病名曰酒风。帝曰:治之奈何?岐伯曰:以泽泻、术各十分,麋衔五分,合以三指撮为后饭。所谓深之细者,其中手如针也,摩之切之,聚者坚也,搏者大也。《上经》者,言气之通天也。《下经》者,言病之变化也。《金匮》者,决死生也。《揆度》者,切度之也。《奇恒》者,言奇病也。所谓奇者,使奇病不得以四时死也。恒者,得以四时死也。所谓揆者,方切求之也,言切求其脉理也。度者,得其病处,以四时度之也。

【难点注释】

　　①胃脉:指手太阴之右关脉也。

　　②及精有所之寄则安:此八字《太素》作"及精有所倚,则卧不安",据理可从。寄,作偏虚解。

　　③悬:避免、杜绝的意思。

　　④暴折而难决:精神突然受到挫折。难决,难以疏通。

　　⑤食入于阴,长气于阳:脾属阴,饮食由脾之运化而化成水谷之精,故有食入于

阴。水谷之精可助长阳气,故有长气于阳。

【白话精译】

黄帝问道:有患胃脘痈病的,应当如何诊断呢? 岐伯回答说:诊断这种病,应当先诊其胃脉,它的脉搏必然沉细,沉细主胃气上逆,上逆则人迎脉过盛,过盛则有热。人迎属于胃脉,胃气逆则跳动过盛,说明热气聚集于胃口而不得散发,所以胃脘发生痈肿。

黄帝说:好。有人睡卧不能安宁的,是什么原因呢? 岐伯说:五脏有所伤及,要等到损伤恢复,精神有所寄托,睡卧才能安宁,所以一般人不能测知他是什么病。

黄帝说:人不能仰卧的是什么原因呢? 岐伯说:肺居胸上,为五脏六腑的华盖。如果肺脏为邪气所犯,邪气盛于内则肺的脉络胀大,肺气不利,呼吸急促,故不能仰卧。

黄帝说:有患厥病的,诊得右脉沉而紧,左脉浮而迟,不知主病在何处? 岐伯说:因为是冬天诊察其脉象,右脉本来应当沉紧,这是和四时相应的正常脉象;左脉浮迟,则是逆四时的反常脉象。今病脉现于左手,又是冬季,所以当主病在肾,浮迟为肺脉,所以与肺脏关联。腰为肾之府,故当有腰痛的症状。黄帝说:为什么这样说呢? 岐伯说:少阴的经脉贯肾络于肺,现于冬季肾脉部位诊得了浮迟的肺脉,是肾气不足的表现,虽与肺有关,但主要是肾病,故肾病当主为腰痛。

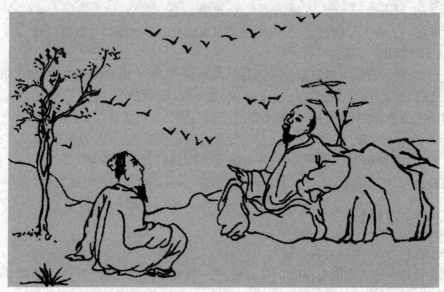

黄帝说:好。有患颈痈病的,或用砭石治疗,或用针灸治疗,都能治好,其治愈的道理何在? 岐伯说:这是因为病名虽同而程度有所不同的缘故。颈痈属于气滞不行的,宜用针刺开导以除去其病,若是气盛壅滞而血液结聚的,宜用砭石以泻其瘀血,这就是所谓同病异治。

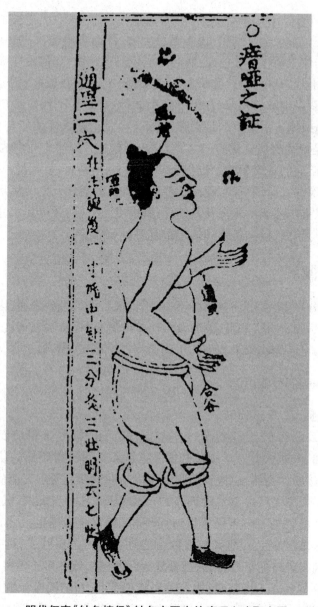

明代何柬《针灸捷径》针灸方图中的瘖哑之症取穴图

黄帝说:有患怒狂病的,这种病是怎样发生的呢? 岐伯说:阳气因为受到突然强烈的刺激,郁而不畅,气厥而上逆,因而使人善怒发狂,由于此病为阳气厥逆所生,故名"阳厥"。黄帝说:怎样知道是阳气受病呢? 岐伯说:在正常的情况下,足阳明经脉是常动不休的,太阳、少阳经脉是不甚搏动的,现在不甚搏动的太阳、少阳经脉也搏动得大而急疾,这就是病生于阳气的征象。黄帝说:如何治疗呢? 岐伯说:病人禁止饮食就可以好了。因为饮食经过脾的运化,能够助长阳气,所以禁止病人的饮食,使过盛的阳气得以衰少,病就可以痊愈。同时,再给以生铁落煎水服之,因

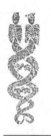

为生铁落有降气开结的作用。

黄帝说:好。有患全身发热,腰体懈怠无力,汗出多得像洗澡一样,怕风,呼吸短而不畅,这是什么病呢?岐伯说:病名叫酒风。黄帝说:如何治疗呢?岐伯说:用泽泻和白术各十分,麋衔五分,合研为末,每次服三指撮,在饭前服下。

所谓深按而得细脉的,其脉在指下细小如针,必须仔细地按摩切循,凡脉气聚而不散的是坚脉;搏击手指下的是大脉。《上经》是论述人体功能与自然界相互关系的;《下经》是论述疾病变化的;《金匮》是论述疾病诊断决定死生的;《揆度》是论述脉搏以诊断疾病的;《奇恒》是论述特殊疾病的。所谓奇病,就是不受四时季节的影响而死亡的疾病。所谓恒病,就是随着四时气候的变化死亡的疾病。所谓揆,是说切按脉搏,以推求疾病的所在及其病理;所谓度,是从切脉得其病处,并结合四时气候的变化进行判断,以知道疾病的轻重宜忌。

【专家评鉴】

本篇原文分别论述了胃脘痈、卧不安、不得偃卧、厥腰痛、颈痛、阳厥、酒风等七种不同疾病的病因、病机、病症、诊断及治法等问题,以提示医家重视分析病态的重要意义和具体方法,为临床工作中的正确运用打下坚实的基础。

一、胃脘痈等病症的论治

(一)胃脘痈

是指胃本身的病变,其病机为气逆于上,郁而化热,热聚胃口而不行,发而为痈,以胃脉沉细,人迎脉盛为其诊断依据。本篇原文对于胃脘痈的认识、诊疗重在从脉象上分析诊断。当然,也谈到切腹触摸以辅助诊断。至于其他症状,则不言自明,一一从略。如原文认为诊胃脘痈者,"当候胃脉,其脉当沉细,沉细者气逆。逆者人迎甚盛,甚盛则热……热聚于胃口而不行,故胃脘为痈也。"张志聪云:"胃脉者,手太阴之右关脉也。人迎者结喉两旁之动脉也。盖胃脉逆,则不能止于手太阴,而胃脉沉细矣。气逆于胃,则人迎甚盛,人迎甚盛,则热聚于胃矣。"

秦伯未《临症备要·胃脘痛》中有关胃痈的症状及治疗,今录此以做参考:"胃痈证,亦中脘作痛,久则破溃咯吐大量脓血。初起用芍药汤,痈成用托里散,已溃用排脓散。本症早期不易诊断,大概脘痛开始,舌苔先具灰黑垢腻,隐痛不剧,口甜气秽,结喉旁人迎脉大;痈已成,则寒热如疟,脉象洪数,或具皮肤甲错"。可见秦老亦将人迎脉大作为胃痈早期诊断的主要依据之一。以上可见诊断胃脘痈重在诊脉及对脉象机理的分析,说明诊脉是中医诊治疾病的重要手段,作为临症医家必须引起足够的重视,决不能马虎从事。

(二)卧不安与不得偃卧

卧不安,就是辗转反侧难以入睡,即常说的失眠。多因五脏受伤,精无所寄,神气被扰,而致睡卧不安。不得偃卧,是指不能仰面卧,其病机是由于肺气壅塞,喘息而不能平睡。张志聪说:"五脏所以藏精者也。精者,胃腑水谷之所生,而分走于五脏,如脏有所伤,及精往有所不受,则为卧不安矣。"马莳云:"以其肺之邪气盛也,肺气盛满偃卧则气促奔,故不得偃卧也。"原文对于此两种病症,只提出一个突出的主症,即卧不安与不得偃卧,因这是辨证诊断的关键所在,其余未及详论,至于原文中谈到的病机,其目的在于帮助医家更深刻地理解睡卧不宁的病症。这在临症工作中,针对复杂多变的病情,突出疾病主症,重在抓住要点的辨证思想,很值得后世医家借鉴。

（三）厥腰痛

是指由于肾阳虚而引起四肢逆冷腰痛的病症。其诊断依据为腰痛,四肢厥冷,右脉沉紧,左脉浮迟。肾阳虚则阴寒内生,阳气不上,当右脉沉紧;左脉浮而迟,是肾阳虚阳气升发不足,虚阳上浮出现浮脉,人体阴气从左上升,故阴寒内生而脉迟。病位在肾,少阴之脉贯肾络肺,故颇关于肺,脉浮迟,也在肺也。对于厥腰痛重在讨论诊断依据及机理,以有效指导临床实践。

（四）颈痈

是指颈项两侧的痈肿,有深浅之分。一般通过触诊、望诊均易诊断,故原文对此省而不言。重在指明其治法,特别是强调同病异治的原则。颈痈的病机主要是气结郁滞,或是气滞血瘀。治则,对于气结不散者,宜散结疏通气血,以针开通其气而除去之;而对于气盛血聚之瘀血者,宜放血活血排脓,以石刺其出血而泻其毒邪。从其采用的治法,足以反映出,虽均属颈痈,可随其病变的不同,在辨证论治的基础上,而需采用不同的治法,这便是同病异治原则的具体运用,对后世医学发展有一定的指导意义。

对于颈痈的治疗,本篇原文认为:"痈气之息者,宜以针形除去之,夫气盛血聚者,宜石而写之,此所谓同病异治也。"张志聪注云:"血脉之道,因息仍行,寒邪客于经脉之中,则血泣,血泣则不通,故痈肿。盖言邪客于脉络之中而为痈肿者,宜针开除以去之。夫肾脉上贯肝膈,肾与肝脉,皆循喉咙入颃颡,故痈在颈,此病因于肾也。"又说:"肝藏之血,行于皮肤气分,如肾脏之寒邪,顺传于肝,肝气胜,而血聚于皮肤之间,而为痈肿者,宜石而泻之。盖石者砭其皮肤出血,针者刺入经穴之中,故病在脉络者宜针,病在皮肤者宜石,是以同病异治皆已也。"

（五）阳厥

是由暴怒而引起的狂症。其病机为大怒伤阳,使阳气暴逆于上,而扰乱神明所致。其临症诊断,以多怒发狂,骂詈不避亲疏,甚则弃衣而走,登高而歌等主症为其依据,其脉为三阳之脉,搏动过甚。治宜泻热开结,重镇安神,佐以化痰开窍之品,可内服生铁落饮,以疾下泻热。除此而外原文还特别提出以夺其食进行治疗,因狂症者多志郁化火,炼津成痰,痰火扰心,多食不仅可化火助阳,而且脾胃又是生痰之原,火旺痰生,其狂难愈。故对狂症者限其节食,乃有釜底抽薪之功,以达尽快治愈疾病之目的。

本篇原文说:"阳气者,因暴折而难决,故善怒也,病名曰阳厥。"马莳云:"人有病狂者,以其阳气之逆也。阳气者,足三阳经,即下阳明,巨阳,少阳之气也。此人者,因猝暴之顷,有所挫折,而事有难决,志不得伸,故三阳之气,厥逆上行而善怒,而病狂,名曰阳气之厥逆。"由此可说明,阳厥之关键是三阳经之气厥逆上行所致。

(六)酒风

酒风,也称漏风。因饮酒后汗出感受风邪所致。本篇原文说:"有病身热解堕,汗出如浴,恶风少气……病名曰酒风。"《素问·风论》云:"漏风之状,或多汗,常不可单衣,食则汗出,甚则身汗,喘息恶风,衣常濡,口干善渴,不能劳事。"马莳说:"此言脾气逆而为病也,夫饮酒数醉,气聚于脾中,热盛于中,故热偏于身,而四肢懈堕也。热盛则生风,风热相搏,是以汗出如浴,而恶风少气。"这是对酒风机理较为深刻的阐发。酒风以周身发热、四肢倦怠,汗出如浴,恶风少气为其主症,临症诊断不难。本篇原文对其治法与方药做了较详细的论述,这在《内经》中是不多见的。一则说明对其治疗的重视;二则说明其运用方药的经验已相当成熟。治宜清热、利湿、健脾、祛风。方用泽泻饮,以泽泻 10 分,白术或苍术 10 分,麋衔 5 分,混合为末,每次三指撮,饭前空腹服用。其方剂、药物、剂量、服法尽善矣,至今为后世医家所称道。

二、几种上古医书名及讨论

此段原文,由"所谓深之细者"至"以四时度之也",与上下文内容明显割裂不相衔接,多数医家疑为错简。如王冰曰:"凡言所谓者,皆释未了义。今此所谓,寻前后经文,悉不与此篇义相接。似今数句少成文义者,终是别释经文,世本既阙第七十二篇,应彼阙经错简文也。古文断裂,缪续于此。"高士宗认为应移置于前二节下:"所谓深之细者,其中手如针也,摩之切之,聚者坚也,博者大也"句,移于"诊此者当候胃脉……故胃脘为痈也"下。对此,马莳则认为依据不足。但高氏的观点,今之不少注译本已经采纳接受。

原文中提到的几种古医书(或篇),不仅为研究古代医学文献提供了宝贵的资料,同时也说明在《黄帝内经》成书以前,当时的医学体系已初具规模,其门类已经较为明确,也是中医药学很早就发展到较高水平的有力证据。据马继兴先生考证,除《上经》《下经》,在《内经》中保存零星佚文外,《金匮》《揆度》《奇恒》等,均属仅存书名而内容已佚的一类古文献。当然,这里所说的佚失,只能理解为其内容已融入《内经》一书中,已使之无法区分。尽管如此,后世医家通过本篇原文了解到几种古医籍名称,有些还可以了解到讨论内容的梗概,如:"《金匮》者,决死生也。《揆度》者,切度之也。"实属不幸之幸甚,依此也可窥其古代医学发展艰辛之一斑。

【临床应用】

一、重视病态，强调诊脉

诊脉，是医家了解病情获得重要资料的一种诊断方法，是中医学四诊内容的重要组成部分。本篇原文以胃脘痈等病症为例，对其脉象仔细分析，以用来诊断疾病阐述机理，这种突出脉象而进行辨证治病的方法，对于某些可以舍症从脉的复杂病情的诊治，常常可取得事半功倍的满意效果。如本篇对胃脘痈的诊断，只以胃脉沉细，而人迎脉甚盛为其判断的关键性依据。又通过对此脉象的分析，加深了对此病症病变机理的认识。认为胃脘痈是因热毒聚于胃口，胃气不得正常下降，所以胃脉（跌阳脉）出现沉细之象。胃气不得降，势必挟热上逆，而见人迎脉甚盛。肺气盛而脉大，又是不得偃卧的重要诊断依据。对于厥腰痛乃通过脉象与四时顺逆关系及左右脉之不同来诊断。即："冬诊之，右脉固当沉紧，此应四时，左脉浮而迟，此逆四时……"再如对阳厥（怒狂）的病机判断，也是通过足太阳膀胱经与足少阳胆经经脉循行之处的异常搏动而诊断的。这些都能说明诊脉方法在辨识疾病过程中占有十分重要的地位，通过对脉象的全面诊察，细致分析，以推论病机，诊断疾病，也是对中医辨证论治、整体观念这一特色的充分体现。

二、同病异治原则的体现与确立

目前医学中所谓的同病异治原则，是指同一种病症，由于发病时间、地域、患者体质或病情的发展，病型的各异，病机的变化，病程所处的阶段以及用药过程中正邪消长等的差异，治疗上采取的不同治法，是中医理论的重要组成部分。本篇原文提出颈痈的治疗，因有病在气在血的不同，在脉络在皮肤的区分，治则有"宜以针开除去之"，有"宜石而泻之"，并明确提出同病异治这一概念。本篇原文针对同一疾病颈痈，其治法有宜针、宜石之不同，不仅是依据病位，又要注意疾病的性质，宜针是因"痈气之息者"，宜石是因"气盛血聚者"。这种治疗思想突出体现了中医学辨证论治的特点，也为后世同病异治理论原则的确立与完善奠定了坚实的基础。

本篇原文的同病异治，仅指同一疾病不同的病变部位层次及病程发展所处的不同阶段，虽不能与目前同病异治所指的内容等同，但作为这一理论发展的渊源及构成框架的建立，其历史功绩是不容忽视的。今之同病异治是在这一理论的基础上发展起来的，既有继承又有发展，较之古人其内容要丰富完善的多。今之同病异治重在突出因时、因地、因人而异，即所说的三因制宜，其内涵所指的范围要宽广得多。也可以这样讲，同病异治的思想，是中医三因制宜理论的基本思想。

如在临床工作中，同是风寒表证，而因发病的季节不同，以及病人素体阳虚、阴虚的差异，其治疗用药则大不相同。

焦树德《从病例谈辨证论治》中记一腹痛验案:男,38岁,腹痛两天。患者因饥饿后饱食半面蒸糕,食后即睡。次日晨即觉上腹及脐左处疼痛,上腹痞塞,不思饮食,小便短赤,大便二日未行。发病二天,虽已用过止痛药,疼痛有增无减。上腹及脐左部均有压痛,痛处拒按,腹壁柔软。舌苔白,脉弦滑。辨症为食滞腹痛。治宜消食导滞。处方:酒大黄12克,枳实12克,厚朴9克,芒硝6克,槟榔9克。服药一剂后,排泄稀臭大便两次,胃脘及腹部疼痛消失,病即痊愈。

贺有琰《伤寒论纵横》记一腹痛验案:男,孩8岁。腹痛5天。5天前因食粽子后出现腹胀满,脐周疼痛,嗳腐吞酸。近2日食入痛增,大便一日半未行,小便浑浊,舌苔白腻,脉滑。症属食滞腹痛,拟消食导滞运脾为法治之。处方:焦三仙各10克,焦槟榔10克,鸡内金10克。炒枳壳6克,炒白术8克,广陈皮10克,川厚朴6克,广木香3克,砂仁3克,酒大黄10克,一剂煎四次,二日服完,大便二日内3次,诸症悉愈。

以上二例均为食滞腹痛病案,一为大人,仅以推荡食积即愈;一为小孩,则用消、导、运为法治之亦愈,病同而人异,治法用药不同而疗效相同。是今人同病异治之典型病例。

奇病论第四十七

【要点解析】

一、论述了妊娠九月而喑、息积、伏梁、疹筋、厥逆、头痛、脾瘅、胆瘅、癃病、胎病、肾风等病的病因、病机、症状、治法及预后等。

二、提出了"无损不足、益有余"的治疗原则,这是刺法和药物等疗法必须遵循的原则。

三、论述小儿先天性癫痫发病的原因,是中医学中关于先天性疾病的最早记载,对后世医学有深远的影响。

【内经原典】

黄帝问曰:人有重身①,九月而喑,此为何也? 岐伯对曰:胞之络脉绝②也。帝曰:何以言之? 岐伯曰:胞络者系于肾,少阴之脉,贯肾系舌本,故不能言。帝曰:治之奈何? 岐伯曰:无治也,当十月复。《刺法》曰:无损不足,益有余,以成其疹,然后调之。所谓无损不足者,身羸瘦,无用镵石也。无益其有余者,腹中有形③而泄之,泄之则精出,而病独擅中,故曰疹成也。帝曰:病胁下满气逆,二三岁不已,是为何病? 岐伯曰:病名曰息积,此不妨于食,不可灸刺,积④为导引服药,药不能独治也。

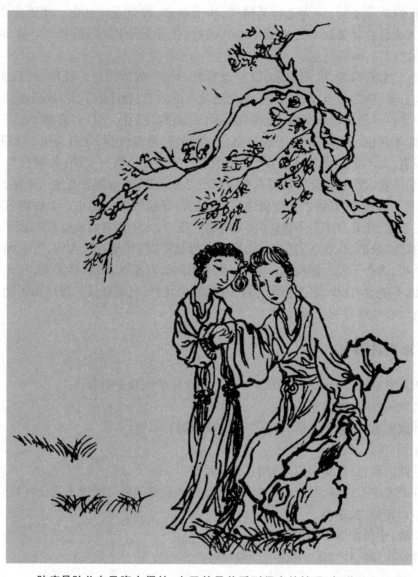

胎病是胎儿在母腹中得的，由于其母曾受到很大的惊恐，气逆于上而不下，精也随而上逆，精气并聚不散，影响及胎儿，故其子生下来就患癫痫病。

帝曰：人有身体髀股䯒皆肿，环齐而痛，是为何病？岐伯曰：病名曰伏梁，此风根也⑤。其气溢于大肠而著于肓，肓之原在齐下，故环齐而痛也。不可动之，动之为水溺涩之病也。帝曰：人有尺脉数甚，筋急而见，此为何病？岐伯曰：此所谓疹筋，是人腹必急，白色黑色见，则病甚。

帝曰：人有病头痛以数岁不已，此安得之，名为何病？岐伯曰：当有所犯大寒，内至骨髓，髓者以脑为主，脑逆故令头痛，齿亦痛；病名曰厥逆。帝曰：善。

帝曰：有病口甘者，病名为何？何以得之？岐伯曰：此五气之溢也，名曰脾瘅。

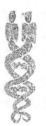

夫五味入口,藏于胃,脾为之行其精气,津液在脾,故令人口甘也。此肥美之所发也,此人必数食甘美而多肥也,肥者令人内热,甘者令人中满⑥,故其气上溢,转为消渴。治之以兰,除陈气也。

帝曰:有病口苦,取阳陵泉,口苦者病名为何?何以得之?岐伯曰:病名曰胆瘅。夫肝者,中之将也,取决于胆,咽为之使。此人者,数谋虑不决,故胆虚,气上溢而口为之苦。治之以胆募俞,治在《阴阳十二官相使》中。帝曰:有癃⑦者,一日数十溲,此不足也。身热如炭,颈膺如格,人迎躁盛,喘息气逆,此有余也。太阴脉微细如发者,此不足也。其病安在?名为何病?岐伯曰:病在太阴,其盛在胃,颇在肺,病名曰厥,死不治,此所谓得五有余二不足也。帝曰:何谓五有余二不足?岐伯曰:所谓五有余者,五病之气有余也;二不足者,亦病气之不足也。今外得五有余,内得二不足,此其身不表不里,亦正死明矣。帝曰:人生而有病癫疾者⑧,病名曰何?安所得之?岐伯曰:病名为胎病,此得之在母腹中时,其母有所大惊,气上而不下,精气并居,故令子发为颠疾也。帝曰:有病痝然如有水状,切其脉大紧,身无痛者,形不瘦,不能食,食少,名为何病?岐伯曰:病生在肾,名为肾风。肾风而不能食,善惊,惊已,心气痿者死。帝曰:善。

【难点注释】

①重身:重(chóng)身,指妇女怀孕。妇女怀孕则身中有身。
②绝:被压迫而阻绝不通。
③腹中有形:腹中有形,指腹中有肿块般的有形物。
④积:长久,长期。
⑤此风根也:伏梁病以风为本,故称风根。
⑥肥者令人内热,甘者令人中满:张琦注:"食肥则阳气滞而不达;故内热;食甘则气缓而善留,故中满。"
⑦癃:小便涩滞不利而濒数。
⑧巅疾:巅,作"癫"。癫疾,即癫痫病。

【白话精译】

黄帝问道:有的妇女怀孕九个月而不能说话的,这是什么缘故呢?岐伯回答说:这是因为胞中的络脉被胎儿压迫,阻绝不通所致。黄帝说:为什么这样说呢?岐伯说:宫的络脉系于肾脏,而足少阴肾脉贯肾上系于舌本,今胞宫的络脉受阻,肾脉亦不能上通于舌,舌本失养,故不能言语。黄帝说:如何治疗呢?岐伯说:不需要治疗,待至十月分娩之后,胞络通,声音就会自然恢复。《刺法》上说:正气不足的不可用泻法,邪气有余的不可用补法,以免因误治而造成疾病。所谓"无损不足",就是怀孕九月而身体瘦弱的,不可再用针石治疗以伤其正气。所谓"无益有余",就是说腹中已经怀孕而又妄用泻法,用泻法则精气耗伤,使病邪独据于中,正虚邪实,所以说疾病形成了。

黄帝说:有病胁下胀满,气逆喘促,二三年不好的,是什么疾病呢? 岐伯说:病名叫息积,这种病在胁下而不在胃,所以不妨碍饮食,治疗时切不可用艾灸和针刺,必须逐渐地用导引法疏通气血,并结合药物慢慢调治,若单靠药物也是不能治愈的。

人有身体髀部、大腿、小腿都肿胀,并且环绕肚脐周围疼痛,这是什么疾病呢? 岐伯说:病名叫伏梁,这是由于风邪久留于体内所致。邪气流溢于大肠而留着于肓膜,因为肓膜的起源在肚脐下部,所以环绕脐部作痛。这种病不可用按摩方法治疗,否则就会造成小便涩滞不利的疾病。

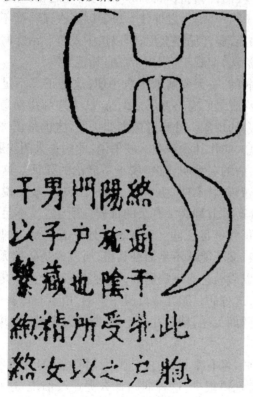

明代吴嘉言《针灸原枢》脏腑图中的胞络形象之图

黄帝说:人有尺部脉搏跳动数疾,筋脉拘急外现的,这是什么病呢? 岐伯说:这就是所谓疹筋病,此人腹部必然拘急,如果面部见到或白或黑的颜色,病情则更加严重。

黄帝说:有人患头痛已经多年不愈这是怎么得的? 叫作什么病呢? 岐伯说:此人当受过严重的寒邪侵犯,寒气向内侵入骨髓,脑为髓海,寒气由骨髓上逆于脑,所以使人头痛,齿为骨之余,故牙齿也痛,病由寒邪上逆所致,所以病名叫作"厥逆"。黄帝说:好。

黄帝说:有患口中发甜的,病名叫什么? 是怎样得的呢? 岐伯说:这是由于五味的精气向上泛溢所致,痛名叫脾瘅。五味入于口,藏于胃,其精气上输于脾,脾为胃输送食物的精华,因病津液停留在脾,致使脾气向上泛溢,就会使人口中发甜,这是由于肥甘美味所引起的疾病。患这种病的人,必然经常吃甘美而肥腻的食物,肥腻能使人生内热,甘味能使人中满,所以脾运失常,脾热上溢,就会转成消渴病。本病可用兰草治疗,以排除蓄积郁热之气。

黄帝说:有病口中发苦的,应取足少阳胆经的阳陵泉治疗仍然不愈,这是什么病? 是怎样得的呢? 岐伯说:病名叫胆瘅。肝为将军之官,主谋虑,胆为中正之官,主决断,诸谋虑取决于胆,咽部为之外使。患者因屡次谋略而不能决断,情绪苦闷,遂使胆失却正常的功能,胆汁循经上泛,所以口中发苦。治疗时应取胆募日月穴和背部的胆俞穴,这种治法,记载于《阴阳十二官相使》中。

黄帝说:有患癃病的,一天要解数十次小便,这是正气不足的现象。同时又有身热如炭火,咽喉与胸膺之间有格塞不通的感觉,人迎脉躁动急数,呼吸喘促,肺气上逆,这又是邪气有余的现象。寸口脉微细如头发,这也是正气不足的表现。这种病的原因究竟在哪里? 叫作什么病呢? 岐伯说:此病是太阴脾脏不足,热邪炽盛在胃,症状却偏重在肺,病的名字叫作厥,属于不能治的死证。这就是所谓"五有余、二不足"的证候。黄帝说:什么叫"五有余、二不足"呢? 岐伯说:所谓"五有余",就是身热如炭,喘息,气逆等五种病气有余的证候。所谓"二不足",就是癃一日数十溲,脉微细如发两种正气不足证候。现在患者外见五有余,内见二不足,这种病既不能依有余而攻其表,又不能从不足而补其里,所以说是必死无疑了。

黄帝说:人出生以后就患有癫痫病的,病的名字叫什么? 是怎样得的呢? 岐伯说:病的名字叫胎病,这种病是胎儿在母腹中得的,由于其母曾受到很大的惊恐,气逆于上而不下,精也随而上逆,精气并聚不散,影响及胎儿,故其子生下来就患癫痫病。

黄帝说:面目浮肿,像有水状,切按脉搏大而且紧,身体没有痛处,形体也不消瘦,但不能吃饭,或者吃得很少,这种病叫什么呢? 岐伯说:这种病发生在肾脏,名叫肾风。肾风病人到了不能吃饭、常常惊恐的阶段,若惊后心气不能恢复,心肾俱败,神气消亡,而为死证。黄帝说:对。

【专家评鉴】

一、重身声喑

时间:怀孕九月而喑。

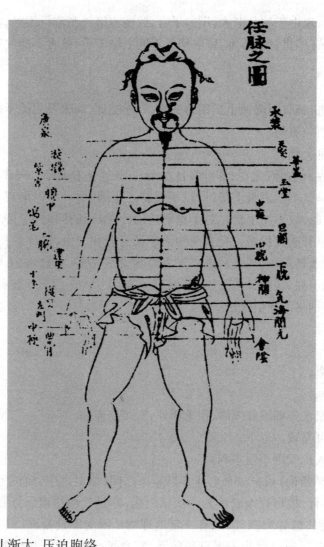

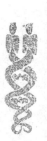

成因：胎儿渐大，压迫胞络。

机理：胎儿压迫，胞络阻绝，肾脉不通，因肾经系舌本，舌者音声之机，故舌不能言。

治疗：不治，产后自愈。

预后：十月当复。

重身声喑属后世所谓的子喑范畴。子喑的成因有三：一是妊娠早期因外感六淫之邪所致的肺邪实或肺气虚；二是温热病神昏谵语而致舌不能言；三是本文所述的九月重身而喑，对于重身声喑，不可拘泥九月才喑，或七月，或八月亦有声喑的，应当辨证论治，才不至于贻误病情。前人虽有"心主言""肺主声"之说，这里所说的重身声喑，既非神昏谵语所致，也非"金实不鸣"或"金破不鸣"而成。而是由于舌不能发机所致。《灵枢·忧恚无言》说："舌者音声之机也。"凡人之音，生于喉咙,发于舌本。现由于胎儿渐大,压迫子宫,致使胞络气血流行不畅,肾脉亦随之不通。而足少阴肾经贯肾系舌本,肾脏精气不能上输于舌,故舌不能发机而为喑。

二、息积

表现、病机:肺气不降而上逆则胁下满,气逆喘促,病未及胃故不妨于食。

治疗:导引兼服药。

禁忌:不可灸刺。

中医有“左肝右肺”之说,即肝气自左而升,肺气从右而降。现在由于气血结聚于右胁之下,肺气不能清肃下降,所以不仅胁下胀满,而且可以出现气逆喘促。由于积聚不在胃肠,故不妨于食。对于息积的治疗,服药的同时,应持之以恒地进行导引疗法,可以开通其积滞。配合药物治疗又可调和气血,这样息积才可望治愈。至于息积为什么禁灸刺,高士宗说:“先天经脉受亏,病久不愈,故不可灸刺。”这主要是提示息积一症,病程日久,气血结聚,正气亦伤,形成了一个虚实夹杂的症候,所以治疗时特别强调导引疗法。

三、伏梁

病因:风寒。

病位:膜原。

症状:血淤水停则下肢浮肿,留著膜原,则环脐而痛。

禁忌:不可妄攻。

误治:伤人正气则小便不利。

《素问·举痛论》说:“寒气客于小肠膜原之间,络血之中,血泣不得注于大经,血气稽留不得行,故宿昔而成积矣。”伏梁之病,亦是气血结聚肠外膏膜所致,所以张介宾把“风根”解释为寒气,是有一定道理的。因为寒性凝滞,最易阻碍气血运行。“不通则痛”,所以症状表现有环脐而痛,血淤水停,又见身体髀股骱皆肿,严重的还可以出现小便不利。

四、疹筋

病机:阳衰阴盛,肾病及肝。

症状:尺脉数甚,尺肤部筋脉拘急,腹部拘急疼痛。

预后:白色黑色见者,病甚预后差。

“热即筋缓,寒则筋急。”患者尺肤筋脉拘急,腹部拘挛疼痛,显然是一个寒症。但脉象表现却是脉数甚,脉数本当主热症,看起来似乎矛盾,其实并不矛盾。因为这里的数脉是虚阳外越所致,其数必大而无力,按之豁然而空,如《四诊抉微》说:“数按不鼓,虚寒相搏。”所以本病的病机关键在肾阳虚衰,肾病及肝,故筋急而现

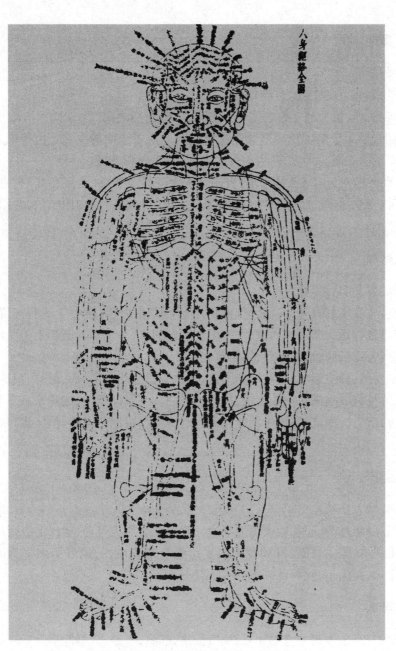

人身经络全图

明代施沛《经穴指掌图》中的人身经络全图

腹者太阴阳明经所布，木贼伤脾，故腹部拘急疼痛。《素问·举痛论》中说："视其五色，黄赤为热，白为寒，青黑为疼。"故色现白色或黑色，说明阴寒内盛，真阳愈衰，因此病情加重，预后不良。治疗本病，急当温里回阳，若以脉疾数为热，而误投寒凉，必致真阳败而难复。

黄帝内经

素问卷之五

五、厥逆

病因：寒邪。

病机：寒邪至髓，上逆于脑。

症状：头痛，齿亦痛。《灵枢·海论》说："脑为髓之海。"《素问·五藏生成》亦说："诸髓者皆属于脑。"所以寒邪侵入骨髓则上逆于脑而为头痛。由于寒重邪深，所以数岁不已。髓为骨之充，齿为骨之余，所以头痛齿亦痛。

治疗：丹波氏云："《圣济总录》方附于五十一卷。李氏《兰室秘藏》有羌活附子汤。罗氏《卫生宝鉴》有麻黄附子细辛汤。危氏《得效方》有白附子散，并治大寒犯脑头痛。"

六、脾瘅

病因：恣食肥甘厚味。

病机：恣食肥甘厚味，可使阳气滞而不达而产生内热，使中气缓而善留产生中满，二者皆致脾运失常湿热内蕴，湿浊上泛则口甜，内热不清甚至产生消渴症。

治疗：芳香醒脾，清化湿热，用兰草汤。

胃主受纳，脾主运化，肥甘厚味太过，必致脾胃运化呆滞，而湿热内蕴。阻碍气机升降，故见胸膈痞满。湿浊上泛，故常感口甜。兰草即佩兰，气味辛平芳香，具有醒脾悦胃，清暑辟浊之功，用于治疗此症，蒸汁内服，可以化湿热，消胀满，口甘亦随之而愈。

七、胆瘅

病因：情志伤胆。

病机：肝胆互为表里，数谋虑而不决，胆郁化火，胆火气逆，胆汁上溢则口苦。

肝主谋虑，胆主决断，肝胆互为表里。患者情志内伤，则肝胆之气为之郁遏。气郁则化火，胆火上逆，胆汁外泄，所以常感口苦。

八、厥病

表现：五有余表现为身热如炭，颈膺如格，喘息，气逆，人迎躁盛；二不足表现为小便癃，太阳脉微细如发。

病机：阳明胃热亢盛则表现五有余，为表实症；太阴脾肺气虚表现二不足，为里虚症。

预后：厥的病机既有阳明胃热亢盛有余的一面，又有太阴脾肺气虚不足的一面，为虚实夹杂之错综复杂之症，因此预后不良。

《灵枢·口问》说："中气不足，小便为之变。"厥病出现癃而一日数十溲者，是

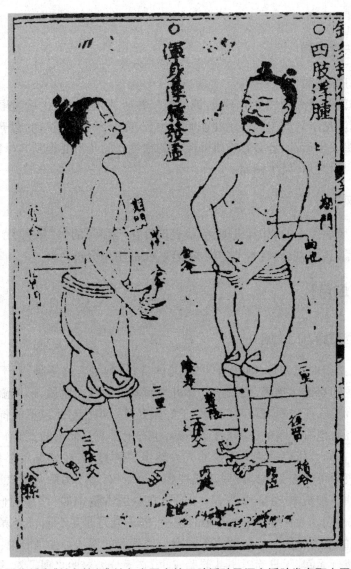

明代何乘《针灸捷径》针灸方图中的四肢浮肿及浑身浮肿发虚取穴图

由于脾气虚衰所致。欲便则不能传送,出之不尽,少间则又欲便,而溲出亦不多。太阴不得水谷之精,故脉微细如发,太阴不足,则阳明亢盛。阳明主肌肉,阳明胃热亢盛所以身热如炭。足阳明胃经挟咽下乳,其输在膺,故颈膺如格,人迎躁急。《素问·逆调论》说:"阳明者,胃脉也,胃者,六府之海,其气亦下行,阳明逆,不得从其道,故不得卧也(喘息不能平卧)。"现在颈膺如格,胃气不得下行而上逆,迫使肺气上逆,喘息气促。加之脾虚不能散精,上归于肺而通调水道下输膀胱,所以经文又说:"颇在肺。"阳明属表,外得五有余,不能行气于表之三阳;太阴属里,内得二不足,不能行气于里之三阴,虚实夹杂,攻补难施,太阴阳明两相离决,预后不良,故经

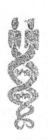

九、先天性癫痫

病因:妊娠中受惊恐刺激。

病机:妊娠大惊,则气上下不通,惊与精气并居,影响胎儿,生后为癫痫病。

惊恐刺激是本病的主因。胎儿在胎中生长,完全靠母体精气的营养,妊娠时受了大惊,气机发生紊乱,势必影响供养胎儿的精气。胎儿不能得到其母精气的正常养育,所以出生之后,发生癫痫。

十、肾风

关于肾风病发生的原因、机理、症状表现等在《素问》的《评热病论》《风论》《水热穴论》诸篇,言之甚详,且本节经文亦较浅显,故不做分析。

【临床应用】

一、为何重身九月而喑

马蒔说:"盖时至九月,则妊胎已久,儿体日长,胞络言之络脉,系于肾经者,阻绝而不通,故间有为之喑者。"就是说,胎儿发育到九月这个阶段,形体渐大,容易阻碍胞络气血流通,所以重身声喑较常见于妊娠九月。当然对此也不能拘泥,临床中有妊娠而喑的,也有不喑的,有九月而喑的,也有七月八月而喑的,随胎儿发育状况不同而有所差异。所以马蒔又说:"非人人然也。"不过,若在妊娠六个月以前发生喑症的,其成因可能多为风寒或风热或神昏不语所致,多不为胎儿渐大压迫胞络所致,故临床须仔细辨察,才不致失误。此外,在中医古籍中如《诸病源候论》《千金方》《妇人大全良方》中都有分经养胎的说法,妊娠九月是足少阴肾经养胎之时,这是九月而喑的重要原因。有的医家不同意分经养胎的说法。如马蒔说:"手足十二经脉,昼夜流行无间,无日无时不共养胎气也,必无分经养胎之理。"对这个问题,还可以做进一步的探讨研究。

二、"无损不足,益有余"的意义

"无损不足,益有余"的本意是告诫人们:妊娠九月而喑,只是一种生理上暂时的反常现象,而不是病邪引起的病理变化,所以无须治疗,待足月分娩后,经脉畅通,气血上充,自然而愈。若妄泻妄补,都会造成疾病。这种观点不仅为历代许多医家所接受,而对临床上处理子喑病仍有一定的实用价值。此段经文对后世有一定的影响。"无损不足,益有余"与《素问·五常政大论》所说的:"无盛盛无虚虚,而遗人夭殃,无致邪,无失正,绝人长命"的意义一样,成为后世临床中必须遵守的

一条重要原则。继《内经》之后，《难经·八十一难》又以"肝实肺虚"为例，告诉医生在临床中不要犯"虚虚实实"之戒，不仅两脏应该如此，就是单独一脏或一腑的病变也应认真辨证，分清虚实。《素问·通评虚实论》中说："邪气盛则实，精气夺则虚。"实为邪气有余，治当驱邪为主；虚为精气不足，治当补正为主。后世对虚症所用的益气、补血、养阴、温阳；对实症所用的发汗、攻下、清热、消导等法，可以说都是遵循《内经》中这一原则发展起来的具体治疗方法。

三、关于五脏积症的名称

除本篇经文外，《素问·腹中论》《灵枢·邪气藏府病形》《灵枢·筋经》等篇都先后提到伏梁、息贲、肥气、奔豚等积症名称。《难经·五十二难》中又补充了"痞气"，并把它们释为五脏积症。即：肝之积名曰肥气；心之积名曰伏梁；脾之积名曰痞气；肺之积名曰息贲；肾之积名曰奔豚。五脏积症的名称，主要是根据它们的形态特征而命名的。其发生的部位，是根据五脏分属部位的理论而定的。如肝位于左、肺藏于右等，并不是直接发生在五脏实体的解剖位置上。此外，除奔豚病之外，其他四脏积症的名称在现今临床上已很少采用。虽属古病名，后世医家也有提及者，如清代《续名医类案》有关于这些病的治案。所以对五脏积病还有研究的必要。秦伯未认为《内经》所说的积聚可能包括现代的肝脾肿大、腹腔器官的肿块和内脏穿孔所引起的局限性腹膜炎等症，是有道理的。

四、经文错简问题

关于伏梁的一段经文，在《素问·腹中论》重复出现，王冰认为此系《腹中论》的经文错简于此。

五、关于"疹筋"与"痃气"的问题

痃气也是古病名，其表现为"近脐左右各有一条筋脉扛起，大者如臂如筒，小者如指，如笔管如弦。"（《杂病源流犀烛》）实际上就是腹腔内弦索状的肿块。所以陈自明说："如痃之状，名曰痃气也。"而王冰在注释本节经文"腹必急"时说："腹急侠齐竖筋俱急。"因此丹波元简认为"筋急"即是"痃气"。丹波氏这个看法有一定的道理，值得进一步深入研究。

六、对疹筋病机的不同看法

在原文分析中曾提到"疹筋"的病机是"阳虚外越，肾病及肝。"这主要依据《内经选读》本按语中的精神所归纳，若深入探讨，也未必符合经旨，结合临床则更难理解。其理由为：病名既为"疹筋"，主要症状表现也是由于筋脉拘急所致的腹痛和腹腔包块，可见病机的重点在肝而不在肾。后世医家论述疹筋病不多见，但言及痃气

的却不少。沈金鳌说："疝者……其源皆由阴阳不和,常多郁塞,又时愤怒动气偏盛,或适当饮食与气缠裹,适当寒冷与气停蓄……逐合并而成形质,悬于脐之左右,故名疝。"林佩琴亦说："皆阴阳不和,冷气搏结经络,血气作楚。"由是观之,疝气主要还是肝经病变。因为肝主疏泄,又主藏血。疏泄正常,气机调畅,血液才能畅通无阻。而在讨论第一节时说过,丹波氏认为《内经》中的疝筋即是后世所说的疝气。所以将经文与后世医家的有关论述联系起来看,疝筋主要是寒滞肝经,气血阴阳不和所致。

大奇论第四十八

【要点解析】

一、论述了某些奇病的脉象,并分析其病机和预后。

二、对脏腑、经脉精气衰败而出现的十四种死症脉象作了形象化的说明,并预计了其相应的死期。

【内经原典】

肝满肾满肺满①皆实,即为肿。肺之雍,喘而两胠满;肝雍,两胠满,卧则惊,不得小便。肾雍,脚下至少腹满,胫有大小②,髀胻大跛,易偏枯。心脉满大,痫瘛筋挛。肝脉小急,痫瘛筋挛。肝脉骛暴,有所惊骇,脉不至若喑,不治自已。肾脉小急,肝脉小急,心脉小急,不鼓皆为瘕。肾肝并沉为石水,并浮为风水,并虚为死,并小弦欲惊。肾脉大急沉,肝脉大急沉,皆为疝。心脉搏滑急为心疝,肺脉沉搏为肺疝。三阳急为瘕,三阴急为疝③,二阴④急为痫厥,二阳⑤急为惊。

脾脉外鼓,沉为肠澼,久自已。肝脉小缓为肠澼,易治。肾脉小搏沉,为肠澼下血,血温⑥身热者死。心肝澼亦下血,二藏同病者可治,其脉小沉涩为肠澼,其身热者死,热见七日死。胃脉沉鼓涩,胃外鼓大,心脉小坚急,皆鬲⑦偏枯,男子发左,女子发右,不喑舌转,可治,三十日起,其从者喑,三岁起,年不满二十者,三岁死。脉至而搏,血衄身热者死,脉来悬钩浮为常脉。脉至如喘,名曰暴厥,暴厥者不知与人言。脉至如数,使人暴惊,三四日自已。脉至浮合,浮合如数,一息十至以上,是经气予不足也。微见九十日死。

脉至如火薪然,是心精之予夺也,草干而死。脉至如散叶,是肝气予虚也,木叶落而死。脉至如省客,省客者脉塞而鼓,是肾气予不足也,悬去枣花而死⑧。脉至如丸泥,是胃精予不足也,榆荚落而死。脉至如横格,是胆气予不足也,禾熟而死。脉至如弦缕,是胞精予不足也,病善言,下霜而死。不言,可治。脉至如交漆,交漆者

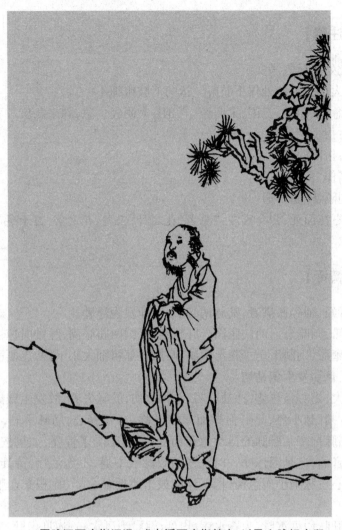

胃脉沉而应指涩滞，或者浮而应指甚大，以及心脉细小坚
硬急疾的，都属气血隔塞不通，当病偏枯半身不遂。

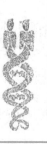

左右傍至也，微见三十日死。脉至如涌泉，浮鼓肌中，太阳气予不足也，少气味，韭
英而死。

　　脉至如颓土之状，按之不得，是肌气予不足也，五色先见黑，白垒发死。脉至如
悬雍，悬雍者浮揣切之益大，是十二俞之予不足也，水凝而死。脉至如偃刀，偃刀者
浮之小急，按之坚大急，五藏菀热，寒热，独并于肾也，如此其人不得坐，立春而死。
脉至如丸滑不直手，不直手者，按之不可得也，是大肠气予不足也，枣叶生而死。脉
至如华者，令人善恐，不欲坐卧，行立常听，是小肠气予不足也，季秋而死。

【难点注释】

①满:此处指脉气满实。

②胫有大小:胫,此处作下肢解。指两下肢粗细不一。

③三阳急,三阴急:三阳,太阳经。三阴,太阴经。急,脉来急疾。下同。

④二阴:指少阴经。

⑤二阳:指阳明经。

⑥温:当作"溢"字。

⑦鬲:同隔,隔阻不通。

⑧悬去枣花而死:张介宾注:"悬者,花之开;去者,花之落,言于枣花开落之时,火旺而水败。"

【白话精译】

肝经、肾经、肺经胀满者,其脉搏必实,当即发为浮肿。

肺脉壅滞,则喘息而两胁胀满。肝脉壅滞,则两胁胀满,睡卧时惊惕不安,小便不利。肾脉壅滞,则胁下至少腹部胀满,两侧胫部粗细大小不同,患侧髀胫肿大,活动受限,日久且易发生偏枯病。

心脉满大,是心经热盛,耗劫肝阴,心神被伤,筋脉失养,故发生癫痫、抽搐及筋脉拘挛等症。肝脉小急,是肝血虚而寒滞肝脉,血不养心,筋脉不利,也能出现癫痫、抽搐和筋脉拘挛。肝脉的搏动急疾而乱,是由于受了惊吓,如果按不到脉搏或突然出现失音的,这是因惊吓一时气逆而致脉气不通,不需治疗,待其气通即可恢复。肾、肝、心三脉细小而急疾,指下浮取鼓击不明显,是气血积聚在腹中,皆当发为瘕病。

肾脉和肝脉均见沉脉,为石水病;均见浮脉,为风水病;均见虚脉,为死症;均见小而兼弦之脉,将要发生惊病。肾脉沉大急疾,肝脉沉大急疾,均为疝病。心脉搏动急疾流利,为心疝;肺脉沉而搏击于指下,为肺疝。太阳之脉急疾,是受寒血凝为瘕;太阴之脉急疾,是受寒气聚为疝;少阴之脉急疾,是邪乘心肾,发为痫厥;阳明之脉急疾,是木邪乘胃,发为惊骇。

脾脉见沉而又有向外鼓动之象,是痢疾,为里邪出表的脉象日久必然自愈。肝脉小而缓慢的,为痢疾邪气较轻,容易治愈。肾脉沉小而动,是痢疾,或大便下血,若血热身热,是邪热有余,真阴伤败,为预后不良的死症。心肝二脏所发生的痢疾,亦见下血,如果是两脏同病的,可以治疗,若其脉都出现小沉而涩滞的痢疾,兼有身热的,预后多不良,如连续身热七天以上,多属死症。

胃脉沉而应指涩滞,或者浮而应指甚大,以及心脉细小坚硬急疾的,都属气血隔塞不通。当病偏枯半身不遂。若男子发病在左侧,女子发病在右侧,说话正常,

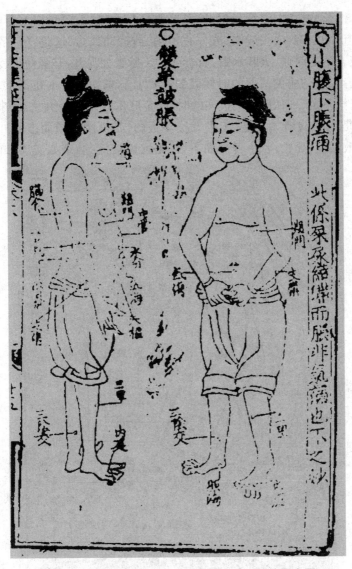

明代何柬《针灸捷径》针灸方图中的小腹下胀痛取穴图

舌体转动灵活，可以治疗，经过三十天可以痊愈。如果男病在右，女病在左，说话发不出声音的，需要三年才能痊愈。如果患者年龄不满二十岁，此为禀赋不足，不出三年就要死亡。脉来搏指有力，病见衄血而身发热，为真阴脱败的死症。若是脉来浮钩如悬的，则是失血的常见之脉。脉来喘息，突然昏厥，不能言语的，名叫暴厥。脉来如热盛之数，得之暴受惊吓，经过三四天就会自行恢复。

　　脉来如浮波之合，像热盛时的数脉一样急疾，一呼一息跳动十次以上，这是经脉之气均已不足的现象，从开始见到这种脉象起，经过九十天就要死亡。脉来如新燃之火，临势很盛，这是心脏的精气已经虚失，至秋末冬初野草干枯的时候就要死

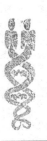

亡。脉来如散落的树叶,浮泛无根,这是肝脏精气虚极,至深秋树木落叶时就要死亡。脉来如访问之客,或去或来,或停止不动,或搏动鼓指,这是肾脏的精气不足,在初夏枣花开落的时候,火旺水败,就会死亡。脉来如泥丸,坚强短涩,这是胃腑精气不足,在春末夏初榆荚枯落的时候就要死亡。脉来如有横木在指下,长而坚硬,这是胆的精气不足,到秋后谷类成熟的时候,金旺木败,就要死亡。脉来紧急如弦,细小如缕,是胞脉的精气不足,若患者反多言语,是真阴亏损而虚阳外现,在下霜时,阳气虚败,就会死亡;若患者静而不言,则可以治疗;脉来如交漆,缠绵不清,左

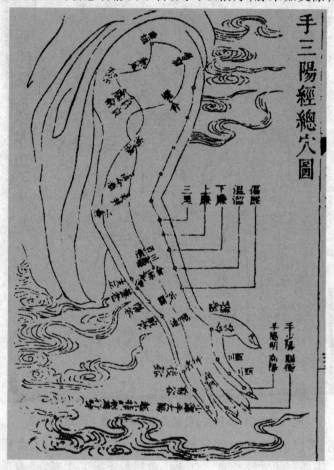

清代吴谦等人所撰《医宗会鉴》中的手三阳经总穴图

右旁至,为阴阳偏败,从开始见到这种脉象起三十日就会死亡。脉来如泉水上涌,浮而有力,鼓动于肌肉中,这是足太阳膀胱的精气不足,症状是呼吸气短,到春天尝到新韭菜的时候就要死亡。脉来如倾颓的腐土,虚大无力,重按则无,这是脾脏精气不足,若面部先见到五色中的黑色,是土败水侮的现象,到春天白藁发生的时候,木旺土衰,就要死亡。如悬雍之上大下小,浮取揣摩则愈觉其大,按之益大,与筋骨

相离,这是十二俞的精气不足,十二俞均属太阳膀胱经,故在冬季结冰的时候,阴盛阳绝,就要死亡。

脉来如仰卧的刀口,浮取小而急疾,重按坚大而急疾,这是五脏郁热形成的寒热交并于肾脏。这样的病人仅能睡卧,不能坐起,至立春阳盛阴衰时就要死亡。脉来如弹丸,短小而滑,按之无根,这是大肠的精气不足,在初夏枣树生叶的时候,火旺金衰,就要死亡。脉来如草木之花,轻浮柔弱,其人易发惊恐,坐卧不宁,内心多疑,所以不论行走或站立时,经常偷听别人的谈话,这是小肠的精气不足,到秋末阴盛阳衰的季节就要死亡。

【专家评鉴】

一、肝、肾、肺三脉壅滞之主病

原文:"肝满……易偏枯",阐述了肝经、肾经、肺经三条经脉壅滞不通所产生的病症。正如《素问·通评虚实论》中所云:"邪气盛则实。"说明肝、肾、肺的经脉为邪气壅滞而满实,出现臃肿的征象。现将三脏发病机理归纳列表如下:

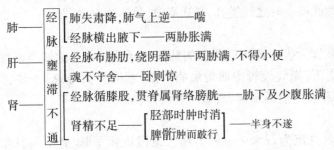

二、寸口脉的变化及主病

原文:"心脉满大……热甚,七日死。"以寸口之脉的变化来推测脏腑的病症及预后。

(一)痫瘛筋挛。

"心脉满大,痫瘛筋挛。肝脉小急,痫瘛筋挛。"阐述了心肝二脏有病,均可致痫瘛筋挛之症,并反映在寸口的脉象上。"心脉满大",是心经热盛,耗伤肝阴,心神被伤,筋脉失养而出现癫痫抽搐和筋脉挛急。肝藏血主筋,其脉小为肝血不足,筋脉失养;急为寒滞肝脉,筋脉不利;邪犯心神(母病及子),也能出现癫痫抽搐及筋脉拘挛。同一病症,一为内热所致,一为寒滞及血虚所生。一病位在心,一病位在肝,均可以脉象来判断,说明了诊脉的重要性,并提示临症要脉症合参。

(二)喑

"肝脉鹜暴……不治自已。"此句从肝脉疾急或不至,而症见突然失音,则知为

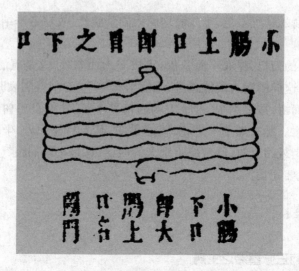

明代张介宾《类经图翼》脏腑图中的小肠上下口图

惊骇所致。正如《类经》对"诸经脉症死期"注:"惊骇者,肝之病,故肝脉急乱者,因惊骇而言。甚有脉不至而声喑者,以猝惊则气逆,逆则脉不通,而肝经之脉,循喉咙,故声喑而不出也。然此特一时之气逆耳,气通则愈,故不治自已。"

(三)瘕

"肾脉不急……不鼓皆为瘕。"此句说明瘕的脉象。肾、肝、心三脉细小而急为寒甚,浮取不能鼓出于指下,则气聚腹中而为瘕病。如《素问·大奇论》王注:"小急为寒甚,不鼓则血不流,血不流而寒薄,故血内凝而为瘕也。

(四)以脉辨证

1.肝肾脉辨证:"肾肝并沉为石水……皆为疝。"本段论述了肝、肾不同脉象的主症。

其一,并沉为石水:阳虚阴盛,阴寒凝于内,无力鼓动脉搏,故脉现沉象。如张介宾说:"肾肝在下,肝主风,肾主水。肾肝俱沉者,阴中阴病也,当病石水。石水者,凝结少腹,沉坚在下也。"水性沉潜,"水冬则冰",遇阳则化,今阳虚阴盛,故水湿停留于下焦,发为石水。学习本篇经文可结合《素问·阴阳别论》:"阴阳结斜,多阴少阳,曰石水,少腹肿。"《金匮要略·水气病脉症并治》:"石水其脉自沉,外症腹满不喘。"对病机、症候均有补充。

其二,并浮为风水:风性轻扬,其性向外,故脉浮为风邪所袭。下焦生水,风入下焦,风水相搏,故主风水。

其三,并虚为死:肾为五脏之根,肝为气机升发之主,脉虚为生气没有根源,故主死候。

其四,并小弦欲惊:肾藏精,肝藏血,精血同源。今脉细小为精血不足,弦为肝脉,说明肝肾精血不足,魂不守舍,故主惊。

其五,并大急沉,皆为疝:王冰注:"疝者,寒气结聚所为也。"肝肾之脉络小腹环阴器;今脉大,"大则病进",主邪气盛,急为寒,沉主里,说明寒邪结聚肝肾之脉,气血运行不畅,故为疝。

2.心肺脉辨证:"心脉搏滑急为心疝","肺脉沉搏为肺疝。"此言寒邪侵犯心、肺二脏而成疝病的脉象。其中心脉滑主湿,急主寒,搏即搏指有力,主邪盛,说明寒湿之邪盛,上乘于心,遂成心疝。肺脉应浮而反沉,是寒邪盛,且脉搏击于指下,故为肺疝。

3.急脉辨证:"三阳急瘕……二阳急为惊。"说明同一急脉,显于不同的脏腑,所主的症候有异。若三阳(手足太阳)脉急,为小肠、膀胱受寒,寒则气攻,气聚不散而成症瘕。三阴(手足太阴)脉急为肺脾受寒,脏气结聚不散而成疝病;二阴(手足少阴)脉急,为心肾阳虚,神失所养,导致昏迷倾仆,不省人事之痫厥;二阳(手足阳明)脉急,为寒邪入于胃肠,"胃不和则卧不安。"洒淅动形而成惊。

4.以脉辨肠澼及其预后:"脾脉外鼓沉,为肠澼……热见七日死"。肠澼乃今之下痢,脾肝肾心皆有,其脉与兼症不同,预后有别。脾脉外鼓沉,沉为在里,外鼓为邪不甚深,有外出之象,故久则自行恢复,正如张介宾注云:"沉为在里,而兼外鼓者,邪不甚深,虽为肠澼,久当自已。"肝脉细小而和缓,为病邪轻微,有胃气,故易治。"肾脉小搏沉",小为阴血不足,搏为阳热炽盛,沉主里病,即在内阴血虚而阳热盛,今伴下血,使阴血更亏。《素问·通评虚实论》中云:"帝曰:肠澼便血何如? 岐伯曰:身热则死,寒则生。"热邪炽盛,灼伤真阴,故预后不良而死。"心肝澼亦下血",张志聪注:"夫心主生血,肝主藏血,是以心肝二脏,受阳盛之气而为肠澼者,亦下血"。"二脏同病者可治"。阐明了心肝二脏病肠澼下血,二脏同病者,是为顺症,故可以治。"其脉小沉为肠澼,其身热者死;热见,七日死。"王冰注:"肠澼下血而身热者,是火气内绝,去心而归于外也,故死。火成数七,故七日死。"张介宾注云:"脉沉细者不当热,今脉小身热,是为逆,故当死。而死于热见七日者,六阴败尽也。"以上注释一指阳气外脱,一指阴气内败皆是死症,可并存。说明心肝二脏痢疾下血,其脉沉为里,可望渐复,反之身热则使阴血更伤,是为死症。如果高热持续七日的就会死亡,是因"六藏之阴气终也。"

5.以脉辨偏枯及预后:"胃脉沉鼓濇……三岁死。"本段经文以胃脉辨别偏枯及推知预后。《类经》对"诸经脉症死期"注:"胃为水谷之海,心为血脉之主,胃气既伤,血脉又病,故致上下否膈,半身偏枯也。男子左为逆,右为从;女子右为逆,左为从。今以偏枯而男子发左,女子发右,是逆症也。若声不瘖,舌可转,则虽逆于经,未甚于脏,乃为可治,而一月当起。若偏枯而瘖者,肾气内竭而然,其病必甚,如《脉解》篇曰:'内夺而厥,则为瘖俳,此肾虚也。'正以肾脉循喉咙,挟舌本故耳……若男子发于右而不发于左,女发于左而不发于右,皆谓之从。从,顺也。然症虽从,而声则瘖,是外轻而内重也,故必三岁而后起,以气血方刚之年,辄见偏枯废疾,此禀赋不足,早雕之兆也,不出三年死矣。"以上论述充分说明胃为"水谷之海",是五脏六腑筋骨肌肉营养供给的源泉,为多血多气之腑。今脉沉涩为气血不足,阴血耗损,阳气外浮,故见浮大无力之脉,心主血脉,其脉小为血不足,坚急为寒,心气虚寒而血脉不行。心胃既病,筋骨肌肉皆失所养,遂成气血痹膈之偏枯。对偏枯的预后,若男子发病在左边,女子发病在右边,则"不瘖舌转可治,三十日起。""不瘖舌转"说明肾气未伤,病犹未甚,故可治,一月当愈。相反,"其从者瘖,三岁起,年不满二十者,三岁死。"所谓从者,即男子病发在右侧,女子发于左侧。死生之分的道理在《素问·上古天真论》就有论述,曰:"女子三七,男子三八","肾气平均",故年满20岁者病虽深而不为逆,三年后当愈;不满20岁者,肾气先折,气血早衰,故3年后当死。

6.衄血:原文"脉至而搏……脉来悬钩浮为常脉",是阐述热邪迫血妄行所引起的各种出血,若脉现搏指有力,身热不退,说明邪热盛,出血不会停止,就会导致真阴败脱而见死症。若脉来始悬钩而浮的(似今之芤脉)为常见脉象。

7.暴厥的脉象与预后:经文从"脉至如喘……三四日自已",说明暴厥的脉象与预后。脉象急促,不省人事,不能语言是由于痰热过盛,蒙蔽心神而致。若暴惊使气血一时性运动加快故见脉数,气平则已,故三四日自愈。

三、十四种怪脉

原文"脉至浮合……季秋而死"论述了各脏腑经脉精气不足所见到的十四种怪脉的含义、体象、主病及预后,为临床诊断疾病提供了资料,有一定的参考价值。依据原文参考后世医家注释归纳列表如下。(见表48-1)

表48-1 十四怪脉表

名称	物候	体象	主病	预后
如浮合	脉如水波浮泛,如波涛忽分忽合	疾数无根,一息十至以上,极难分辨,浮于皮肤	十二经气绝	过九十日死(季节交换,不能适应)
如火薪燃	脉如薪燃,忽起忽落,瞥瞥不定其形	洪大无根,忽大忽小,其形多变	心精气被夺	草干死(秋末冬初,水克火)
如散叶	脉如风吹散叶,飘虚散涣	散乱无根,其形不定	肝精气极虚	木落叶死(秋天,金克木)
如省客	脉如访友省亲,或停或走	脉忽来忽去欲绝,至则应指无力	肾精气已虚	悬去枣花死(初夏火旺水败)
如泥丸	脉如泥丸之圆而不滑	脉来圆而不利,坚而短涩	胃精气不足	榆荚落而死(春末,木克土)

名称	物候	体象	主病	预后
如横格	脉如横木格拒于内	脉长而坚硬,毫无柔和之象	胆气不足	禾熟而死(秋末,金克木)
如弦缕	脉细如线,坚直如弦	脉细而直,坚急不和	胞络精气不足	善言者下霜死(善言为真元气泄,下霜则虚阳败尽故死),不言者可治(不言为真元未泄,故可治)
如交漆	脉如绞滤漆汁,四面流散	脉大洪溢,柔缓无力,大小不匀	脏腑俱虚,气血皆弱,冲任绝	过三十日死(三十日为月建之易,故阴阳偏败则死)
如涌泉	脉如泉之涌,由下而上	脉乍来乍停,有升无降,无根外脱	膀胱精气虚损	韭英死(春天水气渐衰)
如颓土	脉如废朽之土,松而易散	脉虚大无力,按之即无	脾(肌肉)精气绝	白蘦发生死(春天,木克土)
如悬壅	脉如悬壅垂,上大下小	脉浮取小而沉取大	十二经背俞不足	水凝死(冬天,寒则经气凝涩不通)
如偃刀	脉如仰起之刀口,锐而背坚	脉浮取小而急,沉取大而坚	五脏郁热,肾阳将败	立春死(阳气渐盛,阴气渐衰)
如丸滑	脉如弹丸之光滑	脉滑小无根,按之即无	大肠精气不足	枣叶生死(初夏,大肠属金,火克金)
如华	脉如花,轻浮软弱	脉软无力,浮于皮肤	小肠精气不足	季秋而死(九月小肠属火,水气渐盛,水克火)

【临床应用】

一、诊脉在诊断奇病的应用

本篇列举了壅肿、痫瘛筋挛、瘕病、水病、疝病、肠澼、偏枯、失血、惊厥等奇病的脉象,指出了同是一种病症,它的病因、病位的不同,体现在脉象和脉象的部位上也不一样。例如"痫瘛筋挛",若心经热盛,热伤心神而引起的癫痫抽搐;子病及母,热盛伤阴,肝阴耗竭,筋脉失养引起筋挛等反映在脉象上则见心脉满大。若由于寒滞肝脉,筋脉不利而引起的痫瘛筋挛反映在脉象上则见肝脉小急。又如"瘕"病都为小急不鼓,病因是阴邪聚于阴分,但反映在肝、肾、心脉部位上的不同,就可推知病在于何脏何经了。这说明病因虽同而病位不同,也要通过脉诊来分辨。由此看出,脉诊在辨证论治上有着重要作用。另外,临床诊断时一定要症脉合参,认识疾病,确定治法。不要一味只求脉诊就断定病之好坏及所在、预后等,即所谓的"神脉",这是不科学的。后世医家也有二十八种脉主病的舍症从脉,舍脉从症的经验介绍,但必须辨明脉症真假,以决定取舍,即所谓:症真脉假必须舍脉从症,症假脉真的必须舍症从脉。本篇的精神是指导人们通过以脉诊为主,结合其他兼症来辨析疾病的机理,认清疾病的本质,做出对疾病的预后。

二、关于"怪脉"的问题

本篇所论述的"十四种怪脉"即十四种不同寻常脉的脉象,其共同特点是:从含义上讲,凡脉象出现乖戾不和,无有生气,不同寻常的脉,皆为怪脉,又称无根脉、无神脉、无胃脉、真脏脉、死脉等。从体象上讲,怪脉节律不齐,浮散无根,弦硬坚急,往来无伦。从病机上认为,怪脉皆由脏腑精气竭绝,神气将脱,胃气大伤,人体内环境极度紊乱所致。从预后讲,说明生机已绝,死期不远。本篇论述的十四种怪脉是古人的临床观察,在临床上只能验证,不可拘泥。元代危亦林《世医得效方》列怪脉为十种,称为"十怪脉",后世医家又在十怪脉中除去偃刀、转豆、麻促称为"七绝脉"。这些脉象临床上可以遇到,故根据《中医诊断学》(高等医药院校中医专业教材五版)将七绝脉的形态及临床意义分述如下:

釜沸脉:脉在皮肤,浮数之极,至数不清,如釜中沸水,浮泛无根。为三阳热极,阴液枯竭之候,主脉绝,多是临死前的脉象。

鱼翔脉:脉在皮肤,头定而尾摇,似有似无,如鱼在水中游动,此为三阴寒极,阳亡于外之候。

虾游脉:脉在皮肤,如虾游水,时而跃然而去,须臾又来,其急促躁动之象仍如前。为孤阳无依、躁动不安之候,主大肠气绝。

屋漏脉:脉在筋肉之间,如屋漏残滴,良久一滴,即脉搏极迟慢,溅起无力,此为胃气营卫将绝之候。

雀啄脉:脉在筋肉间,连连数急,三五不调,止而复作,如雀啄食之状,此为脾无谷气,已绝于内。

解索脉:脉在筋肉之间,乍疏乍密,如解乱绳状。这是一种时快时慢,散乱无序的脉象,为肾与命门之气皆亡。

弹石脉:脉在筋骨之下,如指弹石,辟辟凑指,毫无柔和软缓之象,此为肾气竭绝之象。

脉解第四十九

【要点解析】

一、介绍了六经与月份的配合以及相应的月建。

二、分析了四时阴阳盛衰与六经病变的关系。

三、详细解释了六经病变的机理。

【内经原典】

太阳所谓肿腰脽痛者①，正月太阳寅②，寅太阳也，正月阳气出在上而阴气盛，阳未得自次也③，故肿腰脽痛也。病偏虚为跛者④，正月阳气冻解地气而出也，所谓偏虚者，冬寒颇有不足者，故偏虚为跛也。所谓强上引背者⑤，阳气大上而争，故强上也。所谓耳鸣者，阳气万物盛上而跃，故耳鸣也。所谓甚则狂巅疾⑥者，阳尽在上而阴气从下，下虚上实，故狂巅疾也。所谓浮为聋⑦者，皆在气也。所谓入中⑧为瘖者⑨，阳盛已衰，故为瘖也。内夺⑩而厥，则为瘖俳⑪，此肾虚也，少阴不至者，厥也。

少阳所谓心胁痛者，言少阳盛⑫也，盛者，心之所表也⑬，九月阳气尽而阴气盛，故心胁痛也。所谓不可反侧⑭者，阴气藏物⑮也，物藏则不动，故不可反侧也。所谓甚则跃者，九月万物尽衰，草木毕落而坠，则气去阳而之阴⑯，气盛而阳之下长⑰，故谓跃。

阳明所谓洒洒振寒⑱者，阳明者午也⑲，五月盛阳之阴⑳也，阳盛而阴气加之，故洒洒振寒也。所谓胫肿而股不收者，是五月盛阳之阴，阳者衰于五月，而一阴气上，与阳始争，故胫肿而股不收也。所谓上喘而为水者，阴气下而复上，上则邪客于藏府间，故为水也㉑。所谓胸痛少气者，水气在藏府也，水者阴气也，阴气在中，故胸痛少气也。所谓甚则厥，恶人与火，闻木音则惕然而惊者，阳气与阴气相薄，水火相恶㉒，故惕然而惊。所谓欲独闭户牖而处者㉓，阴阳相薄也，阳尽而阴盛，故欲独闭户牖而居。所谓病至则欲乘高而歌，弃衣而走者，阴阳复争，而外并于阳，故使之弃衣而走也。所谓客孙脉则头痛鼻衄腹肿㉔者，阳明并于上，上者则其孙络太阴也，故头痛鼻衄腹肿也。

太阴所谓病胀者，太阴子也㉕，十一月万物气皆藏于中，故曰病胀。所谓上走心为噫者，阴盛而上走于阳明，阳明络属心㉖，故曰上走为噫也。所谓食则呕者，物盛满而上溢，故呕也。所谓得后与气则快然如衰㉗者，十二月㉘阴气下衰，而阳气且出，故曰得后与气则快然如衰也。

少阴所谓腰痛者，少阴者肾也，十月万物阳气皆伤㉙，故腰痛也。所谓呕欬上气喘者,阴气在下,阳气在上,诸阳气浮,无所依从,故呕欬上气喘也。所谓色色不能久立久坐㉚,起则目䀮䀮无所见者㉛,万物阴阳不定未有主也㉜,秋气始至,微霜始下,而方杀万物,阴阳内夺,故目䀮䀮无所见也。所谓少气善怒者,阳气不治㉝,阳气不治则阳气不得出,肝气当治而未得,故善怒,善怒者名曰煎厥㉞。所谓恐如人将捕之者,秋气万物未有毕去㉟,阴气少,阳气入,阴阳相薄,故恐也。所谓恶闻食臭㊱者,胃无气㊲,故恶闻食臭也。所谓面黑如地色㊳者,秋气内夺㊴,故变于色也。所谓欬则有血者㊵,阳脉伤㊶也,阳气未盛于上而脉满㊷,满则欬,故血见于鼻也。

厥阴所谓癫疝㊸,妇人少腹肿者,厥阴者辰也㊹,三月阳中之阴㊺,邪在中,故曰癫疝少腹肿也。所谓腰脊痛不可以俯仰者,三月一振荣华㊻,万物一俯而不仰㊼也。所谓癫癃疝肤胀者㊽,曰阴亦盛而脉胀不通,故曰癫癃疝也。所谓甚则嗌干热中者,阴阳相薄而热,故嗌干㊾也。

【难点注释】

①肿腰脽痛:谓腰部和臀部肿胀疼痛。脽,臀部。《说文》:"脽,尻也"。唐王冰:"脽,臀肉也";"肿腰脽痛,以其脉抵腰中,入贯臀,过髀枢,故尔。"

②正月太阳寅:唐王冰:"正月三阳生,主建寅。三阳谓之太阳,故曰寅,太阳也。"正月是年之首,太阳为三阳主气,故三阳经以太阳经为首,所以正月配属太阳;正月的月建在寅,故说"正月太阳寅"。

③阳未得自次:谓阳气未能按正常的次序,在其所主时令中旺盛。次,次序、次等。自次,即自己应该所属的位次,这里指气候所主时令月份的位次。唐王冰:"正月虽三阳生,而天气尚寒,以其尚寒,故曰阴气盛,阳未得自次。次,谓立旺之次也。"

④病偏虚为跛者:谓一侧的阳气偏虚,而发生下肢跛行。跛,下肢有病,行走不正常,又俗称瘸腿。明张介宾:"足太阳病有或左或右偏虚为跛者,应三阳不足于下也。"

⑤强(jiàng 音绛)上引背:谓头项强滞而牵引及背部。强,强滞不柔顺之意。唐王冰:"强上,谓颈项禁强也,甚则引背矣。"

⑥狂巅疾:指狂病、癫痫病。巅,通"癫"。

⑦浮为聋:谓气逆上浮而发生耳聋。清高士宗:"是逆气上浮而为聋。"

⑧入中:谓阳气入走于内。唐王冰:"阳气盛,入中而薄(迫)于胞肾,则胞络肾络气不通,故喑也。胞之脉系于肾,肾之脉挟舌本,故喑不能言也。"

⑨瘖(yīn 音因):音哑,不能出声。

⑩内夺:谓色欲太过,使精气内耗。明吴昆:"内,谓房劳也;夺,耗其阴也。"

⑪瘖俳(pái 音排):病名,又作"瘖痱"。多由肾精亏损,以致肾气厥逆而成。临床以舌瘖不能言语,肢体痿废不用为主症。《奇效良方》:"瘖痱之状,舌瘖不能

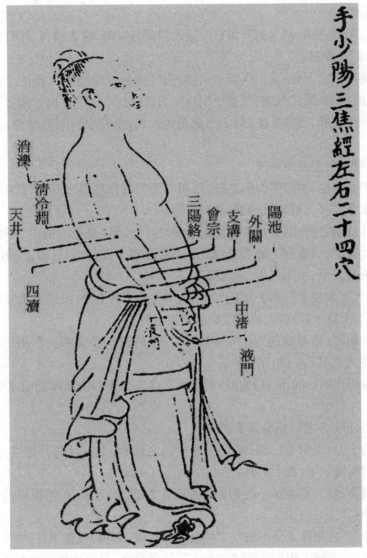

手少陽三焦經左右二十四穴

消濼
清冷淵
天井
四瀆

陽池
外關
支溝
會宗
三陽絡

中渚
液門

明抄本《普济方》中的手少阳三焦经左右二十四穴图

语,足废不为用。"明张介宾:"俳,音排,无所取义,误也。当作痹。"

⑫少阳盛:谓少阳经邪气盛。明马莳:"心胁痛者,正以少阳邪气之盛耳。盖胆之脉行于胁,而心之脉出于腋,为心之衰,故为心胁痛。"

⑬"盛者"二句:谓少阳经邪气盛必定累及于心,病本在少阳,标在心。明张介宾:"少阳属木,木以生火。故邪之盛者,其本在胆,其表在心。表者,标也。"

⑭不可反侧:即不可转身侧卧。《灵枢·经脉》:"胆足少阳之脉……是动则病……心胁痛,不能转侧。"

⑮阴气藏物:谓自然界阴气盛,万物开始蛰藏。明张介宾:"阴邪凝滞,藏伏阳

中,喜静恶动"。

⑯气去阳而之阴:谓气离开阳分而进入到阴分。阳,指表而言。阴,指里而言。之,有"入到"的意思。

⑰气盛而阳之下长:谓阴气盛于上部,阳气循足少阳经下行到足,使两足的阳气相对增加。明吴昆:"气盛,气盛于阴也。之,往也。下,下体也。阳之下,谓阳气往下。如少阳之脉,出膝外廉,行于两足是也。长,生长也。阳为动物,长于两足,故令跃。"

⑱洒洒振寒:恶寒而寒战。

⑲阳明者午也:谓阳明为阳之极盛,相当于五月自然界之盛阳,故阳明配属于五月。明张介宾:"五月阳气明盛,故曰阳明。"

⑳五月盛阳之阴:谓五月虽是阳气最盛的时令,但"夏至一阴生",阴气在此时也就逐渐生发了。《素问·脉要精微论》:"夏至四十五日,阴气微上,阳气微下。"唐王冰:"五月夏至,一阴气上,阳气降下。"

㉑"阴气下而复上"三句:谓阳气渐衰,阴气从下而上升,阳虚失于气化,阴邪留而为水;水邪上迫于肺则喘,泛溢于肌肤则为水肿。

㉒水火相恶:是对前句"阳气与阴气相薄"的进一步说明。谓阳明经的阳气(火)与上逆之阴邪(水)相互交争。

㉓欲独闭户牖(yǒu 音有)而处:谓患者喜欢独居于门窗紧闭的暗室里。牖,指窗户。

㉔鼻鼽(qíu 音求):指鼻塞不通。

㉕太阴子也:太阴为三阴,是三阴经中阴之最者;十一月的月建在子,阴气最盛。故太阴配属于子,在十一月。

㉖阳明络属心:《灵枢·经别》:"足阳明之正,上至髀,入于腹里,属胃,散之脾,上通于心。"

㉗得后与气:指排大便与矢气。明马莳:"后者,圊也;气者,肛门失气也。"

㉘十二月:隋杨上善《太素》作"十一月";张介宾、吴昆皆同。根据其余五经脉病症文例,结合下句"阴气下衰,而阳气且出",是指"冬至",故可从《太素》"十一月"解。

㉙十月万物阳气皆伤:谓十月为冬之初、阴之少者,足少阴肾经配属十月,天地间的阳气也皆衰退。明马莳:"少阴者,初阴也,十月为孟冬,是亦少阴也。"多数注家皆持上说。隋杨上善却认为"十月"当为"七月","七月秋气始至,故曰少阴。"若结合本段下文"秋气始至,微霜始下,而方杀万物",似以杨氏"七月"较妥。

㉚色色不能久立久坐:谓患者忧郁不乐,心神不安,坐立不宁的状态。色色,《甲乙经》《太素》作"邑(yì)邑",为多数注家所遵从。邑与"悒"通,有忧郁不乐,心神不安的意思。

㉛目眴眴(huāng 音荒)无所见:谓两目昏花,视物不清。眴,目不明之意。

㉜万物阴阳不定未有主也:谓万物因为阳气被伤,阴阳失调而失去自身主持平衡的能力。不定,即不平衡,不稳定之意。

㉝不治:谓不平衡,失调、失常之意。治,有安定,有秩序之意,与"乱"相对而言。

㉞煎厥:古病名。指内热消烁阴液而出现的昏厥病症。《素问·生气通天论》:"阳气者,烦劳则张,精绝,辟积于夏,使人煎厥。目盲不可以视,耳闭不可以听,溃溃乎若坏都,汨汨乎不可止。"

㉟秋气万物未有毕去:谓在秋天时,万物的阳气虽已开始减弱,但尚未全部退尽。毕,全部之意。

㊱恶(wù 音误)闻食臭(xiù 音秀):谓不愿闻到食物的气味。食臭,指食物气味。

㊲胃无气:谓胃气衰败,失去受纳消化食物的功能。

㊳面黑如地色:谓面色呈青黑色。清高士宗:"地色,地苍之色,如漆柴也。"

㊴秋气内夺:谓秋令肃杀之气,内伤其脏腑精气,精气内亏,不能上荣其色。

㊵有血:指"血见于鼻",即衄血。

㊶阳脉伤:谓阳络损伤。此指衄血的病机。阳脉,指上部的脉络。《灵枢·百病始生》:"阳络伤则血外溢,血外溢则衄血。"

㊷阳气未盛于上而脉满:谓在上部阳气未盛之际,阴血上乘阳位,导致阳脉满,阳络伤等病机。

㊸癩(tuí 音颓)疝:病名,疝病之一。临床以阴囊睾丸肿胀,坚硬如石,重坠疼痛为主要表现。多由寒湿内侵,留滞厥阴肝经,气血瘀滞所致。

㊹厥阴者辰也:谓厥阴配属于三月。辰,指农历三月。春季三月,阳气方生,阴气将尽,月建在辰;厥阴为阴之将尽,阳气渐生之经,故将厥阴与三月相配。清高士宗:"厥阴主春之终,故厥阴者辰也。辰,三月也。"

㊺三月阳中之阴:谓三月春季属阳,然此时阳气方生,而阴气未尽。清高士宗:"三月之时,其气将阳;阳中之阴,言阳未尽阳,阴中有阳也。"

㊻三月一振荣华:谓在三月之时,阳气为之振奋,万物开始生发茂盛。明张介宾:"三月一振,阳气振也,故荣华万物。"

㊼一俯而不仰:即俯而不伸仰。这里借草木枝叶低垂之状,来比喻患者腰脊疼痛,活动不利,只能俯屈,难以仰伸的症状。清张志聪:"草木繁茂,枝叶下垂,一惟俯而不仰,即偃偻之状。"

㊽癩癃疝肤胀:谓前阴肿痛,小便不利,而肌肤肿胀。清张志聪:"癩癃疝,阴器肿而不得小便也。"清高士宗:"阴器肿,不得小便,则肤胀也。"

㊾嗌(yì 音易)干:指咽喉干燥。嗌,咽喉。

【白话精译】

太阳经有所谓腰肿和臀部疼痛的，是因为正月属于太阳，而月建在寅，正月是阳气升发的季节，但阴寒之气尚盛，阳气未能依正常规律，逐渐旺盛，当旺不旺，病及于经。故发生腰肿和臀部疼痛。病有阳气不足而发为偏枯跛足的，是因为正月里阳气促使冰冻解散，地气从下上出，由于寒冬的影响，阳气颇感不足，若阳气偏虚于足太阳经一侧，则发生偏枯跛足的症状。所谓颈项强急而牵引背部的，是因为阳气剧烈地上升而争引，影响于足太阳经脉，所以发生颈项强急。所谓出现耳鸣症状的，是因为阳气过盛，好像万物向上盛长而活跃，盛阳循经上逆，故出现耳鸣。所谓阳邪亢盛发生狂病癫痫的，是因为阳气尽在上部，阴气却在下面，下虚而上实，所以发生狂病和癫痫病。所谓逆气上浮而致耳聋的，是因为气分失调，阳气进入内部不能言语的，是因为阳气盛极而衰，故不能言语。若房事不节内夺肾精，精气耗散而厥逆，就会发生瘖痱病，这是因为肾虚，少阴经的精气不至而发生厥逆。

少阳所以发生心胁痛的症状，是因少阳属九月，月建在戌，少阳脉散络心包，为心之表，九月阳气将尽，阴气方盛，邪气循经而病，所以心胁部发生疼痛。所谓不能侧身转动，是因为九月阴气盛，万物皆潜藏而不动，少阳经气应之，所以不能转侧。所谓甚则跳跃，是因为九月万物衰败，草木尽落而坠地，人身的阳气也由表入里，阴气旺盛在上部，阳气向下而生长，活动于两足，所以容易发生跳跃的状态。

阳明经有所谓洒洒振寒的症状，是因为阳明旺于五月，月建在午，五月是阳极而阴生的时候，人体也是一样，阴气加于盛阳之上，故令人洒洒然寒栗。所谓足胫浮肿而腿弛缓不收，是因为五月阳盛极而阴生，阳气始衰，在下初生之一阴，向上与阳气相争，致使阳明经脉不和，故发生足胫浮肿而两腿弛缓不收的症状。所谓因水肿而致喘息的，是由于土不制水。阴气自下而上，居于脏腑之间，水气不化，故为水肿之病，水气上犯肺脏。所以出现喘息的症状。所谓胸部疼痛呼吸少气的，也是由于水气停留于脏腑之间，水液属于阴气，停留于脏腑，上逆于心肺，所以出现胸痛少气的症状。所谓病甚则厥逆，厌恶见人与火光，听到木击的声音则惊惕不已，这是由于阳气与阴气相争，水火不相协调，所以发生惊惕一类的症状。所谓想关闭门窗而独居的，是由于阴气与阳气相争，阳气衰而阴气盛，阴主静，所以病人喜欢关闭门窗而独居。所谓发病则登高处而歌唱，抛弃衣服而奔走的，是由于阴阳之气反复相争，而外并于阳经使阳气盛，阳主热主动，热盛于上，所以病人喜欢登高而歌，热盛于外，所以弃衣而走。所谓客于孙脉则头痛、鼻塞和腹部肿胀的，是由于阳明经的邪气上逆，若逆于本经的细小络脉，就出现头痛鼻塞的症状，若逆于太阴脾经，就出现腹部肿胀的症状。

太阴经脉有所谓病腹胀的，是因为太阴为阴中之至阴，应于十一月，月建在子，此时阴气最盛，万物皆闭藏于中，人气亦然，阴邪循经入腹，所以发生腹胀的症状。

所谓上走于心而为噯气的,是因为阴邪盛,阴邪循脾经上走于阳明胃经,足阳明之正上通于心,心主噯气,所以说上走于心就会发生噯气。所谓食入则呕吐的,是因

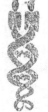

《小儿推拿法》按摩图中的背上诸穴图

为脾病,食物不能运化,胃中盛满而上溢,所以发生呕吐的症状。所谓得到大便和矢气就觉得爽快而病减的,是因为十二月阴气盛极而下衰,阳气初生,人体也是一样,腹中阴邪得以下行,所以腹胀噯气的病人得到大便或矢气后,就觉得爽快,就像病减轻了似的。

少阴有所谓腰痛的,是因为足少阴经应在十月,月建在申,十月阴气初生,万物肃杀,阳气被抑制,腰为肾之府,故出现腰痛的症状。所谓呕吐、咳嗽、上气喘息的,是因为阴气盛于下,阳气浮越于上而无所依附,少阴脉从肾上贯肝膈入肺中,故出现呕吐、咳嗽、上气喘息的症状。所谓身体衰弱不能久立,久坐起则眼花缭乱视物不清的,是因为七月秋气始至,微霜始降,阴阳交替尚无定局,万物因受肃杀之气而衰退,人体阴阳之气衰夺,故不能久立,久坐乍起则两目视物不清。所谓少气善怒

的。是因为秋天阳气下降，失去调气作用少阳经阳气不得外出，阳气郁滞在内，肝气郁结不得疏泄，不能约束其所管，故容易发怒，怒则气逆而厥，叫作"煎厥"。所谓恐惧不安好像被人捕捉一样，是因为秋天阴气始生，万物尚未尽衰，人体应之，阴气少，阳气入。阴阳交争，循经入肾，故恐惧如人将捕之。所谓厌恶食物气味的，是因为肾火不足，不能温养化源，致使胃气虚弱，消化功能已失故不欲进食而厌恶食物的气味。所谓面色发黑如地色的，是因为秋天肃杀之气耗散内脏精华，精气内夺而肾虚，故面色变黑。所谓咳嗽则出血的，是上焦阳脉损伤，阳气未盛于上，血液充斥于脉管，上部脉满则肺气不利，故咳嗽，络脉伤则血见于鼻。

厥阴经脉为病有所谓癫疝及妇女少腹肿的，是因为厥阴应于三月，月建在辰，三月阳气方长，阴气尚存，阴邪积聚于中，循厥阴肝经发病，故发生阴囊肿大疼痛及妇女少腹肿的症状。所谓腰脊痛不能俯仰的，是因为三月阳气振发，万物荣华繁茂，然尚有余寒，人体应之，故出现腰脊疼痛而不能俯仰的症状。所谓有癫癃疝、肤皮肿胀的，也是因为阴邪旺盛，以致厥阴经脉胀闭不通，故发生前阴肿痛、小便不利以及肤胀等病。所谓病甚则咽干热中的，是因为三月阴阳相争而阳气胜，阳胜产生内热，热邪循厥阴肝经上逆入喉，故出现咽喉干燥的症状。

【专家评鉴】

一、解释太阳经脉病症

（一）太阳经的月份配属

"正月太阳寅。寅，太阳也。"这就指出了太阳经脉所配属的月份是正月，月建在寅。关于月建问题《黄帝内经素问译释》做了解释：按正月为一年之首，太阳为三阳主气，故三阳以太阳为首，正月属太阳，正月月建在寅，所以说正月太阳寅。古人以十二辰分配地平方位，观斗纲所指之方位以定时令；正月斗纲指寅，二月指卯，三月指辰，四月指巳，五月指午，六月指未，七月指申，八月指酉，九月指戌，十月指亥，十一月指子，十二月指丑，称为月建。北斗星由七星组成，第一名魁，第五名衡，第七名杓，魁衡杓三星就是所谓斗纲。因正月里黄昏时候，杓星指寅位，夜半衡星指向寅位，平旦衡星指寅位，其余月份仿此。

（二）太阳经脉病症的解释

1.肿腰脽痛：虽然正月是三阳月，为三阳之气生，但天气尚寒，阳气未能充盛，因此自然界仍是阴盛阳不足的状态。人体亦然，由于太阳经脉配属于正月，其脉挟脊抵腰，贯臀过髀枢，经脉阳气未盛，故有腰臀肿胀疼痛。

2.偏虚为跛：所谓偏虚，是指机体的一侧阳气虚衰。由于正月阳气渐充而未盛，所以在人体来说，左右两侧的阳气还不均衡，不足的一侧经脉失养，因而就有肢体活动不协调或因一侧肢体疼痛而有行走不便者，故曰"偏虚为跛"。

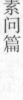

3.强上引背:足太阳经"从巅入脑,还出别下项,循肩髆内,挟脊抵腰中"(《灵枢·经脉》)。在正月之时,阳气未充,经脉失养,经脉拘急,故有项强引肩背之状。

4.耳鸣耳聋:足太阳经之"支者,从巅至耳上角",经脉为邪所伤,逆气沿经脉上行,循经入耳,干扰清窍,故有耳鸣,甚则耳聋不闻。

5.狂癫疾:狂、癫、痫,均指神志失常的病症。张志聪:"所谓狂癫疾者,乃阳气尽甚于上,而阴气从之于下,不得与阳气相合,下虚上实,故使狂癫疾也。"有指癫疾为头顶痛者,如吴昆即是,但《灵枢·经脉》在此句下有"头囟项痛",头囟即头的顶部。故以张说为允。

6.喑痱:喑痱是指声音嘶哑,并伴有四肢萎软不能活动的病症。两者也可单独出现。肾与膀胱为表里,肾脉挟舌本。若太阳"阳气已衰",波及于肾,或因精气内夺于肾,病及太阳,表里两经都受病,故见喑痱之症。

二、解释少阳经脉病症

（一）少阳经脉的月份配属

少阳经配属的月份是九月,由于九月是五阴月,阳气较少,故少阳经配属九月,月建在戌。所以杨上善说:"戌为九月,九月阳少,故曰少阳也。"

（二）少阳经脉病症的解释

1.心胁痛:足少阳胆脉"循胁里",其支者"循胸过季胁",加之"少阳属木,木以生火,故邪之盛者,其本在胆,其表在心,表者标也。"胆与心脉合而为病,少阳为病本,故见心胁痛。

2.不可转侧:自然界的九月,阴气盛,万物藏伏不动,所以表现在少阳病症,仍以阴盛阳不足的病机为主,经脉失其温养,故胁肋痛而不可转侧。

3.跃:张介宾云:"九月万物尽衰,草木毕落,是天地之气去阳而之阴也。人身之气亦然,故盛于阴分则所长在下,其有病为跳跃者,以足少阳脉下出足之外侧,阴复于上阳鼓于下也,故应九月之气。"跃指何病,诸家均未点明。若结合上下文,此是心胁痛不可转侧症状之甚者,所以"跃"仍为病态无疑。临床所见的跛行之甚者可有跳的表现,究竟做何解释,有待研究。

三、解释阳明经脉的病症

（一）阳明经脉的月份配属

"阳明者午也,五月盛阳之阴也",就指出阳明经所配属的月份为五月,月建在午。由于五月在一年之中为五阳一阴月,故称之为"盛阳之阴也",指其阳气最盛。而阳明者,两阳合明之谓也,阳明经发病,易见阳气亢盛之候,所以与五月配属。

（二）阳明经脉病症的解释

1.洒洒振寒:自然界的五月,阳虽盛而渐趋于衰,阴虽少而渐趋于长,此即《素问·脉要精微论》"夏至四十五日阳气微下,阴气微上"之义。此时病态下的阳明经,也会出现相应的阳衰阴长的消长斗争,于是机体就会有寒栗之状。如姚止庵云:"阴上阳下,是阴加于阳而阳气抑,故洒洒振寒也。"

2.胫肿而股不收:如上所述,在五月,有病的阳明脉,阳渐趋于虚,阴气渐盛,腰半以下为阴,所以阴渐生而始于下,故在腰半以下之阳气先虚,病位在下,故见此症。

3.胸痛、少气、喘、腹肿:由于阴气始于下,渐盛复于上。又阳明者土也,土病不能制水,故阴邪客犯于肺胃而化为水湿,且肾又为水脏,所以此时病变波及肺、肾、脾、胃诸脏。水湿之邪属阴,有遏气伤阳之特点,所以阻遏于胸中,胸阳不振而有胸痛;脾胃为水湿所伤,水谷精气不得化生而有少气;若伤及于肺,肺气不降而有喘。《素问·水热穴论》:"肾者胃之关也,关门不利……聚水而生病也。"又说:"故水病下为胕肿大腹,上为喘呼,不得卧者,标本俱病,故肺为喘呼,肾为水肿。"可见,包括上述"胫肿而股不收"及下文"腹肿"症状在内,均是阳明有病,波及于肺脾肾三脏而成此候。

4.恶人与火、闻木声则惊、欲静:这三个症状的表现形式不同,但其实质是一样的,表现为喜静。此种病态下的阳明,其病如同自然界的五月一样,渐趋于盛的阴与始衰的阳气相争,倘若在阴阳交争之中,阴邪暂居攻势,阳气暂屈居守势之时,"阴静阳躁"(《素问·阴阳应象大论》),所以有上述喜静的不同表现形式,正如张介宾所注:"阴邪盛则阳气衰,故欲静也。"

5.乘高而歌、弃衣而走:上述喜静表现是阴阳交争中,阴偏胜而阳偏衰的一面,此处症状则是阴阳交争的另一方面,即阳盛而阴衰,这就是阴阳交争,互有胜负,正因为同是阴阳相搏,故原文说"阴阳复争"。由于阳主躁动,所以《素问·阳明脉解》说:"阳盛则四肢实,实则能登高也。"阳盛则身热,故又说:"热盛于身,故弃衣而走。"

6.头痛鼻衄:"胃足阳明之脉,起于鼻之交颊中,旁纳太阳之脉,下循鼻外……至额颅"。阳明有病,自下而生的阴寒之邪,循阳明经上犯,"则在头为痛,在鼻为衄"(张介宾),所以有头痛鼻塞不利的症状。

四、解释太阴经脉的病症

(一)太阴经脉的月份配属

原文说:"太阴子也,十一月万物气皆藏于中"。就指出太阴经配属的月份为十一月,月建在子。由于"十一月阴气大盛,故云太阴"(吴昆),是万物收藏的季节。而太阴经脉的阴气盛于诸阴经,故与之配属。

(二)太阴经脉病症的解释

1.病胀:《素问·阴阳应象大论》云:"清气在下,则生飧泄;浊气在上,则生䐜胀,此阴阳反作,病之逆从也。"足太阴脾有运化升清之功能,太阴本为阴盛之经,倘若为邪所伤,运化升清之职失常,清不升则浊不降,清浊混杂,阻滞于腹则腹胀,运化不得,水液泛于肌肤则肤肿为胀。

2.噫:《素问·宣明五气》:"心为噫"。《灵枢·口问》:"寒气客于胃,厥逆从下上散,复出于胃,故为噫。补足太阴、阳明。"由于足太阴脾脉之"支者,复从胃,别上膈,注心中。"可见,当寒邪伤犯心、胃、脾诸经时,都能产生噫症。

3.呕:呕之为病,乃胃之本病。"脾与胃以膜相连耳","脾脉"贯胃、属脾、络嗌",太阴阳明为表里,今阴寒之邪犯及太阴脾经,波及于胃,胃失和降,反而上逆而为之呕。

4.得后与气则快然如衰:衰者,邪却而病愈之谓也。由于脾脉病属阴寒内盛之症,倘若机体的阳气如同十二月的气候变化那样,阳气渐复,阴邪渐退,气机的升降随之而渐复,故有大便通,得矢气,腹胀减,快然如病愈。

【临床应用】

一、经脉之气的周年节律

《灵枢·五乱》说:"经脉十二者,以应十二月。十二月者,分为四时。四时者,春秋冬夏,其气各异。"即人体经脉之气受时令节气之影响,其经气盛衰也有相应的节律变化。《内经》关于经脉之气的周年节律变化,在《灵枢·阴阳系日月》《灵枢·经筋》《素问·诊要经终论》及本篇中有不同的论述(参见《灵枢·阴阳系日月》等篇),究其原因,一方面可能与各位作者所处时代、观察方法、分析对象等因素的不同有关;另一方面,《内经》作为早期中医论著的汇编,其理论本身亦不完善。对于经脉之气的周年节律,后世医家用之甚少,但其反映的经脉盛衰变化与自然环境同步的生理、病理节律,仍有探讨之价值。

二、经脉病候的特点

十二经脉的病候非常复杂广泛,但总以本经所过之处的局部症候为主,加上本经所络属的脏腑症候及同本经相关联的经脉、络脉症候。王雪苔主编之《中医针灸大全》认为《内经》所述十二经脉的病症特点有三:一是脏腑病变与所属经脉的症状相兼,如心经病症可见心胸疼痛和臑臂内侧痛;二是经气失常出现的症状,如膀胱经受邪可见头项强痛、寒热往来等;三是数经合病,如肝和脾经同时患病,可出现胸胁胀满、呕吐、泄泻等症状。掌握上述特点,对于推断病位,进而指导治疗有重要临床意义。

三、对经脉病候及病机认识的临床意义

本篇内容紧扣人与自然息息相关的整体观思想,论述了六经病变与自然气候

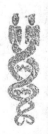

变化之间的关系。认为人体内的阴阳消长规律受自然界的影响,所以论述六经的病症,基本以自然界阴阳消长规律为据,解释诸经脉病症产生的机理。人体各部分的功能互有差异,对不同季节的气候寒热变化的反应互有区别,今之所论的季节性多发病、时令病,以及新兴的医学气象学等均与此精神一致。虽然不能泥守于某月只患某经病,或某经只在某月受病,但这种随季节变化,可有相应病症的因时发病观点,仍有实用价值。所论述的病症病机,在临床仍有重要价值,如阳明引起的喘症、狂症;少阴善怒之热化症等。

素问卷之六

刺要论第五十

【要点解析】

一、阐述了依据疾病所在部位确定适宜的进针深度的针刺要领,同时指出,违背了这一要领,就会给人体带来很大的危害。

二、分别说明人体各部因针刺深浅不当导致五脏在相应季节产生的种种病变。

【内经原典】

黄帝问曰:愿闻刺要。岐伯对曰:病有浮沉①,刺有浅深,各至其理,无过其道②,过之则内伤,不及则生外壅,壅则邪从之,浅深不得③,反为大贼④,内动五藏,后生大病。故曰:病有在毫毛腠理者,有在皮肤者,有在肌肉者,有在脉者,有在筋者,有在骨者,有在髓者。

是故刺毫毛腠理无⑤伤皮,皮伤则内动肺,肺动则秋病温疟,泝泝然⑥寒慄。

刺皮无伤肉,肉伤则内动脾,脾动则七十二日四季之月⑦,病腹胀烦,不嗜食。

刺肉无伤脉,脉伤则内动心,心动则夏病心痛。

刺脉无伤筋,筋伤则内动肝,肝动则春病热而筋弛。

刺筋无伤骨,骨伤则内动肾,肾动则冬病胀腰痛。

刺骨无伤髓,髓伤则销铄胻酸,体解㑊⑧然不去矣。

【难点注释】

①病有浮沉:指疾病的部位有深浅之分,浮为表,沉为里。

②各至其理,无过其道:指依据疾病部位的深浅,针刺深度要恰到好处,不要超越常规法度。道,法度之义。

③浅深不得:针刺的浅深程度不适当。

④大贼:贼,害也。指形成大害。

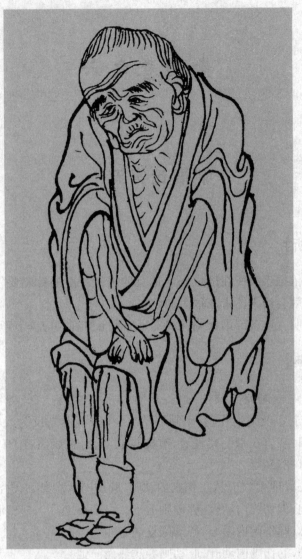

该刺骨的,不要伤及骨髓,若骨髓被损伤而髓便日渐消减,不能充养骨骼,就会导致身体枯瘦,足胫发酸,肢体懈怠,无力举动的病症

⑤无:通"勿",即不要。

⑥泝泝然:《甲乙经》作"淅淅然",形容怕冷的样子。

⑦七十二日四季之月:指春、夏、秋、冬每季后十八天。

⑧解㑊:解,同懈。意为懈怠疲乏,气力不支。

【白话精译】

黄帝问道:我想了解针刺方面的要领。岐伯回答说:疾病有在表在里的区别,

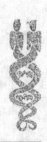

刺法有浅刺深刺的不同,病在表应当浅刺,病在里应当深刺,各应到达一定的部位(疾病所在),而不能违背这一法度。刺得太深,就会损伤内脏;刺得太浅,不仅达不到病处,而且反使在表的气血壅滞,给病邪以可乘之机。因此,针刺深浅不当,反会给人体带来很大的危害,使五脏功能紊乱,继而发生严重的疾病。

所以说:疾病的部位有在毫毛腠理的,有在皮肤的,有在肌肉的,有在脉的,有在筋的,有在骨的,有在髓的。因此,该刺毫毛腠理的,不要伤及皮肤,若皮肤受伤,就会影响肺脏的正常功能,肺脏功能扰乱后,以致到秋天时,易患温疟病,发生恶寒战栗的症状。该刺皮肤的,不要伤及肌肉,若肌肉受伤,就会影响脾脏的正常功能,以致在每一季节的最后十八天中,发生腹胀烦满,不思饮食的病症。该刺肌肉的,不要伤及血脉,若血脉受伤,就会影响心脏的正常功能,以致到夏天时,易患心痛的病症。该刺血脉的,不要伤及筋脉,若筋脉受伤,就会影响肝脏的正常功能,以致到秋天时,易患热性病,发生筋脉弛缓的症状。该刺筋的,不要伤及骨,若骨受伤,就会影响肾脏的正常功能,以致到冬天时,易患腹胀、腰痛的病症。该刺骨的,不要伤及骨髓,若骨髓被损伤而髓便日渐消减,不能充养骨骼,就会导致身体枯瘦、足胫发酸、肢体懈怠、无力举动的病症。

【专家评鉴】

本篇经文重点论述针刺深浅的要领及过刺后的病理变化。其具体内容归纳为以下两方面:

一、针刺之要,各至其理,无过其道

经文"病有浮沉,刺有浅深,各至其理,无过其道。过之则内伤,不及则生外壅,壅则邪从之,浅深不得,反为大贼,内动五脏,后生大病。"指出了针刺治疗的要领必须根据疾病部位的表里浅深,掌握针刺的浅深。病在何处当针何处,应深则深,应浅则浅,"各至其理,无过其道"。恰好到气行之处,这样才能达到《素问·离合真邪论》中所说的"气至为故",以发挥《素问·八正神明论》中所说"行者移也"的作用。《内经》其他篇中也各有论述,如《素问·刺齐论》《灵枢·经水》《灵枢·官针》等篇中都指出了刺法有浅深的不同,并以深浅不同程度和刺法而有所谓的"三刺""五刺""十二刺"等,可见《内经》对针刺深浅这一问题是十分重视的。经文中还论及了针刺不按此法而带来的极大危害,即针刺超过病所为太过,太过则内伤脏腑之气;针刺不达病所为不及,不仅不能中病,甚至会造成气血壅滞,给邪气以可乘之机。正如经文中所云"过之则内伤,不及则生外壅,壅则邪从之。浅深不得,反为大贼,内动五藏,后生大病。"《灵枢·官针》也指出:"疾浅针深,内伤良肉,皮肤为痈;病深针浅,病气不写,支为大脓"。说明运用针刺治疗必须明确病位的表里浅深,才可进行相应地浅深刺法,可见针刺深浅,效果有异。所以临症据方施治时,一

方面要考虑深浅不同所产生的不同效果,另一方面要因人、因病、因时的不同而灵活施术。

二、过刺五体,内伤五脏

五体为五脏之外应,它们在生理上密切相关,病理上相互影响。《内经》中有关论述颇多,论述生理的如《素问·五藏生成》;论述病理的如《素问·痹论》《素问·痿论》等篇。本篇从刺法的角度论述了过刺五体可伤内脏观点,如经文"是故刺毫毛腠理无伤皮,皮伤则内动肺,肺动则秋病温疟,洒洒然寒慄……刺骨无伤髓,髓伤则销铄胻酸,体解㑊然不去矣。"其机理包含有以下两层意思;第一,体伤动五脏,针刺过深,刺入不该刺之处,通过表里相合的关系,影响相应的内脏发生病变。第二,脏伤应时。刺伤五体,并非当时发病,而是在各脏主时季节发病。根据经文将各部浅深刺法及内动五脏的情况列表述下:

表 50-1　刺治不当的遗害

欲刺之部	当无伤之部	内动五脏	后生大病
刺毫毛腠理	无伤皮	皮伤则内动肺	肺动则秋病温疟,洒洒然寒慄
刺皮	无伤肉	肉伤则内动脾	脾动则刚七十二日四季之月,病腹胀,烦不嗜食
刺肉	无伤脉	脉伤则内动心	心动则夏病心痛
刺脉	无伤筋	筋伤则内动肝	肝动则春病热而筋弛
刺筋	无伤骨	骨伤则内动肾	肾动则冬病胀腰痛
刺骨	无伤髓	髓伤则销铄精气胻痠	体解㑊然不去

【临床应用】

一、关于刺伤五体的问题

经文提出的"刺毫毛腠理无伤皮","刺皮无伤肉","刺肉无伤脉","刺脉无伤筋","刺筋无伤骨","刺骨无伤髓"等等,其主要精神是说明病变所在部位即是当刺的深度,其中也包含有针具的选择问题。古代针具分类较多,根据针体形状的不同,用于浅深不同的病症。古代生产水平低下,针具制作比较粗糙,因此选用规格不同的针具,用于不同深浅的病症也就更具有临床意义。五体代表五个不同深浅的层次,因此选针除选用质优的针具外还应根据病人的性别、年龄的长幼、形体的胖瘦、体质的强弱、病情的虚实、腧穴的所在部位及医生所要达到的目的,选择与不同深浅层次相适宜的长短粗细的针具。

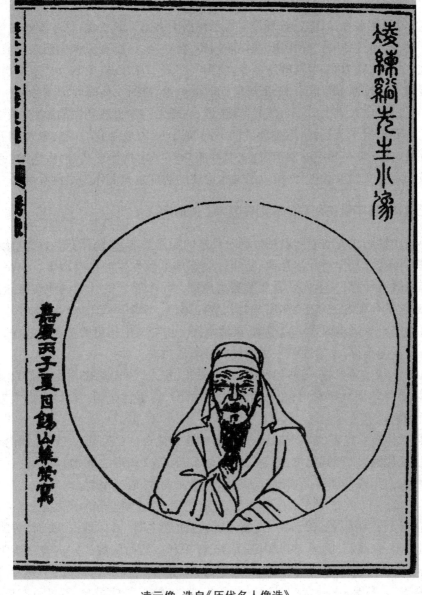

凌云像,选自《历代名人像选》

二、关于五脏动应四季的问题

　　四季五气有一定的周年常规变化,人体的脏腑组织在适应时气常变、进行新陈代谢的过程中,形成了与四季五气变化相应的节律性,从而使机体与外界环境中的时令、气候保持了相对的动态平衡。四季有不同的主气,五脏之气有不同的主旺之时,春季主气为风,肝气旺于春令,使肝气疏泄,无太过、不及之弊,全身阳气升发,以适应春天风气升发开泄;夏季主气为火,心火旺于夏令,使阳气隆盛四布,以适应夏令火热之气,使人的腠理大开阳气易于耗散的变化;长夏主气为湿,脾气旺于长夏,使脾气健运水谷,以适应长夏暑湿易于耗损困遏阳气的变化;秋季主气为燥,肺气旺于秋令,通过肺的宣降作用,使津液四布,濡养全身,以避免秋燥伤人津液的情况发生;冬季主气为寒,肾气旺于冬令,使阳气归藏于肾,以避免冬天严寒损伤阳气的情况发生。按照五行配五脏,五脏应四时的理论,推断发病时间都在各脏相应的季节。可以看出人类生活于自然界,其生理、病理无不受自然环境的影响。针刺治疗疾病也要根据季节气候、地理环境的不同而因时、因地制宜。经文中过刺五体,内伤五脏,使五脏在相应的季节发病,对今临床有一定指导意义,但疾病的变化不可能按固定不变的模式进行,所以经文中论述的病症也只能作为举例看待。

三、《内经》中针刺浅深的原则在临床上的应用

本篇中针刺浅深的原则就是针刺时具体的操作要求,是临床获得针感、施行补泻、发挥针刺效应、提高针治疗效、防止针刺意外事故发生的重要因素。掌握针刺深度应以既有针感,又不伤及重要脏器为原则。每个腧穴的针刺深浅在临床操作时,还必须结合患者的年龄、体质、病情、腧穴部位、经络、季节时令、医生针法经验和得气的需要等诸多因素综合考虑,灵活掌握。正如文中指出的:"刺有浅深,各至其理……浅深不得,反为大贼",强调针刺必须适当。

其一,年龄。《灵枢·逆顺肥瘦》云:"婴儿、瘦人,浅而疾之;壮士、肥人,深而留之"。老年体弱气血衰退;小儿娇嫩,稚阴稚阳,均不宜深刺;青壮年,血气方刚,可适当深刺。

其二,体质。患者的体质、形体有强弱和肥瘦之分。《素问·三部九候论》云:"必先度之肥瘦,以调其气之虚实",清张志聪亦说:"知形之肥瘦,则知用针之深浅"。可见对形瘦体弱者,宜相应浅刺;形盛体强者,可适当深刺。

其三,部位。穴位所在部位有深浅、厚薄之别,故针刺也有深浅之异。《灵枢·阴阳清浊》云:"刺阴者,深而留之;刺阳者,浅而疾之"。具体地说,头面、背腰、四肢外侧为阳,宜浅刺;胸腹、四肢内侧为阴,宜深刺。然而胸腹诸穴内有重要脏器,故《素问·诊要经终论》云:"凡刺胸腹者,必避五藏。中心者,环死;中脾者,五日死;中肾者,七日死;中肺者,五日死;中膈者,皆为伤中,其病虽愈,不过一岁必死。"由此可见,胸腹、脊柱及两侧的腧穴内有重要脏器及组织,宜浅刺,相反,四肢肌肉丰厚处则可深刺。

其四,经络。经络在人体的分布是有深有浅的,并有属阴属阳之不同。经脉较深,刺之可深;络脉较浅,刺之可浅。阳经属表宜浅刺,阴经属里宜深刺。循行于肘臂、腿膝部位的经脉较深故刺之宜深,循行于腕踝、指跖部位的经脉较浅,刺之宜浅。

其五,病情。《灵枢·卫气失常》云:"夫病变化,浮沉深浅,不可胜穷,各在其

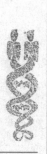

处。病间者浅之,甚者深之,间者小之,甚者众之,随变而调气。"《灵枢·终始》亦说:"脉实者,深刺之,以泄其气;脉虚者,浅刺之,使精气无得出,以养其脉、独出其邪气。"说明新病、阳病、热病宜浅刺,正如《灵枢·九针十二原》中所说"刺诸热者,如以手探汤";刺阴证、久病、寒病宜深刺久留,正如《灵枢·九针十二原》中云:"刺寒清者,如人不欲行"。

其六,手法。《医学入门》云:"补则从卫取气,宜轻浅而针,从其卫气堕之于后而济其虚也;泻则从荣弃置其气,宜重深而刺,取其荣气迎之于前而泻守其实也。"《难经》指出:"刺营无伤卫,刺卫无伤营。"均说明针刺手法中的深浅要心中有数,有的放矢。如当深反浅,则未及于营而反伤于卫;当浅反深,则诛伐太过而损及于荣。

其七,时令。人体与时令息息相关,针刺必须因时而异。《素问·诊要经终论》云:"春夏秋冬,各有所制"。在针刺深度上既要根据病情,又要结合时令。《灵枢·本输》说:"春取络脉诸荥大经分肉之间,甚者深取之,间者浅取之;夏取诸腧孙络肌肉皮肤之上;秋取诸合,余如春法;冬取诸井诸腧之分,欲深而留之。"一般认为春夏宜浅刺;秋冬宜深刺,这个规律是根据《难经·七十难》说的"春夏者,阳气在上,人气亦在上,故当浅取之;秋冬者,阳气在下,人气亦在下,故当深取之"。这是认为人的气血活动与时令的冷热有关,并据此来决定针刺的宜深宜浅。如果不按时令规律,那么就象《素问·四时刺逆从论》指出的那样:"凡此四时刺者,大逆之病,不可不从也。反之,则生乱气相淫病焉"。

其八,针感。施针时针下痠麻胀重感应大,出现快的,以及精神紧张,惧怕针刺的患者,针刺应当浅些。感应迟钝或感应小的患者,针刺当深些。也就是说要求既有针感又不伤及重要脏器为原则。

据上海针灸杂志报道:专家对"头颈部'危险穴位'针刺安全深度"进行了研究,随机抽样取 51 具新鲜成年人尸体,其中男尸 21 具,女尸 30 具,定穴、冰冻后,用解剖学断面方法切割,然后解冻后,测量穴位皮肤浅点至引起危险的深点之间的距离用统计学方法处理测量得到数据。经研究,最后得到的安全深度是风府穴 40.08mm;哑门穴约 10mm;风池穴 39.7mm;睛明穴 34.25mm。

刺齐论第五十一

【要点解析】

本篇重点阐明掌握针刺深浅限度的具体方法,指出针刺深度太过或不及,都是违反针刺疗法原则的,都会给人体造成损害。

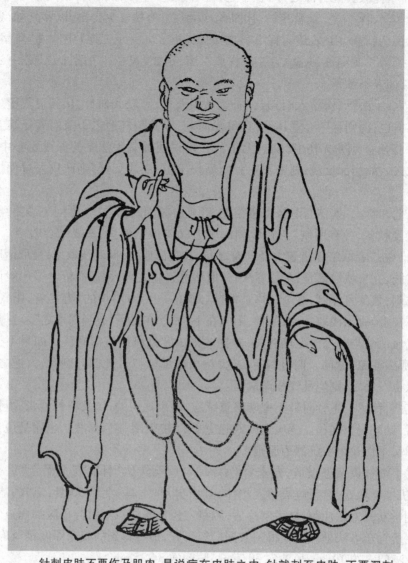

针刺皮肤不要伤及肌肉，是说病在皮肤之中，针就刺至皮肤，不要深刺伤及肌肉。

【内经原典】

黄帝问曰：愿闻刺浅深之分。岐伯对曰：刺骨者无伤筋，刺筋者无伤肉，刺肉者无伤脉，刺脉者无伤皮，刺皮者无伤肉，刺肉者无伤筋，刺筋者无伤骨。

帝曰：余未知其所谓，愿闻其解。岐伯曰：刺骨无伤筋者，针至筋而去，不及骨也[①]。刺筋无伤肉者，至肉而去，不及筋也[②]。刺肉无伤脉者，至脉而去，不及肉也[③]。刺脉无伤皮者，至皮而去，不及脉也[④]。

所谓刺皮无伤肉者,病在皮中,针入皮中,无伤肉也。刺肉无伤筋者,过肉中筋也⑤。刺筋无伤骨者,过筋中骨也。此之谓反也⑥。

【难点注释】

①刺骨无伤筋,针至筋而去,不及骨也:意为病在骨应针刺至骨,如针至筋而出,不触及骨的话,则骨病不愈而反伤筋。

②刺筋无伤肉者,至肉而去,不及筋也:病在筋应针刺至筋,如针至肉而出,不刺及筋的话,则筋病不愈而反伤肉。

③至脉而去,不及肉也:刺肉病不及肉,反伤脉。

④至皮而去,不及脉也:刺脉病不及脉,反伤皮。

⑤刺肉无伤筋者,过肉中筋也:指邪在肉,针至肉而止,不要透过肉而中筋。中,中伤。

⑥此谓之反也:这些就称为违反正常针刺原则。

【白话精译】

黄帝问道:我想了解针刺浅深的不同要求。岐伯回答说:针刺骨,就不要损伤筋;针刺筋,就不要损伤肌肉;针刺肌肉,就不要损伤脉;针刺脉,就不要损伤皮肤(以上四句指的是,应该深刺,则不能浅刺);针刺皮肤,则不要伤及肌肉;针刺肌肉,则不要伤及筋;针刺筋,则不要伤及骨(以上三句指的是,应该浅刺,则不能深刺)。

黄帝说:我不明白其中的道理,希望能听听对此的解释。岐伯说:所谓刺骨不要伤害筋,是说需刺骨的,不可在仅刺到筋而未达骨的深度时,就停针或拔出;刺筋不要伤害肌肉,是说需刺至筋的,不可在仅刺到肌肉而未达筋的深度时,就停针或拔出;刺肌肉不要伤害脉,是说需刺至肌肉深部的,不可在仅刺到脉而未达肌肉深部时,就停针或拔去;刺脉不要伤害皮肤,是说需刺至脉的,不可在仅刺到皮肤而未达脉的深度时,就停针拔去。所谓针刺皮肤不要伤及肌肉,是说病在皮肤之中,针就刺至皮肤,不要深刺伤及肌肉;刺肌肉不要伤及筋,是说针只能刺至肌肉,太过就会伤及筋;刺筋不要伤及骨,是说针只能刺至筋,太过就会伤及骨。以上这些,是说若针刺深浅不当,就会带来不良后果。

【专家评鉴】

本篇经文主要解释刺皮无伤肉、刺肉无伤脉等针刺的要点,说明了针刺的深度太过和不及,同样会损伤其他部位,这是临床上所必须注意的。其内容分析如下:

一、针刺深浅,各有限度

经文:"刺骨者无伤筋,刺筋者无伤肉,刺肉者无伤脉,刺脉者无伤皮。"说明应当深刺的,不可以浅刺,浅则不及,未达病所。

经文接着说:"刺皮者无伤肉,刺肉者无伤筋,刺筋者无伤骨。"说明应当浅刺的,不可以深刺,深则太过,有伤正气。

二、深浅不当,适得其反

针刺应深反浅的,如刺骨不及骨,至筋而去;刺筋不及筋,至肉而去;刺肉不及肉,至脉而去;刺脉不及脉,至皮而去。针刺应浅反深者,如当刺肉者,反而过肉伤筋;当刺筋者,反而过筋伤骨。凡此针刺浅深不得,违背刺法,称之为反。

经文文辞虽短,却明确地提出了针刺深浅必须要有一定的限度,要适中病所,不可太过亦不可不及。人体的皮肉筋骨,各有浅深之分,病变部位,自有浅深之别,针刺治疗,务必浅深适度。正如《素问·刺要论》所记载那样,"病有浮沉,刺有浅深,各至其理,无过其道。"张志聪也做了详细的注解,如"此申明刺宜深者,勿浅而去也。刺骨无伤筋者,言其病在骨,刺当及骨,若针至筋而去,不及于骨,则反伤筋之气,而骨病不除,是刺骨而反伤其筋矣。盖皮肉筋骨,各有所主之气,故必当至其处,而候其主病之气焉。"又《灵枢·官针》篇说"疾浅针深,内伤良肉……病深针浅,病气不写……"这就是说:病位浅的,针刺太深,反而损伤正常组织;病位深的,针刺太浅,病邪不得散,就起不到治疗效果。故《灵枢·官针》篇中所列举的浅刺皮肤的扬刺、半刺;刺筋的恢刺、关刺;刺肌肉的合谷刺;刺骨的输刺、短刺等都是根据不同的病位而施以深浅不同的刺法。

【临床应用】

一、关于《素问·刺齐论》与《素问·刺要论》的区分问题

本篇与《素问·刺要论》都是讨论关于针刺浅深度的专篇。《素问·刺要论》着重说明浅深度不当带来的危害和出现的病变,本篇则具体说明掌握浅深度的标准。如"刺骨者无伤筋,刺筋者无伤肉,刺肉者无伤脉,刺脉者无伤皮",说明应当深刺的,不要刺之不及;"刺皮者无伤肉,刺肉者无伤筋,刺筋者无伤骨",说明当浅刺的,不要刺之太过。不及或太过,不但起不到治疗作用,而且会损伤其他部分的气血,这是违反刺法的,称之为"反"。必须浅深适度,合于齐限和分部。在《内经》中,对自然界和人体,非常强调保持阴阳和调,"以平为期",如太过或不及,都会带来灾害和疾病。体现在治疗上,无论施针用药,都强调中病即止,过则伤正。如《素问·至真要大论》说:"气有高下,病有远近,证有中外,治有轻重,适其至所为故也。"《素问·刺要论》说:"病有浮沉,刺有浅深,各至其理,无过其道。过之则内伤,不及则生外壅,壅则邪从之。浅深不得,反为大贼,内动五藏,后生大病。"本篇关于针刺浅深度的讨论,即体现了这一思想。

二、针对不同病位组织的病变采用的不同刺法

（一）病位在皮肤的刺法

病变发生在皮肤部位则施以"半刺"，即浅入其针，深不过皮下，速刺速去，不予久留，如拔毛之状，以泻皮肤之邪，故又有"毛刺"之名。现多选用五分长的毫针（或梅花针）于病变处刺之，其针数之多少，当据病变范围大小而定；刺之轻重，以表皮微出血为度。对治疗皮肤感觉异常、末梢神经炎、神经性皮炎、酒糟鼻、脂溢性皮炎、斑秃、脱发等都有较好的疗效。

"风寒客于人，使人毫毛毕直，皮肤闭而为热……或痹不仁肿痛，当是之时，可汤熨及火灸刺而去之。"若某一部位之局部皮肤发热，或肿痛者，以三棱针或梅花针叩打出血为宜；皮肤感受风寒湿之邪，或寒或痛或不仁者，先以毫针点刺，继而予以热熨，常获满意效果。

"病在皮肤无常处者，取以镵针于病所，肤白勿取。"这是治疗某些皮肤病症，系由风热之邪所致，其症表现无一固定部位，而呈游走性者，可用镵针随其病痛而浅刺以泻之的方法。现多用三棱针或梅花针或多针浅刺法，以治疗神经性皮肤瘙痒症、风湿性疾患的游走性疼痛有效。"肤白勿取"一句，据"镵针头大末锐，主写（泻）阳气"，故"皮肤痛无常处，阳气盛也"，"痛处肤当色赤，故白处痛移，不可取也"之说，可知本法原为治疗阳邪偏盛，肤色变赤的病症而设，如临床治疗丹毒、多发性疖肿、淋巴管炎等有效可证；而非阳邪阳证者，勿用本法。若系带状疱疹，则采用病灶局部四周围刺法，斜刺、针深不过皮下。

（二）病位在肌肉的刺法

"二曰员针，长一寸六分……针如卵形，揩摩分间，不得伤肌肉，以写（泻）分气。"指出：肌肉病宜用针尖如卵形，且圆且钝，以起到按摩作用而不损伤肌肉的员针为宜。临床上所见肌肉痛、麻木不仁或萎缩，当用员针或鍉针，或以指代针，在病变部重压按摩，以使发生沉困胀热的感觉有其卓效。在重压按摩过程中，有象把肌肉分开的感觉，但又不损伤肌肉，故称"分刺"。对于感受风寒湿所致的肌痹病，宜施以刺中肌肉，扩大针刺感应范围的方法以去肌痹，诸如于病变中心处直刺一针较深，再于其旁另刺一针较浅的"傍针刺"；或于病变中心处直刺一针至一定深度后，将针提至皮下，再向左右或前后各斜刺一针，形同"个"字，如鸡足一样的"合谷刺"；或于病变中心直刺一针，再在四傍各刺一针的"扬刺"；或采取斜刺或横刺，以刺入浮浅的肌肉处，用来治疗肌肉挛缩拘急的"浮刺"等等。

（三）病位在血脉的刺法

"病在经络痼痹者，取以锋针。"锋针，即三棱针。临床上，采用三棱针出血，能够起到通经去瘀，活血止痛的作用。因而不仅能治疗顽固日久的痹病，而且对许多急症如急性软组织闪挫伤、急性胃肠炎、中暑、衄血、高血压、坐骨神经痛等都有较

好的效果。古人把这种方法叫"络刺"。

"豹文刺者,左右前后针之,中脉为故,以取经络之血者"的论述,指出这一方法是以中脉为度,可以前后左右刺之,以血出为准。主要适用于表浅部位,较大范围的出血,如治疗各种皮肤病、皮痹、肌痹等。操作要掌握好深度,以一针见血,针针见血为好。否则,会出现"刺气街中脉,血不出,为肿鼠仆";"刺足下布络中脉,血不出为肿";"刺手鱼腹内陷为肿"的不良后果。

刺络法,一般是以刺表浅的毛细血管、静脉为主要对象。对于动脉特别是深部动脉,禁不可刺。《内经》:"刺郄中大脉(腘动脉),令人仆脱色";"刺阴股中大脉(股内动脉),血出不止,死……刺臂太阴脉(肱动脉),出血多,立死"的告诫。

"脉之所居,深不见者,刺之微内针而久留之,以致其空脉气也。脉浅者,勿刺,按绝其脉乃刺之,无令精出,独出其邪气耳。"前者,是指腧穴深部有较大的血管,针刺时当按部依次徐徐刺入,并采用留针候气法,忌用提插捣臼,以免损伤血管;后者,是指腧穴处布有较浅的血管,针刺时必先按压,运用押手,避开血管而刺入。这样既可以避免出血,又能达到治病的作用,即是"无令精出,独出其邪气"的意思。

"病在脉,气少当补之者,取以锃针于井荥分输。"是指一切虚损已极的症候,不宜用针刺法,只需以锃针在四肢末端的井荥穴处予以按压,能够起到补气的作用,可供参考。

(四)病位在筋的刺法

"诸筋者,皆属于节。""经筋联缀百骸。"指出:筋与关节的关系至为密切。因此,当筋受到病邪的侵袭,就会影响到筋肉、关节的屈伸运动,故"病在筋,筋挛节痛,不可以行……"临床所见筋拘挛急,如病变在关节部,则施以"关刺",即把毫针直刺入关节及其附近肌腱的近旁;如病变在肌腱部分,则施以"恢刺",即靠近拘急肌腱的两侧各直刺一针,并用较大角度、幅度的捻转或提插,以舒其气,扩大针刺感应,缓解拘急状态。如项部筋急,针液门透中渚、绝骨,配风池或天柱;腰背部筋急,针人中、后溪、夹脊穴;胸腹部拘急,针列缺、承浆、天枢、关元;肘关节筋急,针尺泽、曲泽;五指拘挛,针合谷透后溪、八邪;股部筋急,针髀关、伏兔;膝关节痛,伸屈不利,针内外膝眼;腘中拘急,针委中(或出血)、合阳、膝关、阳陵泉;腓肠肌拘急,针秩边、承山;足趾拘急,针商丘、解溪、中封、丘墟、八邪。腱鞘炎,急性者针刺其相应经脉的井穴;慢性者取邻近穴,并用温针法。腱鞘囊肿,局部用三棱针点刺,挤出内容物后,继以艾条温和灸或按摩患处可愈。

(五)病位在骨的刺法

"病在骨,骨重不可举,骨髓酸痛,寒气至,名曰骨痹。深者刺无伤脉肉为故。其道大分小分,骨热病已止。"临床所见四肢骨关节沉重,痠困、疼痛、活动困难者多属骨痹。治疗时,可用"输刺""短刺"。一般多用员利针,深刺至骨,徐徐左右捻转,以使产生发热的感觉,能去骨痹。此法对某一骨之局部感觉寒痛者,尤有效验。

操作时,其针尖宜稍圆钝,捻转时力量要均匀和缓,不可太猛,否则,容易发生损伤。若病变在骨,症属热者,加刺太溪;属寒者,加刺大杼,灸阳池、绝骨;骨痿者,加刺大杼、曲池、足三里、三阴交;慢性骨髓炎,于病灶四周围刺或艾条熏灸,能去瘀生新,促进疮面愈合。

刺禁论第五十二

【要点解析】

一、明确指出脏腑要害部位应该禁针。

二、列举误刺入体某些部位造成的后果——轻者发生盲、痈肿、咳、聋、跛、遗尿等病,重者可致死亡。

三、指出在暴饮暴食,大饥大渴,过度疲劳以及情绪剧烈波动的情况下,不可立即进行针刺,而应在适当休息后,方可施术。

【内经原典】

黄帝问曰:愿闻禁数①。岐伯对曰:藏有要害,不可不察,肝生于左,肺藏于右,心部于表,肾治千里,脾为之使,胃为之市。膈肓②之上,中有父母,七③节之傍,中有小心,从之有福,逆之有咎④。

刺中心,一日死,其动为噫。刺中肝,五日死,其动为语。刺中肾,六日死,其动为嚏。刺中肺,三日死,其动为咳。刺中脾,十日死,其动为吞。刺中胆,一日半死,其动为呕。

刺跗上,中大脉,血出不止死。刺面,中溜脉,不幸为盲。刺头,中脑户,入脑立死。刺舌下,中脉太过,血出不止为喑。刺足下布络中脉,血不出为肿。刺郄中大脉,令人仆脱色。刺气街中脉,血不出为肿,鼠仆⑤。刺脊间中髓,为伛⑥。刺乳上,中乳房,为肿,根蚀。刺缺盆中内陷,气泄,令人喘咳逆。刺手鱼腹内陷,为肿。

无刺大醉,令人气乱。无刺大怒,令人气逆。无刺大劳人,无刺新饱人,无刺大饥人,无刺大渴人,无刺大惊人。

刺阴股中大脉,血出不止死。刺客主人内陷中脉,为内漏、为聋。刺膝髌出液,为跛。刺臂太阴脉,出血多立死。刺足少阴脉,重虚出血,为舌难以言。刺膺中陷,中肺,为喘逆仰息。刺肘中内陷,气归之,为不屈伸。刺阴股下三寸内陷,令人遗溺。刺腋下胁间内陷,令人咳。刺少腹,中膀胱,溺出,令人少腹满。刺腨肠内陷为肿。刺匡上陷骨中脉,为漏、为盲。刺关节中液出,不得屈伸。

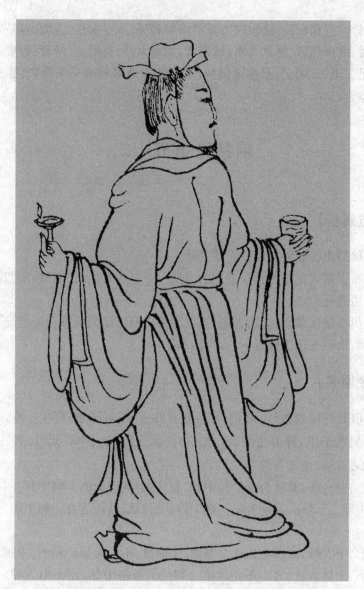

气盛而身体感觉寒冷，气虚而身体反感发热的，是反常现象，饮食多而气不足，饮食不进而气反盛的，都是反常现象。

【难点注释】

①禁数：张志聪注："数，几也。言所当禁刺之处有几也。"
②膈肓：即胸有膈膜。
③七：当为"十"字因形近而误。
④咎：过失，此作祸患讲。
⑤鼠仆：指小鼠。此为血肿如小鼠。

⑥伛:《说文》:"伛,偻也。"此指屈背如佝偻。

【白话精译】

黄帝问道:我想了解人体禁刺的部位。岐伯回答说:内脏各有要害之处,不能不细看详审!肝气生发于左,肺气肃降于右,心脏调节在表的阳气,肾脏管理在里的阴气,脾主运化,水谷精微赖以转输,胃主受纳,饮食水谷汇聚于此。膈肓的上面,有维持生命活动的心、肺两脏,第七椎旁的里面有心包络。上述部位都应该禁刺,遵循这个刺禁,就有利于治疗,违背了,则会给人体造成祸害。

刺中心脏,约一日即死,其病变症状为噫气。刺中肝脏,约五日即死,其病变症状为多言多语。刺中肾脏,约六日即死,其病变症状为打喷嚏。刺中肺脏,约三日即死,其病变症状为咳呛。刺中脾脏,约十日即死,其病变症状为频频吞咽。误刺中胆,约一日半即死,其病变症状为呕吐。针刺足背,误伤了大血管,若出血不止,便会死亡。针刺面部,误伤了与目相通的经脉,则可能使眼睛失明。针刺头部的脑户穴,若刺至脑髓,就会立即死亡。针刺廉泉穴,误伤了血管,若出血不止,可使喉哑失音。针刺足下布散的络脉,误伤了血管,瘀血内留而不出,可致局部肿胀。针刺委中穴太深,误伤了大经脉,可令人跌仆,面色苍白。针刺气街穴,误伤了血管,若瘀血留着不去,鼠蹊部就会肿胀。针刺脊椎间隙,误伤了脊髓,会使人背曲不伸。针刺乳中穴,伤及乳房,可使乳房肿胀,内部腐蚀溃脓。针刺缺盆中央太深,造成肺气外泄,可令人喘咳气逆。针刺手鱼际穴太深,可使局部发生肿胀。

不要针刺饮酒大醉的人,否则会使气血紊乱。不要针刺正值勃然大怒的人,否则会使气机上逆。此外,对过度疲劳,刚刚饱食,过分饥饿,极度口渴,方受极大惊吓的人,皆不可以针刺。刺大腿内侧的穴位,误伤了大血管,若出血不止,便会死亡。刺上关穴太深,误伤了经脉,可使耳内化脓或致耳聋。刺膝膑部,若误伤以致流出液体,会使人发生跛足。刺手太阴经脉,若误伤出血过多,则立即死亡。刺足少阴经脉,误伤出血,可使肾气更虚,以致舌体失养转动不利而语言困难。

针刺胸膺部太深,伤及肺脏,就会发生气喘上逆、仰面呼吸的症状。针刺肘弯处太深,气便结聚于局部而不行,以致手臂不能屈伸。针刺大腿内侧下三寸处太深,使人遗尿。针刺腋下胁肋间太深,使人咳嗽。针刺少腹太深,误伤膀胱,使小便漏出流入腹腔,以致少腹胀满。针刺小腿肚太深,会使局部肿胀。针刺眼眶而深陷骨间,伤及脉络,就会造成流泪不止,甚至失明。针刺关节,误伤以致液体外流,则关节不能屈伸。

【专家评鉴】

本篇经文扼要阐述了人体内脏的功能特性及大体部位,揭示了脏腑的重要性,并列举了误刺脏腑、经脉的部位、腧穴等所引起的不良后果,提醒医者施针时当知

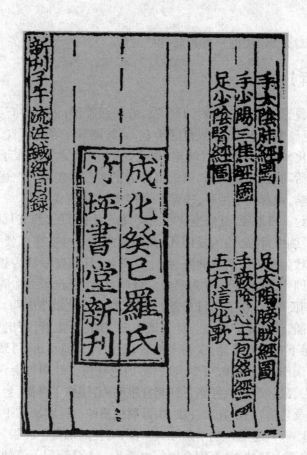

明朝成化九年刊本《针灸四书》书影

要害之处,谨慎从事。我们从脏腑的重要性及误刺的危害分析如下:

一、脏有要害,不可不察

脏腑居于体内,而其在体表均有紧要之处,即"藏有要害"。因此,在体表"要害之处"施以针刺治疗,就必须要谨慎,若能遵循法则刺治,就会取得疗效,若违反了法则而误刺,就会对人体产生危害,故经文云:"从之有福,逆之有咎"。

经文"肝生于左,肺藏于右,心部于表,肾治于里,脾为之使,胃为之市。"阐述了肝位于下焦,其气主升,肺位至高,为华盖之脏,其气宣降,在下之气由左而升,在上之气从右而降,肝升肺降,升降相司,为调节全身气机的重要环节。肺肝升降得宜,则气机舒展,体内气机正常升降。又因肝藏血,肺主气,气为血帅,气行则血行,必须肺敷布运行周身之气的功能正常,血才能归藏于肝,并随时根据机体的需要向周身各处输送血液,发挥其贮藏血液,调节血量的作用。肺调节一身之气的功能又需得到肝血的濡养,才能正常发挥。故肝与肺两脏的相互配合能对气血的运行起一

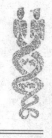

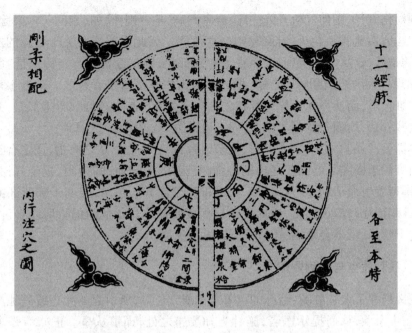

《子午流注针经》中的针法图,选自明抄本《普济方》

定的调节作用,才能形成左升右降的格局,从而统帅气机升降运动。心位居于上属阳,主火。但火中有水,心阴含于心火之中,其性沉静,牵引心火下降,以温煦肾阳。肾位居于下属阴,主水。肾水得肾阳激发蒸腾,上济于心,而生心阴。心阴沉静,复引心火下交于肾,如此循环,生生不息,正如《慎斋遗书》所说:"心肾相交,全凭升降,而心气之降,由于肾气之升,肾气之升,又因心气之降。"心调节着外表的阳气,肾管理着内部的阴气,心肾之间相互依存,又相互制约,共同维持着阴阳、水火的动态平衡,故曰"心部于表,肾治于里"。脾与胃以膜相连,同居中焦,脾的经脉属脾络胃,胃的经脉属胃而络脾,脾与胃构成表里关系,二者在生理上密切配合,主要体现在纳运相宜、升降相因、燥湿相济方面。胃受纳和腐熟饮食水谷,是脾运化的前提和基础;脾运化转输水谷精微,是胃受纳腐熟水谷的继续和深化,并为胃继续受纳腐熟水谷提供能源。脾气主升,饮食水谷的精微物质才得以输布上达心肺,化生气血营运头面五官九窍及全身。胃气主降,则饮食水谷通达下行,便于不断消化吸收和排泄。脾升胃降,相辅相成,才能使人体的消化功能正常进行。脾脏属阴,以阳气为用,脾阳旺则能运化升清,其性喜温燥而恶湿;胃腑属阳,赖阴液滋润,胃阴还则能受纳降浊,故性喜柔润而恶燥。正如《临症指南医案》所云:"太阴湿土,得阳则运,阳明燥土,得阴自安"。故经文所说:"脾为之使,胃为之市"。进一步说明脾胃脏腑阴阳相合,升降相因,燥湿相济,才能维持人体饮食的消化吸收功能。总而言之,在上之心肺之气下降,在下之肝肾之气上升,中有脾胃的枢转,使"高下相召,升降相因,而变作矣"(《素问·六微旨大论》),从而维持着人体正常的生命活动。

若误刺损伤脏气，则使气机升降失序，轻者则病，甚者则死，如《素问·六微旨大论》所说："出入废则神机化灭，升降息则气立孤危。"因此本节原文关于脏腑的左、右、表、里的记载，仅从字面上理解，而视为解剖部位，则与经旨不合。特别是"肝生于左"，据现代解剖知识肝居于右胁，据此而攻击中医不科学者有之。据近年来关于异位内脏报道，而认为此为异位肝脏之最早记载者也有之，对此，听来似是，究实亦非。这些看法，均囿于解剖学概念，而未得中医"藏象学说"之真谛。

本篇云："鬲肓之上，中有父母，七节之旁，中有小心。从之有福，逆之有咎。"提示了内脏位于横膈之上胸腔之内的心肺，心为阳，主于血；肺为阴，主于气，共营卫于身，维持着生命活动，故为父母。第七椎旁里面有心包络，强调了胸背部的重要性，在针刺治疗时应该注意，假如伤及这些紧要部位是很危险的。所以告诉医生，遵守这个禁忌，就不会肇祸，违背了就要发生灾祸。

二、误刺危害与禁刺要点

经文列举了误刺脏腑、经脉的重要部位或穴位等，所引起的死亡或其他严重危害，凡三十余条，从而提示医者，施针当知要害之处，谨慎从事。正如清张志聪所说："按以上要害之处，有误中而立死者；有刺之而计日死者；有为跛、为喑、为盲之痼疾者。针刺之道，本为救人而反杀人，行针之时，当战战兢兢，如临渊履冰，慎勿以人命为轻忽也。"此外，文中还告诫医者，若遇饮食失调、情志过激、劳逸失度之人暂勿施以针刺，以免影响疗效或引起不良后果，此即文中七"无刺"，亦如清张志聪说："此论要害之处，而又有禁刺之人也。"现就本篇有关误刺的危害和禁刺要点归纳如下：

（一）误刺的危害举例

表 52-1 误刺之害

	误刺的部位及穴位	造成的严重后果
	刺头中脑户入脑	立死
	刺中心	1 日死
刺中要害	刺中胆	一日半死
脏腑部	刺中肺	3 日死
位致死	刺中肝	5 日死
	刺中肾	6 日死
	刺中脾	10 日死

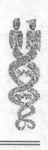

	误刺的部位及穴位	造成的严重后果
刺伤经脉出血 不止死	刺臂太阴脉	出血多,立死
	刺阴股中大脉	出血不止,死
	刺郄中(委中)大脉	令人仆脱色
	刺跗上(冲阳)中大脉	血出不止,死
针刺太深致残 或致病	刺面中溜脉(流注于目系之脉)	不幸为盲
	刺眶上陷骨中脉	为漏为盲
	刺客主人内陷中脉	为内漏为聋
	刺舌下中脉太过	血不出为喑
	刺足太阴脉	重虚出血为舌难以言
	刺脊间,中髓	为伛(伛偻屈背)
	刺手鱼腹(鱼际穴)	为肿
	刺气街(气冲穴)中脉	血不出为肿鼠仆
	刺腨肠(承筋穴)内陷	为肿
针刺过深致残 或致病	刺少腹中膀胱	溺出,令人少腹满
	刺阴股下三寸内陷	令人遗溺
	刺乳上(乳中穴)中乳房	为肿根蚀
	刺膝膑	出液为跛
	刺关节中	液出,不得屈伸
	刺足下布络	血不出,为肿
	刺缺盆中内陷	令人喘咳逆
	刺膺中陷中肺	为喘逆仰息
	刺掖(腋)下胁间内陷	令人咳
禁刺饮食情志 劳逸失度之人	无刺大醉	令人气乱
	无刺大怒	令人气逆
	无刺大劳人	
	无刺新饱人	
	无刺大饥人	
	无刺大渴人	
	无刺大惊人	

（二）禁刺要点

本篇所论之禁刺要点可归纳为以下四方面：

1.人体有一些要害部位，必须禁刺。如五脏的要害，针刺时必须避开，否则就会导致死亡。论中说："刺中心，一日死；刺中肝，五日死"等，应引为借鉴。此外，还有一些特殊部位，如头、面、乳房等处；也有一些穴位禁刺。如论中说："刺头，中脑户，入脑立死；刺乳上，中乳房，为肿根蚀。"

2.刺伤血脉导致出血，也会引起不良后果。如："刺跗上，中大脉，血出不止，死；刺舌下，中脉太过，血出不止为瘖。"

3.某些部位不可深刺。如"刺脊间，中髓为伛；刺缺盆中内陷，气泄，令人喘咳逆；刺手鱼腹内陷，为肿。"

4.患者在暴饮暴食、大饥大渴、过度疲劳和情绪剧烈波动的情况下不可施针。如论中所说："无刺大醉，令人气乱。无刺大怒，令人气逆。无刺大劳人，无刺新饱人，无刺大饥人，无刺大渴人，无刺大惊人"。见到这种情况，必须令其安静休息，待其恢复常态，乃可进行针刺治疗；否则也会造成不良后果。正如《灵枢·终始》指出："凡此十二禁者，其脉乱气散，逆其营卫，经气不次，因而刺之，则阳病入于阴，阴病出为阳，则邪气复生。粗工勿察，是谓伐身，形体淫泆，乃消脑髓，津液不化，脱其五味，是谓失气也。"这些来自实践的经验总结，对我们今天针灸临床仍然具有指导意义。

【临床应用】

一、关于"肝生于左，肺藏于右"的问题

本篇云："肝生于左，肺藏于右"，过去有人以"左肝右肺"作为议论中医学的笑柄之一。"左肝右肺"显然是根据"肝生于左，肺藏于右"这句话来的。这完全是对《内经》原文的曲解。20 世纪 60 年代中医界多以《难经》的注释语，说明"左肝右肺"不是指脏的部位而言。应该用肝与肺主司脏气的升降功能来理解。实际本段原文中的"藏有要害"不是指脏，而是脏的要害，这些要害之处，就是禁刺的部位，禁刺的"要害"在哪里？在"肝左肺右"。

怎样理解"肝生于左，肺藏于右"的"生"和"藏"？清高士宗注："人身面南，左东右西。肝主春生之气，位居东方，故肝生于左；肺主秋收之气，位居西方，故肺藏于右"。隋杨上善注云："肝为少阳，阳长之始，故曰生；肺为少阴，阴藏之初，故曰藏。"系指肝肺两脏的脏气主治两言。肝主升发，肺主肃降，升者自左而升，降者自右而降，所谓"左右者，阴阳之道路也"（《素问·阴阳应象大论》）。"肝生于左，肺藏于右"是中医学中气化学说的重要理论。五脏是人体气化的主持者，肝左、肺右、心表、肾里，其枢纽在脾，其源泉在胃，共同完成了人体升降运动。所谓以"左肝右

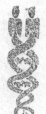

肺"不只是禁刺的部位问题,还是值得进一步认真研究的理论问题。

二、关于"膈肓之上,中有父母"的问题

父母,有认为指心肺而言。如明张介宾注云"膈,膈膜也,肓,心之下膈之上也。膈肓之上,心肺所居,心为阳中之阳,肺为阳中之阴,心主血,肺主气,营卫于身,故

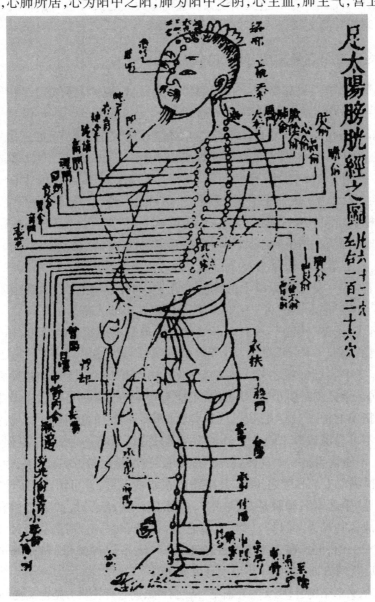

明刊本《铜人腧穴针灸图经》中的足太阳膀胱经之图

称父母";有认为指心肾的,如张志聪注云:"膈,膈膜也,内之膈肉,前连于胸之鸠尾,旁连于腹胁,后连于脊之十一椎;肓者即募原之属,其原出于脐下,名曰脖胦。

夫阴阳者,变化之父母;水火者,阴阳之兆征。中有父母者,谓心为阳脏而居膈之上;肾为阴脏而居肓之上,膈肓之上,其间有阴阳水火之神藏焉。"也有认为系指肺、脾的,如高士宗注云"膈,胸膈也;肓,脐旁肓俞也。膈之上,肺也,天也;肓之上,脾也,地也。天为父,地为母,故膈肓之上,中有父母。"王冰从气海解,注云:"膈肓之上,气海居中,气者生之原,生者命之主,故气海为人之父母也。"诸注义皆可通,但张介宾注解较合经文原意。

三、关于"七节之旁,中有小心"的问题

原文是在提出"藏有要害,不可不察"的告诫后,说:"膈肓之上,中有父母;七节之旁,中有小心。从之有福,逆之有咎。"

"七节",当指第一至第七脊椎节之间,不能认为仅是第七节,如三焦是上焦、中焦、下焦三部分的合称,而不是仅指下焦或某一焦。又如三阴三阳经,多指一阴(厥阴)二阴(少阴)三阴(太阴),和一阳(少阳)二阳(阳明)三阳(太阳)的合称。"旁"含有广义,《书·说命下》"旁招俊义"句可证。所以"七节之旁"应当是第一至第七脊椎节之间较大区域。这一认识还可从上句"膈肓之上"得到佐证。"膈",即横膈膜。"肓",《左传·成公十年》:"疾不可为也。在肓之上膏之下,攻之不可,达之不及,药不至焉。"杜预注云:"心下为膏;肓,膈也。"可见,古"膈"与"肓"同义。所以,"膈肓之上"是指横膈以上的胸腔。此外,如肝左肺右、心表肾里等,所言的表、里、左、右均与"上"和"旁"一样,均是指内脏要害的大略部位。

"中有小心"的"小心"一词,有谨慎、留意、丝毫不能疏忽的意思,如《诗经》中的"小心翼翼"句。"中有"二字与上句"中有父母"之"中有"不同。此处"有"字,含要之义。"中",即针刺之义。如原篇下文"中动脉","中乳房"均指针刺。故"中有小心"句是指针刺时要小心,要留意,不能有丝毫的疏忽。可见,"七节之旁,中有小心",是指第七椎以上较大区域,为针刺时"不可不察"的要害部位,施针时要"小心"谨慎,不可马虎从事。因此,"小心"一词只能认为是一种告诫,以强调这一部位的重要,不能认为是一个具体脏器。理由有三:一是上句"膈肓之上,中有父母",以前胸言横膈以上的胸腔之重要,凡事物的根本或关键,皆可谓之"父母",因胸腔中的心脏是"生之本",肺脏是"气之本"。《素问·调经论》说:"人之所有者,血之与气耳。"故言胸腔为"父母"。而"七节之旁,中有小心"句,则是从后背,用针刺要谨慎"小心"一语,同样在于突出胸腔的重要。"小心"与"父母"都是修饰之辞,分别从前胸后背两方面,申明胸部是人身要害部位。

其二,从文章结构看,原文的开篇至"从之有福,逆之有咎"句,是全文提纲,围绕"藏有要害,不可不察"的论点论述。在这部分内容中,只是提出五脏有"要害",并未指出各脏的"要害"的具体部位,原文从"刺中心,一日死"至篇末,才提到禁刺的具体部位,及犯禁所致严重后果,所以,从文章的文字结构分析,"七节之旁,中有小心"并非言某一器官

的具体部位。

其三，如果诸注家视"小心"为具体脏器的看法成立，那么，该篇在下文言误刺五脏要害的严重后果时，甚至"中动脉"，"中乳房"也在其说，为何不提这个仅次于君主之官的"小心"呢？可见，原篇本来就没有把"小心"视为内脏。

后世对"小心"作了种种解释。一是指"小心"为心包络，如马莳等。从心包代心受邪，保护心脏的意义讲，称心包络为"小心"虽无不可，但是，（一）原篇在下文论及禁刺的具体脏器时，并无心包络；（二）心包的背俞穴在第四椎旁开一寸五分，马莳为了使其观点成立，更提出心包络之"形有黄脂"，"当垂至第七节而止"，设马说成立，为何不言第四节之旁为"小心"呢？（三）五脏只言刺中某脏几日死，并未明确指出禁刺某脏的具体部位，唯独言心包之禁刺在"七节之旁"，于理难通。所以，丹波元简认为此说"经文无所考"。二是指"小心"为肾或命门。《甲乙经》作"小心"为"志心"，并首先提出自下而上数的第七节。杨上善从之。王冰在《素问·阴阳类论》"志心"条下注云："志心，谓小心。《刺禁论》曰：'七节之旁，中有小心'，此之谓也。"可见王氏也宗《甲乙经》、杨上善之言。明代命门学家，则从命门之功用出发，也同意自下向上数椎节，如张介宾说："第七节，其言两旁者乃肾俞穴，其中则命门外俞也，"又说："命门相火代君行事，故曰小心。"吴昆也持此论。但此说与经旨相悖，因为，（一）在《内经》中计算椎节是自上而下，如《素问·气府论》说："挟背以下至尻尾二十一节"，未见有自下而上计算的记载；（二）命门一词虽自《内经》，但有明确的定义，曰："命门者，目也"（《灵枢·根结》）。自《难经·三十六难》提出"左肾右命门"后，才赋予命门以新的含义。显然，张氏等将"小心"解为"命门"，非《内经》本意；三是认为"小心"为膈俞穴。的确，命门穴位于第七脊椎节之旁开一寸五分。但何以称膈俞为"小心"？理由不足，尽管张志聪和高士宗等人，从"神气出入"言之，仍有牵强附会之嫌，因为《灵枢·九针十二原》中认为，人身所有俞穴，都是"神气游行出入"之处，固然有"血会膈俞"之说，然仅此而称其为"小心"难以让人信服。再说，第三椎傍开之肺俞穴，第五椎傍开之心俞穴，第九椎旁开之肝俞穴，都紧临于膈俞，这些重要内脏的背俞，皆未谓之"小心"，唯以膈俞称之，则于情理不合。

鉴于众说，丹波元简认为张志聪、高士宗等人之说为"杜撰"，并说："窃疑：云七节之旁，云上空，既非心包，又非肾，必有别所指也。"惜未能申明其义。近日傅景华氏认为：七节之旁，此处正值膈上胸中，为膻中之所在，膻中且和心肺密切相关，则称其为"小心"是当之无愧的，此指膻中为"小心"，虽有可取之处，但仍未跳脱在其"中"找一"小心"的旧框。还有提出自大椎向上推数，指延脑为"小心"者，亦不足凭。

综上所述，"鬲肓之上，中有父母"语，用"父母"一词喻胸腔为生命根本；"七节之旁，中有小心"一语，用"小心"一词，提醒人们用针时要谨慎。"父母"和"小心"，均在于强调胸腔的重要,是针刺时"不可不察"的要害部位。这与临床实践也相吻合,如在针灸书籍中,凡胸部前后左右穴位的针刺注意事项条中,多有"不宜直刺深刺,以免刺伤某脏"之语。临床治疗,也有因失之"小心",而造成刺伤内脏,或导致气胸等严重事故者不乏其例。可见,注家多围于"小心"而硬要找一相应的"小心"器官,难免会陷于愈解愈惑之窘境。

四、从解剖学角度和临床案例分析看经旨的意义

（一）新中国成立以来 40 多年间国内文献报道针刺损伤案例统计

表 52-2 刺资料统计表

损伤类别	文献篇数	发生例数	死亡例数
脑组织损伤	5	9	8
蛛网膜下腔出血	12	31	1
脊髓损伤	2	2	1
心脏损伤	4	4	4
血管损伤	14	28	2
气管损伤	1	1	1
创伤性气胸	37	110	5
肝脏损伤	1	1	
脾脏损伤	4	4	
肾脏损伤	3	5	
胆囊损伤	7	8	
胃部损伤	3	4	
肠道损伤	9	17	
针刺感染	10	44	
耳廓感染	3	11	
肝炎传播	1	34	

（二）针刺损伤的原因

1.腧穴的危险性。位于人体重要组织和器官如眼、脑、脊髓、内脏、周围神经干、大血管部位的腧穴不完全统计约有近 300 个穴位,由于这些穴位处于人体的要害部位,针刺时不可避免地存在着刺伤重要组织或器官的危险。

2.针刺操作原因。操作者责任心不强,临症注意力不集中,业务水平差不熟悉解剖结构等原因;或消毒不严或隔衣针刺;或针刺角度、深度错误等造成重要脏器损伤。

3.患者不配合。在针刺过程中患者突然改变体位或出现剧咳、喷嚏、躁动等突发性动作。

以上原因均可通过针具的机械作用造成人体组织或器官解剖完整性破坏,临床相应症状出现的时间一般不会太长,严重的程度与所刺伤的脏器有关。一般来说,刺伤脑组织、脊髓,以及心、主动脉、肝、脾、肾等脏器,后果最为严重,常可导致

死亡;刺伤肺脏可引起创伤性气胸,是损伤中最多见的一种。刺伤神经、血管、胃、胆、肠等组织或器官,也可引起较为严重的后果。

（三）常见部位针刺损伤分析

1.针刺不当引起的脑、脊髓损伤:从50年代起,特别近10年来,国内应用颈部风池、风府、哑门、天柱及背部的大椎、陶道、身柱等穴进行针刺的越来越多,有的不注意腧穴深部的重要结构深刺以求高效,加之取穴不准,针刺方向错误,或手法运用不当,大幅度提插捻转等很容易造成脑及脊髓损伤。据报道发生的案例达41例,其中死亡10例。

脑位于颅腔,脊髓位于椎管内,在人体生命活动中起主导作用。故《素问·刺禁论》记载:"刺头中脑户,入脑立死";"刺脊间中髓为伛。"是指脑和脊髓被刺伤会导致严重后果,特别刺伤延髓后可立即死亡。

其一,延髓损伤:由于延髓位于脑干最下端,毗邻枕骨大孔,故针刺稍有不慎,针尖进入枕骨大孔则伤及延髓。延髓内有重要的生命中枢,当毫针直接刺伤时,常导致严重后果,往往因抢救不及时而死亡。

案例:谭患,男,30岁,患精神病,于2003年2月入成都某疗养院医治,发作期间毁物打人,入院后一直未进行特殊治疗。2006年11月开始针灸治疗,每隔2~3天针一次,其中针刺风府穴共6次。在针刺期间,未进行体格检查。末次针后两天,病人呕吐清水,感觉头痛,微烧,卧床不起,不进食。针后5天,语言吞咽皆困难,喂进食物常从鼻孔流出,四肢瘫痪,尿潴溜。翌日检查时,病人神清,语言不清带鼻音,喉间痰鸣,瞳孔缩小,BP100/60mmHg(13.3/8kPa),心跳40次/分,呼吸10余次/分,心脏无肥大,无杂音,肺无湿鸣,双侧软腭瘫痪,四肢瘫痪,针后第8天曾昏迷一次,当时口吐白沫,瞳孔散大,苏醒后觉胸中难受,针后第9天又突然昏迷,瞳孔散大,P160次/分,急救无效死亡。

尸检:头颅外观未见异常,延髓外形显然变粗变圆,锥体与橄榄界消失,切面自上端到下端有长4cm之出血区,在橄榄下核上份切面可见椎体及橄榄下核区出血,左侧较大切面有四处出血,位于锥体及网状结构区,出血区左侧0.5cm×0.5cm及0.8cm×0.8cm,右侧为0.3cm×0.3cm及0.3cm×0.3cm;在延髓的中份切面,出血区最大为1.2cm×1cm,接近腹面;在延髓下份切面,出血区逐渐变小为0.2cm×0.3cm。

显微镜观察:在延髓切片上可见大片出血,其中大部分红血球清楚可见,在出血区周围神经组织有严重水肿,血管充血,血管周围有单核细胞浸润,神经细胞有蜕变。

病理诊断:延髓内出血(针刺所致)。

死因:延髓内出血,损及生命中枢。

其二,小脑损伤:引起小脑损伤的原因与延髓损伤类似,也常由于针刺项部诸穴时,进针方向和深度错误,手法过重,大幅度提插,捣针等引起。从小脑所处的位置分析,与延髓损伤不同的是针刺的角度向上的倾斜度更大,则针尖方向与小脑正对造成。

案例:患者,男,16岁,学生。患精神分裂症2年,屡治不愈,乃试用针刺治疗。1998年8月25日入院,每日针一次,9月5日上午10时刺风府穴,进针较深,重泻,呼吸立即停止,经注射咖啡因,气管插管,数分钟后呼吸恢复。但神志未清醒,又予以脱水治疗。下午5时出呼吸衰竭,即邀会诊,紧急开颅探查,见颅内压甚高,硬膜下右小脑半球表面有5ml血肿,暗红色,局部隐约见刺伤痕,右小脑延髓充血水肿明显,吸除水肿,自主呼吸一度恢复,但术中并发急性脑膨出,切除右小脑半球外侧脑组织,行颅内减压后关颅。继续应用脱水,呼吸兴奋剂与升压药无效,次晨4时死亡。

其三,脊髓损伤:脊髓位于椎管内,呈前后稍扁的圆柱形。其上端平齐枕骨大孔处与延髓续接,下端缩小呈圆锥状,称脊髓圆锥,成年人圆锥末端平齐第一腰椎下缘,小儿较低,约为第二腰椎平齐。圆锥下端向下延为细长的终丝,止于尾骨后面的骨膜,有稳定脊髓的作用。脊髓有传导和反射功能。脊髓是感觉冲动和运动冲动的传导通路。脊髓白质中的上、下行长纤维就执行这种功能的结构基础;脊髓又能执行躯体反射和内脏反射,是由相应的节段反射弧来完成的。针刺损伤脊髓,主要是针刺督脉第一腰椎以上的经穴和脊柱两旁的华佗夹脊穴,这些穴位于椎体棘突下水平,正在两个椎体的间隙中,针刺过深或方向错误,手法运用不当(有人测量,皮肤距椎管距离为3~5cm)针刺过深针尖可顺棘突间进入椎管内,刺伤脊髓出现危险。

案例:患者,女,30岁,因精神分裂症7年,于1970年1月3日入院,接受针灸治疗。2月3日上午11点10分第七次治疗时,在大椎穴进针得气后通电,电流0~3mA,持续3~4分钟,患者无反应,因故暂停。后来又将电流增加至6~7mA,并进行节律性刺激4~5次,再续通电3~4分钟,突然发现四肢软瘫,出现紫绀。立即拔针,进行急救无效,于当天中午12点40分死亡。

尸检:颈胸段脊髓背侧正中有针刺小孔,未见出血。局部脊髓外观未见其他发现。

2.气管损伤:气管,为后壁略平的圆筒管道,成年人长约11~13cm,主要由14~16个气管软骨作支架,内覆粘膜,外盖结缔组织,气管上端平对第6颈椎下缘与环状软骨相连,向下至第4、5胸椎体交界处(相当胸骨角平面)。由于气管大部分被胸骨所掩盖,故能直接造成针刺损伤的腧穴不多。临床主要是天突,位于胸骨上窝正中,深面正对气管,若针刺不当,若单纯刺伤气管,除局部疼痛处,一般无其他不良后果,若同时刺伤气管周围的血管和神经,则可反射引起呼吸抑制,血液压迫或阻塞气管造成呼吸困难,甚至窒息死亡。

案例:丁某,男,56岁,因患咳喘病两年多,近又反复发作,在某县针灸培训班针灸治疗,医生先在左右期门穴各刺1针,深度8cm以上,留针15分钟左右,患者感觉不舒,要求停针,医生未予理睬,继刺天突穴,平刺6cm以上,留针至10分钟左右患者连呼不行,医者方才出针,病人即感呼吸困难。不到2分钟,出现面色苍白;全身痉挛,角弓反张,口唇爪甲青紫,口中惨叫,肢冷汗出,二便失禁,阴囊肿大,不省人事。立即给予针刺内关,注射强心剂等抢救,结果无效而死亡。

尸检:发育正常,体格略瘦,颜面、口唇紫绀,两眼睑结膜有帽状针头大散在出血点。瞳孔散大,0.6cm左右,等圆。牙龈组织有散在针尖状出血点,喉头有大量血性痰液阻塞,颈部甲状软骨有毫针孔一个,周围轻度充血,大小为3cm×2.8cm。胸部左右乳头内侧3cm处,各有毫针孔各一个,左侧针孔兼有小出血痂。

本例为针刺天突穴取穴不准(在第3环状软骨上),深度过深,刺伤喉下气管及血管、神经,引起反射性痉挛,血痰涌塞喉头,造成呼吸困难,最终窒息死亡。

3.创伤性气胸:是指针刺破胸膜使气体进入胸膜腔内而引起病变。在《素问·刺禁论》就有记载:"刺缺盆中内陷,气泄,令人喘咳逆","刺膺中陷中肺,为喘咳仰息","刺腋下肋间内陷,令人咳"。《针灸资生经》记载"肩井穴……一若刺深,则令人闷到,不识人。"说明创伤性气胸在古今都是临床十分重视的医疗事故。50年代至今报道诸多,大约110多例(死亡5例)。

针刺引起创伤性气胸,其病理基础是针尖刺破肺泡,空气自伤口溢入胸腹腔,形成腔内积气,负压消失,继而压迫肺组织,使其回缩萎陷,肺脏功能部分或完全丧失。临床报道,针刺已引起气胸的腧穴有,曲垣、魂门、定喘、扶突、大杼、风门、肺俞、心俞、膈俞、膈关、膏肓俞、肩中俞、肩贞、幽门、神藏、云门、中府、大包、缺盆、期门、颈臂、肩井等。

案例:施患,女,26岁。2006年10月19日因针曲垣等穴后胸闷,气急,右胸痛20小时入院。入院前因右肩酸痛,针刺曲垣、风池、肩贞、曲池四穴,采取先定穴后针刺,患者在定穴后针刺前移动上臂,约3小时后出现胸闷气急,右胸背痛并放射及腹,咳时痛甚,进行性加重,半小时停止。入院时检查生命体征正常,呼吸稍促,气管轻度偏左,右肺中外伤语颤减弱,叩过清音,呼吸音减弱,X片提示右肺压缩30%。经镇咳、抗炎药治疗一周,胸痛已除,但余症如初,即抽气500ml,随即症状缓解,摄片复查示气胸消失。

魏患,男,43岁,农民。因慢性咳嗽气短于2004年12月15日下午找一民间医生用缝衣针刺胸部秘穴处,入针后患者即觉胸闷、气短、呼吸困难。出针后呼吸急迫,不能行走和平卧,随即抬送来院治疗。见面色苍白,冷汗淋漓,端坐呼吸,口唇发绀,烦躁,语言不清,检查血压、脉搏均不清楚,呈桶状胸,双肺呼吸音减弱,并可闻及干、湿罗音,叩诊明显鼓音,由于病情转危急,来不急抢救,突然窒息死亡。尸检勘察及穿刺,胸腔内大量气体存在。诊断为针刺引起高压性气胸而死亡。

4.心脏损伤:《素问·刺禁论》:"刺中心,一日死。"针刺不当,刺伤心脏,是所有内脏损伤中后果最为严重的一种。心为中空肌性器官,位于胸腔内两肺之间,是血液循环的枢纽。针刺刺伤心脏主要是刺破心壁和心脏上的主要血管(冠状动脉),引起大出血和出血性休克,如果血液不能排出心包外而积于内,反过来压迫心脏,加重出血,造成心包填塞现象。其次是刺伤心脏上的重要结构,引起心功能障碍,如刺破冠状动脉,可引起心肌缺血和心力衰竭;刺破心壁上的传导系统,又可引起心律失常,心输出量降低等。

案例:患者,女,19岁。患精神分裂症,于2000年3月21日入院行针刺治疗,每日一次。3月28日下午3时,针鸠尾时取2寸针在剑突下半寸垂直进针后再向胸骨正中线平刺1寸,用G6805治疗仪通电,连接曲池和鸠尾针柄,见鸠尾穴跳动显著,数分钟后病人尖叫一声头后仰,眼上翻,呕吐,迅速拔针,见已紫绀,呼吸心跳停止。经开胸按摩心脏,呼吸心跳先后恢复,但仍持续昏迷。终因肺部感染于4月17日死亡。本例因刺鸠尾斜向上刺过深,刺伤心脏而致呼吸停止。

5.刺伤肝脏:《素问·刺禁论》记载:"刺中肝,五日死"。这是古人临床之经验教训。肝脏为人体最大的腺体,血液供应丰富,质软而脆,呈棕红色,为腹膜间位器官。肝位于右侧膈下和季肋的深面,左右径达25cm,前后径约15cm,厚约6cm,大部分在右上腹,小部分超过前正中线达左上腹,肝脏除上腹部的一部分外,其余均为肋骨、肋软骨所遮盖。肝右叶的上面与右膈肋窦和右肺相对,下面与右肾上腺、右肾、十二指肠上部及结肠肝曲相邻,左叶的后缘近左纵沟处与食道相接融,下界与胃小弯相邻。由于肝脏后面紧邻左纵沟与食管,从背部至肝后缘的距离较远,故导致肝脏损伤的腧穴主要在腹外侧壁。位于腹外侧壁肝脏投影区内的腧穴,都存在着损伤肝脏的危险。临床易出现意外的腧穴有鸠尾、巨阙、上脘、幽门、腹通谷、不容、承满、梁门、右日月、右京门、右期门、右章门、右食窦、右腹哀、右大包等,针刺时方向错误或针刺太深,提插幅度大而引起肝脏破裂,导致腹腔内大出血和腹膜刺激征,抢救不及时很快会死亡。

案例:患者,女,40岁。因急性腹胀痛12小时于1963年8月9日入院。入院前因食后胃痛在某卫生所行针灸治疗,在上腹针刺三处(鸠尾、上脘、中脘),进针及留针时均感剧烈刀绞样痛,起针后曾服两片药(名不详),疼痛一时缓解,入睡。夜间因腹痛而醒,为全腹弥漫持续疼痛,呼吸困难,恶心,口渴。入院时检查:口唇苍白,烦躁不安,全腹隆起,剑突下针孔三个,无溢血及血肿。全腹紧张,有广泛压痛和反跳痛。BP80/60mmHg(10.6/7.9kPa),白细胞16.0×10⁹/L,Hb5g%,红细胞2.02×10¹²/L,血小板250×10⁹/L,腹腔穿刺抽出鲜血。

剖腹探查:腹腔内积有鲜血,肝在右锁骨中线季肋下4~5cm,剑突下5~6cm,质地柔软,表面光滑,腹腔内血液清除后,发现肝左叶有0.5×0.5cm出血灶三处,排成一行,鲜血喷射,病灶周围细胞坏死。遂切除肝左叶后止血缝合,术后经输血、输液、抗感染、保肝等治疗,于9月30日痊愈出院。

6.刺伤胆囊:《素问·刺禁论》云:"刺中胆,一日半死,其动为呕"。这是古人的真实记载。胆囊为附于肝脏的囊性器官,其形状如梨,长约 7～9cm,宽约 2.5～3.5cm,其上借结缔组织与肝结合,下面由腹膜被复与横结肠及十二指肠相邻,左有胃幽门部,前为腹前壁。胆囊的腹膜包裹不完全,为腹膜间位器官,其腹面和两侧由肝脏覆盖,唯肝底自肝前缘突出,投影于右侧腹直肌处外缘右肋弓相交处。位于胆囊体表投影处周围的腧穴如右侧期门、日月、不容、承满、梁门等穴,向肋骨方向斜刺方向不当最易刺伤胆囊,可致其穿孔,胆汁流入腹膜腔,可致胆汁性腹膜炎。若针刺太深刺穿胆囊,又可刺伤肝脏引起大出血导致死亡。

案例:患者,男,35 岁,因上腹部疼痛 2 日入院,入院 2 天前早餐后突然胃区疼痛,下午 2 时许在当地进行针刺治疗,针刺穴位相当于梁门或上脘部位,针长 3 寸左右,全部刺入,留针 30 分钟,疼痛无减轻,并于当日下午 5 时左右感右下腹持续性疼痛,继转至全腹。

入院后剖腹探查:腹腔有胆汁,胆囊体部内侧发现两处粟粒大小之穿孔,两孔相距0.5cm,呈斜行排列,于穿孔处见胆汁外溢。胆囊呈 7cm×5cm×5cm 大小,囊壁柔软,没有发现坏死及明显炎症,胆道无异常发现,术后良好出院。

7.刺伤脾脏:脾脏掌心大,形似蚕豆,左季肋部后外方,位置最深,正常情况下脾脏全被第 9、10、11 肋覆盖,在左肋弓下不能触及。体表投影,上界相当于腋中线第 9 肋高度;并距后正中线左侧 4～5cm,下界在腋前线第 11 肋水平,长轴与左侧 11 肋平行。脾脏也是腹腔脏器中最易受损的器官之一。由于脾有许多血窦,能储存大量的血液,故脾脏损伤主要是失血性休克和继发性腹膜炎,后果也是非常严重的。故《素问·刺禁论》云:"刺中脾,十日死"。刺伤脾脏的主要穴位有鸠尾、梁门、期门、章门等,由于针刺过深,手法过重,大幅度提插,均可导脾脏严重损害。

案例:张患,男,36 岁。患血吸虫病 8 年。左上腹有肿块,逐渐长大。3 天前上腹疼痛而施行针刺治疗 2 次,选针腧穴均在上腹部。第二次针刺时,留针 10 分钟,针时略有咳嗽,针后疼痛加剧,数小时后遍及全腹,且伴口干、心慌等。经临床检查符合"脾破裂出血"诊断。即予抗休克治疗,并进行剖腹探查,共吸出腹腔鲜血800ml,术中发现脾脏较正常大 1.5 倍,左上腹有一针孔,正对脾破裂面,裂口长2cm,深 1cm,伤口仍在继续出血,经行脾切除后痊愈出院。

8.刺伤肾脏:肾为腹膜后位器官,位于腹膜后脊柱两旁。左肾略高,右肾略低,体表投影在后正中线外侧 2.5cm、8.5cm 分别作两条垂直线,再通过 11 胸椎和第 3 腰椎分别作一水平线,四条线相交四边形范围内。《素问·刺禁论》云:"刺中肾,六日死。"说明针刺不当刺伤肾脏导致的严重后果。

由于肾脏隐藏在腹膜之后,前面覆盖有肝、胃、肠等腹腔脏器,故针刺腹部穴位一般不会刺伤肾脏,其危险性较大的腧穴是背腰部肾脏体表投影区内的腧穴如意舍、胃仓、肓门、志室、胃俞、三焦俞、肾俞、气海俞等。这些腧穴针刺时不适当的深案例:曲患,男,37 岁。2006 年 7 月 23 日入院,入院前一月因上腹部痛及胃痛行针灸治疗,第一次取穴中脘、足三里,第二、三次取穴在肾区左右各 2 针,于针后 3 日发现右下腹肿块,某医院诊断为"肾周围炎"。用大量激素注射,发热消退,肿块缩小。入院前 6 天又发寒热,腰痛,小便频数,仍用青霉素、链霉素控制,转来本院。作右肾区穿刺,抽出陈旧血液 200ml,肾内上方有胡桃大囊肿一个,内也有血性液体,肾后面中部有横裂口一处,长约 6~8cm,深 0.5~1cm,流血已停止,肾周围粘连较重,行右肾连于周围之肥厚被膜一并切除,于 8 月 6 日痊愈出院。

9.刺伤膀胱,膀胱系盆腔内的空腔脏器,为腹膜间位器管。其下外侧的前上部,与耻骨联合和闭孔肌之间,隔以耻骨后间隙,下外侧的下部与提肛肌和输卵管相邻,其后面在男性上盖腹膜,为直肠膀胱陷凹,在女性无腹膜遮盖,与阴道壁和子宫颈相邻接。其上面及下外侧的上部被以腹膜,随尿液的充盈可随之上移。膀胱空虚时,全部位于盆腔内,但小儿膀胱空虚时则也超出耻骨联合以上,至 6 岁左右降至盆腔;充盈时则高出耻骨联合以上,尿潴留时,膀胱顶甚则平脐。

膀胱空虚时,由于其全部位于盆腔内,针刺不易伤及,只有在其充盈时才有可能为针刺所伤,故《素问·刺禁论》云:"针少腹,中膀胱溺出,令人少腹满"。小儿或成人膀胱充盈时,位于下腹部的曲骨、中极、关元、气穴、大赫、横骨、水道、归来、气冲等穴由于针刺过深,手法太重而引起膀胱损伤。

10.刺伤肠道:肠包括十二指肠、空肠、回肠、结肠和直肠。是腹腔内最长而弯曲的空脏器官,其肠管之间有肠液润滑,且本身也不停地蠕动。由于肠道这种滑腻、移动的特性,针刺时只要缓慢地推送进针,肠道因滑腻可避让针尖。且即使刺中肠管,因刺孔很小也不会导致严重后果。但在病理情况下,肠扭转、肠梗阻、肠道炎症、肠道肿瘤等状态下,肠管扩张,内压增大,表面张力增高,蠕动缓慢;或肠壁组织充血水肿,变性坏死等,针刺了腹部的天枢、神阙、关元、梁门、横骨、大横、气冲、府舍、冲门等穴时。由于针刺过深,则肠壁最易穿伤,不仅穿孔大,而且易使肠内容物外溢,引起急性感染性腹膜炎。

案例:孟某,女,38 岁。脐周突然阵发性绞痛,伴频繁呕吐及肛门停止排便、排气 12 小时,曾在当地施行腹部针刺治疗(共进 10 余针),但针后疼痛更加剧烈,急来本院就诊。检查急性面容,四肢厥冷,腹部隆起,腹肌紧张,上腹可见针眼 10 余个,满腹压痛,反跳痛,肝浊音界消失,可闻及气过水声。腹部透视:可见大小不等之阶梯状液面 5~6 个,膈下有游离气体。

诊断:①急性机械性肠梗阻;②肠穿孔;③弥漫性腹膜炎。

剖腹检查:回肠末端顺时针扭转 180°,肠管高度充气;呈暗红色,迅速复位后,仔细检查小肠,发现共有 12 个针眼,其中 5 个仍不断地外溢气体和液体,形成肠穿孔,逐个补眼后关腹,术后 14 天痊愈出院。

11.刺伤神经:《素问·刺禁论》云:"刺阴股下三寸内陷,令人遗溺"。是指针刺大腿内侧下三寸处的穴位如五里穴、箕门穴等,可经过闭孔神经将刺激传入脊髓骶段,因牵涉作用经过盆神经的反射致使膀胱括约肌和逼尿肌的紧张度发生改变而出现遗尿。

12.刺伤血管:《素问·刺禁论》云:"刺阴股中大脉,血出不止死";"刺太阴脉,出血多,立死";"刺郄中大脉,令人仆脱色";"刺跗上中大脉血出不止死"。是指破人体较大的血管如肱动、静脉,股动、静脉,腘动、静脉及足背动脉等,如出血不止,可以引起出血性休克,甚至死亡。

又如"刺气街中脉,血不出为肿鼠仆";"刺手鱼腹内陷为肿";"刺腨肠内陷为肿";"刺足下布络为肿"。是指刺破中小血管,如腹壁下动、静脉,胫后动、静脉,拇主要动脉,足底动脉等。均可在局部形成血肿。

13.刺伤关节、眼、耳、舌、喉及乳房等而引起为跛、为盲、为聋、为喑、为肿的记载:《素问·刺禁论》云:"刺膝髌出液为跛","刺关节中液出,不得屈伸","刺肘中内陷气归之为不屈伸。"是指刺破关节囊,引起滑液漏出或感染,使关节肿胀而导致关节屈伸不利,活动受限。又如:"刺面中溜脉,不幸为盲","刺匡上陷骨中脉,为漏为盲。"指的是在面部针刺眼球周围的穴位,如过深或进针方向不准可因刺伤与眼球有关的血管如眼动、静脉及其分支产生眼周血肿,或因感染形成脓肿压迫眼球而引起失明;或因刺伤泪道或泪腺而引起流泪。如果眶内感染随着眼静脉蔓延至海绵窦引起颅内感染将会产生更严重的后果。又如:"刺客主人内陷中脉,为内漏为聋。"是指针刺耳周围的穴位如果进针方向不准加之感染而引起中耳炎,则使耳道流脓并引起听力障碍。"刺舌下中脉太过,出血不止为喑";"刺足太阴脉,重虚出血,为舌难以言"。是指刺舌下廉泉穴太深损伤舌下动脉形成血肿压迫喉上神经或喉返神经或因刺足少阴肾经之俞府穴直接刺伤喉返神经而引起声带麻痹、声音嘶哑、语言障碍。"刺乳上中乳房为肿根蚀"指针刺乳中穴若发生感染引起乳腺炎而溃破流脓。若进针过深还可刺伤心肺造成更严重的后果。

刺志论第五十三

【要点解析】

一、阐述了气与形,谷与气,脉与血等虚实关系中的正常与反常现象,并分析了产生这些反应现象的机理。

二、介绍了针刺治疗虚实症的手法。

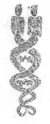

【内经原典】

黄帝问曰:愿闻虚实之要。岐伯对曰:气实形实,气虚形虚,此其常也[1],反此者病。谷盛气盛,谷虚气虚,此其常也,反此者病。脉实血实,脉虚血虚,此其常也,反此者病。

帝曰:如何而反? 岐伯曰:气虚身热,此谓反也;谷入多而气少,此谓反也;谷不入而气多,此谓反也;脉盛血少,此谓反也;脉少血多,此谓反也。

气盛身寒,得之伤寒。气虚身热,得之伤暑。谷入多而气少者,得之有所脱血,湿居下也。谷入少而气多者,邪在胃及与肺也。脉小血多者,饮中热[2]也。脉大血少者,脉有风气[3],水浆不入,此之谓也。

夫实者,气入也;虚者,气出也;气实者,热也;气虚者,寒也。入实者,右手开针空也[4];入虚者,左手闭针空也[5]。

【难点注释】

①气实形实,气虚形虚,此其常也:气实,指功能旺盛。形实,指形体充实健壮。气虚,指功能低下。形虚,指形体瘦弱。此其常,这是正常规律。

②饮中热:饮酒过多,中焦郁热。

③脉有风气:张介宾注:"风为阳邪,居于脉中,故脉大;水浆不入则中焦无以生化,故血少。"

④入实者,右手开针空也:空,同孔。治疗邪入而实的疾病,以左手协调开大针孔,使邪气外达。

⑤入虚者,左手闭针空也:此指正气外出而虚,治疗出针时,应以左手按揉针孔,以便针孔闭柜,勿使正气外泄。

【白话精译】

黄帝问道:我想了解有关虚实的道理。岐伯回答说:气充实的,形体就壮实,气不足的,形体就虚弱,这是正常生理状态,若与此相反的,就是病态。纳谷多的气盛。纳谷少的气虚,这是正常现象,若与此相反的,就是病态。脉搏大而有力的,是血液充盛,脉搏小而细弱的,是血液不足,这是正常现象,若与此相反的,就是病态。黄帝又问:反常现象是怎样的? 岐伯说:气盛而身体反觉寒冷,气虚而身体反感发热的,是反常现象;饮食虽多而气不足,饮食不进而气反盛的,都是反常现象;脉搏盛而血反少。脉搏小而血反多的,也是反常现象。

气旺盛而身寒冷,是受了寒邪的伤害。气不足而身发热,是受了暑热的伤害。饮食虽多而气反少的,是由于失血或湿邪聚居于下部之故。饮食虽少而气反盛的,是由于邪气在胃和肺。脉搏小而血多,是由于病留饮而中焦有热。脉搏大而血少,是由于风邪侵入脉中且汤水不进之故。这些就是形成虚实反常的机理。

大凡实症,是由于邪气亢盛侵入人体;虚症,是由于人体正气外泄。气实的多表现为热象;气虚的多表现为寒象。针刺治疗实症,出针后,左手不要按闭针孔,使邪气外泄;治疗虚症,出针后,左手随即闭合针孔,使正气不得外散。

【专家评鉴】

本篇提出掌握"虚实之要"的关键,在于观察和分析形与气、谷与气、脉与血的内外表现是否相应。相应者,就属于正常;不相应,就为病态。并以此为纲,展开论述。

一、相应者为"常",是为生理

《灵枢·寿夭刚柔》说:"形与气相任则寿,不相任则夭。"指出人的形与气的表现,应当一致,盛则俱盛,壮则同壮,弱则俱弱,是正常的生理,不是病态。因此,也能长寿。这里还讲了纳谷的多少与气的强弱,血液的盛衰与脉的大小等,都要相应,同样都属于生理。所以马莳注:"凡气与形,谷与气,脉与血,相称者为常。"归纳如下:

相应—为常—生理:
(一)盛则同盛:
气实形实:气充实,形体也相应壮实。
谷盛气盛:纳谷多,消化机能旺,气也充足。
脉实血实:脉大有力,气血也相应充盛。
(二)虚则同虚:
气虚形虚:气虚少,形体也相应虚弱。
谷虚气虚:纳谷少者,气也相应较弱。
脉虚血虚:脉小而弱,气血相应不充盛。

二、不相应者为"反",是为有"病"

形靠气养,气赖形存。脉为血之府,血旺脉亦充。气生于谷,谷化生气。因此,在正常状态下,相互间是相应的,倘若上述对应关系破坏而不相应,就为病态,所以原文三次强调"反此者病"。

(一)气脉谷盛反见虚

"气盛身寒":寒邪所伤,阳气被遏,而见恶寒。《素问·调经论》"阳受气于上焦,以温皮肤分肉之间,今寒气在外,则上焦不通,上焦不通,则寒气独留于外,故寒栗。"就属此病机。

"谷入多而气少"：脱血伤阴，湿聚于下，火热熏于胃脘，虽消谷多，但不能化生水谷精气，故气少。

"脉盛（大）血少"：因感受风邪，风邪为阳，加之"水浆不入"，气血无从化生，故"脉大"应风之阳邪，血少为气血化生不足。

（二）气脉谷虚反见实

"气虚身热"：暑性升散，易伤津气，故曰：得之伤暑。《素问·举痛论》："炅则腠理开，荣卫通，汗大泄，故气泄。"

"谷入少而气多"："气多"指邪气滞壅于胸膈胃脘。张介宾："邪在胃，则不能食，故谷入少；邪在肺，则息喘满，故气多。"

"脉小血多"：嗜酒成性，湿热内蕴，故曰"饮中热"。

三、虚实补泻的方法

从此处所论的刺法看，上述六种病症仍不外虚实两端，其病机也不脱"邪气盛则实，精气夺则虚"（《素问·通评虚实论》）的基本精神，故宗此旨，提出虚实病症的补泻原则和具体针刺手法如下：

（一）针刺原则

补虚："精气夺则虚"，补虚原则就是要使被"夺"的正气恢复到充实的状态。所以原文说："夫实者，气入也。""实"就是补的意思。指出所谓补法，就是要使正气入内留守，不使外散。

泻实："邪气盛则实"。泻实的原则就是要驱逐邪气，使邪气衰退。所以原文说："虚者，气出也。"虚即泻法，泻的方法，就是要使邪有出路。

（二）针刺手法

实症手法：原文说："入实者，左手开针空也。""入"即刺之意。"实"者，实症也。即指刺实症时不要闭针孔，要使其开放，邪有去路。

虚症手法：原文说："入虚者，左手闭针空也。""入"即刺。"虚"即虚症。即指在针刺虚症时，要用左手闭按针孔，使正气入内守留，不至于从针孔向外散耗。

（三）补泻时的针感

补法针感：原文说："气实者，热也。"就是说，通过闭按针孔的手法，使人体正气逐渐充实，针下就有热感。若在针刺补虚时，若有热感出现，就说明正气逐渐充实，达到补虚的目的。《素问·针解》篇："刺虚则实之者，针下热也。气实乃热也。"与此精神一致。

泻法针感：原文说："气虚者，寒也。"指出通过开放针孔的手法，使病邪外出有路，邪在体内渐趋虚衰，邪去身凉，故针下有寒凉之感。若用针刺泻实时，针下有凉感，即说明邪去正安，达到了泻实的目的。《素问·针解》篇："满而泄之者，针下寒也，气虚乃寒也。"与此精神一致。

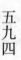

综上分析,列表归纳如下:

表 53-1　针刺补泻表

治疗原则	目的	方法	针刺反应
虚则补之令其"实"	正气入	闭按针孔	"气实者热也。"正气渐充,针下有热感
实则泻之,令其"虚"	邪气出	开放针孔	"气虚者寒也。"邪去正安,针下有凉感

【临床应用】

一、指导意义

本篇提出分析形与气、谷与气、脉与血的相应与不相应,是辨别生理和病态的重要依据。但其意义还可延伸到用作对病理状态下疾病的一般表现形式和特殊表现形式的判断上。疾病的变化是极其复杂的,在一般规律下,形和气,脉和症,症状和病机等都是一致的,这种情况多为顺症,易治。《素问·玉机真藏论》:"形气相得,谓之可治。"即是此意。还有《灵枢·邪气藏府病形》篇说:"夫色脉与尺之相应也,如桴鼓影响之相应也,不得相失也",虽讲的是色脉与尺肤的相应问题,但其精神仍是一致的。在某些特殊情况下,也可能出现不相应的情况,多为逆症、重症、难治。如《素问·三部九候论》:"形盛脉细,少气不足以息者危。形瘦脉大,胸中多气者死。形气相得者生,参伍不调者病,三部九候皆相失者死。"由于不相应的为重症、逆症,所以《素问·玉机真藏论》说:"形气相失,谓之难治。"后世所说的寒热真假症候,就属于这种不相应的危重症候。

二、关于本篇实和虚的含义问题

全文二百余字中,多处运用虚和实(或盛),但其虚实随其所用语言环境的不同,而有不同的含义。归纳起来有如下三种:

(一)指人的禀赋或身体素质的强弱

原文开篇的"虚实之要",以及"此其常也"的形气、谷气、血脉的虚实相应均属于此,属于生理范围,所以原文反复说:"反此者病。"因此,张介宾说:"此禀赋之常也。"

(二)指病机病症的虚实

如"如何而反"至"水浆不入,此之谓也"一段中的"虚"(包括"少""小"在内)"实"(包括"盛""大"在内),则是指病机病症的虚、实性质。这与"邪气盛则实,精气夺则虚"的精神一致。如文中属虚症的有:"气虚""气少""血少""脱血",皆为正气被伤的病机;属实症的有:"气多""脉盛""气盛"血多""脉大",皆属邪气偏盛的病机。

(三)"入实者""入虚者",则是指刺法

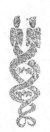

如张志聪从气的开合角度解释"实者气入也,虚者气出"时说:"夫虚者,须其实,气入则实矣;实者,须其虚,气出则虚矣。"只有补(实)的方法,才能使正气"入"守而充实;用泻(虚)的方法,才能使邪有"出"路而病退。再如《难经·七十八难》有:"是谓实实虚虚,损不足而益有余,如此死者,医杀之耳"的告诫。其中第一个"实"字和第一个"虚"字,就是分别指补("损")法和泻("虚")法。当然,"实者气入也,虚者气出也"有从病症虚实解释的,亦通。但似从补、泻方法解释,于义更长。如《素问·针解》:"刺虚则实之者,针下热也,气实乃热也。满而泄之者,针下寒也,气虚乃寒也。"可证。

"气实者热也,气虚者寒也。"乃是后世针灸手法"烧山火""透天凉"的理论根据,如吴棹仙所著《子午流注说难》中有关针刺手法,就是对《内经》原旨的具体发挥,详细内容,此不赘述,详见《素问·针解》。

三、针刺补泻方法及其意义

《内经》所载的补泻刺法又叫开阖补泻。在此处所用的补泻手法,是以出针时不按针孔为开为泻,速按针孔为阖为补。本篇原文说:"入实者,左手开针空也;入虚者,左手闭针空也。"这一刺法在《灵枢·官能》中也有记载,说:"泻必用员……摇大其穴,气出乃疾。补必用方……气下而疾出之,推其皮,盖其外门,真气乃存。"《灵枢·终始》篇也说:"一方实,深取之,稀按其痏,以极出其邪气;一方虚,浅刺之,以养其脉,疾按其痏,无使邪气得入。"这是说治疗虚症时,应浅刺之,出针时速按针孔,不使真气外泄、邪气内入,故称之为补法;治疗实症时,应深刺之,出针时摇大针孔,不加按压,或减少按压,使邪气得以外出,故为泻法。此外还有迎随补泻法等,均为后世所常用。

针解第五十四

【要点解析】

一、论述针刺补泻手法,说明了针下寒热感觉与针刺疗效的关系。

二、强调针刺时医者应做到思想集中,态度严谨,明确病位,端正手法,并注意调节病人的精神活动,以利于治疗。

三、根据天地阴阳与人身相应的道理,阐述了九针的作用与适应范围。

【内经原典】

黄帝问曰:愿闻九针之解①,虚实之道。岐伯对曰:刺虚则实之者,针下热也,气实乃热也。满而泄之者,针下寒也,气虚乃寒也。菀陈②则除之者,出恶血③也。邪胜则虚之者,出针勿按;徐而疾则实者,徐出针而疾按之;疾而徐则虚者,疾出针而徐按之;言实与虚者,寒温气多少也。若无若有者,疾不可知也。察后与先者,知病先后也。为虚与实者,工勿失其法。若得若失者,离其法也。虚实之要,九针最妙者,为其各有所宜也。补泻之时者,与气开阖相合也。九针之名,各不同形者,针穷其所当补泻也。

刺实须其虚者,留针阴气隆④至,乃去针也;刺虚须其实者,阳气隆至,针下热乃去针也。经气已至,慎守勿失者,勿变更也。深浅在志者,知病之内外也;近远⑤如一者,深浅其候等也。如临深渊者,不敢堕也。手如握虎者,欲其壮也。神无营于众物者,静志观病人,无左右视也;义无邪下者,欲端以正也;必正其神者,欲瞻病人目,制其神,令气易行也。所谓三里者,下膝三寸也;所谓跗之者,举膝分易见也;巨虚者,跷足骱独陷者;下廉者,陷下者也。

帝曰:余闻九针,上应天地四时阴阳,愿闻其方,令可传于后世以为常也。岐伯曰:夫一天、二地、三人、四时、五音、六律、七星、八风、九野,身形亦应之,针各有所宜,故曰九针。人皮应天,人肉应地,人脉应人,人筋应时,人声应音,人阴阳合气⑥应律,人齿面目应星,人出入气应风,人九窍三百六十五络应野,故一针皮,二针肉,三针脉,四针筋,五针骨,六针调阴阳,七针益精,八针除风,九针通九窍,除三百六十五节气,此之谓各有所主也。人心意应八风⑦,人气应天,人发齿耳目五声应五音六律,人阴阳脉血气应地,人肝目应之九。九窍三百六十五。人一以观动静,天二以候五色,七星应之,以候发母泽,五音一以候宫商角徵羽,六律有余不足,应之二地一以候高下有余,九野一节俞应之以候闭节,三人变一分人候齿泄多血少,十分角之变,五分以候缓急,六分不足,三分寒关节,第九分四时人寒温燥湿四时一应之,以候相反一,四方各作解。

【难点注释】

①九针之解:指对九针理论的阐释。
②菀陈:菀(yùn),通"蕴",积也。菀陈,指体内郁积陈旧之气血。
③出恶血:即瘀滞没有生机的死血。
④隆:大也。
⑤近远:此处指留针时间的长短。
⑥合气:二字疑为衍文。
⑦人心意应八风:心意,指意念。

【白话精译】

黄帝问道:希望听你讲讲对九针的解释,以及虚实补泻的道理。岐伯回答说:

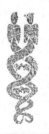

针治虚症用补法,针下应有热感,因为正气充实了,针下才会发热;邪气盛满用泻

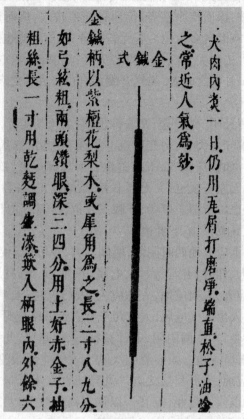

明代傅仁宇《审视瑶函》中的眼科金针图

法,针下应有凉感,因为邪气衰退了,针下才会发凉。血液郁积日久,要用放出恶血的方法来消除。邪盛用泻法治疗,就是出针后不要按闭针孔(使邪气得以外泄)。所谓徐而疾则实,就是慢慢出针,并在出针后迅速按闭针孔(使正气充实不泄);所谓疾而徐则虚;就是快速出针,而在出针后不要立即按闭针孔(使邪气得以外泄),实与虚的根据,是指气至之时针下凉感与热感的多少。若有若无,是说下针后经气到来迅速而不易察觉。审察先后,是指辨别疾病变化的先后。辨别疾病的为虚为实,虚症用补法,实症用泻法。医生治病不可离开这个原则。若医生不能准确地把握,那么就会背离正确的治疗法则。虚实补泻的关键,在于巧妙地运用九针,因为九针各有不同的特点,适宜于不同的病症。针刺补泻的时间,应该与气的来去开阖相配合:气来时为开可以泻之,气去时为阖可以补之。九针的名称不同,形状也各有所异,根据治疗需要,充分发挥各自的补泻作用。

　　针刺实症须用泻法,下针后应留针,待针下出现明显的寒凉之感时,即可出针;针刺虚症要达到补气的目的,待针下出现明显的温热之感时,即可出针。经气已经到来,应谨慎守候不要失去,不要变更手法。决定针刺的深浅,就要先察明疾病部

位的在内在外,针刺虽有深浅之分,但候气之法都是相同的。行针时,应似面临深渊、不敢跌落那样谨慎小心。持针时,就像握虎之势那样坚定有力。思想不要分散于其他事情,针刺手法要正确,端正直下,不可歪斜。下针后,务必注视病人的双目来控制其精神活动。使经气运行通畅。

黄帝说:我听说九针与天地四时阴阳相应合,请你讲讲其中的道理,以使其能流传于后世,作为治病的常法。岐伯说:一天、二地、三人、四时、五音、六律、七星、八风、九野,人的形体也与自然界相应,针的式样也是根据其所适应的不同病症制成的,所以有九针之名。人的皮肤在外,庇护全身,与天相应,肌肉柔软安静,如土地厚载万物一样,脉与人体本身相应,筋约束周身、各部功能不同,犹如一年四季气候各异,人的声音与五音相应。人的脏腑阴阳之气配合犹如六律六吕的高低有节;人的牙齿和面目的排列犹如天上的星辰一样;人的呼吸之气犹如自然界的风一样;人的九窍三百六十五络分布全身,犹如地上的百川万水,纵横灌注于九野一样。所以九针之中,一(镵)针刺皮,二(员)针刺内,三(锓)针刺脉,四(锋)针刺筋,五(铍)针刺骨,六(员利)针调和阴阳,七(毫)针补益精气,八(长)针驱除风邪,九(大)针通利九窍,祛除周身三百六十五节间的邪气。这就叫作不同的针有不同的功用和适应证。

人的心愿意向与八风相应,人体之气运行与天气运行相应,人的发齿耳目五声与五音六律相应,人体阴阳经脉运行气血与大地江河百川相应,肝脏精气通于两目,目又属于九窍,所以肝目与九数相应。

【专家评鉴】

一、补虚泻实,是针刺治病的基本法则

原文说:"愿闻九针之解,虚实之要。"又说"九针之名,各不同形者,针穷其所当补泻也。"这里讲的是针具规格形状,虽有九种之多,适应证也各有别,推究其治疗的终极目的,仍不外补虚泻实两端。文中所阐述的补泻原则和操作方法固然互异,但仍不脱补虚泻实之大旨。因此原文说:"穷其所当补泻也。"可见,补虚泻实是一切治疗手段的根本大法。因此,要求医生一定要掌握这一原则。故云"为虚与实者,工勿失其法。"

二、针刺补泻方法的阐释

在论述补虚泻实是针刺治疗大法后,进而阐述了补泻手法的运用,相应的针感,针感产生的机制,以及衡量补虚泻实疗效的标准。列表分析如下:

表 54-1　针刺的补泻手法表

治法	适应证	手法	针感	产生机制	针刺注意事项
补虚(实)法	虚症(刺虚)	"徐出针,而疾按之",即慢起针,快闭针孔	针下热	"气实乃热",正气来复,充实于针下	①针感的寒热、强弱,是判断补泻疗效的标准。"言实(补)与虚(泻)者。寒温气多少也" ②要注意针感产生的快或较弱,不易察知者。"若无若有,疾不可知"
泻实(虚)法	实症(满)	邪盛"出针勿按",或"疾出针而徐按之"　菀陈(瘀血),放血	针下寒	"气虚乃寒",正胜邪却,邪有去路,邪去正安	③要根据疾病过程中的虚实先后,采用相应先后不同的补泻。"察后与先者,知病之先后也" 　总之,要熟练地掌握上述原则及相应手法。即"为虚与实者,工勿失其法"

三、针刺贵在守神的解释

在论述针刺补泻手法及注意事项以后,原文进一步强调医生在施针治病时要精神专注,贵于守神,方能确保正确针刺方法的实施。如《素问·宝命全形论》:"凡刺之真,必先治神。"就是此意。由于此段内容在《素问·宝命全形论》中已有阐发,故此只扼要分析。守神的内容包括以下几方面:

(一)强调静观病人,谨候气至,经气已至,慎守勿失

刺实症时,针下有凉感,说明邪去正安,正气已聚针下;刺虚症时,针下有热感,说明达到扶正的目的。所以在针下得气后,不要随意变更手法和针刺方向,要"慎守勿失"。

(二)明确病变部位,掌握针刺的深浅

病深刺浅,则难达病所,取不到应有疗效;病浅刺深则会伤正。这就是原文所说的"深浅在志,知病之内外也。"《素问·刺要论》也指出:"病有浮沉,刺有浅深,各至其理,无过其道。过之则内伤,不及则生外壅,壅则邪从之。浅深不得,反为大贼,内动五藏,后生大病。"

(三)行针谨慎,态度认真

原文用"如临深渊""手如握虎"比喻在施针时既要谨慎小心,同时也要持针有力,此即通常所说的胆欲大而心欲细。

(四)精神专注,精力集中

这样做能准确判断病情。《灵枢·本神》说:"是故用针者,察观病人之态,以知精神魂魄之存亡,得失之意。"此处所说的"神无营于众物者,静志观病人,无左右视也",亦即此义;且集中精力,也能做到正确地进针,"欲端以正"。

(五)调节患者的精神活动,取得患者与医生的配合

如原文强调:"必正其神者,欲瞻病人目制其神,令气易行也。"

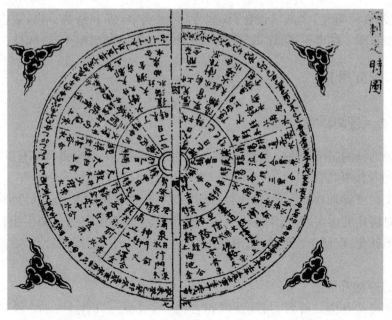

《子午流注针经》中的针刺定时图,选自明抄本《普济方》

（六）做到准确取穴

文中列举的三里、冲阳、巨虚穴的取法,即属举例,同样是在守神的前提下,才能做到准确无误。

四、九针以应天地四时阴阳

本篇在阐释了针刺补泻手法和医生施针贵在守神的内容以后,又进一步对各种不同规格针具的由来及作用进行了解释。

原文说:"九针上应天地四时阴阳",又说:"身形亦应之,针各有所宜,故曰九针。"这就解释了为什么九针能应天地四时阴阳的道理。"天人相应"是《内经》中的重要观点。由于人的身形和自然界休戚与共,息息相通,人身所患病症各有区别,于是就要分别采用不同形状规格的针具以及不同的刺激方法,对不同层次、不同部位的疾病予以刺治,于是就有相应的不同针具产生,正因为人应自然,在此基础上所产生的针具和刺法也就不能例外地与"天地四时阴阳"相应。详见《灵枢·九针论》。

五、病位不同,针刺深浅各异

原文说"九种针具,各有所主也。"由于九针是在人与自然密切相关的理论指导下产生的,所以人体不同部位的病变,就要选用不同的针具,并施以不同的刺法治疗。文中所说的"一针皮、二针肉……九针通九窍。"就是分别指出九针各自所刺的深浅,所治的病症。如《灵枢·九针十二原》:"一曰镵针,长一寸六分","镵针者,头大末锐,去泻阳气","八曰长针,长七寸","长针者,锋利身薄,可以取远痹"等。本篇原文只做了简要论述,详见《灵枢·九针十二原》和《灵枢·九针论》。

【临床应用】

一、有关针刺补泻的手法

针刺的补泻属于针法的重要内容。补泻的手法颇多,就本篇所讲有以下两种:

（一）徐疾补泻法

原文说:"徐而疾则实者,徐出针而疾按之。疾而徐则虚者,疾出针而徐按之。"这里针对病症的虚实,分别采取徐疾不同的手法。实症用泻法,就要疾出针徐闭针孔或不闭针孔,以便于邪气外出;虚症用补法,就要徐出针而疾按针孔,有利正气恢复。

（二）迎随补泻法

原文说:"补泻之时者,与气开阖相合也。"《灵枢·九针十二原》说:"往者为逆,来者为顺,明知逆顺,正行无问。逆而夺之,恶得无虚,追而济之,恶得无实,迎而随之,以意和之。"是指针刺方向正对经气所来的方向叫"逆而夺之",为泻法。针刺方向与经气流动方向一致,叫"追而济之",是为补法。

此外,在《素问·离合真邪论》中还提出呼吸补泻法等。这些补泻法都是古人在长期的实践中总结出的宝贵经验,迄今仍然广为针灸医师们所习用,后世所创造的提插补泻、捻转补泻诸法,是对《内经》所论刺法内容的进一步发展。

二、"守神"在施针时的重要意义

《灵枢·本神》说:"凡刺之法,必先本于神。"则是从医生和患者两方面强调"治神"的意义。本篇着重从医生方面突出"贵在守神"对施针治病的作用。本篇原文说:"神无营于众物,静志观病人,无左右视也。"就是对施针者的最基本要求,只有精神专一,注意力集中,才能正确地判断病情虚实,以施相应的补泻之法。根据疾病的部位,刺深或刺浅。才能随时判断针刺补泻的效果。随时把握患者的精神活动,取得患者的有效配合。这不但是针刺治病所要重视的问题,其他任何治疗手段的实施都应如此。显然,前者从针刺补泻手法上要求医生在技术上要精益求精。此处则从职业道德上要求医生在施针治病时要精力集中,态度严肃认真。这些都是针灸学上的重要内容。至今仍有重要指导意义。

三、针具的运用和临床选择

本篇扼要地提出不同规格的针具,其主治病症各有所别,结合《灵枢》有关篇章,这一精神一直有效地指导着临床实践。虽然随着时代的移革,针具器械已有很大变化,但其基本观点仍然适用。如治疗皮肤病时,就用短毫针浅刺或用梅花针;针刺下肢痹痛有时选用长大的针具以深刺环跳穴等;有时也用三棱针放血等。

四、寒热补泻法

本篇原文说:"刺虚则实之者,针下热也,气实乃热也;满而泄之者,针下寒也,气虚乃寒也。"指出通过针刺,正气充实,则针下产生热感;邪气祛除,则针下出现凉感。又说:"刺实须其虚者,留针,阴气隆至,乃去针也。刺虚须其实者,阳气隆至,针下热乃去针也。"提示可将针刺后针下之凉热感觉作为检验针刺补泻效应的客观指标,并为临床医生正确把握针刺补泻刺激量的大小提供了较为客观的依据。这种寒热补泻方法,后世发展为"烧山火法"和"透天凉法"。如杨继洲《针灸大成·三衢杨氏补泻》说:"烧山火,能除寒,三进一退热涌涌。"具体操作方法是将针刺入腧穴应刺深度的1/3(天部),得气后行捻转补法,再将针刺入1/3(人部),得气后再行捻转补法,然后再将针刺入1/3(地部),得气后行捻转补法,即慢慢地将针提到上1/3。如此反复操作3次,即将针紧按至地部留针。在操作过程中,或配合呼吸补泻法中的补法,即为烧山火法,多用于治疗冷痹顽麻、虚寒性疾病等。这就是杨继洲所说的:"凡用针之时,须拈运入五分之中,行九阳之数……三出三入,慢提紧按,若觉针头沉紧,其针插之时,热气复生,冷气自除;未效,依前再施也。"

杨氏又说:"透天凉,能除热,三退一进冷冰冰"。具体操作手法是将针刺入腧穴应刺深度的下1/3(地部),得气后行捻转泻法,再将针紧提至中1/3(人部),得气后行捻转补泻的泻法,然后再将针提至上1/3(天部),得气后行捻转泻法,将针缓慢地按至下1/3。如此反复操作3次,将针紧提至上1/3即可留针。在操作过程中,或配合呼吸补泻中的泻法,即为透天凉法,多用于治疗热痹、急性痈肿等热性病症。所以杨氏说:透天凉,"凡用针时,进一寸内,行六阴之数,其五分者,即先深后浅也。若得气,便退而伸之,退至五分之中,三入三出,紧提慢按,觉针头沉紧,徐徐举之,则凉气自生,热病自除。如不效,依前法再施。"本篇所说的寒热补泻法对后世影响甚大,至今仍为临床广泛运用。

长刺节论第五十五

【要点解析】

叙述了头痛、寒热、痈肿、少腹有积、寒疝、筋痹、肌痹、骨痹、狂、癫、大风等病的针刺手法。具体讨论了针刺的部位,深浅,次数,治程的长短,以及针刺后机体的反应等问题。

【内经原典】

刺家不诊,听病者言,在头,头疾痛,为藏①针之,刺至骨,病已上,无伤骨肉及皮,皮者道②也。

阴刺③,入一傍四处。治寒热。深专④者,刺大藏⑤,迫藏刺背,背俞也。刺之迫藏,藏会⑥,腹中寒热去而止。与刺之要,发针而浅出血。

治腐肿者刺腐上,视痈小大深浅刺,刺大者多血,小者深之,必端内针为故止。

病在少腹有积,刺皮髓⑦以下,至少腹而止;刺侠脊两旁四椎间,刺两髂髎季胁肋间,导腹中气热下已。

病在少腹,腹痛不得大小便,病名曰疝,得之寒;刺少腹两股间,刺腰踝骨间,刺而多之,尽炅病已。

病在筋,筋挛节痛,不可以行,名曰筋痹。刺筋上为故,刺分肉间,不可中骨也;病起筋炅,病已止。

病在肌肤,肌肤尽痛,名曰肌痹,伤于寒湿。刺大分、小分,多发针而深之,以热为故;无伤筋骨,伤筋骨,痈发若变;诸分尽热,病已止。

病在骨,骨重不可举,骨髓酸痛,寒气至,名曰骨痹。深者刺,无伤脉肉为故,其道大分小分,骨热病已止。

病在诸阳脉,且寒且热,诸分且寒且热,名曰狂。刺之虚脉,视分尽热,病已止。

病初发,岁一发,不治,月一发,不治,月四五发,名曰癫病。刺诸分诸脉,其无寒者以针调之,病已止。

病风且寒且热,炅汗出,一日数过,先刺储分理络脉;汗出且寒且热,三日一刺,百日而已。

病大风,骨节重,须眉堕,名曰大风,刺肌肉为故,汗出百日,刺骨髓,汗出百日,凡二百日,须眉生而止针。

【难点注释】

①藏:新校正云:"按全元起本云:'为针之',无'藏'字。"

②道:道路。皮肤为针刺出入的道路。

③阴刺:新校正云:"……此阴刺疑是阳刺也。"

④专:通"传"

⑤大藏:马莳注:"五藏为大脏,而刺五俞即所以刺大脏也。"

⑥藏会:背部俞穴,是脏气聚会之处。

⑦皮髓:《太素》作"腹齐",杨上善注:"故小肠有积,刺于齐腹,下至少腹。"是腹齐当作"齐腹"。

【白话精译】

精通针术的医家,在尚未诊脉之时,还需听取病人的自诉。病在头部,且头痛剧烈,可以用针刺治疗(在头部取穴),刺至骨部,病就能痊愈,但针刺深浅须恰当,不要损伤骨肉与皮肤,虽然皮肤为针刺出入必经之路,仍应注意勿使其受损。

阳刺之法,是中间直刺一针,左右斜刺四针,以治疗寒热的疾患。若病邪深入专攻内脏,当刺五脏的募穴;邪气进迫五脏,当刺背部的五脏俞穴,邪气迫脏而针刺背俞,是因为背俞是脏气会聚的地方。待腹中寒热消除之后,针刺就可以停止。针刺的要领,是出针时使其稍微出一点血。

治疗痈肿,应刺痈肿的部位,并根据其大小,决定针刺的深浅。刺大的痈肿。宜多出血,对小的深部痈肿要深刺,一定要端直进针,以达到病所为止。

病在少腹而有积聚,应针刺腹部皮肉丰厚之处以下的部位,向下直到少腹为止;再针第四椎间两旁的穴位和髂骨两侧的居髎穴,以及季胁肋间的穴位,以引导腹中热气下行,则病可以痊愈。

病在少腹,腹痛且大小便不通,病名叫作疝,是受寒所致。应针刺少腹到两大腿内侧间以及腰部和髁骨间的穴位,针刺穴位要多,到少腹部都出现热感,病就痊愈了。

病在筋,筋脉拘挛,关节疼痛,不能行动,病名为筋痹。应针刺在患病的筋上,由于筋脉在分肉之间,与骨相连,所以针从分肉间刺入,应注意不能刺伤骨。待有病的筋脉出现热感,说明病已痊愈,可以停止针刺。

病在肌肤,周身肌肤疼痛,病名为肌痹,这是被寒湿之邪侵犯所致。应针刺大小肌肉会合之处,取穴要多,进针要深,以局部产生热感为度。不要伤及筋骨,若损伤了筋骨,就会引起痈肿或其他病变。待各肌肉会合之处都出现热感,说明病已痊愈,可以停止针刺。

病在骨,肢体沉重不能抬举,骨髓深处感到酸痛,局部寒冷,病名为骨痹。治疗时应深刺,以不伤血脉肌肉为度。针刺的道路在大小分肉之间,待骨部感到发热,说明病已痊愈,可以停止针刺。

病在手足三阳经脉,出现或寒或热的症状,同时各分肉之间也有或寒或热的感觉,这叫狂病。针刺用泻法,使阳脉的邪气外泄,观察各处分肉,若全部出现热感,说明病已痊愈,应该停止针刺。有一种病,初起每年发作一次;若不治疗,则变为每月发作一次;若仍不治疗,则每月发作三四次,这叫作癫病。治疗时应针刺各大小分肉以及各部经脉,若没有寒冷的症状,可用针刺调治,直到病愈为止。

风邪侵袭人体,出现或寒或热的症状,热则汗出,一日发作数次,应首先针刺各分肉腠理及络脉;若依然汗出且或寒或热,可以三天针刺一次,治疗一百天,疾病就痊愈了。

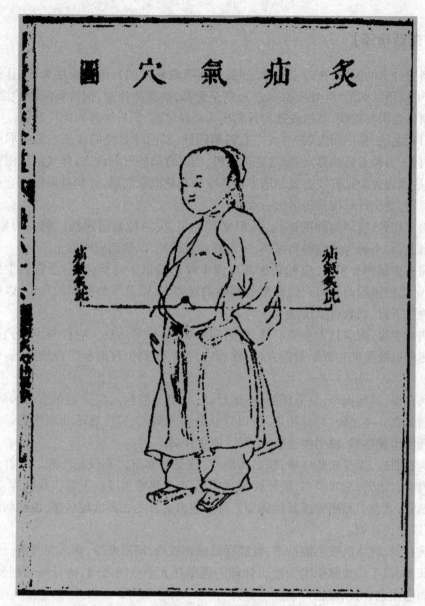

清代《医宗金鉴》针灸方图中的灸疝气穴图

　　病因大风侵袭,出现骨节沉重,胡须眉毛脱落,病名为大风。应针刺肌肉,使之出汗,连续治疗一百天后,再针刺骨髓,仍使之出汗,也治疗一百天,总计治疗二百天,直到胡须眉毛重新生长,方可停止针刺。

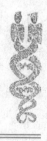

【专家评鉴】

一、刺家不诊,听病者言

经文篇首云:"刺家不诊,听病者言。"是指精通针术的医家,当没有诊脉之前,还需听取病人的自诉。这是医生通过询问病人和陪诊者,了解疾病的发生、发展、治疗经过、现在症状和其他与疾病有关的情况以诊察疾病的方法。是临床诊察疾病重要的一项,在四诊中占有重要的地位。因为对于疾病的很多情况,如疾病发生的时间、原因、经过、既往病史、患者疼痛所在,以及生活习惯、饮食爱好等与疾病有关的情况,均要通过问诊才能获得,了解了上述方面的情况,可为医生掌握病情,分析病情,判定病位,辨证治疗提供可靠的依据,特别对那些只有自觉症状而缺乏客观体征和情志因素所致的疾病,问诊就显得更为重要。同时,询问病人的主要疾病,又可为医生有目的、有重点地检查病情提供线索。故《素问·三部九候论》说:"必审问其所始病,与今之所为病,而后各切循其脉。"《素问·疏五过论》说:"凡欲诊者,必问饮食居处。"《素问·徵四失论》说:"诊病不问其始,忧患饮食之失节,起居之过度,或伤于毒,不先言此,卒持寸口,何病能中"。都说明了问诊在针刺治疗中的重要意义。明代张介宾说:"善刺者,不必待诊,但听病者之言,则发无不中,此以得针之神者为言,非谓刺家概不必诊也。今后世之士,针既不精,又不能诊,则虚实补泻,焉得无误。故《灵枢·九针十二原》又曰:"凡将用针,必先诊脉,视气之剧易,乃可以治也。"说明诊察病症不能只靠问诊,要和脉诊结合起来,只有脉症合参才能做到心中有数,获得发无不中的效果。故张介宾又说:"这是诊病之要领,临症之首务。"

二、病不同法,法不同针

本篇经文阐述了头痛等十二种疾病的针刺手法,所取穴位以及针后的反应等,说明了针刺治病,要根据疾病的病位、性质等,掌握适当进针的深度、次数和疗程的长短。现就其内容分析如下:

(一)头疾痛

刺法:"为藏针之,刺至骨病已。"采用直刺或斜刺的方法,深刺至骨部,病就能痊愈。

注意事项:"无伤骨肉及皮"说明针刺时深浅要恰如其分,不要损及骨肉及皮肤。

头痛是临床最常见的症状之一,可由多种疾病所引起。头疾痛主要是由于外感风寒热湿之邪及内伤致使脉络绌急引起的头部痛。临床上除了药物及其他疗法外,针刺治疗头痛确实有效。特别是文中所论的"为藏针之",是深刺至骨的一种疗法。临床针刺治疗头痛体现在选穴和刺法两个方面。在选穴上风池穴一穴就能治疗各种原因引起的头痛，其次是风府穴和阿是穴，也可循经配穴。如：巅顶痛取百会、通天、行间、风池、阿是穴；前头痛取上星、头维、合谷、阿是穴；侧头痛取率谷、太阳、侠溪、阿是穴；后头痛取后顶、天柱、昆仑、阿是穴。另外根据病因选穴，如：风寒配风池、风门、列缺；风热配风池、大椎、曲池、外关；风湿配风池、百会、三阴交、商丘；肝阳上亢配风池、百会、太冲、悬颅、侠溪；瘀血配膈俞、血海、委中等。在刺法方面，采用直刺或斜刺，以在骨部才能产生较好针感和治疗效果。

（二）寒热

刺法："阳刺，入一傍四处"；"深专者刺大藏，迫藏刺背，背俞也……"。采用正纳一旁纳四的扬刺（见《灵枢·官针》之"十二节刺"），或取五脏的募穴和背俞穴，采用斜刺或平刺的方法。

注意事项："发针而浅出血"，即拔针时宜微出其血。

寒热是疾病中较为常见的症状。寒热的产生主要取决于病邪的性质和机体的阴阳盛衰两个方面。寒热的辨证主要辨别寒热喜恶、口渴与不渴、面色的赤白、四肢的温凉、二便、舌苔脉象等。治疗寒热症当分表里，对外感表证的寒热当用《灵枢·官针》"十二节刺"中的扬刺法，即正中直刺一针，四周斜向中心横卧透刺四针的方法治疗。或用"十二节刺"中的"赞刺法"，即直入直出，多刺几针的浅刺法以治其在表的寒热。邪在半表半里证见寒热往来的症状当用药物小柴胡汤以和解少阳或针刺外关、丘墟穴来治疗。治疗脏腑的寒热当用五脏六腑的募穴和背俞穴来治疗。正如经文"深专者，刺大藏，迫藏刺背，背俞也"，因为背俞是脏气聚会的部位，针刺时以腹中寒热已去为止。

（三）腐肿

刺法："刺腐上，视痈小大深浅刺。"就是说根据痈肿的大小深浅采用不同的刺法。

注意事项："大者多血，小者深之，必端内针为故止。"较大的脓肿，用排除脓血的方法；脓肿较小而根深的用深刺的方法，要直刺直达一定深度为止。

脓肿是由于组织或器官的化脓性炎症发展成为有完整腔壁的局限性脓液积聚的一种病症。可原发于急性化脓性感染的后期，如损伤后感染，急性蜂窝织炎、急性淋巴结炎、疖等。也可由远端的原发感染病灶经血流、淋巴管转移而来。脓肿由脓腔和腔壁构成，炎症组织由于受细菌感染产生的毒素或酶的作用，发生坏死，溶解形成脓腔，腔内的炎症渗出物、死亡的细菌及白细胞，连同上述坏死溶解的组织而形成脓液；脓腔周围未坏死的炎症组织中，有大量的毛细血管和结缔组织增生，形成腔壁。脓肿有深浅之分：浅部的脓肿，以患部焮热疼痛。肿胀局限，界限清楚，有明显的触痛；成脓后疼痛减轻，中心较软，有波动感；脓肿扩展向体表破溃，脓液排出后易于愈合。深部的脓肿，初起局部隆起不明显，皮色不红或微红，肿胀较广泛,有压痛,痛以夜间为甚,约 2~3 天后,肿痛焮热较明显,可触及肿块,无明显波动感,全身症状明显,如寒战高热、头痛、全身骨节痠痛不舒、舌红苔黄、脉洪数。

针刺治疗脓肿初期:浅部的用《灵枢·官针》篇"十二节刺"中的赞刺法治疗,即采用直入直出,刺入浅而出针快,连续分散进行浅刺出血的针刺方法;深部的脓肿取经穴以深刺之,如灵台、身柱、合谷、委中、梁丘等穴。脓肿脓已成,中央软陷的可用铍针切割以放出脓血。

（四）、少腹有积

刺法:"刺皮髓以下,至少腹而止;刺侠脊两旁四椎间;刺两髂髎季胁肋间"。

针后反应:"导腹中气热下,已"。

积是腹内有形结块,或胀或痛的一种病症。其证有形,固定不移,痛有定处,病属血,较重,多为脏病;聚为无形之物,聚散无常,痛无定处,病属气分,较轻,多为腑病。积和聚虽然病情、病机有所不同,但二者往往联名并称。其多因七情郁结、饮食内伤等,造成肝脾受损,脏腑失和,气机阻滞,瘀血内停,聚不得散,日久渐而成积。《灵枢·百病始生》载:"卒然外中于寒,若内伤于忧怒,则气上逆,气上逆则六输不通,温气不行,凝血蕴里而不散,津液涩渗,著而不去,而积皆成矣。"积聚的形成与正气不足有密切关系。张洁古说:"壮人无积,虚人则有之。"如积块软而不坚,正气未伤者为初期;积块增大,触按较硬,正气已伤为中期;积块坚硬,正气大伤者为末期。

积聚虽然病变性质、轻重、深浅不同,但临床所见,多为先因气聚,日久血瘀而成积,所以二者不能截然分开。

其治疗原则,正如《医宗必读》所载:"初者,病邪初起,正气尚强,邪气尚浅,则任受攻;中者,受病较久,邪气较深,正气较弱,任受且攻且补;末者,病魔经久,邪气侵袭,正气消残,则任受补。"临症施术,应根据病人的具体情况,决定或攻或补,或攻补兼施。

本条所述"少腹有积"而其所取之穴以厥阴、少阴为主。乃因少腹为足厥阴肝经脉所过,肝与胆相表里,所以针刺居髎、章门穴等以行气活血,佐以局部腧穴。或取天枢、归来或取府舍、冲门,或取气穴、四满,皆因其积所在而调之,以化瘀行积。临床上更可酌取足三里、三阴交、血海、太冲等,以加强疏肝理气化积之功。

（五）疝

病症:"病在少腹,腹痛不得大小便。"

病因:"得之寒"。

刺法:"刺少腹两股间,刺腰髁骨间,刺而多之。"

针刺反应:"尽灵病已。"

本条所述疝病指腹部剧烈疼痛,兼有大小便不通的病候。病因为寒邪凝滞肝脉,故为寒疝,巢元方说:"疝者,痛也,此由阴气积于内,寒气结抟而不散,脏腑虚弱,故风邪冷气,与正气相击,则腹痛里急,故云寒疝腹痛也。"王冰说:"疝为寒生"。由于寒邪侵袭,使营卫不通,气血凝滞,故为疼痛。病变在少腹,其位属肝。张志聪说:"此厥阴寒疝为之病也,肝主疏泄。肝气逆,故不得大小便也,此为寒疝。故腹痛而上连于腹也。"

针刺治疗寒疝,应针刺足厥阴肝经。使其热以祛寒,刺少腹部的归来、气冲等穴及两股间的急脉、阴廉、足五里、曲泉穴等;刺腰髁骨间的居髎穴,以祛厥阴肝经之邪。"刺而多之,尽炅病已"。即多刺使热。以祛寒邪,王冰说:"疝为寒生,故多刺之。少腹尽热乃止针。"目前临床上,对本病治疗常用针刺归来、曲泉、三阴交和用三角灸,其法是以患者口角之长度,延长3倍,折成等边三角形,以上角置脐中,两下角即为灸点,对本病治疗有较好疗效。

(六)筋痹

病症:"病在筋,筋挛节痛,不可以行。"

刺法:"刺筋上为故,刺分肉间。"

注意事项:"不可中骨也。"

针刺程度:"病起筋炅,病已止。"

本条所论筋痹为病在筋,《素问·痹论》载:"以春遇此为筋痹……在于筋则屈不伸",故"筋挛节痛,不可以行。"《儒门事亲》载:"筋屈而不伸,或引而不缩。"针灸治疗筋痹,可采用"刺筋上故","以痛为输",在疼痛的部位、关节局部选穴,刺法选用《灵枢·官针》篇"十二节刺"中"恢刺法"即"直刺傍之,举之前后,恢筋急",就是专对筋肉拘急痹痛的部位四周针刺。先从旁刺入令病人活动关节,不断更换针刺的方向;或选用"十二节刺"中的"报刺法",即"刺痛无常处也,上下行者,直内无拔针,以左手随病所按之,乃出针复刺之也。"也就是治疗游走性疼痛的针刺方法,根据病人所报之处下针,施行手法后,询问病人是否痛止,另再在其他痛处下针;或选用五刺中关刺法,即"直刺左右,尽筋上。"这是在关节附近的肌腱上针刺的方法。治疗筋痹还采用"刺分肉间"的合谷刺,即针在肌肉之中,向几个方向斜透,形如鸡爪的刺法。不可刺中骨即所谓"刺筋勿伤骨"。寒性收行,热则弛张,筋挛节痛,知为寒邪偏盛,故刺此宜久留针,待筋有热感后,病才痊愈,方可停止针刺。例如现代称之为单纯性坐骨神经痛、肩关节周围炎等即属于筋痹范围。针灸治疗单纯性坐骨神经痛一般取环跳、阳陵泉、昆仑等,用针刺留针或温针之法,以散寒祛风除湿,舒筋活络而止痛,疗效颇佳。对肩周炎一般取肩髃、肩髎、肩前、条口、承山、阳陵泉等穴针刺,留针期间配合被动运动,效果满意。

(七)肌痹

病症:"病在肌肤,肌肤尽痛。"

病因:"伤于寒湿"

刺法:"刺大分小分,多发针而深之"

针刺程度:"以热为故。"

注意事项:"无伤筋骨,伤筋骨,痈发若变。"

针刺反应:"诸分尽热,病已止。"

《素问·痹论》载:"以至阴遇此为肌痹……病在肉之不仁。"本条经文论述的肌痹,是以寒湿等邪气侵袭肌肉,致使营卫凝滞不通,引起肌肉疼痛或麻木为主症的病症。张介宾说:"肌痹者,痹在肉也。"由于病变部位在肌肉,所以针灸治疗时应刺肌肉会合处的分肉之间的腧穴和合谷、阳谷、阴谷、解溪、侠溪、后溪等穴,选用《灵枢·官针》篇"十二节刺"中的"浮刺""九刺"中的"分刺""五刺"中的"合谷刺"。肌肉之间邪气弥散,治疗时应适当多施针,而且要适当刺于肌肉之间,由于寒湿之邪侵入,所以应使之产生热感。历代医家在《内经》理论指导下,将几种针刺手法综合运用形成一种热补法,如金代的《针经指南》记载的"热补",《针灸大全·金针赋》记载的"烧山火"等,能使针下产生温热感,用以治疗顽麻冷痹等症。

(八)骨痹

病症:"病在骨,骨重不可举,骨髓酸痛。"

病因:"寒气至",指寒湿之邪侵袭而致

刺法:"深者,刺无伤脉肉为故,其道大分小分。"

针刺反应:"骨热病已止。"

《中藏经》云:"大凡风寒暑湿之邪……入于肾则名骨痹。"肾主骨生髓,由于风寒暑湿之邪侵入。肾则发生骨及骨髓病。本条经文论述为"病在骨",故可出现骨节痠痛,重而不举,严重时还可以出现伸而不能屈、尻以代踵、脊以代头等症。针刺治疗骨痹应用深刺法,如《灵枢·官针》篇中的"短刺""输刺"(五刺中的一种)法来治疗,深刺至骨,不要伤及经脉血肉。也可在肌肉之间施行热补法,待骨髓间产生热感,寒邪方可得祛,而阳气可复。正如张介宾所说:"盖骨痹之邪最深,当直取之,无于脉分肉分妄泄其真气,但针入之道,由大分、小分之间耳。必使骨间气热,则止针也。"

目前,临床常见的类风湿性关节炎、增生性骨关节炎等似属于骨痹范畴,而用针灸治疗对改善症状有较好的效果,而对骨质的改变作用不大。

(九)狂

病症:"病在诸阳脉,且寒且热,诸分且寒且热。"

刺法:"刺之虚脉"。

针刺后反应:"视分尽热,病已止。"

《素问·至真要大论》云:"诸躁狂越,皆属于火"。《难经·二十难》记载:"重阳者狂。"王冰说"多怒则狂",说明狂病多属痰火扰心,神志错乱所致,多由于恼怒愤恨,五志过极,不得宣泄,郁而化火,肝胆气逆,木火乘胃,津液被熬,结为痰火上扰,心窍被蒙,乃至神志逆乱而发。《临证指南》载:"狂由大惊大怒,病在肝胆胃经,三阳并而上升,故火炽则痰涌,心窍为之闭塞。"说明痰火随三阳经上犯于心,为狂的主要病机。盖狂病属阳,主动。故《素问·阳明脉解》云:"病甚则弃衣而走,登高而歌,或至不食数日,逾垣上屋。"杨玄操说:"狂病之候,观其人初发之时,不欲眠卧,又不肯饮食,自言贤智尊贵,歌笑行走不休,皆阳余所为。"本条经文指出狂在诸阳脉,且寒且热为狂病,盖"重阳则狂",凡病在诸阳分,而经脉分肉之间且寒且热者。皆阳邪乱其血气,其热而寒生,故病为狂。由于诸阳经阳邪亢胜,故针刺治疗应"刺之虚脉,视分尽热,病已止"。正如张介宾所说:"刺之虚脉,谓泻其盛者使其虚也。然必视针下诸分尽热,则气至邪退,其病已而止针也。"这是临床上针刺治疗狂病必须遵循的原则。

（十）癫

病症:"病初发,岁一发,不治月一发,不治月四五发。"

刺法:"刺诸分诸脉,其无寒者,以针调之,病已止。"

《灵枢·癫狂》云:"癫疾始生,先不乐,头重痛,视举目赤,甚作极已,而烦心。"描述了癫病初发的临床表现。《灵枢·癫狂》又有:"得之忧饥""大恐""有所大喜"等记载,明确了情志因素致病。《难经·二十难》云:"重阴者癫"。以上论述充分说明癫病的发生是因情志所伤,或先天遗传致使痰气郁结,蒙蔽心窍,阴阳失调,精神失常的。癫疾的临床特征是精神抑郁,表情淡漠,沉默痴呆,喃喃自语,语出无序,静而少动。癫病属阴,若表视为"病初发,岁一发,不治月一发,不治月四五发"提示该病发作愈频繁,说明病情愈重而难以治疗。对癫病初发而及时治疗,故经文说"刺诸分诸脉"。"若无寒者"说明癫疾亦有阳邪,或泻或补,当"以针调之"。

（十一）病风

病症:"且寒且热,炅汗出,一日数过。"

刺法:"先刺诸分理络脉。"

针程:"汗出且寒且热,三日一刺,百日而已。"

盖风为六淫之首,善行而数变。春季为其主气,但四时皆可为病。每因气候骤变,人体不能适应,或抵抗力减退时,就容易侵犯人体而发病。《素问·骨空论》开头就说道:"风者,百病之始也"。外邪致病,首先侵犯皮毛,然后伤及经络、脏腑,由浅入深,自微而甚,善行数变,所以《素问·风论》载:"风者,百病之长也,至其变化,乃为他病也,无常方,然致有风气也。"应当避之有时,以防其源。

本条所述即风邪伤于人体,阳气内拒,邪正分争,故可发生忽冷忽热。风邪伤卫,开合失司,开多合少,腠理开泄故汗出,甚至一日数次。针灸治疗当先刺其分肉皮肤及脉络,选用《灵枢·官针》中的"分刺""络刺""浮刺"等疏风解表,调和营卫。若应用发汗后仍忽冷忽热的,是由于寒热之邪,将与汗共并而出的缘故,所以要"三日一刺",连续刺到"百日而已。"正如张介宾说的:"盖病而汗出者,因邪气相搏而汗出;刺而汗出者,取汗而邪出也。"

（十二）大风

病症："骨节重，须眉堕。"

刺法："刺肌肉为故，汗出百日，刺骨髓，汗出百日。"

针刺后反应："凡二百日，须眉生而止针。"

本条经文论述的"大风"就是疠风病，即现代的"麻风病"。因症不同，其所刺之法也不相同。如《诸病源候论》载："大风病须眉堕落者，皆从风湿冷而得之，或冷水入肌体得之；或饮酒卧湿地而得之；或当风冲，坐卧树下及草上得之；或体痒搔之，渐渐生疮，经年不瘥，即成风疾。八方之风皆能为邪，邪客于经络，久而不去，与血气相干，则使荣卫不和，淫邪散溢，故面色败，皮肤伤，鼻柱坏，须眉落。"陈无择说"经所载疠风者，即方论中所谓大风恶疾癞是也。虽名曰风，未皆因风，大率多是嗜欲劳动气血，热发汗泄，则肌肉不仁，荣气泣浊，则腑热不利，故色败，皮肤疡溃，鼻梁塌坏。"《医学要则》指出本病病因有五："一曰风水阴阳所损，二曰源流传染所因，三曰气秽毒注所狂，四曰保养失度所致，五曰感冒积郁所生。"就是说病因并非都是风邪所致。古人已认识到本病为"源流传染所因，"当然与劳伤气血，抵抗力低下也有关。这与现代医学麻风病是一种由麻风杆菌感染引起的接触性慢性传染病相吻合。本文记载的"病大风，骨节重，须眉堕"等，说明病邪侵及皮肤肌肉骨骼，进一步发展可损伤脏腑，所以《疠疡机要》说"有脏腑伤损，气血疲乏者。"本病的治疗，可以用发汗法，针刺肌肉为主，以宣泄表里气血邪热之毒，使其汗出，连续100天；再针刺骨髓，即深刺以除阴分之风毒，使其出汗，连续100天，共治疗200天，若胡须眉毛重新生长，才可以停止针刺治疗。因为血汗同源，针刺时无论是发汗还是出血，目的都是宣泄在表、在里、在气或在血的邪热毒邪。

【临床应用】

一、关于"大藏"的问题

本篇在针刺"寒热"病时，原文提到"刺大藏"，后世各家注释不一。如马莳注："五藏为大藏，而刺五俞，即所以刺大藏也。"五脏的募穴，如肺募中府穴、脾募章门穴、肝募期门穴、肾募京门穴、心募巨阙穴等。又，杨上善认为"大藏"是指"肺藏"，云："大藏，肺藏也。肺藏之形，大于四藏，故名大藏。刺肺寒热之法，近藏刺之，刺于背俞。迫，近也。刺背俞，迫藏刺之，使藏气会通于腹中，寒热气尽乃止，并刺腰中，浅发其藏气，出其血也。"杨氏的解释与各家注释不同，此言也有一定的道理，就现代医学角度看，肺脏比其他四脏都大，根据《太素》年代离《内经》原著最近，按当时的认识水平，治疗寒热症只选用肺的募穴中府及肺俞穴就行了。从临床实践看，表证寒热，从肺论治，宣肺解表，不论是针刺或是用药都是可行的，即或是里热症刺肺经穴以退热，仍不失为有效的治标之法。

二、关于针刺方法的问题

本篇经文根据病情的寒热虚实的不同性质而采用温补凉泻的不同刺法,是本篇的主要精神,例如疝气病得之于寒,在针刺时"刺而多之,尽炅病已",就是针刺时要多次得气,使针下产生热感,以温散寒邪。同样,肌痹之病亦伤于寒湿,故在针刺时要"多发针而深之,以为故","诸分尽热,病已止",也就是要用深刺,把人体的卫气、阳气发动起来,使针下的肌肉部位产生热感,则寒湿之气可散,而肌痹可愈。相反,狂病邪在阳分阳经,阳盛则狂为实症,针刺治疗上就采用"实而虚之"的方法,即文中所说"刺之虚脉,视分尽热病已止"。就是用针刺,把在阳脉的实邪排出,使阳分的热邪都去除尽了,才可止针。由此得出疾病性质是决定针刺手法的主要依据。

素问卷之七

皮部论第五十六

【要点解析】

一、论述十二经脉在皮肤上的分属部位即十二皮部,并指出从不同部位皮肤络脉的色泽改变,可以了解相应的脏腑经络病变。

二、指出了外邪侵犯人体先皮毛,后络脉,再经脉,最后内传脏腑的传变途径,以及病邪在表浅时及早治疗的意义。

【内经原典】

黄帝问曰:余闻皮有分部,脉有经纪,筋有结络^①,骨有度量。其所主病各异,别其分部,左右上下,阴阳所在,病之始终,愿闻其道。

岐伯对曰:欲知皮部以经脉为纪者,诸经皆然。阳明之阳,名曰害蜚,上下同法。视其部中有浮络者,皆阳明之络也。其色多青则痛,多黑则痹,黄赤则热,多白则寒,五色皆见,则寒热也。络盛则入客于经,阳主外,阴主内。

少阳之阳,名曰枢持,上下同法。视其部中有浮络者,皆少阳之络也,络盛则入客于经,故在阳者主内,在阴者主出,以渗于内,诸经皆然。

太阳之阳,名曰关枢,上下同法。视其部中有浮络者,皆太阳之络也。络盛则入客于经。

少阴之阴,名曰枢儒,上下同法。视其部中有浮络者,皆少阴之络也。络盛则入客于经,其入经也,从阳部注于经;其出者,从阴内注于骨。

心主之阴,名曰害肩,上下同法。视其部中有浮络者,皆心主之络也。络盛则入客于经。

太阴之阴,名曰关蛰,上下同法。视其部中有浮络者,皆太阴之络也。络盛则入客于经。凡十二经络脉者,皮之部也。

是故百病之始生也,必先于皮毛,邪中之则腠理开,开则入客于络脉,留而不去,传入于经,留而不去,传入于府,廪^②于肠胃。邪之始入于皮毛也,泝然^③起毫

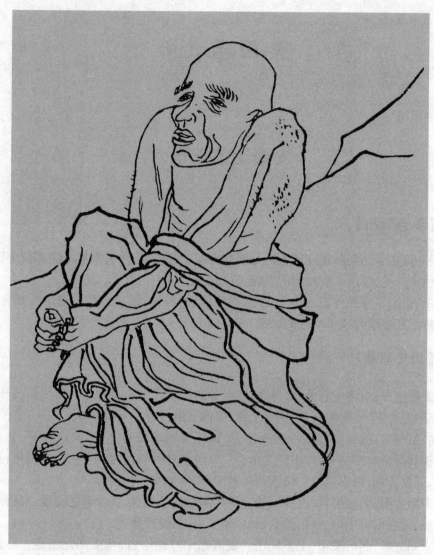

病邪开始侵犯皮毛时,使人恶意而毫毛直起,腠理开泄;病邪留连于筋骨间,若寒邪盛时则筋挛急,骨节疼痛。热邪盛时则筋弛缓,骨软无力,皮肉败坏,毛发枯槁。

毛,开腠理;其入于络也,则络脉盛色变;其入客于经也,则感虚乃陷下。其留于筋骨之间,寒多则筋挛骨痛,热多则筋弛骨消,肉烁䐃破,毛直而败。

帝曰:夫子言皮之十二部,其生病皆何如?岐伯曰:皮者脉之部也,邪客于皮则腠理开,开则邪入客于络脉,络脉满则注于经脉,经脉满则入舍于府藏也,故皮者有分部,不与而生大病也④。帝曰:善。

【难点注释】

①结络:结,聚结;络,络属。

②廥:王冰注,"积也,聚也。"

③沂然:这里有恶寒的意思。

④不与而生大病也:与,疗也。不与,指不予治疗。皮部最浅,如不予治疗则内传而生大病。

【白话精译】

黄帝问道:我听说人的皮肤有十二经分属部位,脉络的分布纵横有序,筋有结聚连络,骨有长短大小,其所发生的疾病各不相同,而辨别其皮肤的左右上下,阴阳的所在,就可知道疾病的开始和预后,我想听听其中的道理。岐伯回答说:要知道皮肤的分属部位,它是以经脉循行部位为纲纪的,各经都是如此。阳明经的阳名叫害蜚,手、足阳明经脉的诊法是一样的,诊它上下分属部位所浮现的络脉,都是属于阳明的络,它的络脉之色多青的,则病痛;多黑的则病痹;色黄赤的病属热;色白的病属寒;若五色兼见,则是寒热错杂的病;若络脉的邪气盛,就会向内传入于经。因为络脉在外属阳,经脉在内属阴,凡外邪的侵入,一般是由络传经,由表传里的。少阳经的阳,名叫"枢持",手、足少阳经的诊法是一样的,诊察它上下分属部位所浮现的络脉,都是属于少阳的络。络脉的邪气盛,就会向内传入于经,所以邪在阳分主内传入经,邪在阴分主外出或涌入于内,各经的内外出入都是如此。太阳经的阳名叫"关枢",手、足太阳经的诊法是一样的,诊察它上下分属部位所浮现的络脉,都是属于太阳的络,在络脉的邪气盛,就会向内传入于经。少阴经的阴,名叫"枢儒",手、足少阴经的诊法是一样的,诊察它上下分属部位所浮现的络脉,都是属于少阴的络。络脉的邪气盛,就会向内传入于经,邪气传入于经,是先从属阳的络脉注入于经,然后从属阴的经脉出而向内注于骨部。厥阴经的阴络,名叫"害肩",手、足厥阴经的诊法是一样的,诊察它上下分属部位所浮现的络,都是属于厥阴的络。络脉的邪气盛,就会向内传入于经脉。太阴经的阴,名叫"关蛰",手、足太阴经的诊法是一样的,诊察它上下分属部位所浮现的络,都是属太阴的络。络脉的邪气盛,就会向内传入于本经。以上所述这十二经之络脉的各个分部,也就是分属于皮肤的各个分部。因此,百病的发生,必先从皮毛开始,病邪中于皮毛;则腠理开,腠理开则病邪侵入络脉;留而不去,就向内传入于经脉;若再留而不去,就传入于腑,聚积于肠胃。病邪开始侵犯皮毛时,使人恶寒而毫毛直起,腠理开泄;病邪侵入络脉,则络脉盛满,其色变异常;病邪侵入经脉,是由于经气虚而病邪乃得陷入;病邪留连于筋骨之间,若寒邪盛时则筋挛急骨节疼痛,热邪盛时则筋弛缓,骨软无力,皮肉败坏,毛发枯槁。

黄帝说:您说的皮之十二部,发生的病都是怎样呢?岐伯说:皮肤是络脉分属的部位。邪气侵入于皮肤则腠理开泄,腠理开泄则病邪侵入于络脉;络脉的邪气盛,则内注于经脉;经脉的邪气满盛则入舍于腑脏。所以说皮肤有十二经脉分属的部位,若见到病变而不预为治疗,邪气将内传于腑脏而生大病。黄帝说:好。

【专家评鉴】

一、十二皮部的概念

"皮者,脉之部也","皮有分部,脉有经纪……欲知皮部以经脉为纪者,诸经皆然。"十二皮部是十二经脉在体表的分部,王冰注:"循经脉以行止所主,则皮肤可知。"因经脉有十二条,所以皮肤也分作十二个部位,故十二经脉循行在体表的相应区域称之为十二皮部。同时,皮部不仅是经脉的分区,也是络脉的分区,它同络脉特别是浮络更有密切关系,故本篇原文曰:"凡十二经络脉者,皮之部也。"皮部作为十二经脉的体表分区,与经脉的区别在于经脉呈线状分布,络脉呈网状分布,而皮部则着重于"面"的划分,其范围大致属于该经脉分布的部位,而比经脉更为广泛,关于十二皮部的具体分区,《内经》没有记载,只提出了些总原则,从近代经络感传现象观察,刺激某些穴位,感传线路呈带状分布,甚至出现较宽的过敏带和麻木带,说明十二经脉确在体表有一定的分区,皮肤与经脉有着密切的关系。

二、十二皮部的分布和生理

原文说:"阳明之阳,名曰害蜚","少阳之阳,名曰枢持","太阳之阳,名曰关枢","少阴之阴,名曰枢儒","心主之阴,名曰害肩","太阴之阴,名曰关蛰",各家注说不一,细观原文上下,在"害蜚""枢持""关枢""枢儒""害肩""关蛰"的名称后,均叙述了三阴三阳经相应的体表分布,如"阳明之阳……视其部中有浮络者,皆阳明之络也……络盛则入客于经,阳主外,阴主内","少阳之阳……视其部中有浮络者,皆少阳之络也,络盛则入客于经,故在阳者主内,在阴者主出,以渗于内,诸经皆然"等等,最后原文总结到:"凡十二经络脉者,皮之部也。"故此原文是在论述皮部大致分布的同时,一方面以"害蜚""枢持""关枢""枢儒""害肩""关蛰"六者作为各经络脉的代名词,另一方面以开、合、枢来说明十二皮部的生理。因皮部居于人体的最外层,是人体与外界的屏障,所以具有感受、调节和适应四时六气变化的功能,五脏六腑的气血均通过经脉皮部充养于表,特别是卫气"循于皮肤之中","充皮肤",加强了人体的第一道防线,起到了抵御外邪、卫外卫表的作用。生理情况下,十二经脉将气血精微输布于体表,反映于皮部,则皮肤色泽鲜明,呈现一派生机,故此,临床常常望诊皮部以测知脏腑经脉的生理情况。因此,十二皮部不但是人体整个机体的一部分,而且对于连经脉、通脏腑、合阴阳、固体表、密腠理起着重要的作用。

三、络脉色泽望诊法

皮部即是十二经脉及其所属络脉在皮表的分区,也是十二经脉之气的散布所在,观察不同部位皮肤的色泽和形态变化,有助于诊断某些脏腑、经络的病变,并可确定内在脏腑的虚实以及病变的性质。即本篇原文所说:"别其分部,左右上下,阴阳所在,病之始终",如络脉"多青则痛、多黑则痹,黄赤则热,多白则寒,五色皆见,则寒热。"此运用了取类比象的方法,将人体五脏与五色联系起来,《素问·阴阳应象大论》云:"在藏为肝,在色为苍……在藏为心,在色为赤……在藏为脾,在色为黄……在藏为肺,在色为白……在藏为肾,在色为黑。"临床上根据色泽的变化,对内脏病变的性质、部位进行推断,是诊断疾病的重要手段之一。脏腑皆有其经络所合,故病变可以从皮肤络脉色泽反映出来,反之,从外在皮肤络脉色泽的变化,也可以测知内脏病变。《灵枢·论疾诊尺》指出:"诊血脉者,多赤多热,多青多痛,多黑为久痹,多赤多黑多青皆见者寒热。"后世医家从小儿指纹观察络脉色泽的变化来判断寒热虚实即是在此基础上提出的一种诊法。

四、皮部与病传

皮部是人体的最外层,外邪侵袭时,皮部首当其冲,邪气可通过皮肤而深入络脉,继之传入经脉乃至脏腑,即经过由表及里,由浅入深的传变过程。故原文说:"百病始生也,必先于皮毛",并指出:"邪客于皮则腠理开,开则邪入客于络脉,络脉满则注于经脉,经脉满则入舍于府藏也"。相反,内脏有病,亦可通过经脉、络脉反应于皮部。由此可见,皮部是病邪传变的途径之一。

【临床应用】

一、《内经》皮部的含义及作用

纵观《内经》,皮部的含义有两种:一是整体性的,二是局部性的。皮部整体性的含义是指皮部具有保卫机体、抵御外邪的作用,因皮部为人体暴露于外面的最浅表部位,是机体直接接触外界,且对外界气候等变化最敏感的组织,所以可"卫外而为固"。这主要是靠人体正气特别是卫气的功能。如《内经》说卫气"循于皮肤之中"(《素问·痹论》),"充皮肤"(《灵枢·本藏》),"先行皮肤"(《灵枢·经脉》),"卫气调和则皮肤调柔,腠理致密"(《灵枢·本藏》)。故《灵枢·天年》也云:"五藏坚固,血脉和调,肌肉解利,皮肤致密……各如其常,故能长久。"足见皮肤对生命活动有一定的影响。"皮毛者,肺之合也"(《素问·咳论》),皮肤汗孔具有宣发肺气和调节呼吸的作用,但必须依赖于卫气的充养,因卫气可以"温分肉,充皮肤,肥

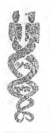

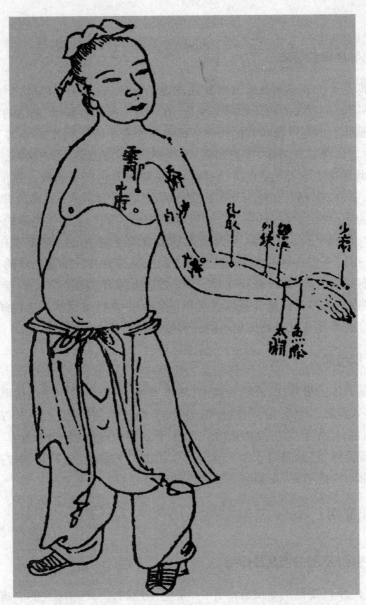

明代高武《针灸聚英》经穴图中的手太阴肺经图

腠理,司开合",所以只有卫气充沛,皮肤才能发挥良好的开合功能。正常生理状态下的皮部,遇热则腠理疏松,汗孔开放,排出汗液,调节体温;遇寒则腠理致密,汗孔闭合,固守卫阳,抵御外邪。肺气、卫气、皮部三者在生理上密切相关,病理上相互影响,如皮肤卫阳不振,不能抵御外邪,风寒可以从表及里而侵犯肺脏。出现恶寒发热、鼻塞、咳嗽或气喘等肺气不宣的症候,即"皮毛先受邪气,邪气以从其合"(《素问·咳论》)。然而如果"风寒客于人,使人毫毛毕直,皮肤闭而为热"(《素问·玉机真藏论》),就必须宣发肺气才能够使病邪随汗排出而恢复健康。从上不但可说明皮部与肺气、卫气之间的关系,而且还可看出风寒之邪侵入人体和发汗解表祛除病邪都要通过皮部,说明皮部又是病邪出入的门户。从上述皮部整体性的含义可知:皮肤作为感觉器官之一,对触、温、冷、痛、痒均可感知,具有防御外界各种有害刺激的功能。所以各经皮部又是各经所属的组织器官抵御外邪侵犯的防线。

皮部的局部性含义,是指十二经脉及其所属络脉在体表的分布范围。即本篇原文所述的概念。故祖国医学认为凡是经络的局部疾患,多与其所统辖的皮肤部位有一定关系。如本篇所言:"邪客于皮则腠理开,开则邪入客于络脉,络脉满则注于经脉,经脉满则入舍于府藏也。故皮者有分部,不与而生大病也。"说明不同经脉的皮肤部位同其所属的络脉、经脉的局部疾患的形成是不可分割的。但是局部的疾患如果没有很好治疗,则病邪蔓延,可以进入五脏六腑,也会生大病,具体阐述了局部与整体的辩证关系,体现了祖国医学的整体观念。

皮部具有整体性和局部性两种含义,而整体与局部之间彼此又互为影响,所以外感疾患,表邪可以入里,而里邪也可以出表,在治疗上不仅病邪在表的应当发汗解表,即使邪已入内的,治疗也有如叶天士所说的"入营犹可透热转气","若其邪始终在气分流连者,可冀其战汗透邪"的方法,使病邪由里达表、通过皮部而汗解。

二、皮部理论在诊断中的应用

由于皮部为浮络所分布,是十二经脉之气的布散部位,故皮部理论在望诊中运用相当广泛,望皮部色泽的变化测知疾病症候的性质是《内经》色诊的一项主要内容。如本篇原文说:"其色多青则痛,多黑则痹,黄赤则热,多白则寒,五色皆见,则寒热也",即是根据皮部颜色变化来判断痛、痹、寒、热症候;此外《素问·刺热》曰:"肝热病者,左颊先赤;心热病者,颜先赤;脾热病者,鼻先赤;肺热病者,右颊先赤;肾热病者,颐先赤"。即是从皮部的色泽诊断五脏热病的方法。另《灵枢·五色》曰:"常候阙中(眉间)薄泽为风,冲浊为痹,在地(下巴)为厥",则是风病、痹病、厥病在面部的诊断方法。《素问·风论》还对五脏风症的面部色诊做了较详细的叙述,如肺风"诊在眉上,其色白",心风"诊在口,其色赤",肝风"诊在目下,其色青",脾风"诊在鼻上,其色黄",肾风"诊在肌上,其色黑"。《素问·痿论》对五脏有热所生的痿病,在观察面色的同时,还论述了要结合毛发、小血管、指(趾)甲、肌肉、牙齿等的改变进行综合判断。如"肺热者,色白而毛败;心热者,色赤而络脉溢;肝热者,色苍而爪枯;脾热者,色黄而肉蠕动;肾热者,色黑而齿槁"。此外,望皮部还要根据四时气候变化进行全面分析,故《素问·经络论》:"寒多则凝泣,凝泣则青黑;热多则淖泽,淖泽则黄赤;此皆常色,谓之无病。"后世医家在《内经》皮部色诊的基础上,通过长期实践观察,证明皮部颜色的改变,对许多疾病的诊断确有参考价值,故将观察皮肤上的丘疹及颜色作为诊断疾病的客观依据之一,如面部蝶形斑,提示可能为红斑狼疮;皮肤出现蜘蛛痣、肝掌是肝硬化的体征;皮肤紫癜常提示血小板减少症或再障；皮肤起疱，形似豆粒可能为天花或水痘；皮肤出现斑点，色似桃红，形如麻粒，尖而疏稀，抚之触手者则提示麻疹……这是皮部理论在望诊中的发展。

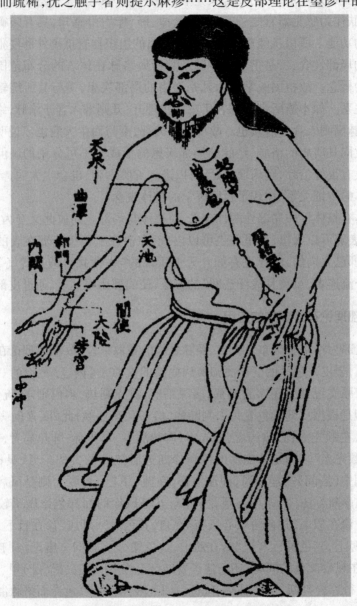

《十四经发挥》图中的手厥阴心包经之图

再者，由于皮肤是感觉器官之一，有触、痛、痒及热、冷的感觉，所以皮肤感觉的异常常常是疾病的反应，例：《灵枢·邪气藏府病形》曰："面热者，足阳明病……小肠病者……当耳前热，若寒甚，若独肩上热甚，及手小指次指之间热……膀胱病者……肩上热若脉陷，及足小指外廉及胫踝后皆热。"《灵枢·经脉》也说手太阴肺经所生病"掌中热"，手阳明大肠经所生病"当脉所过者热肿"，足阳明胃经所生病"气盛则身以前皆热,气不足则身以前皆寒慄",手少阴心经所生病"掌中热痛",足少阴肾经所生病"足下热而痛",手厥阴心包经所生病"掌中热"。《灵枢·刺节真邪论》也云:"虚邪之中人也……搏于皮肤之间……留而不去为痹,卫气不行,则为不仁。"以上均是各种疾病在皮部的反映,后世医家在此基础上常将切诊皮下的硬结反应及尺肤寒热、皮肤的感觉差异、导电量的变化等作为诊断疾病的客观依据,例如多发性神经根炎患者,可出现手套型、袜子型的四肢麻木感觉或烧灼样疼痛;麻风病常于身体某些局部出现温、痛、触等感觉消失;脊髓压迫症出现肢体阶段性感觉减退、消失或运动障碍。

另外,《内经》还常据皮部颜色、状态来判断疾病的预后,如《素问·脉要精微论》曰:"赤欲如白裹朱,不欲如赭;白欲如鹅羽,不欲如盐;青欲如苍璧之泽,不欲如蓝;黄欲如罗裹雄黄,不欲如黄土;黑欲如重漆色,不欲如地苍。五色精微象见矣,其寿不久也。"《素问·五藏生成》曰:"五藏之气,故色见青如草兹者死,黄如枳实者死,黑如炲者死,赤如衃血者死,白如枯骨者死,此五色之见死也。青如翠羽者生,赤如鸡冠者生,黄如蟹腹者生,自如豕膏者生,黑如乌羽者生,此五色之见生也。生于心,如以缟裹朱;生于肺,如以缟裹红;生于肝,如以缟裹绀;生于脾,如以缟裹栝楼实;生于肾,如以缟裹紫,此五藏所生之外荣也。"均说明面部皮部的色泽如果明润光亮含蓄则为顺症,预后良好,如果晦暗枯槁外露无华则为逆症,预后较差。此外,经气的盛衰也常会从皮部反映出来,如《灵枢·经脉》曰:"手太阴气绝,则皮毛焦……爪枯毛折,毛折者,则毛先死";"手少阴气绝,则脉不通……色不泽,故其面黑如漆柴者,血先死;足太阴气绝者则脉不荣肌肉……则舌萎人中满,人中满则唇反,唇反者肉先死","足少阴气绝,则骨枯……故齿长而垢,发无泽,发无泽者骨先死","足厥阴气绝,则筋绝……故唇青舌卷卵缩,则筋先死。"《灵枢·邪气藏府病形》还将面色、脉象、尺肤结合起来判断疾病的预后,谓"见其色而不得其脉,反得其相胜之脉,则死矣;得其相生之脉,则病已矣","脉急者尺之皮肤亦急,脉缓者尺之皮肤亦缓,脉小者尺之皮肤亦减而少气,脉大者尺之皮肤亦贲而起,脉滑者尺之皮肤亦滑,脉涩者尺之皮肤亦涩。"

经络论第五十七

【要点解析】

一、指出络脉与五脏相通连,其色泽与五脏色相应。

二、指出经脉虽与经脉相通,但络脉较浅者(阳络)的色泽变化,往往随四时寒暑的变迁而变化,不像阴络那样与经脉主色相应。

三、说明了引起络脉色泽变化的原因。

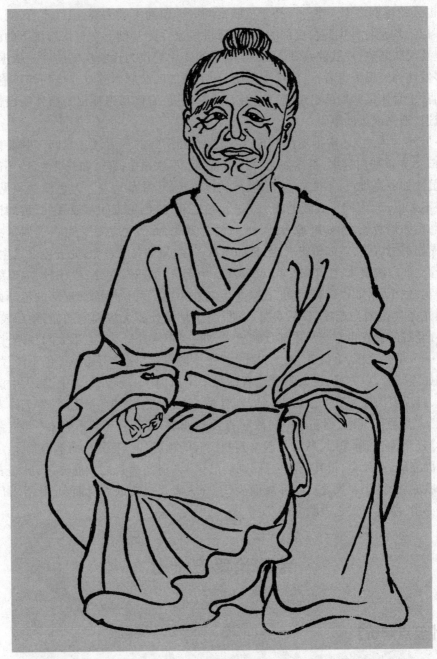

寒气多时则气血运行迟滞,阳络多出现青黑之色;热气多时则气血运行滑利,阳络多出现黄赤的颜色。

【内经原典】

黄帝问曰:夫络脉之见也,其五色各异,青黄赤白黑不同,其故何也? 岐伯对曰:经有常色,而络无常变也。

帝曰:经之常色何如? 岐伯曰:心赤、肺白、肝青、脾黄、肾黑,皆亦应其经脉之色也。

帝曰:络之阴阳,亦应其经乎①? 岐伯曰:阴络之色应其经②,阳络之色变无常③,随四时而行也④。寒多则凝泣⑤,凝泣则青黑⑥;热多则淖泽⑦,淖泽则黄赤;此皆常色,谓之无病,五色具见者,谓之寒热。帝曰:善。

【难点注释】

①络之阴阳,亦应其经乎:指阴络阳络是否与经色相应。

②阴络之色应其经:阴络,指较深的络脉,其色与经相一致。

③阳络之色变无常:阳络,指表浅的络脉,其色变化无常。

④随四时而行也:指阳络之色随四季变化而变化。

⑤寒多则凝泣:寒气盛则气血凝滞。泣,应为沍之误,凝之义。

⑥凝泣则青黑:表浅络脉遇寒凝滞就会为青黑色。

⑦热多则淖泽:淖,此为肌肤松软,泽,润泽。此处指热多则血气运行流利。

【白话精译】

黄帝问道:络脉显露在外面,五色各不相同,有青、黄、赤、白、黑的不同,这是什么缘故呢? 岐伯回答说:经脉的颜色经常不变,而络脉则没有常色,常随四时之气变而变。黄帝说:经脉的常色是怎样的呢? 岐伯说:心主赤,肺主白,肝主青,脾主黄,肾主黑,这些都是与其所属经脉的常色相应的。黄帝说:阴络与阳络,也与其经脉的主色相应吗? 岐伯说:阴络的颜色与其经脉相应,阳络的颜色则变化无常,它是随着四时的变化而变化的。寒气多时则气血运行迟滞,因而多出现青黑之色;热气多时则气血运行滑利,因而多出现黄赤的颜色。这都是正常的,是无病的表现。如果是五色全部显露,那就是过寒过热所引起的变化,是疾病的表现。黄帝说:好。

【专家评鉴】

一、经脉与络脉的区别

原文中:"经有常色而络无常变也。"这句话,对经脉和络脉从颜色变化上进行了区别。统而言之,经络是经脉和络脉的总称,二者在人体内构成了一个纵横交错，无处不至的网络性组织，共同发挥着运行全身气血，联络脏腑肢节，沟通上下内外的通路作用，将人体构成为一个有机的整体，但由于循行部位和规律不同，二者又有着明显的区别。正如《灵枢·经脉》所说："经脉十二者，伏行分肉之间，深而不见……诸脉之浮而常见者，皆络脉也。"《医学入门》曰："经者，径也，经之支脉旁出者为络。"经脉是经络系统的主干部分，循行于人体纵深部位，有一定的起止、循行部位和交接顺序，在肢体的分布和走向有一定的规律，同体内脏腑有直接的络属关系，因而其色泽与五脏之色相应，这就是原文所说的"心赤、肺白、肝青、脾黄、肾黑，皆亦应其经脉之色也。"络脉是经络系统的分支部分，循行于人体较浅的部位，有的络脉还显现于体表，在人体分布极为广泛，在机体不同层次中都有其分布，同体内脏腑不直接相通，因此其色泽变化不尽一致。有的色泽变化与内脏及相应经脉相应，也有的由于行于肌表浅层，其色变化受四季气温的影响而随之改变，所以说络脉之色"变无常，随四时而行也。"

二、阴络与阳络的区别

本篇据络脉颜色变化的应经或应时，将络脉分为阴络和阳络两大类，并认为阳络远离经脉而布于体表，阴络靠近经脉而存于体内，如"阴络之色应其经，阳络之色变无常，随四时而行也。"络脉在机体的不同层次中均有分布，因而其色泽的变化与其分布的层次浅深有关。阴络位于机体深层，所以其色"应其经"，阳络浮行肌肤表层，故其色变化受四时气候变化的影响，有不同的表现。四季的气温变化无非是寒热温凉，人体经络中的气血影响，"寒则泣不能流，温则消而去之"（《素问·调经论》），所以当气温降低，机体受寒冷刺激后，反射性的络脉的收引紧缩反应，络脉内的气血运行减慢，即所谓"凝泣"状态，因而络脉见有青黑色，如严冬遇冷，人的口唇、指甲、面色便可见青紫色。气温升高，机体受热刺激后，血气濡润，运行滑利，络脉就见赤黄色，这些变化都属于常态，是无病之色，因此，原文在论述阳络色泽随四时而变化之后说："此皆常色，谓之无病。"

三、经络色诊法

本篇原文说经脉有常色，与五脏所主的青、赤、黄、白、黑相应，阴络之色应其经，阳络之色随四时寒热温凉的变化而随时改变，虽然有所区别，但都是常色，"谓之无病"的色泽变化，然而无论是经脉、络脉，若"五色具见者，谓之寒热"，张介宾在《景岳全书·传忠录》中说："寒热者，阴阳之化也。"因此，如果经络的色泽不按上述三种正常规律出现，那么就是机体阴阳失调的反应，也就是说观察外见经络色泽的变化，可以测知人体内部的病变，这就是本篇所说的经络色诊法。经络色诊法，不但可以了解疾病的变化情况，还可以用来推断疾病的转归和预后，因此为历代医家所重视。张介宾说："故合经络而言，则经在里为阴，络在外为阳，若单以络

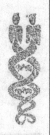

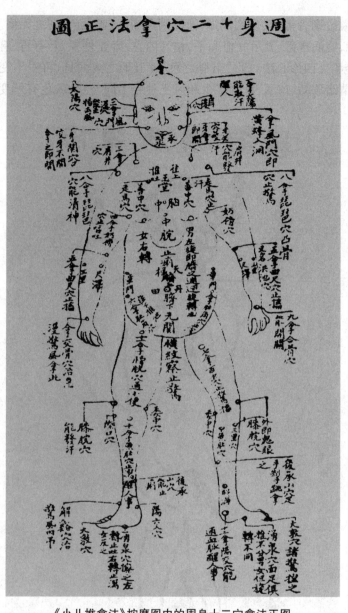

《小儿推拿法》按摩图中的周身十二穴拿法正图

脉而言,则又有大络孙络,在里在外之别,深而在内者,为阴络……浅而在外者,是为阳络",指出"六阴经为阴络,六阳经为阳络,阳经之络必无常,阴经之络必无变,皆误也。"《灵枢·百病始生》曰:"阳络伤则血外溢,阴络伤则血内溢",由此可见,经络色诊一般是指观察浅而浮现于外的阳络的颜色变化,以判断病情。

祖国医学诊法思想之一是知常达变,对于经络色诊而言,只有掌握经络颜色的正常变化,才能达其变。经络的常色,本篇指出:"经之常色何如……心赤、肺白、肝青、脾黄、肾黑",络之常色"阴络之色应其经,阳络之色变无常,随四时而行也。寒多则凝泣,凝泣则青黑,热多则淖泽,淖泽则黄赤,此皆常色,谓之无病。"正常人面色红黄隐隐,明润含蓄,表示气血和平,精气内含,容光外发,乃有胃、有神、无病之色,《医宗金鉴·四诊心法》曰:"五脏之色,随五形之人而见,百岁不变。"此外,因气候变化、情绪波动、饮酒、日晒多少和风土种族不同,经络颜色有所变化,也属常色。

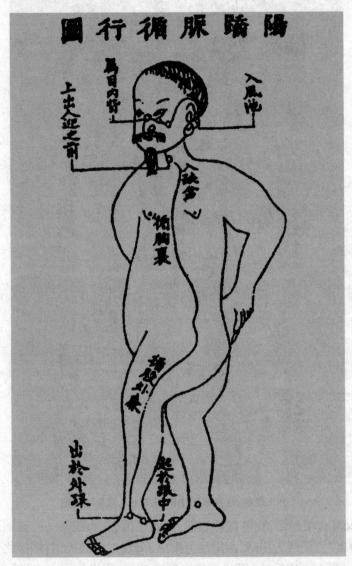

清代陈惠畴《经脉图考》奇经图中的阳跷脉循图

经络颜色的异常变化比较复杂,临症不易掌握,就其诊断意义而言,与面部色诊法大致相同。一般是通过经络所在部位,络脉颜色的变化及色泽的润枯、脏腑经脉的五行所属来推断疾病的病因、病位、病机,再结合相应脉症进行诊断。如本篇云:"五色具见者,谓之寒热。"《灵枢·经脉》曰:"凡诊络脉,脉色青则寒且痛,赤则有热。胃中寒,手鱼之络多青矣;胃中有热,鱼际络赤;其暴黑者,留久痹也;其有赤有黑有青者,寒热气也。"《素问·皮部论》也说:"视其部中有浮络者……其色多青则痛,多黑则痹,黄赤则热,多白则寒,五色皆见,则寒热也。"这些均是对经络色诊的论述。后世的小儿指纹诊法,观察浮露于食指内则的络脉变化,而食指内侧的络脉是手太阴肺经的分支,可见是对经络色诊的发展。

面部血络丰富,《灵枢·邪气藏府病形》说:"十二经脉,三百六十五络,其血气皆上于面而走空窍",因此面部望诊法,也是经络色诊法的内容,望面色可以判断疾病的预后转归好坏,如《素问·脉要精微论》说:"赤欲如白裹朱,不欲如赭;白欲如鹅羽,不欲如盐;青欲如苍璧之泽,不欲如蓝;黄欲如罗裹雄黄,不欲如黄土;黑欲如重漆色,不欲如地苍,五色精微象见矣,其寿不久也。"即面色润泽含蓄则预后好,晦暗枯槁外露则预后差。

【临床应用】

一、络脉的分布规律及分类

络脉的含义有广义、狭义之分,广义的络脉泛指所有的络脉在内,如十五别络、经脉及孙络等,狭义的络脉是指由十五络分出的更细的分支,如浮络、孙络、血络等。邱莘凡《经脉理论与临床·络脉的基本概念》对整体络脉的分布规律概括为三个方面:一是沿经分布性。络与经其气相通,络自经别出后,多沿本经分布,或内散于脏腑组织,或外布于皮毛肌腠。首先,在大络中,如手太阴之别,"并太阴之经,直入掌中";手少阴之别,"循经入于心中,系舌本,属目系";手心主之别,"循经以上,系于心包络"。其次,孙络是以经脉为纲向内外布散的。《素问·气穴论》说:"孙络三百六十五穴会",张介宾注云:"孙络之云穴会,以络与穴为会也。穴深在内,络浅在外,内外为会。故云穴会。"经穴是经气会通之处,又是孙络所过之地,孙络沿经分布,共气并与经穴相会,所以张志聪明确指出:"盖络乃经脉之支别,如肺之经脉,循鱼际尺泽臑腋之间,即其间所见之络脉,乃肺之络,而络外之皮,即肺主之部矣。"二是广泛分布性。在经络系统中,经脉是其主体,络脉则是其必不可少的补充。络脉广泛分布,呈束状弥散,内外上下无处不到,补充了经脉线状分布之不足,故《灵枢·经脉》说:"诸络脉皆不能经大节之间,必行绝道而出,入复合于皮中,其会皆见于外。"在络脉系统中,十二经之别络均起于四肢,并联系其相表里的经脉;任脉之别散于腹,督脉之别散于头,并别走足太阳经;脾之大络散布于前后胁肋,胃之大络出于左乳下。孙络的分布更为广泛,它自大络别出后,愈分愈多,越分越细,分别弥散于经脉所属的内外区域内,正如张介宾所说:"凡人遍体细脉,即皆肤腠之孙络也。"三为表里相对性。一般认为,经脉在里,络脉在表,清代医家唐容川谓:"阴络者,谓躯壳之内,脏腑、油膜之脉络","阳络者,谓躯壳之外,肌肉、皮肤之脉络",说明表里均有络脉分布,这与本篇所言的阴络、阳络相一致。具体来说,脾胃之大络及其他脏腑之大络,均起于里而多布于表;十二经之别络,则起于表而多联络于里;"阳络伤则血外溢"之络,指在上在表之络;"阴络伤则血内溢"之络,指在下在里之络。所以张介宾说:"合经络而言,则经在里为阴、络在外为阳。若单以络脉为言,则又有大络、孙络、在内、在外之别,深而在内者是为阴络……浅而在外者是为阳络"。以上说明,《内经》从总体确认的经内络外的分布概念,只是一个阴阳表里的相对概念,实际上,络脉既散于表又布于里,既行于上又达于下,上下左右,周身内外,无处不到。尽管如此,历代中医著作却对布于表之络脉论述较多,这是因为表络浅显,易察易见,在诊断、治疗方面有较大意义的缘故,但是决不能因此而谓络脉皆布于表也(《黄帝内经研究大成·经络研究》)。

总之,络脉有大小、阴阳之分,其循行分布亦有表里、脏腑肌腠、上行下行之别。一般而言,大络在里联络脏腑,行有出入,小络在表联络肌表,散于肌腠;阴络近经布于里,阳络浮浅散于外;阴络多下行,阳络多上行。络脉遍布全身,表里、脏腑、四肢百骸、皮毛肌腠,无处不到。

二、络脉诊法及其临床应用

络脉诊法即观察络脉辨证识病之法,主要察脉色之变化和充盈程度等,《灵枢·经脉》云:"经脉者,常不可见也,其虚实也以气口知之,脉之见者皆络脉也。"言经脉的病变,以诊气口知之,络脉的病变,以察络脉知之。首先,络脉诊法可依络脉之见与不见辨病变的虚实,《灵枢·经脉》说:"凡此十五络者,实则必见,虚则必下。"说明邪气内阻必见(络脉充盈),见者为实;气血耗损必下(络脉不充),下者为虚。再者可据络脉之色辨病性的实热及病症,《素问·皮部论》曰:"视其部中有浮络者,皆阳明之络也。其色多青则痛,多黑则痹,黄赤则热,多白则寒,五色皆见,则寒热也。"《灵枢·经脉》也云:"凡诊络脉,脉色青则寒且痛;赤则有热,胃中寒,手鱼际之络多青矣;胃中有热,鱼际络赤;其暴黑者,留久痹也;其有赤有黑有青者,寒热气也;其青短者,少气也。"另外络脉的颜色可因时而变,本篇云:"阳络之色变无常,随四时而行也。寒多则凝泣,凝泣则青黑;热多则淖泽,淖泽则黄赤,此皆常色,谓之无病。""阴络之色应其经","心赤、肺白、肝青、脾黄、肾黑,皆亦应其经脉之色也。"说明阳络浅在,故其色常随四时而变,主病在表;阴络深在,其色常内应五脏,主病在里。

络脉诊法自《内经》以降,主要有望鱼际络脉法、望小儿食指络脉法、望山根诊法、望舌下络脉法、望目中络脉法、望耳后络脉法等。望鱼际络脉法是在《灵枢·经脉》的基础上完善而来的,鱼际是手太阴肺经之部,望鱼际络脉诊断的原理和切脉独取寸口的原理是一致的。此外络脉中的气血，以脾胃为化源，胃气上至于手太阴，故诊鱼际主要是候察胃气。实际应用中，主要观察鱼际处色泽、形状的变化，如上面提及的《灵枢·经脉》的内容，指出鱼际之络色青为胃中有寒，青而短小者是少气为虚症，鱼际络赤为胃中有热。近年来有人发现，膀胱癌病人手掌的大小鱼际处出现白化现象（《北京中医学院学报》1987年第4期）。望目中络脉法也见于《内经》，如《灵枢·论疾诊尺》说："诊目痛，赤脉从上下者，太阳病；从下上者，阳明病；从外走内者，少阳病。"《灵枢·寒热》说："反其目视之，其中有赤脉，上下贯瞳子……见赤脉不下贯瞳子，可治也。"前者以目中赤脉的趋向以推测病变的部位，后者据目中赤脉走向判断疾病的预后。《灵枢·水胀》还提出了望腹部络脉法，谓："腹胀身皆大，大与肤胀也，色苍黄，腹筋起"，为臌胀的病候，腹筋起即指腹部络脉色青而暴露，为水液内聚，充斥于络脉之症。

络脉诊法较多地运用于儿科，主要有望小儿食指络脉诊和望山根诊。望小儿食指络脉法是从《内经》诊鱼际络脉法发展而来的，对3岁以内的小儿，在诊断上有重要的意义。因食指内侧的络脉，也是手太阴之脉分支而来的（手太阴之脉，自胸走手，上鱼际，出大指端，其支者，从腕后直出次指内廉，出其端），所以诊小儿食指络脉与诊鱼际络脉和寸口脉同出一理。正常的小儿食指络脉色泽浅红或红黄相兼，隐隐于风关之内，大多不浮露，甚至不明显，多是斜形、单支、粗细适中，但粗细与气候变化有关，热则变粗增长，寒则变细缩短。病变情况下，就色泽而言，色紫红主内热；色鲜红主外感表证；色青主风及各种痛症；色淡为虚；色紫黑主血络闭郁；色滞为实；色浓深为病重；色浅者病轻；色深滞多见邪陷心包的闭症。就形态而言，浮露者主病在表，沉滞者主病在里；增粗者多为实症热症；变细者多为虚症寒症；病轻者常见单支、斜形；病重者可见弯曲、环形或多分枝；病进者可见络脉日渐增长、病退时又可见缩回风关之内。另气阴两伤、气血不足者，络脉不得充盈亦可短缩于风关之下，当需明辨。临症还需注意小儿体质不同，络脉有偏浮、偏沉的差异。望山根诊法是观察鼻根部的青筋颜色和形状来诊断疾病。正常者青筋隐隐，或连及鼻梁眉毛。若见青筋显露，色转深，其形成竖或斜，则是病变的征象。报道的上千例小儿山根脉形色观察的结果，提出山根青筋呈"一"字形者多为消化系统疾病；若呈"1"字形则常见于呼吸系统疾病。山根之筋色青主风、主寒、主痛，多属肝病症候；筋色红主热，多为肺经症病。山根色泽鲜明者为新病，轻症易治；色泽晦暗为久病，重症难治。报道说青筋出现青白、青蓝、灰暗变化，并不单独出现在山根部位，常兼见于眉梢、太阳、前额等处，与望山根青筋有同样的诊断意义。还有人将络脉望诊扩大到印堂、太阳穴等部位，指出印堂见到青筋微黑或赤，多主心热发惊；太阳穴处呈青筋显露，多为胆热发惊。

望舌下络脉诊法，指对舌下络脉的颜色、形状、充盈等情况进行观察，以帮助判断疾病的方法。正常的舌下络脉隐现于舌下（即舌底），脉色暗红，脉形柔软，无弯曲紧束等。若见色青紫,脉形粗胀者,多为瘀血内阻;若见络脉粗胀色紫而柔软者为气滞血瘀;若见络脉粗胀色青而浅较软者,为气虚血瘀;若见络脉粗胀色青,脉形直而紧束者主寒凝血瘀;若见络脉粗胀色紫或蓝,脉软者主瘀或津伤血瘀。总之,舌下络脉青紫曲张是气滞血瘀所致。大量的研究资料也说明脏腑病变可以影响到舌下络脉,如旅大市中医院发现恶性肿瘤患者舌下呈蜘蛛状血管瘤状瘀点,这比其他病种为多(P<0.01)。其他相关研究资料也证明,肿瘤病人舌下络脉异常与其他疾病相比差别显著。此外,舌下络脉异常以青紫瘀血状表现为主,因此对具有血瘀症状的心脑血管疾病、肝胆系统疾病、痛经、良性肿瘤、糖尿病等组患者与没有血瘀症状的同类疾病患者的舌下络脉进行对比观察,前者的异常率高于后者。目前的研究资料证明舌下络脉异常与血液粘滞度增长成正比,多见于血瘀症。总的来说,目前对舌下络脉的研究还需统一观察标准,扩大病种范围,对舌下络脉异常的原理也有待进一步探讨。

气穴论第五十八

【要点解析】

一、介绍了人体三百六十五气穴的名称及分布部位。

二、阐述了孙络与溪谷的基本概念,以及邪入孙络、溪谷造成营卫运行不畅而产生的种种病理变化。

三、指出了病邪侵犯人体,从孙络沿络脉、经脉进而深入脏腑的传变途径,以及某些疾病的针刺治疗方法。

【内经原典】

黄帝问曰:余闻气穴三百六十五,以应一岁,未知其所,愿卒闻之。岐伯稽首再拜对曰:窘乎哉问①也!其非圣帝,孰能穷其道焉!因请溢意尽言②其处。帝捧手逡巡而却③曰:夫子之开余道也,目未见其处,耳未闻其数,而目以明,耳以聪矣。岐伯曰:此所谓圣人易语,良马易御也。帝曰:余非圣人之易语也,世言真数④开人意,今余所访问者真数,发蒙解惑,未足以论也。然余愿闻夫子溢志尽言其处,令解其意,请藏之金匮,不敢复出。

岐伯再拜而起曰:臣请言之,背与心相控而痛,所治天突与十椎及上纪,上纪者,胃脘也,下纪者,关元也。背胸邪系⑤阴阳左右,如此其病前后痛涩,胸胁痛而不得息,不得卧,上气短气偏痛,脉满起,斜出尻脉,络胸胁支心贯鬲,上肩加天突,斜下肩交十椎下。

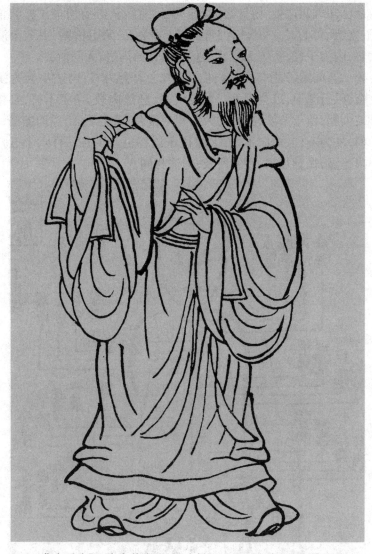

背在后为阳,胸在前为阴,经脉斜系于阴阳左右,因此其病前胸和后背相引而痹涩。

　　藏俞五十穴,府俞七十二穴,热俞五十九穴,水俞五十七穴,头上五行行五,五五二十五穴,中胠⑥两傍各五,凡十穴,大椎上两傍各一,凡二穴,目瞳子浮白二穴,两髀厌分中二穴,犊鼻二穴,耳中多所闻二穴,眉本二穴,完骨二穴,项中央一穴,枕骨二穴,上关二穴,大迎二穴,下关二穴,天柱二穴,巨虚上下廉四穴,曲牙二穴,天突一穴,天府二穴,天牖二穴,扶突二穴,天窗二穴,肩解二穴,关元一穴,委阳二穴,肩贞二穴,喑门一穴,齐一穴,胸俞十二穴,背俞二穴,膺俞十二穴,分肉二穴,踝上横二穴,阴阳跷四穴,水俞在诸分,热俞在气穴,寒热俞在两骸厌中二穴,大禁二十五,在天府下五寸,凡三百六十五穴,针之所由行也。

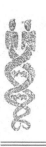

帝曰:余已知气穴之处,游针之居,愿闻孙络溪谷,亦有所应乎?岐伯曰:孙络三百六十五穴会,亦以应一岁,以溢奇邪,以通荣卫,荣卫稽留,卫散荣溢,气竭血著,外为发热,内为少气,疾泻无怠,以通荣卫,见而泻之,无问所会。

帝曰:善。愿闻溪谷之会也。岐伯曰:肉之大会为谷,肉之小会为溪,肉分之间,溪谷之会,以行荣卫,以会大气。邪溢气壅,脉热肉败,荣卫不行,必将为脓,内销骨髓,外破大䐃,留于节凑,必将为败。积寒留舍,荣卫不居,卷肉缩筋,肋肘不得伸,内为骨痹,外为不仁,命曰不足,大寒留于溪谷也。溪谷三百六十五穴会,亦应一岁,其小痹淫溢,循脉往来,微针所及,与法相同。

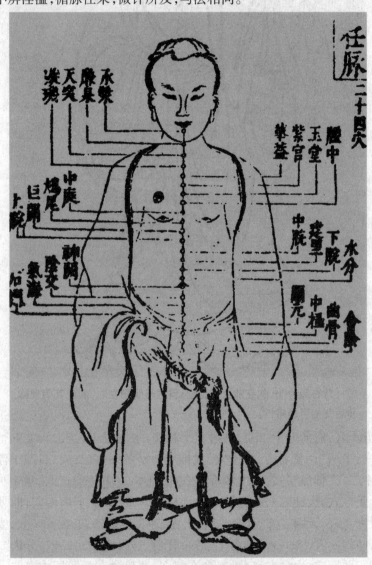

明代张介宾《类经图翼》经穴图之任脉图

帝乃辟左右而起,再拜曰:今日发蒙解惑,藏之金匮,不敢复出,乃藏之金兰之室,署曰气穴所在。岐伯曰:孙络之脉别经者,其血盛而当泻者,亦三百六十五脉,并注于络,传注十二络脉,非独十四络脉也,内解泻于中者十脉。

【难点注释】

①窘乎哉问:窘,为难的样子。窘乎哉问,你这个问题使我很为难。
②溢意尽言:畅其志而尽其言。即畅所欲言,言无不尽。
③逡巡而却:退让谦恭之意。
④真数:经穴的数理。
⑤邪系:邪,同"斜"。邪系,即斜系。
⑥胅:胅,同"膂",脊背。

【白话精译】

黄帝问道:我听说人体上的气穴有三百六十五个,以应一年之日数,但不知其所在的部位,我想听你详尽地讲讲。岐伯再次鞠躬回答说:你所提出的这个问题太重要了,若不是圣帝,谁能穷究这些深奥的道理呢,因此请允许我将气穴的部位都一一讲出来。黄帝说道:我并不是易语的圣人,世人说气穴之数理可以开阔人的意识,现在我向你所询问的是气穴的数理,主要是开发蒙昧和解除疑惑,还谈不到什么深奥的理论。然而我希望听先生将气穴的部位尽情地全都讲出来,使我能了解它的意义,并藏于金匮之中,不敢轻易传授于人。岐伯再拜而起说:我现在就谈吧!背部与心胸互相牵引而痛,其治疗方法应取任脉的天突穴和督脉的中枢穴,以及上纪下纪。上纪就是胃脘部的中脘穴,下纪就是关元穴。盖背在后为阳,胸在前为阴,经脉斜系于阴阳左右,因此其病前胸和后背相引而痹涩,胸胁痛得不敢呼吸,不能仰卧,上气喘息,呼吸短促,或一侧偏痛,若经脉的邪气盛满则溢于络,此络从尻脉开始斜出,络胸胁部,支心贯穿横膈,上肩而至天突,再斜下肩交于背部第十椎节之下,所以取此处穴位治疗。

五脏各有井荥俞经合五俞,五五二十五,左右共五十六;六腑各有井荥俞原经合六俞,六六三十六,左右共七十二穴;治热病的有五十九穴,治诸水病的有五十七穴。在头部有五行,每行五穴,五五二十五穴。五脏在背部脊椎两旁各有五穴,二五共十穴。大椎上两旁各有一穴,左右共二穴。瞳子髎、浮白左右共四穴。环跳二穴,犊鼻二穴,听宫二穴,攒竹二穴,完骨二穴,风府一穴,枕骨二穴,上关二穴,大迎二穴,下关二穴,天柱二穴,上巨虚、下巨虚、左右共四穴,颊车二穴,天突一穴,天府二穴,天牖二穴,扶突二穴,天窗二穴,肩井二穴,关元一穴,委阳二穴,肩负二穴,瘖门一穴,神阙一穴,胸腧左右共十二穴,大杼二穴,膺俞左右共十二穴,分肉二穴,交信、跗阳左右共四穴,照海、申脉左右共四穴。治诸水病的五十七穴,皆在诸经的分肉之间；治热病的五十九穴，皆在经气聚会之处；治寒热之俞穴，在两膝关节的外侧，为足少阳胆经的阳关左右共二穴。大禁之穴是天府下五寸处的五里穴。以上凡三百六十五穴，都是针刺的部位。

黄帝说道：我已经知道气穴的部位，即是施行针刺的处所，还想听听孙络与溪谷是否也与一岁相应呢？岐伯说：孙络与三百六十五穴相会以应一岁，若邪气客于孙络，溢注于络脉而不入于经就会产生奇病，孙络是外通于皮毛，内通于经脉以通行营卫，若邪客之则营卫稽留，卫气外散，营血满溢，若卫气散尽，营血留滞，外则发热，内则少气，因此治疗时应迅速针刺用泻法，以通畅营卫，凡是见到有营卫稽留之处，即泻之，不必问其是否是穴会之处。黄帝说：好。好想听听溪谷之会合是怎样的。岐伯说：较大的肌肉与肌肉会合的部位叫谷，较小的肌肉与肌肉会合的部位叫溪。分肉之间，溪谷会合的部位，能通行营卫，会合宗气。若邪气溢满，正气壅滞，则脉发热，肌肉败坏，营卫不能畅行，必将郁热腐肉成脓，内则销烁骨髓，外则可溃大肉，若邪留连于关节肌腠，必使髓液皆溃为脓，而使筋骨败坏。若寒邪所客，积留而不去，则营卫不能正常运行，以致筋脉肌肉卷缩，肋肘不得伸展，内则发生骨痹，外则肌肤麻木不仁，这是不足的症候，乃由寒邪留连溪谷所致。

溪谷与三百六十五穴相会合，以应于一岁。若是邪在皮毛孙络的小痹，则邪气随脉往来无定，用微针即可治疗，方法与刺孙络是一样的。

黄帝乃避退左右起身再拜说道：今天承你启发，已解除了我的疑惑，应把它藏于金匮之中，不敢轻易拿出传人。于是将它藏于金兰之室，题名叫作"气穴所在"。岐伯说：孙络之脉是属于经脉支别的，其血盛而当泻的，也是与三百六十五脉相同，若邪气侵入孙络，同样是传注于络脉，复注于十二脉络，那就不是单独十四络脉的范围了。若骨解之中经络受邪，亦随时能够向内注泻于五脏之脉的。

【专家评鉴】

一、气穴的重要性及其应用举例

（一）气穴的重要性

本篇是《内经》论述气穴的专篇，通篇以 365 穴为主展开讨论，一开始就以黄帝和岐伯问答的形式，先指出经脉的穴数为 365 个，此即后文所言之"真数"。然后强调了掌握气穴的重要性。"夫子之开余道也，目未见其处，耳未闻其数，而目以明，耳以聪矣。"虽然是黄帝对岐伯一贯所述道理的高度赞扬，但也是对本篇所述气穴内容的重要性的强调。原文说："世言真数开人意，今余所访问者真数，发蒙解惑，未足以论也。然余愿闻夫子溢志尽言其处，令解其意，请藏之金匮，不敢复出。"真数，从字面意思讲是指的穴数，如张志聪说："真数者，脉络之穴数。"但从本篇所述内容来看，穴位的数字是次要问题，"真数"更重要的应该是指它的内涵，是 365 穴

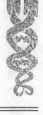

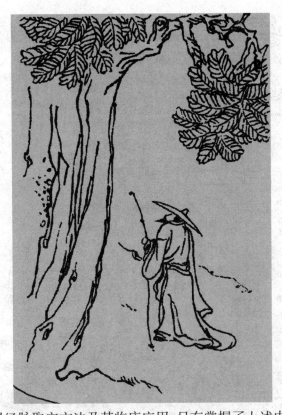

的所在部位,所属经脉取穴方法及其临床应用,只有掌握了上述内容,才能"发蒙解惑",才值得将其"藏之金匮"。这就是原文接着先讨论"背与心相控而痛"的原因,也就是说"背与心相控而痛"的机理和症治是对气穴重要性的举例说明。

(二)"背与心相控而痛"的机理和症治

原文说:"背与心相控而痛,所治天突与十椎及上纪,上纪者,胃脘也,下纪者,关元也。"心,在此指心胸部。此句指出了治疗背与心胸部相互牵引而痛的取穴,即取天穴、十椎下(张介宾云十椎是督脉之中枢穴)、胃脘(即中脘穴)、关元穴进行治疗。其机理,原文说:"背胸邪系阴阳左右,如此其病前后痛涩,胸胁痛而不得息,不得卧,上气短气偏痛,脉满起斜出尻脉,络胸胁支心贯鬲,上肩加天突,斜下肩交十椎下。"因为"背与心相控而痛"病在任督二脉,背为阳,胸为阴,任脉在前,沿胸部正中线循行,为"阴脉之海",故属阴;督脉沿背部正中线循行,为"阳脉之海",故属阳。二脉前后斜系。在胸部经脉斜出尻部而络于胸,并至心贯膈上肩至天突。在前部经脉从天突向下斜行过肩交会于背部十椎之下。由于任督二脉的循行部位及连属关系,所以病邪侵扰任督二脉,必会沿经脉出现相应症状,经脉所行之处,也即病邪传入之所。"胸胁痛而不得息,不得卧,上气短气偏痛",正是任督阴阳二脉经气不利或经脉闭阻所出现的症状。因此,"背与心相控而痛"在任督二脉上取天突、中枢、中脘、关元穴治疗。这就举例说明了掌握气穴,应了解其所在部位,所属经

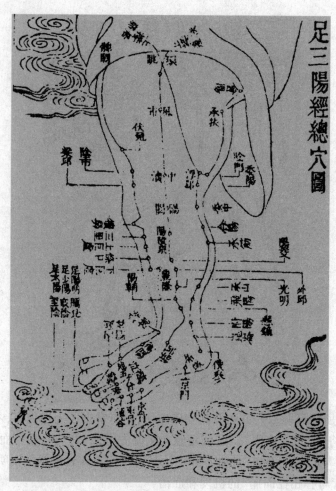

清代吴谦等人所撰《医宗金鉴》中的足三阳经总穴图

脉,发病机理及应用,这才是"真数"的真正内涵,掌握上述内容,才能达到"目未见其处,耳未闻其数,而目以明,耳以聪"的程度。

二、气穴的名称和大体部位

原文介绍了365个常用穴位的名称和大体分部,现据原文及前代医家注释归纳如下。

(一)脏输50穴

脏,谓心、肝、脾、肺、肾五脏。输,谓井、荥、输、经、合之五腧穴。每脏五穴,五五二十五穴,左右各一,合为五十穴如下表。

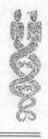

表 58-1　脏输五十穴表

五脏	井(木)	荥(火)	输(土)	经(金)	合(水)
肝	大敦	行间	太冲	中封	曲泉
心	少冲	少府	神门	灵道	少海
脾	隐白	大都	太白	商丘	阴陵泉
肺	少商	鱼际	太渊	经渠	尺泽
肾	涌泉	然谷	太溪	复溜	阴谷

（二）腑输 72 穴

腑，谓胆、胃、大肠、小肠、三焦、膀胱六腑。输，谓井、荥、输、原、经、合六穴。每腑有六穴，六六三十六穴，左右各一，合为七十二穴如下表。

表 58-2　腑输七十二穴表

六腑	井(金)	荥(水)	输(木)	原	经(火)	合(土)
大肠	商阳	二间	三间	合谷	阳溪	曲池
小肠	少泽	前谷	后溪	腕骨	阳谷	小海
胃	历兑	内庭	陷谷	冲阳	解溪	三里
膀胱	至阴	通谷	束骨	京骨	昆仑	委中
三焦	关冲	液门	中渚	阳池	支沟	天井
胆	足窍阴	侠溪	足临泣	丘墟	阳辅	阳陵泉

（三）热俞 59 穴

此指可治热病的 59 个穴位。原文说："热俞五十九穴……头上五行行五，五五二十五穴"，张介宾："此即前热俞五十九穴中之数，而重言之也。"而《素问·水热穴论》也云"治热病五十九俞……头上五行行五"，所指相同，现归纳如下。上星、颜会、前顶、百会、后顶各一；五处、承光、通天、络却、玉枕各二；临泣、目窗、正营、承灵、脑空各二，计 25 穴（为"头上五行行五"）。大杼、膺俞、缺盆、背俞各二，计 8 穴。气街、三里、巨虚上下廉，左右各一，共八穴。云门、髃骨、委中、髓空，左右各一，共八穴。魄户、神堂、魂门、意舍、志室，左右共十穴。合计 59 穴。

（四）水俞 57 穴

指治疗水肿病的 57 个穴位。其中督脉 5 穴：长强、腰俞、命门、悬枢、脊中。足太阳膀胱经双侧 10 穴：大肠俞、小肠俞、膀胱俞、中膂俞、白环俞。足太阳经外侧线左右 10 穴：胃仓、肓门、志室、胞肓、秩边。足少阳左右 10 穴：中注、四满、气穴、大赫、横骨。足少阴 10 穴：外陵、大巨、水道、归来、气冲。足少阴阴跷 12 穴：太冲、复溜、阴谷、照海、交信、筑宾。合计 57 穴。

（五）其他诸穴

根据原文顺序归纳如下：肺俞、心俞、肝俞、脾俞、肾俞双侧为十穴。大杼穴双侧为二穴。瞳子髎、浮白双侧共四穴。环跳穴双侧为二穴。犊鼻二穴。听宫二穴。攒竹二穴。完骨二穴。风府二穴。窍阴（枕骨）二穴。客主人（上关）二穴。大迎

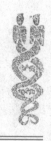

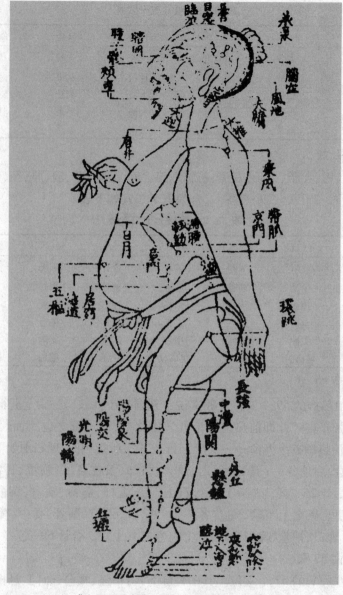

《十四经发挥》图中的足少阳胆经之图

二穴。下关二穴。天柱二穴。上巨虚、下巨虚左右共四穴。颊车（曲牙）二穴。天突一穴。天府二穴。天牖二穴。扶突二穴。天窗二穴。肩解二穴。关元一穴。委阳二穴。肩贞二穴。哑门（瘖门）一穴。神阙（脐）一穴。俞府、彧中、神藏、灵墟、神封、步廊左右共12穴。膈俞（背俞）二穴。云门、中府、周荣、胸乡、天溪、食窦左右共12穴。阳辅（分肉）二穴。交信、附阳二穴。照海、申脉（阴阳跷）左右共四穴。阳陵泉二穴。五里（大禁二十五，在天府下五寸）一穴。治"背与心相控而痛"的天突、中脘、中枢、关元四穴。合计103穴。

以上脏输 50 穴、腑输 72 穴，热俞 59 穴，水俞 57 穴，其他 103 穴，其计 341 穴，不足文中所言数字。但"大禁二十五"如果指禁刺的 25 个穴位，不单指五里一穴的话，应再加 24 穴，正好是 365 个穴数，因而"大禁二十五"有待进一步探讨。即使如此，实际上，除重要者外，原文并不足 365 穴。

三、气穴与孙络、溪谷的关系

原文在论述气穴的名称和部位的基础上，曰："余已知气穴之处，游针之居，愿闻孙络溪谷，亦有所应乎？"虽然是发问之词，却提出了孙络、溪谷的关系问题，后文曰："孙络三百六十五穴会，亦以应一岁""溪谷三百六十五穴会，亦应一岁"，明确回答了气穴与孙络和溪谷的相应关系。现分述如下。

（一）气穴与孙络

孙络为络脉的细小分支，《灵枢·经脉》云："诸脉之浮而常见者，皆络脉也。"《灵枢·脉度》："经脉为里，支而横者为络，络之别者为孙。"本篇原文说：孙络"传注十二络脉。"孙络外通于皮毛，内达于经脉，是营卫气血运行的道路，也是经脉之气所注的道路，穴位就是经脉之气在运行的过程中在机体表浅部位所会之处，因此与孙络密切相关，孙络是气穴的分布部位。在病理情况下，若人体感受邪气，邪气就会沿着经脉，由表入里传播，先孙络，后经脉，再及全身的络脉，最后至经脉脏腑。孙络及其通行之气血在病理过程中，为邪气出入之处。当邪气侵及孙络之时，可致营卫滞留，正气虚衰，卫气外散，营血内溢，发为发热少气之症。此时宜以针疾刺，以通畅营卫，如原文所说："疾写无怠，以通营卫，见而写之。"

（二）气穴与溪谷

溪谷是肌肉的会合处。原文说："肉之大会为谷，肉之小会为溪，肉分之间，溪谷之会，以行营卫，以会大气。"马莳云："凡溪谷者，所以行营卫而会大气也。"张志聪："溪谷之气与脉通。"可见，溪谷也是营卫运行的交通要道，是经脉之气灌注的必经之路。而腧穴就是转注经络气血的处所，是脏腑经络之气输注于体表的特殊部位。经脉中的气血必须通过腧穴的转输才能灌注络脉，渗濡毛窍，输布筋骨，布散肌肤。也就是溪谷肌肉只有通过气穴的转注经气的作用才能得到濡养。当邪气侵犯溪谷之时，营卫运行失常，邪壅肉腐，则可化为脓肿溃烂，内可销烁骨髓，外则可溃大肉；当寒邪循溪谷侵入，久留不去，营卫不能正常运行，筋骨肌肉失却营卫的温煦和滋养，就会蜷缩不伸，内成为骨痹，外形成不仁之症。但如果邪气侵犯尚在肌表，循血脉欲内传之时，其小痹可用微针按常规方法治疗，以祛除邪气。

【临床应用】

一、关于 365 个气穴

本篇云周身气穴为 365 个，云"凡三百六十五穴，针之所由行也。"分析中核对

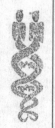

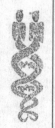

清代严振《循经考穴编》中的腹穴全图

原文所载数目,并不相符,因而历代说法不一。《新校正》云:"详自脏俞五十至此,并重复共得三百六十穴,通前天突十椎上纪下纪,共三百六十五穴,除重复实有三百一十三穴。"吴昆云:"并重复,共得四百零七穴,除重复,约得三百五十八穴。"马莳云:"通共计之,有三百五十七穴。"张介宾云:"其三百六十五穴,若连前天突、十椎、胃脘、关元四穴,则总计三百六十九穴,内除天突、关元及头上二十五穴俱系重复外,实止三百四十二穴。"张志聪云:"自天突十椎上纪关元,至厌中二穴,共计三百六十四穴,然内多重复。"高士宗云:"自天突至天府下五寸,其三百六十六穴。"据统计《针灸学讲义》十四经共载 361 穴。都与 365 穴有出入。注家多认为可能是由于历代辗转传抄和脱简讹误及理解不一所致。实际上,365 只是一个概数,不必拘泥于这个数字。一则因为,祖国医学的整体观认为人和自然相应,本篇言气穴、孙络、溪谷皆与一年 365 日相应，是天人相应思想的一个反映，因此，穴数在此是全身所有气穴的泛称。二则因为气穴是脏腑经络之气输注于体表的特殊部位，是转注经络气血的处所，而经络网络全身，外而皮毛，内而脏腑，无处不有，因此，气穴也就随处可见，随着历代人们对新穴的不断发现，气穴的数字将远远不止 365 这个数字。

二、腧穴的分类

本篇原文对腧穴的分类，一是按所治病症分：有治"背与心相控而痛"四穴，有治热病 59 穴，有治水病 57 穴，寒热腧 2 穴。二是按部位分：按脏腑部位分有脏输 50 穴，腑输 72 穴。按散在部位分有其他诸穴 96 穴。按刺禁部位分有 1 穴。共计 341 穴（详见分析）。

周安方据本篇原文及王冰、张介宾注分类统计如下。一是脏输 50 穴：五脏各有井荥输经合五穴，五五 25 穴，左右合为 50 穴。包括手太阴肺经之少商、鱼际、太渊、经渠、尺泽；手厥阴心包经之中冲、劳宫、大陵、间使、曲泽；足太阴脾经之隐白、大都、太白、太冲、中封、曲泉；足少阴肾经之涌泉、然谷、太溪、复溜、阴谷等。二是腑输 72 穴：六腑各有井荥输原经合六穴，六六 36 穴，左右合为 72 穴。包括手阳明大肠经之商阳、二间、三间、合谷、阳溪、曲池；手少阳三焦经之关冲、液门、中渚、阳池、支沟、天井；手太阳小肠经之少泽、前谷、后溪、腕骨、阳谷、小海；足阳明胃经之历兑、内庭、陷谷、冲阳、解溪、足三里；足少阳胆经之足窍阴、侠溪、足临泣、丘墟、阳辅、阳陵泉；足太阳膀胱经之至阴、足通谷、束骨、京骨、昆仑、委中等。三是头上五行 25 穴：头上五行，每行 5 穴，共 25 穴。王冰谓中行有上星、囟会、前顶、百会、后顶五穴；次两旁有五处、承光、通天、络却、玉枕，左右共 10 穴；又次两旁有头临泣、目窗、正营、承灵、脑空，左右共 10 穴。四是中䏶两旁 10 穴：包括肺俞、心俞、肝俞、脾俞、肾俞，左右共 10 穴。五是胸腧 12 穴：包括俞府、彧中、神藏、灵墟、神封、步廊、左右共 12 穴。六是膺腧 12 穴：包括云门、中府、周荣、胸乡、天溪、食窦，左右共 12 穴。七是热腧 59 穴：包括头上五行 25 穴；大杼、膺俞（中府）、缺盆、背俞（膈俞）、气街（气冲）、足三里、巨虚上廉、巨虚下廉、云门、髃骨（肩髃）、委中、髓空（腰俞）、左右共 24 穴；五脏腧傍之魄户、神堂、魂门、意舍、志室，左右共 10 穴。八是水腧 57 穴：包括尻上五行 25 穴：脊中、悬枢、命门、腰俞、长强，共五穴；大肠俞、小肠俞、膀胱俞、中䏶内俞（中膂俞）、白环俞、胃仓、肓门、志室、胞肓、秩边，左右共 20 穴。伏兔上两行 10 穴：中注、四满、气穴、大赫、横骨各 2 穴。左右各一行 10 穴：外陵、大巨、水道、归来、气街各 2 穴。踝上各一行 12 穴：太冲、复溜、阴谷、照海、交信、筑宾各 2 穴。九是其他 65 穴：包括大椎（《太素》作大杼）上两旁（肩中俞）、目瞳子（瞳子髎）、浮白、两髀厌分中（环跳）、犊鼻、耳中多所闻（听宫）、眉本（攒竹）、完骨、枕骨（头窍阴）、上关、大迎、下关、曲牙（颊车）、天柱、巨虚上廉（上巨虚）、巨虚下廉

（下巨虚）、天府、天牖、扶突、天窗、肩解（肩井）、委阳、肩贞、背俞（膈俞）、分肉（阳辅）、踝上横（解溪）、阴跻（照海）、阳跻（申脉）、大禁（手五里）、两骸厌中（阳陵泉），左右共60穴。项中央（风府）、天突、关元、瘖门（哑门）、脐（神阙）共5穴。上述362穴中，除去重复者，实有306穴。

周安方将上述穴位按经脉所属经脉统计，结果如下。手太阴肺经16穴：中府、云门、天府、尺泽、经渠、太渊、鱼际、少商各2穴。手阳明大肠经18穴：商阳、二间、三间、合谷、阳溪、曲池、手五里、肩髃、扶突各2穴。足阳明胃经36穴：大迎、颊车、下关、缺盆、外陵、大巨、水道、气冲、犊鼻、足三里、上巨虚、下巨虚、解溪、冲阳、陷谷、内庭、厉兑各2穴。足太阴脾经18穴：隐白、大都、太白、商丘、阴陵泉、食窦、天溪、周荣、胸乡各2穴。手少阴心经2穴：阴郄左右2穴。手太阳小肠经20穴：少泽、前谷、后溪、腕骨、阳谷、小海、肩贞、肩中俞、天窗、听宫各2穴。足太阳膀胱经72穴：攒竹、五处、承光、通天、络却、玉枕、天柱、大杼、风门、肺俞、心俞、肝俞、脾俞、肾俞、大肠俞、小肠俞、膀胱俞、中膂俞、白环俞、委阳、委中、魄户、神堂、魂门、意舍、胃仓、肓门、志室、胞肓、秩边、昆仑、申脉、京骨、束骨、足通谷、至阴各2穴。足少阴肾经38穴：涌泉、然谷、太溪、照海、复溜、交信、筑宾、阴谷、横骨、大赫、气穴、四满、中注、步廊、神封、灵墟、神藏、彧中、俞府各2穴。手厥阴心包经10穴：曲泽、间使、大陵、劳宫、中冲各2穴。手少阳三焦经14穴：关冲、液门、中渚、支沟、天井、天牖各2穴。足少阳胆经36穴：瞳子髎、上关、浮白、头窍阴、完骨、头临泣、目窗、正营、承灵、脑空、肩井、环跳、阳陵泉、阳辅、丘墟、足临泣、侠溪、足窍阴各2穴。足厥阴肝经10穴：大敦、行间、太冲、中封、曲泉各2穴。督脉13穴：长强、腰俞、中枢、命门、悬枢、脊中、哑门、风府、后顶、百会、前顶、囟会、上星。任脉三穴：关元、神阙、天突。

气府论第五十九

【要点解析】

主要了叙述了手足三阳经脉、督脉、任脉、冲脉等经脉之气交会之处的腧穴数目及分布概况。

【内经原典】

足太阳脉气所发者七十八穴：两眉头各一，入发至项①三寸半，傍五，相去三寸，其浮气在皮中者，凡五行行五，五五二十五，项中大筋两傍各一，风府两傍各一，侠背以下至尻尾二十一节，十五间各一，五藏之俞各五，六府之俞各六，委中以下至足小指傍各六俞。

足少阳脉气所发者六十二穴：两角上各二，直目上发际内各五，耳前角上各一，耳前角下各一，锐发下各一，客主人各一，耳后陷中各一，下关各一，耳下牙车之后各一，缺盆各一，掖下三寸，胁下至胠入间各一，髀枢中傍各一，膝以下至足小指次指各六俞。

足阳明脉气所发者68穴：额颅发际傍各三，面鼽骨空各一，大迎之骨空各一，人迎各一，缺盆外骨空各一，膺中骨间各一，侠鸠尾之外，当乳下三寸，侠胃脘各五，侠齐广三寸各三，下齐二寸侠之各三。气街动脉各一，伏菟上各一，三里以下至足中指各八俞，分之所在穴空②。

手太阳脉气所发者三十六穴：目内眦各一，目外眦各一，鼽骨下各一，耳郭上各一，耳中各一，巨骨穴各一，曲掖上骨穴各一，柱骨上陷者各一，上天窗四寸各一，肩解各一，肩解下三寸各一，肘以下至手小指本各六俞。

手阳明脉气所发者二十二穴：鼻空外廉、项上各二，大迎骨空各一，柱骨之会各一，髃骨之会各一，肘以下至手大指次指本各六俞。

手少阳脉气所发者三十二穴：鼽骨下各一，眉后各一，角上各一，下完骨后各一，项中足太阳之前各一，侠扶突各一，肩贞各一，肩贞下三寸分间各一，肘以下至手小指次指本各六俞。

督脉气所发者二十八穴③：项中央二，发际后中八，面中三，大椎以下至尻尾及傍十五穴，至骶下凡二十一节，脊椎法也。

任脉之气所发者二十八穴④：喉中央二，膺中骨陷中各一，鸠尾下三寸，胃脘五寸，胃脘以下至横骨六寸半一，腹脉法也。下阴别一，目下各一，下唇一，龂交一。

冲脉气所发者二十二穴：侠鸠尾外各半寸至齐寸一，侠齐下傍各五分至横骨寸一，腹脉法也。

足少阴舌下，厥阴毛中急脉各一，手少阴各一，阴阳跻各一，手足诸鱼际脉气所发者，凡三百六十五穴也。

【难点注释】

①入发至项：按新校正云，项，当作"顶"，即指头顶部的百会穴。
②分之所在穴空：指足阳明胃经分布在各处的穴位。
③督脉气所发者二十八穴：与现存督脉经穴名之数相等。
④任脉之气所发者二十八穴：杨上善所注为十八穴，现存穴名为二十四穴。

【白话精译】

足太阳膀胱经脉气所发的有七十八个俞穴：在眉头的陷中左右各有一穴，自眉头直上入发际，当发际正中至前顶穴，有神庭、上星、囟会三穴，计长三寸五分，其左右分次两行和外两行，共为五行，自中行至外两行相去各为三寸，其浮于头部的脉气，运行在头皮中的有五行，即中行、次两行和外两行，每行五穴，共五行，五五二十五穴；下行至项中的大筋两旁左右各有一穴，即风池穴；在风府穴的两旁左右各有一穴；侠脊自上而下至骶尾骨有二十一节，其中十五个椎间左右各有一穴；五脏肺、心、肝、脾、肾的俞穴，在左右各有一穴；六腑三焦、胆、胃、大小肠、膀胱的俞穴，左右各有一穴；自委中以下至足中趾傍左右各有井、荥、俞、原、经、合六个俞穴。

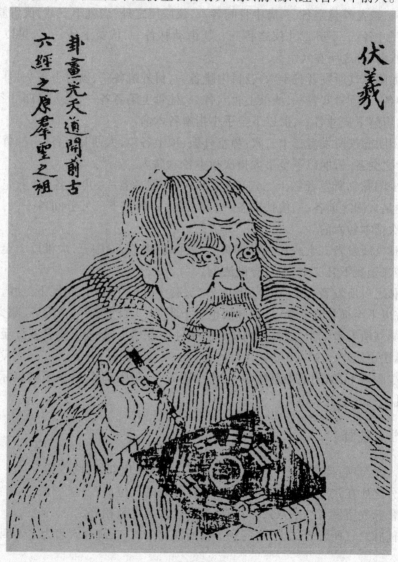

卦画先天道开前古
六经之原群圣之祖

伏羲

伏羲画像

足少阳胆经脉气所发的有六十二穴：头两角上各有二穴；两目瞳孔直上的发际内各有五穴；两耳前角上各有一穴；两耳前角下各有一穴；两耳前的锐发下各

有一穴；上关左右各一穴；两耳后的陷凹中各有一穴；下关左右各有一穴；两耳下牙车之后各有一穴；缺盆左右各有一穴；腋下三寸，从胁下至胁，八肋之间左右各有一穴；髀枢中左右各一穴；膝以下至足第四趾的小趾侧各有井、荥、俞、原、经、合六穴。

足阳明胃经脉气所发的有六十八穴：额颅发际旁各有三穴；颧骨骨空中间各有一穴；大迎穴在下颌角前之骨空陷中，左右各有一穴；在结喉之旁的人迎，左右各有一穴；缺盆外的骨空陷中左右各有一穴；膺中的骨空间陷中左右各有一穴；侠鸠尾之外，乳下三寸，侠胃脘左右各有五穴；侠脐横开三寸左右各有三穴；脐下二寸左右各有三穴；气冲在动脉跳动处左右各一穴；在伏兔上左右各有一穴；足三里以下到足中趾内间，左右各有八个俞穴。以上每个穴都有它一定的空穴。

手太阳小肠经脉气所发的有三十六穴：目内眦各有一穴；目外侧各有一穴；颧骨下各有一穴；耳廓上各有一穴；耳中珠子旁各有一穴；巨骨穴左右各一；曲腋上各有一穴；柱骨上陷中各有一穴；两天窗穴之上四寸各有一穴；肩解部各有一穴；肩解部之下三穴处各有一穴；肘部以下至小指端的爪甲根部各有井、荥、俞、原、经、合六穴。

手阳明大肠经脉气所发的有二十二穴：鼻孔的外侧各有一穴；项部左右各有一穴；大迎穴在下颌骨空间左右各有一穴；柱骨之会左右各有一穴；髃骨之会左右各有一穴；肘部以下至食指端的爪甲根部左右各有井、荥、俞、原、经、合六穴。

手少阳三焦经脉气所发的有三十二穴：颧骨下各有一穴；眉后各有一穴；耳前角上各有一穴；耳后完骨后下各有一穴；项中足太阳经之前各有一穴；侠扶突之外侧各有一穴；肩贞穴左右各一；在肩贞穴之下三寸分肉之间各有三穴；肘部以下至手无名指之端爪甲根部各有井、荥、俞、原、经、合穴。

督脉之经气所发的有二十八穴：项中央有二穴；前发际向后中行有八穴；面部的中央从鼻至唇有三穴；自大椎以下至尻尾旁有十五穴。自大椎至尾骨共二十一节，这是脊椎穴位的计算方法。

任脉之经气所发的有二十八穴：喉部中行有二穴；胸膺中行之骨陷中有六穴；自蔽骨至上脘是三寸，上脘至脐中是五寸，脐中至横骨是六寸半，计十四寸半，每寸一穴，计十四穴，这是腹部取穴的方法。自曲骨向下至前后阴之间有会阴穴；两目之下各有一穴；下唇下有一穴；上齿缝有一穴。

冲脉之经气所发的有二十二穴：侠鸠尾傍开五分向下至跻一寸一穴，左右共十二穴；自跻傍开五分向下至横骨一寸一穴，左右共十穴。这是腹脉取穴的方法。

足少阴肾经脉气所发的舌下有二穴；肝足厥阴在毛际中左右各有一急脉穴；心手少阴经左右各有一穴；阴跷、阳跷左右各有一穴；四肢手足赤白肉分，鱼际之处，是脉气所发的部位。以上共计三百六十五穴。

【专家评鉴】

一、诸经脉气聚发穴位

本篇原文承上篇《气穴论》所述之气穴,开门见山,阐述了手足三阳经、督脉、任脉、冲脉等经脉之气聚发的穴位,以补《气穴论》未尽之意。然各经的穴位,有明言穴位名称者,有只言穴位所在部位者,故各家注释认识不一。据王冰之注,将各经脉气所发穴位归纳如下。

足太阳膀胱经78穴:攒竹、大杼、风门、五处、承光、通天、络却、玉枕、临泣、目窗、正营、承灵、脑空、天柱、风池、附分、魄户、神堂、譩譆、膈关、魂门、阳纲、意舍、胃仓、肓门、志室、胞肓、秩边、心俞、肺俞、脾俞、肝俞、肾俞、小肠俞、大肠俞、胃俞、胆俞、膀胱俞、三焦俞、委中、昆仑、京骨、束骨、通谷、至阴各二穴,囟会、前顶、百会、后顶、强间各一穴。(新校正:大杼、风门、风池,"后之妄增也"。)

足少阳经62穴:天冲、曲鬓、头临泣、目窗、正营、承灵、脑空、颔厌、悬厘、和髎、客主人、翳风、下关、颊车、缺盆、渊腋、辄筋、天池、日月、章门、带脉、五枢、维道、居髎、环跳、阳陵泉、阳辅、丘墟、足临泣、侠溪、足窍阴各二穴。

足阳明胃经六十八穴:悬颅、阳白、头维、四白、大迎、人迎、天髎、膺窗、气户、库房、屋翳、乳中、乳根、不容、承满、梁门、关门、太乙、滑肉门、天枢、外陵、大巨、水道、归来、气街、髀关、三里、上廉、下廉、解溪、冲阳、陷谷、内庭、厉兑各二穴。

手太阳小肠经36穴:睛明、瞳子髎、颧髎、角孙、听宫、巨骨、臑俞、肩井、天窗、窍阴、秉风、天宗、小海、阳谷、腕骨、后溪、前谷、少泽各二穴。

手阳明大肠经22穴:迎香、扶突、大迎、天鼎、肩髃、手三里(或曲池)、阳溪、合谷、三间、二间、商阳各二穴。

手少阳三焦经32穴:颧髎、丝竹空、悬厘、天牖、风池、天窗、肩贞、肩髎、臑会、消泺、天井、支沟、阳池、中渚、液门、关冲各二穴。

督脉28穴:风府、哑门、神庭、上星、囟会、前顶、百会、后顶、强间、脑户、素髎、水沟、龈交、大椎、陶道、身柱、神道、灵台、至阳、筋缩、中枢、脊中、悬枢、命门、腰阳关、腰俞、长强、会阳各一穴。

任脉28穴:廉泉、天突、璇玑、华盖、紫官、玉堂、膻中、中庭、鸠尾、巨阙、上脘、中脘、建里、下脘、水分、神阙、阴交、脐胦、丹田、关元、中极、曲骨、会阴、承浆、龈交各一穴,承泣左右各一。(少一穴)

冲脉22穴:幽门、通谷、阴都、石关、商曲、肓俞、中注、髓府、胞门、阴关、下极各二穴。

足少阴肾经:日月本左右二穴。

手少阴心经:阴郄左右各一穴。

阴跷脉:交信左右各一穴。

阳跷脉:附阳左右各一穴。

手足鱼际4穴:手鱼际、足鱼际各二穴(高士宗注:"手鱼际,属手太阴,足鱼际,属足太阴。")。

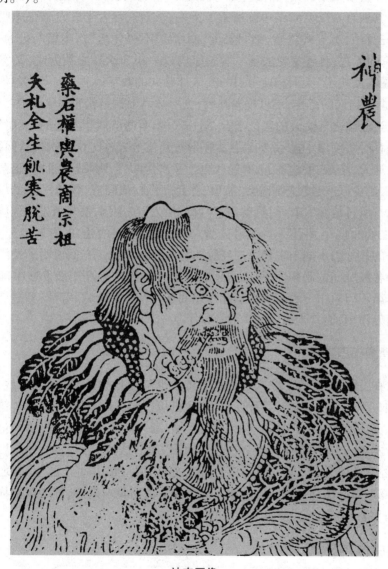

神农画像

上述穴位,按原文在每经穴位前所列数字统计,计366穴,但任脉28穴只有27穴,正好如最后总结的结果,"凡三百六十五穴也。"但足太阳膀胱经中临泣、目窗、正营、承灵、脑空为足少阳穴,囟会、前项、百会、后顶、强间为督脉气穴,王冰言此15穴乃"浮浮薄相通者",除此15穴,实际还有80穴,多出二穴。因此对此365

穴,各家说法不一。如杨上善说:"总二十六脉,有三百八十四穴,此言三百六十五穴,举大数言。"吴昆云:"凡三百六十五穴,除去重出四次,实多二十九穴。"张介宾云:"总计前数,共三百八十六穴,除重复十二穴,仍多九穴。"张志聪说:"通共三百九十穴……共重二十五穴,除去所重,实三百六十五穴也。"高士宗:"本篇脉气所发之穴……其三百八十六穴……除所重二十一穴,乃三百六十五穴。"张志聪及高士宗虽强合三百六十五穴之数,然丹波元简认为"不可凭焉"。本篇与《气穴论》一样,均言有 365 穴,且各家说法不一。二篇均以一年 365 日之数为应,又实际不符此数,可见均反映了"天人相应"的思想,人体腧穴的数字远非 365 所能包括,因此,365 是对全身腧穴的泛称,不可拘泥其数,更不必陷于孰是孰非的争议中。

从上述经脉之气交会的穴位来看,同一穴位,有些既属于本经的,又属于它经,王冰在注释时明确做了提示,如言足太阳脉气所发的穴位时说:"次侠傍两行,则五处、承光、通天、络却、玉枕各五,本经气也。又次傍两行,则临泣、目窗、正营、承灵、脑空各五,足少阳气也","则囟会、前顶、百会、后顶、强间五,督脉气也。"与现今所说本经循行所过的腧穴有异,这就是言"脉气所发"的原因,脉气所发指经脉之气交会、聚汇之处的腧穴,并不是说循经的腧穴,故此处所言的腧穴,有属本经的,也有属于他经的,因此,不同于现代十二经脉的腧穴分布。这一方面说明了经络机制的复杂性和各经脉间的联系性,另一方面也说明经脉腧穴是在不断发展中确定并完善的。本篇不但对于一些有特殊治疗作用的郄穴、络穴、会穴、背俞、募俞等腧穴的发现有启发作用,而且为经穴的发展奠定了基础。

二、背腹部取穴法

本篇在言督脉气所发 28 穴后,说"脊椎法也",言督脉行于背部正中线,其腧穴在背部,取穴方法应以脊椎为标准,脊椎"大椎以下至尻尾及傍十五穴,至骶下凡二十一节",其中胸椎 12 节,腰椎 5 节,骶椎 4 节,取穴时应以各部脊椎为标记。在任脉之气所发 28 穴及冲脉气所发 22 穴后,均言"腹脉法也",因任脉、冲脉均循行于腹部,其腧穴也在腹部,取穴时应以腹部的分区为标准,并将任脉、冲脉之穴相照应。脊椎法、腹脉法均说明了临症取穴之要领。为后世取穴的"体表解剖标志定位法"和"骨度折量定位法"奠定了一定的基础。

【临床应用】

一、关于冲脉的穴位问题

本篇原文说:"冲脉气所发者二十二穴,侠鸠尾外各半寸至齐(脐)寸一,侠齐(脐)下傍各五分至横骨寸一。"提出了冲脉穴位的数目和分布部位,但现今经腧理论认为人体除十二正经和奇经八脉中的任督二脉经脉上有穴位外,冲脉及其他经

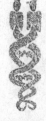

脉是没有穴位的。本篇不但言冲脉有穴位，阴阳跷脉也有穴位，但实际上本篇所言冲脉及阴阳跷脉的穴位，多系现今肾经之穴位。这一方面是因为《内经》十分重视任、督、冲脉。如《素问·上古天真论》就在论述肾与人体生长发育生殖的关系时，将冲、任二脉的充盛与否作为人体生长发育衰老的标志之一，说明肾与冲任二脉有着密切的关系；另一方面从本篇其他经上的穴位来看，有属本经的，也有属他经的，本篇是指脉气所发的部位，非指本经循行所过的部位，因而，所述穴位与十二经脉的腧穴分布有异，说明经脉之间是有联系的，那么冲脉、阴阳跷脉与肾经也是有联系的，因此不必一定要说哪个穴位是哪条经脉的，另外，经腧理论发展到今天，正是由《内经》的不完全、不确定、不系统发展到今天的完全、确定和系统的，本篇内容为后世的经穴发展起到了促进作用。

二、关于《气府论》与《气穴论》的思考

《气穴论》与《气府论》均以人体"三百六十五穴"为论。但《气穴论》以"穴"言腧穴，穴者，孔穴，经气转输出入之处，张介宾云："人身孔穴，皆气所居，本篇言穴，不言经，故曰气穴。"可见，《气穴论》以部位论穴，因而所论腧穴按区域分为脏腧、腑腧、头腧、中膂两旁之腧、膺腧等，水俞、热俞及其他诸穴也是按部位进行论述的，未言其所属经脉。而《气府论》则以"府"言腧穴，府者聚也，气府即经之气汇聚之处，正如马莳所言："气府者，各经脉气交会之府也。"可见，《气府论》以经脉之气聚会之处论穴，所以所论腧穴均按经脉分为足太阳、足少阳、足阳明、手太阳、手阳明、手少阳及督、任、冲、阴阳跷脉等经的腧穴进行论述，并结合了一定的部位，且所言腧穴并未完全重复《气穴论》的内容，说明《气府论》承接着《气穴论》的内容并做了补充。再者，《气穴论》讨论了气穴与营卫之气运行要道溪谷、孙络的关系，说明了全身组织与腧穴的关系，经络中的气血需经腧穴的转输才能灌注络脉、濡养溪谷。还讨论了气穴在热病、水肿、寒热、背与心相控而痛等病中的应用及机理。《气府论》以经言穴，说明了经脉之间的联系性和复杂性，并提出了"脊椎法"和"腹脉法"的取穴方法。再次反映了两篇内容的互补性。在腧穴数字的问题上，两篇均言人体有 365 穴，又都不是 365 穴，二篇累加，除去重复，又远远多于这个数字，可见，两篇均是以 365 作为人体腧穴的泛称，与一年 365 日相应，反映了"天人相应"思想。综上，《气穴论》与《气府论》各自从不同的角度，论述了人体腧穴及其相关问题，共同为经穴的发展，为经络学说的发展及应用做出了贡献。

骨空论第六十

【要点解析】

一、介绍风邪所致各症的针灸治法与所取穴位。

二、叙述了任脉、冲脉、督脉的循行路线及其怕主的疾病。

三、介绍针灸治疗上气、下肢疼痛、水病等的方法和穴位。

四、指出了骨空的部位（包括部分任、督二脉的穴位）。

五、最后介绍了寒热、犬咬、伤食等病的灸治方法，并说明灸治无效时，当结合其他方法治疗。

【内经原典】

黄帝问曰：余闻风者百病之始也，以针治之奈何？岐伯对曰：风从外入，令人振寒汗出，头痛身重恶寒，治在风府，调其阴阳，不足则补，有余则泻。

大风颈项痛①，刺风府，风府在上椎②。大风汗出，灸譩譆③，譩譆在背下侠脊傍三寸所，厌之，令病者呼譩譆，譩譆应手。

从风④憎风，刺眉头。失枕，在肩上横骨间。折，使榆臂，齐肘正，灸脊中。

眇络季胁引少腹而痛胀，刺譩譆。

腰痛不可以转摇，急引阴卵⑤，刺八髎与痛上，八髎在腰尻分间。

鼠瘘寒热⑥，还刺寒府，寒府在附膝外解营⑦。取膝上外者使之拜，取足心者使之跪。

任脉者，起于中极之下，以上毛际，循腹里上关元，至咽喉，上颐循面入目。冲脉者，起于气街，并少阴之经⑧，侠齐上行，至胸中而散。任脉为病，男子内结七疝。女子带下瘕聚。冲脉为病，逆气里急。

督脉为病，脊强反折。督脉者，起于少腹以下骨中央，女子入系廷孔，其孔，溺孔之端也。其络循阴器合篡间，绕篡后，别绕臀，至少阴与巨阳中络者合，少阴上股内后廉，贯脊属肾，与太阳起于目内眦，上额交巅，上入络脑，还出别下项，循肩髆内，侠脊抵腰中，下循膂络肾。其男子循茎下至篡⑨，与女子等。其少腹直上者，贯齐中央，上贯心入喉，上颐环唇，上系两目之下中央。此生病，从少腹上冲心而痛，不得前后，为冲疝；其女子不孕，癃痔遗溺嗌干。督脉生病治督脉，治在骨上，甚者在齐下营。

其上气有音者,治其喉中央,在缺盆中者,其病上冲喉者治其渐,渐者,上侠颐也。

蹇,膝伸不屈,治其楗。坐而膝痛,治其机。立而暑解,治其骸关⑩。膝痛,痛及拇指治其腘。坐而膝痛如物隐者,治其关。膝痛不可屈伸,治其背内。连骱若折,治阳明中俞髎。若别,治巨阳少阴荥。淫泺胫酸⑪,不能久立,治少阳之维,在外上五寸。

辅骨上,横骨下为楗,侠髋为机,膝解为骸关,侠膝之骨为连骸,骸下为辅,辅上为腘,腘上为关,头横骨为枕。

水俞五十七穴者,尻上五行行五;伏菟上两行行五,左右各一行行五;踝上各一行行六穴,髓空在脑后三分,在颅际锐骨之下,一在龈基下,一在项后中复骨下,一在脊骨上空在风府上。脊骨下空,在尻骨下空。数髓空在面侠鼻,或骨空在口下当两肩。两髆空骨,在髆中之阳。臂骨空在臂阳,去踝四寸两骨空之间。股骨上空在股阳,出上膝四寸。骱骨空在辅骨之上端,股际骨空在毛中动下。尻骨空在髀骨之后,相去四寸。扁骨有渗理凑,无髓孔,易髓无孔。

灸寒热之法,先灸项大椎,以年为壮数,次灸橛骨,以年为壮数,视背俞陷者灸之,举臂肩上陷者灸之,两季胁之间灸之,外踝上绝骨之端灸之,足小指次指间灸之,腨下陷脉灸之,外踝后灸之,缺盆骨上切之坚痛如筋者灸之,膺中陷骨间灸之,掌束骨下灸之,齐下关元三寸灸之,毛际动脉灸之,膝下三寸分间灸之,足阳明跗上动脉灸之,巅上一灸之。犬所啮之处灸之三壮,即以犬伤病法灸之。凡当灸二十九处,伤食灸之,不已者,必视其经之过于阳者,数刺其俞而药之。

【难点注释】

①风颈项痛:大风,指严重风邪侵袭,其主疟为颈项痛。

②上椎:即大椎上。

③噫嘻:穴位名,具体部位各家注释不一。依据文中文义其取本穴的方法,是以寻找声音的共振点为准,可知本穴部位不太固定。

④从风:指迎风。

⑤急引阴卵:急剧疼痛牵引睾丸。阴卵,指睾丸。

⑥鼠瘘寒热:瘰疬溃后形成的穿孔形如鼠穴,故称鼠瘘,并有寒热往来之症状。类似现代医学的淋巴结核化脓。

⑦解营:解,在此指骨缝;营,在此指穴位。

⑧并少阴之经:新校正云:"按《难经》《甲乙经》作阳明。"

⑨篡:篡(cuàn),指前后阴之间,即会阴。

⑩骸关:膝关节处。

⑪淫泺胫酸:指膝酸腿软。

【白话精译】

黄帝问道:我听说风邪是许多疾病的起始原因,怎样用针法来治疗? 岐伯回答说:风邪从外侵入,使人寒战、出汗、头痛、身体发重、怕冷。治疗用风府穴,以调和其阴阳。正气不足就用补法,邪气有余就用泻法。

若感受风邪较重而颈项疼痛,刺风府穴。风府穴在椎骨第一节的上面。若感受风邪较重而汗出,灸譩譆穴。譩譆穴在背部第六椎下两旁距脊各三寸之处。用手指按振,使病人感觉疼痛而呼出"噫嘻"之声,譩譆穴应在手指下痛处。

见风就怕的病人,刺眉头攒竹穴。失枕而肩上横骨之间的肌肉强痛,应当使病人曲臂,取两肘尖相合在一处的姿势,然后在肩胛骨上端引一直线,正当脊部中央的部位,给以灸治。从胁络季胁牵引到少腹而痛胀的,刺譩譆穴。腰痛而不可以转侧动摇,痛而筋脉拘急,下引睾丸,刺八髎穴与疼痛的地方。八髎穴在腰尻骨间孔隙中。瘰疬发寒热。刺寒府穴。寒府在膝上外侧骨与骨之间的孔穴中。凡取膝上外侧的孔穴,使患者弯腰,成一种拜的体位;取足心涌泉穴时,使患者作跪的体位。

任脉经起源于中极穴的下面,上行经过毛际再到腹部,再上行通过关元穴到咽喉,又上行至颐,循行于面部而入于目中。冲脉经起源于气街穴,与足少阴经相并,侠齐左右上行,到胸中而散。任脉经发生病变,在男子则腹内结为七疝,在女子则有带下和瘕聚之类疾病。冲脉经发生病变,则气逆上冲,腹中拘急疼痛。

督脉发生了病变,会引起脊柱强硬反折的症状。督脉起于小腹之下的横骨中央,在女子则入内系于廷孔。廷孔就是尿道的外端。从这里分出的络脉,循着阴户会合于会阴部,再分绕于肛门的后面,再分歧别行绕臀部,到足少阴经与足太阳经中的络脉,与足少阴经相合上行经股内后面,贯穿脊柱,连属于肾脏;与足太阳经共起于目内眦,上行至额部,左右交会于巅顶,内入联络于脑,复返还出脑,分别左右经项下行,循行于脊膊内,使脊抵达腰中,入内循膂络于肾。其在男子,则循阴茎,下至会阴,与女子相同。其从少腹直上的,穿过脐中央,再上贯心脏,入于喉,上行到颐并环绕口唇,再上行系于两目中央之下。督脉发生病变,症状是气从少腹上冲心而痛,大小便不通,称为冲疝,其在女子,则不能怀孕,或为小便不利、痔疾、遗尿、咽喉干燥等症。总之。督脉生病治督脉,轻者治横骨上的曲骨穴,重者则治在脐下的阴交穴。

病人气逆于上而呼吸有声音的,治疗取其喉部中央的天突穴,此穴在两缺盆的中间。病人气逆上冲于咽喉的,治疗取其大迎穴,大迎穴在面部两旁夹颐之处。膝关节能伸不能屈,治疗取其股部的经穴。坐下而膝痛,治疗取其环跳穴。站立时膝关节热痛,治疗取其膝关节处的经穴。膝痛,疼痛牵引到拇趾,治疗取其膝弯处的委中穴。坐下而膝痛如有东西隐伏其中的,治疗取其承扶穴。膝痛而不能屈伸活动,治疗取其背部足太阳经的俞穴。如疼痛连及胻骨像折断似的,治疗取其阳明经中的俞髎三里穴;或者别取太阳经的荥穴通谷、少阴经的荥穴然谷。浸渍水湿之邪日久而胫骨酸痛无力,不能久立,治取少阳经的别络光明穴,穴在外踝上五寸。

　　辅骨之上,腰横骨之下叫"楗"。髋骨两侧环跳穴处叫"机"。膝部的骨缝叫"骸关"。使膝两旁的高骨叫"连骸"。连骸下面叫"辅骨"。辅骨上面的膝弯叫"腘"。腘之上就是"骸关"。头后项部的横骨叫"枕骨"。

　　治疗水病的俞穴有五十七个:尻骨上有五行,每行各五穴;伏兔上方有两行,每行各五穴;其左右又各有一行,每行各五穴;足内踝上各一行,每行各六穴。髓穴在脑后分为三处,都在颅骨边际锐骨的下面,一处在龈基的下面,一处在项后正中的复骨下面,一处在脊骨上空在风府穴的上面,脊骨下空在尻骨下面孔穴中。又有几个髓空在面部夹鼻两旁,或有骨空在口唇下方与两肩相平的部位。两肩髆骨空在肩髆中的外侧。臂骨的骨空在臂骨的外侧,离开手腕四寸,在尺、桡两骨的空隙之间。股骨上面的骨空在股骨外侧膝上四寸的地方。衔骨的骨空在辅骨的上端。股际的骨空在阴毛中的动脉下面。尻骨的骨空在髀骨的后面距离四寸的地方。扁骨有血脉渗灌的纹理聚合,没有直通骨髓的孔穴,骨髓通过渗灌的纹理内外交流,所以没有骨空。

　　灸治寒热症的方法,先灸项后的大椎穴,根据病人年龄决定艾灸的壮数;其次灸尾骨的尾闾穴,也是以年龄为艾灸的壮数。观察背部有凹陷的地方用灸法,上举手臂在肩上有凹陷的地方(肩髃)用灸法,两侧的季胁之间(京门)用灸法,足外踝上正取绝骨穴处用灸法,足小趾与次趾之间(侠豀)用灸法,腨下凹陷处的经脉(承山)用灸法,外踝后方(昆仑)用灸法,缺盆骨上方按之坚硬如筋而疼痛的地方用灸法,胸膺中的骨间凹陷处(天突)用灸法,手腕部的横骨之下(大陵)用灸法,脐下三寸的关元穴用灸法,阴毛边缘的动脉跳动处(气冲)用灸法,膝下三寸的两筋间(三里)用灸法,足阳明经所行足跗上的动脉(冲阳)处用灸法,头巅项上(百会)亦用灸法。被犬咬伤的,先在被咬处灸三壮,再按常规的治伤病法灸治。以上灸治寒热症的部位共二十九处。因于伤食而使用灸法,病仍不愈的,必须仔细观察其由于阳邪过盛,经脉移行到络脉的地方,多刺其俞穴,同时再用药物调治。

【专家评鉴】

一、风病及其刺治

风性开泄,侵犯人体常使腠理疏松,汗孔开张,卫外御邪能力下降,为其他邪气

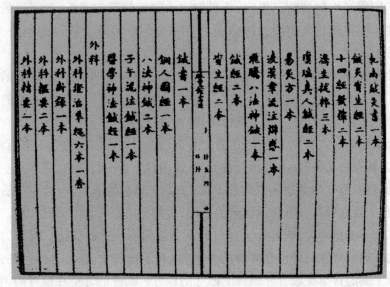

明代赵琦美《脉望馆书目》收录的古代针灸书目

侵犯人体创造了条件,故文中开篇即指出:"风者,百病之始也。"而为外感病邪之首。风邪易伤卫表,出现汗出、恶风等表虚而营卫不和之症,如文中言:"风从外入,令人振寒,汗出,头痛,身重,恶寒。"其治疗原则为:"调其阴阳,不足则补,有余则泻。"一方面祛除外风,一方面调补正气,共达调和营卫阴阳之目的。具体治疗方法以风府为主穴针刺,若汗出多者,灸譩譆;恶风甚者,刺攒竹,如马蒔说:"感风恶风者,当刺攒竹穴。"对于选用风府为主治疗风邪袭表,后世亦有所述,《席弘赋》说:"风府风池寻得到,伤寒百病一时消。"《伤寒论》亦言:"太阳病,初服桂枝汤,反烦不解者,先刺风池、风府。"

二、疼痛性疾病的针灸治疗

(一)落枕

落枕指一侧项背部肌肉痠疼、活动受限之病。多因睡眠时风寒袭入经络,或因睡眠时体位不适,使气血不和,筋脉拘急所致。治疗当以活血舒筋止痛为主,本文提出针刺在肩上横骨间,马蒔认为"乃肩尖端上行两叉骨罅间陷中,名巨骨穴。"张

介宾认为"或为足少阳之肩井穴,亦主颈项之痛,"均可取。

（二）季胁牵引少腹痛胀

季胁少腹乃足厥阴肝经所循行部位,胀痛多为气滞,文中提出治疗可取譩譆穴以理气止痛。

（三）腰痛

腰为肾之府,前阴为肝经循行部位,"腰痛不可以转摇,急引阴卵",多属肝肾两脏及经脉病变。文中指出治疗"刺八髎与痛上",张介宾注:痛上,"少阴厥阴本部之痛处。"《针灸临床经验辑要》载:用25%葡萄糖溶液为主药,在腰部、腰骶部及骶髂关节部压痛点穴位注射治疗腰腿痛91例,在随诊的73例中,显效35例,有效33例,有效率为93.1%。其治疗选穴思路与本文所述基本相同。

（四）鼠瘘寒热

鼠瘘,即瘰疬。张介宾说:"瘰病者,其状累然而历贯上下也。故于颈腋之间,皆能有之,因其形如鼠穴,塞其一复穿其一,故又名鼠瘘。盖寒热之毒,留于经脉,所以联络不止,一曰结核连续者,为瘰疬。形长如蚬蛤者,为马刀。"治疗可针刺寒府,张志聪认为:"寒府者,膀胱为肾脏寒水之腑也。病在脏而还取之腑者,谓阳脏之邪,当从阳气以疏泄也。营,营穴也,谓所取寒腑之穴,在附于膝之外筋营间之委中穴也。"而"取足心者使之跪",认为是取涌泉穴。

三、冲、任、督脉的循行部位及症治

冲、任、督三脉是奇经八脉中的主要经脉,本篇较具体地阐述了此三脉的循行部位、病症,并对督脉病症的治疗作用也做了详细论述。

（一）任脉的循行及病症。

任脉起于中极之下,经毛际曲骨,沿胸腹中线直上至咽部,再上行到下颌,分开环行于唇口,沿面部入目下。任脉病症在男子为七疝,马莳注:"七疝者,乃五脏疝及狐疝、癫疝也。"在女子则为带下、癥瘕积聚之病。

（二）冲脉的循行及病症

冲脉起于胞中,自气街(即气冲穴)处,外行于腹,并与足少阴经夹脐上行,抵胸中散布。《灵枢·逆顺肥瘦》论冲脉之循行说:"其上者,出于颃颡,渗诸阳,灌诸精;其下者,注少阴之大络,出于气街,循阴股内廉,入腘中,伏行骭骨内,下至内踝之后,属而别;其下者,并于少阴之经,渗三阴;其前者,伏行出跗属,下循跗,入大指间,渗诸络,而温肌肉。"《灵枢·动输》亦有类似论,《灵枢·五音五味》则指出:"冲脉任脉,皆起于胞中。上循背里,为经络之海,其浮而外者,循腹右,上行会于咽喉,别而络唇口。"可见,冲脉的一条支脉与任脉同起胞中,浅出关元,沿腹上行会于咽喉部,环绕唇口,上唇鼻道,渗头部诸阳经,灌注精血于窍道。另一支脉并任脉贯脊

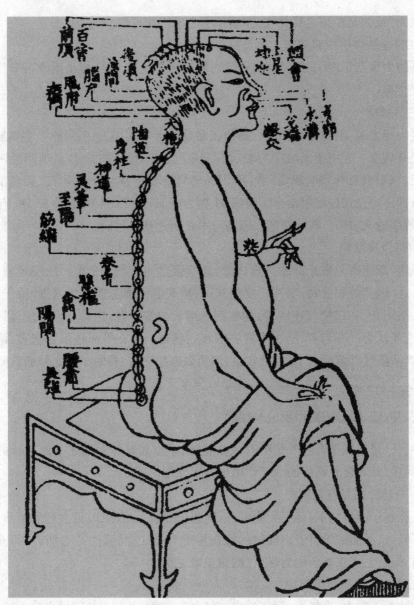

《十四经发挥》图中的督脉图

柱上行。下行的一支,注入足少阴之大络,从气街部沿大腿内侧下行腘窝,沿小腿内侧胫骨下至内踝后分为两支,一支并足少阴经,入足下,渗注精气于足之阴经;一支斜入内踝,从内踝后的深部跟骨上缘分出,经足背进入大趾间,灌注精气于足间诸络脉。冲脉的病症为"逆气里急",张介宾注:"冲脉侠脐上行于胸中,故其气不顺则膈塞逆气,血不和则胸腹里急也。"

(三)督脉的循行及病症

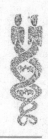

督脉起于少腹以下，行于耻骨联合中央后部，下抵阴器，系尿道口，到会阴部，经尾闾骨端，贯脊内直上，至项后风府穴处，入脑，上行巅顶沿额至鼻柱，经素髎，水沟至兑端，入龈交。另一支脉同足太阳起于目内眦，上额部相交于巅顶，入络脑，再出来分别下颈项，夹脊下行至腰，入于脊旁肌肉内络于肾。又一支脉由少腹直上，贯脐中央，上贯心，入于喉，上至下颌部，环绕唇，向上联系两目的正中下方。督脉的病症有冲疝、脊强反折、女子不孕、癃痔、遗尿、咽干等。督脉病症的治疗，一般当循经取穴，选用本经背部穴位，所谓"督脉生病治督脉，治在骨上"，"甚者取脐营"亦可在脐下之任脉取穴，正如高士宗所言："乃少腹以下骨中央。督脉所起之部也。"

（四）喉、膝、胫部病症的针灸治疗

由于冲、任、督三脉循行与喉、膝、胫有关，故原文在讨论了有关冲、任、督经脉后，论述了喉、膝、胫部有关病症的针刺治疗，现归纳如下表：

表 60-1　喉、膝、胫部病症针灸取穴表

病位	症状	取穴
喉膝胫	气上有音，病上冲喉	天突、大迎
	塞膝伸不屈	骺关等
	坐而膝痛	环跳
	立而膝骨逢热痛	膝眼
	膝痛到拇趾	委中
	膝痛连骱若折	陷谷（一说足三里）
	膝痛不可屈伸	足太阳经腧穴
	淫泺胫痠不能久立	光明

四、治疗水肿病的穴位

本篇原文与《素问·水热穴论》《素问·气穴论》均记载了治疗水肿病的 57 穴及其定位，对此，马莳论之甚详，指出："此言治水之俞，计有 57 穴也。尻上五行，每行五穴，谓背脊当中行督脉经，脉气所发者，脊中、悬枢、命门、腰俞、长强是也。次侠督脉两旁，足太阳脉气所发者，乃大肠俞、小肠俞、膀胱俞、中膂内俞、白环俞是也。又次外侠两旁，亦足太阳脉气所发，乃胃仓、肓门、志室、胞肓、秩边是也。伏兔上两行行五者，中行任脉两旁，乃中注、四满、气穴、大赫、横骨是也。次侠足少阴两旁，足阳明脉气所发，乃外陵、大巨、水道、归来、气冲是也。已上在背在腹者，俱左右之穴相同，每穴在左在右，各有一行，故在背在腹，数之各有五行也。每行六者，谓足内踝之上，足少阴脉即太冲、复溜、阴谷三穴，阴跷脉有照海、交信、筑宾等三穴，共为六穴也。"其中，足少阴之太冲穴，当以大钟穴为是。

五、骨空名称及部位

由于针刺取穴多与骨空有关,故原文又论述了人体各部位骨空及其穴位之分布,并指出扁骨内无骨髓,只在骨膜上有血脉渗灌的纹理,精髓气血由渗灌之纹理内外交流,所以没有骨空。此亦说明古人对长骨、扁骨有了比较详细的认识。现据原文所述归纳如下:

表60-2　骨空名称及部位表

名称	部位	穴位
髓空	断基下乃颐下正中骨罅	承泣、巨髎
	面部:足阳明	颧髎
	手太阳	睛明
	足太阳	丝竹空
	手少阳	瞳子髎、听会
	足少阳	迎香
	挟鼻:手阳明	大迎
	口下:足阳明	风府
	脑后三分,颅际锐骨下	哑门
	项后复骨下督脉	脑户
	脊椎骨上、风府上	
脊骨空	在尻骨下	长强
髃骨空	肩髃外侧手阳明	肩髃
臂骨空	前臂外侧手腕处上四寸两骨间手少阳	三阳络
股骨空	股骨外侧上膝四寸足阳明	伏兔
骺骨空	辅骨上端足阳明	犊鼻
股际骨空	曲骨两旁股际阴毛中足太阴冲门动脉下	冲门
尻骨空	在髀骨(即髂前上棘)后四寸	八髎

六、寒热病灸法

寒热病是《内经》对以发热、恶寒共见或交替发作为特点的一类病症的总括,《灵枢·寒热病》篇专门讨论了皮寒热、肌寒热、骨寒热的因、机、症、治。至于本篇所述之寒热病,历代医家认识亦不一致,张介宾认为是虚劳病之寒热,指出:“此下灸寒热之法,多以虚劳而言,然当因病随经而取之也。”高士宗、张志聪则认为属于鼠瘘之寒热,如张志聪说:“此言鼠瘘寒热之病,而有二十九穴之灸法也。”结合前文有“鼠瘘寒热”之语,且张志聪说:“鼠瘘之本,在于水脏,其病出于三阳颈项之间。”取穴多属足三阳经,符合循经取穴之原则,故此处之寒热,似指鼠瘘而言。从临床实际来看,鼠瘘病发之前,往往是先有肺肾两虚的虚劳病史,尤其病转后期,虚劳之象更为明显,故用灸法治之,亦符合临床实际。根据历代医家之注,寒热病的针灸选穴可归纳如下:

表 60-3　寒热病的针灸取穴表

病名	治法	穴位
鼠瘘	灸	大椎、长强、背俞、肩髃、京门、阳辅、侠溪、承筋、昆仑、缺盆痛处、天突、阳池、关元、气冲、足三里、冲阳、百会
犬伤	灸	犬所啮之处灸之三壮　"犬伤令人寒热者,古有灸法如此,故云然也"(张介宾)　取阳明经穴灸之
犬伤	灸	
伤食	针	不已者,必视其经之过于阳者,数刺其俞而药之

【临床应用】

一、落枕的针刺取穴

对于落枕的针刺治疗,原文只笼统指出:"在肩上横骨间",对此,马莳认为是取巨骨穴,张介宾认为取肩井穴。然从临床实际来看,当以取肩井穴为宜,《新针灸学》载两例落枕病案,均仅取肩井治愈。如邹患者,女,38 岁。于 2003 年 10 月 9 日来诊,自诉颈项不能转动已半天,今晨起床时,突然感觉脖子不能左右转动,动则痛。用抑制法二型手法,针刺右侧肩井,感觉由局部至肩、颈部。起针后基本正常。只针一次而愈。

二、冲、任、督脉之循行

关于冲、任、督脉的循行,由于《内经》的论述或过于简略,或过于繁复,其中也有自相矛盾和语义不太明确之处,故后世产生了不少纷争。

(一)督脉循行

对于督脉的起始部位,其争议有少腹(《素问·骨空论》)、下极之俞(《难经·二十八难》)、肾下(王冰次注《素问·骨空论》)、肾下胞中(《奇经八脉考》)之分,王冰次注《素问·骨空论》尚提冲任督一源三歧,"名异而同体"之论,指出:"督脉亦奇经也,然冲脉、督脉、任脉者,一源而三歧也,故经或谓冲脉为督脉也。何以明之?今《甲乙》及古《经脉流注图经》以任脉循背者谓之督脉,自少腹直上者谓之任脉,亦谓之督脉,是则以背腹阴阳别为名目尔……由此言之,则任脉、冲脉、督脉,名异而同体也。"然《素问·骨空论》在同篇同一段中分别描述了冲、任、督三脉的循行、主病及治法,而且在描述冲、任的腹行线的同时,也描述了督脉的腹行线,《素问·气府论》并介绍了三脉各自的气穴分布,可见三者虽有联系,但《内经》作者并未

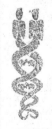

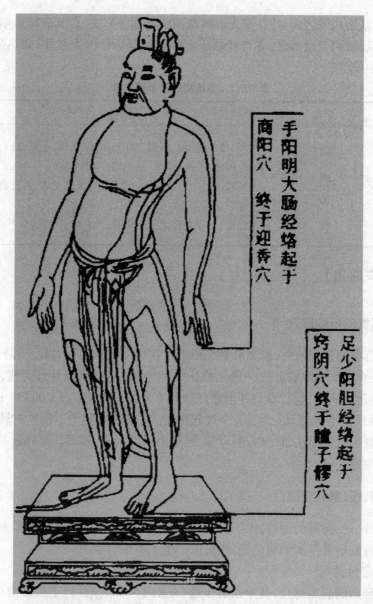

手阳明大肠经络起于
商阳穴　终于迎香穴

足少阳胆经络起于
窍阴穴终于瞳子髎穴

明正统年间的石刻铜人图中的侧人图摹本，描绘了人体的经络

将任督认作一经，而以腹背分而言之。

　　关于督脉的循行路线问题，尚有“自上而下行”与“自下而上行”之争。“自上而下行”的主要代表作有《素问·骨空论》《灵枢·营气》及近代个别医家。“自下而上行”的主要代表作有《难经》《甲乙经》《类经》《十四经发挥》《针灸大成》等书籍，皆为此说。其中影响较大者是《难经·二十八难》。如《甲乙经》说：“难经曰：督脉起于下极之腧，并于脊里，上至风府，入属于脑，上巅循额，至鼻柱，阳脉之海也。”

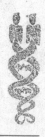

近代医家根据《难经》《甲乙经》和王张之注，认为冲、任、督皆起于胞中，一源三歧，任脉行于前身正中，督脉行于身背正中，均"自下而上行"，似乎已成定论。

（二）任脉循行

任脉的起始部位，《内经》中有中极之下（《素问·骨空论》）和胞中（《灵枢·五音五味》）两说。中极之下，《四经发挥》注为"会阴之分"，《类经》则直言："中极之下，即胞宫之所。"裘沛然在《壶天散墨·奇经八脉循行径路考证》中认为是："中极穴下面"。胞中，《类经》说："所谓胞者，子宫是也，此男女藏精之所。"但高士宗注《素问·痹论》说："胞痹，即膀胱痹也，膀胱居于胞中，胞中位于少腹。"故也有人将胞中限定在下腹部一特定空间，不专指某一脏器，如承淡安在《校注十四经发挥》中谓"是指下腹中膀胱与直肠之后的部分"，张登部在《中医杂志》撰文则认为："是在从两肾以下至少腹部横骨中央，而出于会阴部的会阴穴处。"各家看法差异很大，但均可以少腹部位统而言之。

（三）冲脉循行

冲脉的起始点有肾下（《灵枢·动输》）、气街（《素问·骨空论》）、胞中（《灵枢·五音五味》）之不同。气街，在《灵枢·动输》《灵枢·逆顺肥瘦》中均有"出于气街"的描述，张介宾注《素问·骨空论》"起于气街"亦明确指出："起，言外脉之所起，非发源之谓也。"可见冲脉乃自气街外行。胞中已如前所述，部位尚有争议，故冲脉起始似以肾下为妥。

冲脉在腹部从气街穴以后的走行部位，也有不同看法。如本篇云："冲脉者，起于气街，并少阴之经，挟脐上行。"而《难经·二十八难》却说："冲脉者，起于气冲，并足阳明之经，夹脐上行。"历代注家意见也不一致。如《太素》和《甲乙经》宗《难经》作"并足阳明经而上。"而《素问识》则引虞、李二氏注云："虞庶云：《素问》曰：并足少阴之经，《难经》却言并足阳明之经。况足少阴之经侠脐左右各五分，阳明之经侠脐左右各二寸，气冲又是阳明脉气所发，如此推之，则冲脉自气冲起，在阳明少阴二经之内，侠脐上行，其理明矣。李时珍云：足阳明去腹中二寸，少阴去腹中行五分，冲脉行去二经之间也。"清叶霖《难经正义》在论述了冲脉与肾、胃的关系后也说："冲脉起于胞中，导先天肾气上行，但交于胃，导后天阴血下行，以交于肾，导气而上，导血而下，通于肾，丽于阳明，此冲脉之所司也。"他们均力图调和《内经》与《难经》的矛盾。但冲脉行于足少阴、阳明之间的说法显然是不可取的，因为从经文看只有或并少阴或并阳明。根据《类经》《针灸大成》等记载，冲脉在腹部的穴位，除气街穴之外，均属足少阴经之穴位。比较合理的说法是：冲脉由肾下发出，向外斜行并于足阳明经之气街穴，然后向腹正中线行走至横骨穴处，并入足少阴经，与该经一起夹脐上行。这样《难经》所谓"并足阳明经侠脐上行"一段，可能指与足阳明"并列"而行，而不是"并入"之意，"并入"只指气街穴一处。

三、冲、任、督脉的功能及其病症

对此三脉的功能，《内经》论述较少，仅《素问·上古天真论》言及冲、任二脉与生殖的关系，《灵枢·逆顺肥瘦》提出冲脉为五脏六腑之海，《灵枢·动输》指出冲脉为十二经之海。后世医家对此多有发挥。

（一）督脉的功能及其病症

督脉的功能可总括有五：一是主持元阳，敷布命门之火，总摄一身之阳气，并卫外拒邪。如《奇经八脉考·督脉为病》引张元素语："督脉，其为病也，主外感风寒之邪。"二是为阳脉之海，督率诸阳脉。手足六阳经均会于督脉之大椎穴，可协调诸阳经功能，并督察之使不妄行，故张洁古认为督脉"为阳脉之都纲"。三为主生殖。督脉内与肾相联，在外直接行经外生殖器，其病变可见阳痿、阴冷、不育等。四是主前后二阴。督脉循行络阴器，过会阴，有维持前后二阴功能正常的作用，其病则可见"不得前后"，"冲疝"，"癃痔遗溺"等。五是参与主持神识活动。督脉入脑贯心对维持神识的正常活动起着重要的作用，故其病可见"脊强而厥"（《难经·二十八难》）、"实则脊强反折，虚则头重高摇"（《奇经八脉考·督脉为病》）、"大人癫病、小儿风痫"（《脉经·平奇经八脉病》）等。

（二）任脉的功能及其病症

任脉的功能可概括为三：一是主持元阴，妊养一身之阴气。二是为阴脉之海，主导诸阴经，并协调其功能。任脉与手足各阴经相交会，有"总任诸阴"的说法。三是参与主持生殖活动的全过程，特别是对女性的经带胎产有极为重要的作用，故有"任主胞胎"之说。任脉失调，多发生前阴诸病，如疝气、白带、月经不调、不育、小便不利、遗尿、遗精、阴中痛等。

（三）冲脉的功能及其病症

冲脉的功能，一是为十二经脉、五藏六府之海，气血之要冲，能调节十二经气血，渗灌经络，滋养脏腑，故《灵枢·逆顺肥瘦》说："五脏六腑皆禀焉"。并可镇摄诸经，不使妄动，如《临症指南医案》言："冲脉动，则诸脉皆逆。"二是主生殖，统摄一身之血液，为人身之血海。对女子行经及妊产胎育、男子化生生殖之精的正常进行有重要作用，如《素问·上古天真论》说："太冲脉盛，月事以时下"，"太冲脉衰少，天癸竭，地道不通"。故冲脉病症常见月经失调、不孕、胎漏、小产等。三是对性器官和第二性征的发育和维持其功能有影响作用。故《灵枢·五音五味》说："其任冲不盛，宗筋不成，有气无血，唇口不荣，故髭不生。"四是参与维持神志活动，冲为血海，心主血及神明，脑为元神之府，心脑皆赖血之滋养，以维持其主神志功能的正常发挥，故《灵枢·海论》论及冲脉虚实病症说："血海有余，常想其身大，怫然不知其所病；血海不足，则常想其身小，狭然不知其所病。"

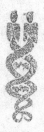

四、关于鼠瘘的灸治

对鼠瘘的治疗,本篇提出可采用灸治之法,并论述了穴位的选用。对此法治疗鼠瘘,后世医家论述甚多,如《千金方》即提出:捣生商陆根作饼子,置漏上止,以艾炷灸饼上,干熟易之,灸三四炷。大迎、五里、臂臑主寒热颈瘰疬病。《圣惠方》载用葶苈子一合,豉半斤,汤浸令软,右(上)件药都捣熟,捻作饼子如钱厚,安在疬子上,以艾炷如小指大,灸饼上,5日一度,灸七壮。有报道观察艾炷灸对动物实验性结核病的疗效及机体免疫反应性的影响,结果发现感染豚鼠经艾炷灸治疗后,疾病发展较慢,内脏病变较轻,在病变的后期更为明显。艾炷灸能增强网状内皮等细胞的吞噬作用,但其增强程度不如动物获得免疫性时显著。

水热穴论第六十一

【要点解析】

一、叙述了风水病的原因、症状及其病理变化,并指出了治疗水病的五十七个俞穴的部位及其与脏气的关系。

二、指出了治疗热病的五十九个俞穴的部位及其适应范围。

三、说明了针刺的深浅为什么必须结合四时的道理。

【内经原典】

黄帝问曰:少阴何以主肾?肾何以主水?岐伯对曰:肾者,至阴①也,至阴者,盛水也。肺者,太阳也,少阴者,冬脉也,故其本在肾,其末在肺,皆积水也。

帝曰:肾何以能聚水而生病?岐伯曰:肾者,胃之关也②,关门不利,故聚水而从其类也。上下溢于皮肤,故为胕肿,胕肿者,聚水而生病也。

帝曰:诸水皆生于肾乎?岐伯曰:肾者,牝藏也③,地气上者属于肾,而生水液也,故曰至阴。勇而劳甚则肾汗出④,肾汗出逢于风,内不得入于藏府,外不得越于皮肤,客于玄府⑤,行于皮里,传为胕肿,本之于肾,名曰风水。所谓玄府者,汗空⑥也。

帝曰:水俞五十七处者,是何主也?岐伯曰:肾俞五十七穴,积阴之所聚也,水所从出入也。尻上五行行五者,此肾俞,故水病下为胕肿⑦大腹,上为喘呼,不得卧者,标本俱病,故肺为喘呼,肾为水肿,肺为逆不得卧,分为相输俱受者,水气之所留也。伏兔上各二行行五者,此肾之街也,三阴之所交结于脚也。踝上各一行行六者,此肾脉之下行也,名曰太冲。凡五十七穴者,皆藏之阴络,水之所客也。

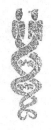

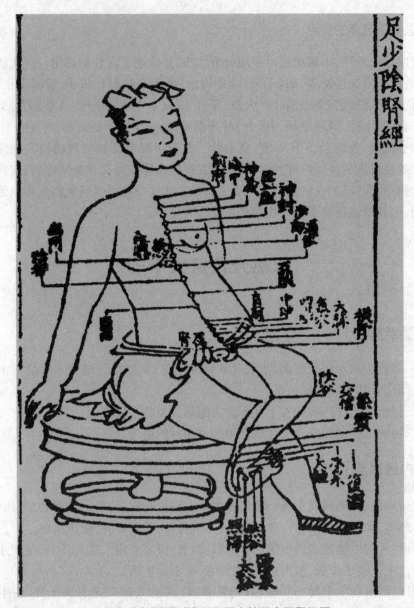

明代高武《针灸聚英》经穴图中的足少阴肾经图

帝曰:春取络脉分肉,何也?岐伯曰:春者木始治,肝气始生,肝气急,其风疾,经脉常深,其气少,不能深入,故取络脉分肉间。

帝曰:夏取盛经分腠,何也?岐伯曰:夏者火始治,心气始长,脉瘦气弱,阳气留溢,热熏分腠,内至于经,故取盛经分腠,绝肤而病去者,邪居浅也。所谓盛经者,阳脉也。

帝曰:秋取经俞,何也?岐伯曰:秋者金始治,肺将收杀,金将胜火,阳气在合,阴气初胜,湿气及体,阴气未盛,未能深入,故取俞以泻阴邪,取合以虚阳邪[8],阳气始衰,故取于合。

帝曰:冬取井荥,何也? 岐伯曰:冬者水始治,肾方闭,阳气衰少,阴气坚盛,巨阳伏沉,阳脉乃去,故取井以下阴逆,取荥以实阳气。故曰:冬取井荥,春不鼽衄,此之谓也。

帝曰:夫子言治热病五十九俞,余论其意,未能领别其处,愿闻其处,因闻其意。岐伯曰:头上五行行五者,以越诸阳之热逆也;大杼、膺俞、缺盆、背俞,此八者,以泻胸中之热也;气街、三里、巨虚上下廉,此八者,以泻胃中之热也;云门、髃骨、委中、髓空,此八者,以泻四支之热也;五藏俞傍五,此十者,以泻五藏之热也。凡此五十九穴者,皆热之左右也。

帝曰:人伤于寒而传为热,何也? 岐伯曰:夫寒甚,则生热也。

【难点注释】

①至阴:至,极也。至阴,指阴气极盛。

②肾者,胃之关:肾开窍于前后二阴,水谷入胃,肾气化,清者从前阴出,浊者从后阴出;肾气不化,前后二阴闭塞。

③肾者,牝藏也:指肾为阴脏。牝,兽之雌者称牝。

④肾汗出:汗从阴分深处而发谓之肾汗。

⑤玄府:指汗孔。

⑥汗空;空,同孔。

⑦肘肿:同浮肿。

⑧虚阳邪:泻越阳邪。虚,此作泻解。

【白话精译】

黄帝问道:少阴为什么主肾? 肾又为什么主水? 岐伯回答说:肾属于至阴之脏,至阴属水,所以肾是主水的脏器。肺属于太阴。肾脉属于少阴,是旺于冬令的经脉。所以水之根本在肾,水之标末在肺,肺肾两脏都能积聚水液而为病。黄帝又问道:肾为什么能积聚水液而生病? 岐伯说:肾是胃的关门,关门不通畅,水液就要停留相聚而生病了。其水液在人体上下泛溢于皮肤,所以形成浮肿。浮肿的成因,就是水液积聚而生的病。黄帝又问道:各种水病都是由于肾而生成的吗? 岐伯说:肾脏在下属阴。凡是由下而上蒸腾的地气都属于肾,因气化而生成的水液,所以叫作"至阴"。呈勇力而劳动(或房劳)太过,刺汗出于肾;出汗时遇到风邪,风邪从开泄之腠理侵入,汗孔骤闭,汗出不尽,向内不能入于脏腑,向外也不得排泄于皮肤,于是逗留在玄府之中,皮肤之内,最后形成浮肿病。此病之本在于肾,病名叫"风水"。所谓玄府,就是汗孔。

黄帝问道:治疗水病的腧穴有五十七个,它们属哪脏所主? 岐伯说:肾腧五十

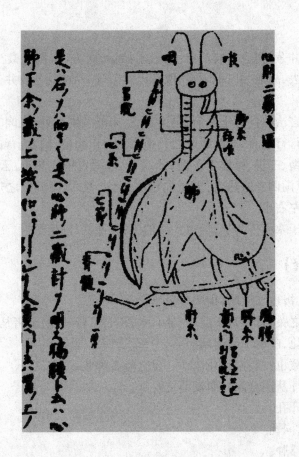

《顿医抄》传本《存真图》中心肺二脏图

七个穴位,是阴气所积聚的地方,也是水液从此出入的地方。尻骨之上有五行,每行五个穴位,这些是肾的腧穴。所以水病表现在下部则为浮肿、腹部胀大,表现在上部则为呼吸喘急、不能平卧,这是肺与肾标本同病。所以肺病表现为呼吸喘急,肾病表现为水肿,肺病还表现为气逆,不得平卧;肺病与肾病的表现各不相同,但二者之间相互输应、相互影响着。之所以肺肾都发生了病变,是由于水气停留于两脏的缘故。伏兔上方各有两行,每行五个穴位,这里是肾气循行的重要道路和肝、脾经交结在脚上。足内踝上方各有一行,每行六个穴位,这是肾的经脉下行于脚的部分,名叫太冲。以上共五十七个穴位,都隐藏在人体下部或较深部的络脉之中,也是水液容易停聚的地方。

　　黄帝问道:春天针刺,取络脉分肉之间,是什么道理?岐伯说:春天木气开始当令,在人体,肝气开始发生;肝气的特性是急躁,如变动的风一样很迅疾,但是肝的经脉往往藏于深部,而风气刚发生,尚不太剧烈,不能深入经脉,所以只要浅刺络脉分肉之间就行了。

　　黄帝问道:夏天针刺,取盛经分腠之间,是什么道理?岐伯说:夏天火气开始当令,心气开始生长壮大;如果脉形瘦小而搏动气势较弱,是阳气充裕流溢于体表,热气熏蒸于分肉腠理,向内影响于经脉,所以针刺应当取盛经分腠。针刺不要过深只要透过皮肤而病就可痊愈,是因为邪气居于浅表部位的缘故。所谓盛经,是指丰满充足的阳脉。

黄帝问道:秋天针刺,要取经穴和输穴,是什么道理?岐伯说:秋天金气开始当令,肺气开始收敛肃杀,金气渐旺逐步胜过衰退着的火气,阳气在经脉的合穴,阴气初生,遇湿邪侵犯人体,但由于阴气未至太盛,不能助湿邪深入,所以针刺取阴经的"输"穴以泻阴湿之邪,取阳经的"舍"穴以泻阳热之邪。由于阳气开始衰退而阴气未至太盛。所以不取"经"穴而取"合"穴。

黄帝说:冬天针刺,要取"井"穴和"荥"穴,是什么道理?岐伯说:冬天水气开始当令,肾气开始闭藏,阳气已经衰少,阴气更加坚盛,太阳之气伏沉于下,阳脉也相随沉伏,所以针刺要取阳经的"井"穴以抑降其阴逆之气,取阴经的"荥"穴以充实不足之阳气。因此说"冬取井荥,春不鼽衄",就是这个道理。

黄帝道:先生说过治疗热病的五十九个俞穴,我已经知道其大概。但还不知道这些俞穴的部位,请告诉我它们的部位,并说明这些俞穴在治疗上的作用。岐伯说:头上有五行,每行五个穴位,能泄越诸阳经上逆的热邪。大杼、膺俞、缺盆、背俞这八个穴位,可以泻除胸中的热邪。气街、三里、上巨虚和下巨虚这八个穴位,可以泻除胃中的热邪。云门、肩髃、委中、髓空这八个穴位,可以泻除四肢的热邪。五脏的俞穴两旁各有五穴,这十个穴位,可以泻除五脏的热邪。以上共五十九个穴位,都是治疗热病的俞穴。黄帝说:人感受了寒邪反而会传变为热病,这是什么原因?岐伯说:寒气盛极,就会郁而发热。

【专家评鉴】

一、水气病的病机、表现及治疗

本篇重点论述了水气病的病机、临床表现和针刺治疗,特别是对水气病病机的认识,对后世有较大影响。

(一)水气病的病机

本篇对水气病的病机认识,以"肾主水"为立论之本,把水气病的病机概括为"其本在肾,其末在肺,皆积水也",并认为与胃(脾)有密切关系。

1.肺肾与水气病的关系:肾为足少阴经,应冬令,位属下焦,为阴中之阴,故称为至阴。其主管全身水液之代谢,故言"至阴者,盛水也",张介宾说:"水王于冬,而肾主之,故曰盛水也。"《素问·逆调论》则明确指出:"肾者水藏,主津液。"肺为手太阴经,位居上焦,能"通调水道,下输膀胱"(《素问·经脉别论》),后世称为水之上源。在水液代谢方面,肺肾两脏相互配合,而以肾为主,以肺为辅,其基础当在于两脏经脉的相互联系,正如马莳所言:"肺为手太阴经,肾为足少阴经,少阴者,主于冬水之脉也,其脉从肾上贯膈,入肺中,故其病本在肾,其病末在肺。本者,病之根也。末者,病之标也。"

2.肾胃(脾)与水气病之关系:《素问·经脉别论》说:"饮入于胃,游溢精气,上输于脾,脾气散精,上归于肺。"可见,人体水液受纳于胃,其运化转输又赖脾,故后世称脾主运化水液,化生津液。水液的受纳虽源自胃,但其排泄主要依赖于肾。肾为水脏,司气化,主二便,犹如出入之要道,控制着水液的代谢和排泄,肾气充足,气化有权,则蒸化津液,清者布行全身,浊者注于膀胱。肾气不足,气化失司,则关门启闭不利,若当开不开,以致水液排泄障碍而成癃闭,水湿壅聚泛溢而为水肿;反之,若肾虚关门失调,不能使水液之清者上升,而直趋膀胱,则可形成遗尿或多尿引饮之消渴等病。诚如张介宾说:"肾主下焦,开窍于二阴,水谷入胃,清者由前阴而出,浊者由后阴而出。肾气化则二阴通,肾气不化则二阴闭,肾气壮则二阴调,肾气虚则二阴不禁,故曰肾者胃之关也。"同时,肾藏精,内舍真阴真阳,肾阳为一身脏腑阳气之根本,可温煦脾土,助脾运化水液。故当肾之功能失常,势必影响脾胃对水液的输布代谢而形成水肿,所谓"上下溢于皮肤,故为胕肿"。

3.肾与风水发病的关系:一般认为,风水以肿从头面部开始,然后漫延至四肢、胸腹为特点,其病机乃风邪袭表,肺气不宣,风水相搏而成。然本篇则强调其病本在肺肾二脏,指出:"勇而劳甚则肾汗出,肾汗出逢于风,内不得入于藏府,外不得越于皮肤,客于玄府,行于皮里,传为胕肿,本之于肾,名曰风水。"认为风水之发先有过劳伤肾,肾之藏精主水功能减退,然后感受风邪而发。

总之,本文对水气病之发病机理的论述,重视肺、脾、肾,尤突出了肾与水气病之关系。后世对水气病之认识,亦多宗此,如《景岳全书·水肿论治》说:"凡水肿等症,乃脾肺肾三脏相干之病,盖水为至阴,故其本在肾;水化于气,故其标在肺;水惟畏土,故其制在脾。今肺虚则气不化精而化水,脾虚则土不制水而反克,肾虚则水无所主而妄行,水不归经则逆而上泛,故传入于脾而肌肉浮肿,传入于肺则气息喘急,虽分而言之,而三脏各有所主;然合而言之,则总由阴胜之害,而病本皆归于肾。"

(二)水气病的主要表现

原文"上下溢于皮肤,故为胕肿",就明确指出了水气病的主要症状是浮肿。严重者,除下肢浮肿外,还可兼见腹部膨胀之状,即"水病下为胕肿大腹"。由于肾脉贯膈入肺中,肾上连肺,所以肾气失化,开合失常,水湿潴留,水气还可上逆犯肺,导致肺失宣降,兼见"喘呼""不得卧"之症,此则是标本俱病的表现。故马莳说:"水病者,下为胕肿腹大之症,上为喘呼不得卧之症。下病为本,上病为标,是乃标本俱病也。故在肺则为喘呼,在肾则为水肿,肺为逆所以不得卧也。此二经之分,本为相输相应,俱受其病者,以水气之所留也。"

（三）水气病的治疗

对水气病的治疗,本文提出针刺的腧穴共57穴,因肾主水,故此治疗水气病的57穴,又可概称"肾俞"或"水俞"。

1.57穴的分布及名称:"肾俞五十七穴……尻上五行行五者,此肾俞……伏菟上各二行行五者,此肾之街也……踝上各一行行六者,此肾脉之下行也,名曰太冲。"指出了57穴的分部。至于具体穴位名称,注家看法不尽相同,现据原文精神,兼收注家看法,简析如下,以供参考。

背部穴:"尻上五行行五"。包括督脉及膀胱经在背部的左右四个分支。其中督脉穴:长强、腰俞、命门、悬枢、脊中。膀胱经穴:白环俞、中膂俞、膀胱俞、小肠俞、大肠俞;秩边、胞肓、志室、肓门、胃仓。两行穴计20穴和督脉5穴,共25穴。

腹部穴:"伏菟上各二行行五。"指肾经、冲脉(两经并行,故合为一行)和胃经。其中肾经并冲脉穴:横骨、大赫、气穴、四满、中注。胃经穴:气冲、归来、水道、大巨、五陵。每经两行,每行5穴,计20穴。

王冰、吴昆、张介宾、马莳之见如此。而张志聪谓:"伏兔在膝上六寸起肉。以左右各三指按膝上,有肉起如兔之状,故以为名。各二行者,谓之少阴之大络与少阴之经,左右各二,共四行也。行五者,谓少阴之经阴谷、筑宾、交信、复溜,及三阴之所交结之三阴交穴。"高士宗则谓:"伏兔上,两腿伏兔穴也。各两行行五,并伏兔之穴在内旁两行,其一有:血海、阴陵泉、地机、筑宾、交信五穴。其一有:阴包、曲泉、膝关、中都、蠡沟五穴。左右凡四行,计十二穴。"丹波元简:"伏兔,诸家以为足阳明经穴,恐非也。此盖谓膝上有肉起,如伏兔之状,故名之。又据辅骨考之,取义于车伏兔。輹,一名伏兔,又作轐,《考工记》郑注:'轐,伏兔也。'贾疏云:'汉时名,今人谓之车屐也。'志云:'上,谓伏兔上,非上下之上也。'其说可从。五行,盖今无可考,诸注为腹上,亦恐非。高云:'并伏兔之穴……以上诸穴,并在膝下,不得言伏兔上',高注误耳。"诸注不同,权从王冰等腹上说,并存异见供研讨参考。

下肢穴:"踝上各一行行六"。有指脾、肾的不同。肾经穴:张介宾:"踝上各一行独指足少阴肾经而言。行六穴,则大钟、照海、复溜、交信、筑宾、阴谷是也。左右共十二穴。"王冰、吴昆同之。张志聪:"谓照海、水泉、大钟、太溪、然谷、涌泉六穴也。"脾经穴:高士宗:"谓三阴交、漏谷、商丘、公孙、太白、大都六穴。"三注不同,供参考。

虽然对于具体穴位诸注不同,但均合得57穴。又就经脉言之,有肾与膀胱经,此两经相表里。肾与膀胱,均为水液代谢之重要脏腑。有脾胃经,此与文中"肾者,胃之关也"相合;有督脉,督脉督领一身之阳,而水所病与阳失气化密切相关。这说明"水俞""肾俞"之说是有其内在的生理病理和治疗含义的。57穴均在腰腹以下,亦提示治水气病,宜在身半以下取穴。至于诸注穴位所指不同,可容待深入研讨,不必为其所拘。

2.肾俞57穴的治病原理:篇内叙述治水气病"肾俞五十七穴",这些穴位的分布在"尻上五行行五者",即督、足太阳膀胱经脉上,皆处下焦而主水。并认为其作用原理是"积阴之所聚,水所从出入",因为足太阳膀胱与足少阴肾,经脉相贯,互为表里。肾俞为肾经经气之所发,气血之所注,水气流注之要冲,又是五脏之阴络,阴气出入,水邪客留的地方。所以调刺肾俞,能激发肾经的经气,促使肾阳的气化蒸腾和推动作用,以致泌清浊,司开合,交通水道,升降出入,运行不息,又能发挥膀胱气化排尿的作用。因此,认为"凡五十七穴"均是治疗水气病的重要俞穴。

二、四时不同,刺治各异

"天人合一"是《内经》理论建构的基础,从此前提出发,《内经》作者特别重视自然环境变化与人体、生理、病理及治疗的关系,本篇即认为四季气候、物候的变化,对人体气血运行、脏气盛衰以及病邪的强弱等均有所影响,所以,针刺亦当根据四时变化,刺治不同部位,诚如《灵枢·四时气》言:"四时之气,各有所在,灸刺之道,得气穴为定。"

春季属木,木应肝,肝主风。风木之邪虽然急疾,但春风本柔和,邪风多侵犯于浅表之络脉分肉间,故春当取络脉分肉间。《灵枢·本输》亦指出:"春取络脉诸荥,大经分肉之间。"张介宾说:"络脉者,十二经之大络,如手太阴列缺之类是也。诸荥者,十二经之荥穴,如手太阴鱼际之类是也。络浅荥微,皆应春气。春以少阳之令,将升未升,其气在中,故刺之者在络在荥,皆中取于大经分肉之间。"

夏季属火,火应心,心主热。夏季阳浮于外,热熏分腠,邪气居留于阳经孙络之间,故夏当取盛经分腠。《灵枢·本输》亦云:"夏取诸腧孙络,肌肉皮肤上。"张介宾说:"诸腧者,十二经之腧穴,如手太阴经太渊之类是也。络之小者为孙络,皆应夏气。夏以老阳之令,阳盛于外,故宜浅刺于诸腧孙络及肌肉皮肤之上也。"

秋季属金,金为肺,其令收杀。秋季阳气初衰,阴气初胜,张介宾注言:"阴气未深,犹在阳分,故取经俞以泻阴邪。阳气始衰,邪将收敛,故取合穴以虚阳邪也。"《灵枢·本输》亦言:"秋取诸合,余如春法。"

冬属水,水主肾,水旺于冬,其令闭藏,阴盛阳衰,诚如《素问·四气调神大论》说:"冬三月,此谓闭藏,水冰地坼,无扰乎阳。"故取井穴以泻其阴盛,取荥穴以实其阳气。《灵枢·本输》说:"冬取诸井诸腧之分,欲深而留之。"张介宾注:"诸井诸藏,皆主冬气。冬以老阴之令,阳气伏藏,故宜取井腧,欲其深而久留之也。"

三、热病的刺治

对热病的刺治,本文提出"治热病五十九俞"以及临床效用范围,体现了就近取穴,随经施治,因势利导的治疗法则。具体治疗取穴为:诸阳经热气上逆者,取"头上五行行五"。张介宾:"头上五行者,督脉在中,傍四行,足太阳经也。中行五穴:

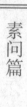

上星、囟会、前顶、百会、后顶也。次两傍二行各五穴：五处、承光、通天、络却、玉枕也。又次二傍二行各五穴：临泣、目窗、正营、承灵、脑空也。五行共二十五穴，俱在巅顶之上，故可散越诸阳热气之逆于上者。"胸中有热，取两侧大杼、膺俞、缺盆、背俞。膺俞，王冰、张介宾等认为即中府穴；背俞，张介宾注："风门也，一名热府。"胃中有热，宜取两侧气街、足三里、上巨虚及下巨虚，此八者俱属足阳明经穴，故可泻胃热。四肢有热，取云门、髃骨、委中、髓空。其中髓空定位，诸说不一，王冰注："按今《中诰孔穴图经》云：腰俞穴一名髓空，在脊中第二十一椎节下。"张介宾、吴昆注同。张志聪注："髓空即横骨穴，所谓股际骨空，在阴之曲骨旁。"高士宗注："髓空，在脑后三分锐骨之下，悬颅二穴。"丹波元简注："《甲乙》：'大迎，一名髓孔。'若为督脉之腰俞，则不合此八者之数，王注恐非，志注亦无征。然若为悬颅、大迎等穴，则并在头部，不宜次于委中之下，亦似可疑。"五脏有热，宜取"五脏俞傍五"十穴，张介宾云："五脏俞傍五穴：肺俞之傍，魄户也；心俞之傍，神堂也；肝俞之傍，魂门也；脾俞之傍，意舍也；肾俞之傍，志室也，皆足太阳经穴。凡五脏之系，咸附于背，故此十者，可泻五脏之热。"

文末并提出发热之病机乃"寒盛则生热也"，对此，后世医家有从阳郁化热解者，如王冰言："寒气外凝，阳气内郁，腠理坚致，元府闭封，致则气不宣通，封则湿气内结，中外相薄，寒盛热生，故人伤于寒，转而为热汗。"有从寒极生热解者，如马莳云："夫热必始于寒，人伤于寒而传为热者，正以寒盛则生热，乃寒极生热，阴胜则为阳之义耳。"然其基础思想，与《素问·热论》"今夫热病者，皆伤寒之类也"相通，可参阅之。

【临床应用】

一、关于风水

风水以先见眼睑颜面浮肿，然后延及全身为特点，可兼见恶风、发热、咳嗽或咽部红肿疼痛，舌苔薄白，脉浮。一般认为其病机乃风邪袭表犯肺，致肺气失调，不能通调水道，下输膀胱，而风遏水阻，风水相搏，流溢于肌肤而成。然《内经》认为即使风水之发病，亦本之于肾，故亦称之为"肾风"。如《素问·风论》说："肾风之状，多汗恶风，面疣然浮肿，脊痛不能正立，其急焰，隐曲不利，诊在肌上，其色黑。"《素问·评热病论》亦言："有病肾风者，面胕疣然壅，害于言……病名曰风水。"《素问·平人气象论》并论及与其他水肿之鉴别说："面肿曰风，足胫肿曰水。"《金匮要略·水气》指出："风水其脉自浮，外症骨节疼痛，恶风。"并提出治疗风水的方剂，一是越婢汤，用于风水恶风、一身悉肿、脉浮不渴、续自汗出、无大热等，为风水夹热而有表证；二是防己黄芪汤，主治风水脉浮、身重、汗出恶风的风水表虚症。

二、关于水与气之关系

对水肿病中水与气的关系，王冰注本篇"关门不利,故聚水而从其类也"句说:"关闭则水积,水积则气停,气停则水生,水生则气溢,气水同类,故云关门不利,聚水而从其类也。"张介宾注亦说:"关闭则气停,气停则水积,水之不行,气从乎肾,所谓从其类也。"二者均强调水气之相关。由于人体水液的生成、输布、排泄,全赖气的升降出入运动及气化、温煦、推动和固摄作用;而气在体内不仅依附于血液,且依附于津液。在生理情况下,水化为血液,且依附于津液。在生理情况下,水化为气,气化为水,唐容川以"《易》之坎卦,一阳生于水中"之理,体悟出水为生气之源,以赖鼻间吸入天阳,由肺引心火下降于肾,蒸腾肾水化为气。当其生成之后,则随太阳经脉外护肌表,内腐水谷,温煦脏腑百骸。气挟水阴达于皮毛而发汗,气任于下则水道通而为尿,是气行水亦行,气能化水。故唐氏谓:"气与水本属一家。"病理情况下,若肺气不能气化肃降,脾气不能运化转输,肾气不能温煦蒸化,三焦气机不畅,决渎功能失常,膀胱气化不行,上下出入枢机不利,则水因气阻,发为水肿、少尿、痰饮等病症;水的通调发生障碍,又会影响到气的功能,引起气的病变,如津液内停、输布障碍、水湿内聚、酿痰成饮等均可导致全身气机不畅。可见,水病、气病二者又互为因果。所以,对其治疗,唐容川提出:"治气即是治水,治水即是治气。"即对于水肿、湿浊、痰饮等水病,往往配合治气,通过温肾健脾益肺理气,加强运化、气化能力,以达治水之目的;对某些因水导致的气病,也可以从治水入手,运用化湿、利水等治水之法,使水湿去而气机调畅,以达治气之目的。

对于水肿等病的水气之辨,张氏论之甚详,《景岳全书·肿胀》篇说:"肿胀之病……虽方书所载有湿热寒暑血气水食之辨,然余察之经旨,验之病情,则惟有气水二字,足以尽之。故凡治此症者,不在气分,则在水分,能辨此二者而知其虚实,无余蕴矣。病在气分,则当以治气为主,病在水分,则当以治水为主。然水气本为同类,故治水者当兼理气,盖气化水自化也;治气者亦当兼水,以水行气亦行也。此中玄妙,难以尽言。"

调经论第六十二

【要点解析】

一、说明了经络是气血流行并沟通脏腑内外的道路,邪气可以由经络传入脏腑或传出体表,所以治疗疾病要重视调治经络。

二、叙述了神、气、血、形(肉)、志的虚实症状及针刺治疗方法,同时指明了疾病症情轻微时的征象并提出刺治方法。

　　三、阐述了气血相并和阴阳虚实寒热的病理机制和症候表现。

　　四、介绍了针刺补泻的手法及其作用。

　　五、提出治疗疾病必须参合四时气候、病邪所在、病人体质、四时气候等情况，采取适当的治法。

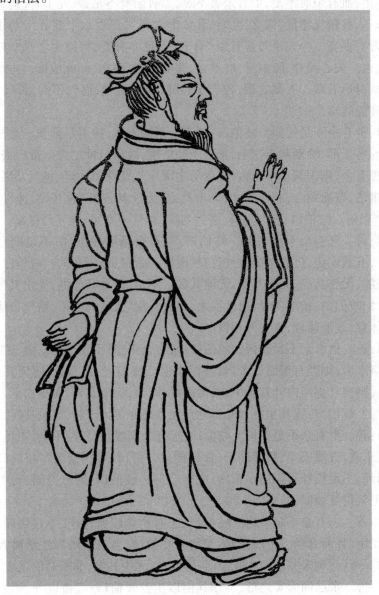

　　五种有余不足，都是生于五脏。心藏神，肺藏气，肝藏血，脾藏肉，肾藏志，由五脏所藏之神、气、血、肉、志，组成了人的形体。

【内经原典】

黄帝问曰:余闻刺法言,有余泻之,不足补之,何谓有余? 何谓不足? 岐伯对曰:有余有五,不足亦有五,帝欲何问? 帝曰:愿尽闻之。岐伯曰:神有余有不足,气有余有不足,血有余有不足,形有余有不足,志有余有不足,凡此十者,其气不等也。

帝曰:人有精气津液,四支、九窍、五藏十六部①、三百六十五节②,乃生百病,百病之生,皆有虚实。今夫子乃言有余③有五,不足亦有五,何以生之乎? 岐伯曰:皆生于五藏也。夫心藏神,肺藏气,肝藏血,脾藏肉,肾藏志,而此成形。志意通,内连骨髓,而成身形五藏。五藏之道,皆出于经隧,以行血气,血气不和,百病乃变化而生,是故守经隧焉。

帝曰:神有余不足何如? 岐伯曰:神有余则笑不休,神不足则悲。血气未并,五藏安定,邪客于形,洒淅起于毫毛,未入于经络也,故命曰神之微。帝曰:补泻奈何? 岐伯曰:神有余,则泻其小络之血,出血勿之深斥④,无中其大经,神气乃平。神不足者,视其虚络,按而致之,刺而利之,无出其血,无泄其气,以通其经,神气乃平。帝曰:刺微⑤奈何? 岐伯曰:按摩勿释,著针勿斥,移气于不足,神气乃得复。

帝曰:善。气有余不足奈何? 岐伯曰:气有余则喘咳上气,不足则息利少气。血气未并,五藏安定,皮肤微病,命曰白气微泄。帝曰:补泻奈何? 岐伯曰:气有余,则泻其经隧,无伤其经,无出其血,无泄其气。不足,则补其经隧,无出其气。帝曰:刺微奈何? 岐伯曰:按摩勿释,出针视之,曰我将深之,适人必革,精气自伏,邪气散乱,无所休息,气泄腠理,真气乃相得。

帝曰:善。血有余不足奈何? 岐伯曰:血有余则怒,不足则恐。血气未并,五藏安定,孙络水溢,则经有留血。帝曰:补泻奈何? 岐伯曰:血有余,则泻其盛经出其血。不足,则视其虚经内针其脉中,久留而视;脉大,疾出其针,无令血泄。帝曰:刺留血,奈何? 岐伯曰:视其血络,刺出其血,无令恶血得入于经,以成其疾。

帝曰:善。形有余不足奈何? 岐伯曰:形有余则腹胀,泾溲不利,不足则四支不用。血气未并,五藏安定,肌肉蠕动,命曰微风。帝曰:补泻奈何? 岐伯曰:形有余则泻其阳经,不足则补其阳络。帝曰:刺微奈何? 岐伯曰:取分肉间,无中其经,无伤其络,卫气得复,邪气乃索⑥。

帝曰:善。志有余不足奈何? 岐伯曰:志有余则腹胀飧泄,不足则厥。血气未并,五藏安定,骨节有动。帝曰:补泻奈何? 岐伯曰:志有余则泻然筋血者,不足则补其复溜。帝曰:刺未并奈何? 岐伯曰:即取之,无中其经,邪所乃能立虚。

帝曰:善。余已闻虚实之形,不知其何以生? 岐伯曰:气血以并,阴阳相顷,气乱于卫,血逆于经,血气离居,一实一虚。血并于阴,气并于阳,故为惊狂;血并于阳,气并于阴,乃为炅中;血并于上,气并于下,心烦惋善怒;血并于下,气并于上,乱而喜忘。帝曰:血并于阴,气并于阳,如是血气离居,何者为实? 何者为虚? 岐伯

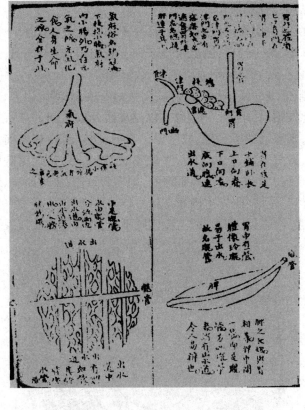

清代王清任《医林改错》中的人体脏器图

曰:血气者,喜温而恶寒,寒则泣不能流,温则消而去之,是故气之所并为血虚,血之所并为气虚。

帝曰:人之所有者,血与气耳。今夫子乃言血并为虚,气并为虚,是无实乎?岐伯曰:有者为实,无者为虚,故气并则无血,血并则无气,今血与气相失,故为虚焉。络之与孙脉俱输于经,血与气并,则为实焉。血之与气并走于上,则为大厥,厥则暴死,气复反则生,不反则死。

帝曰:实者何道从来?虚者何道从去?虚实之要,愿闻其故。岐伯曰:夫阴与阳,皆有俞会,阳注于阴,阴满之外,阴阳匀平,以充其形,九候若一,命曰平人。夫邪之生也,或生于阴,或生于阳。其生于阳者,得之风雨寒暑;其生于阴者,得之饮食居处,阴阳喜怒。

帝曰:风雨之伤奈何?岐伯曰:风雨之伤人也,先客于皮肤,传入于孙脉,孙脉满则传入于络脉,络脉满则输于大经脉,血气与邪并客于分腠之间,其脉坚大,故曰实。实者外坚充满,不可按之,按之则痛。帝曰:寒湿之伤人奈何?岐伯曰:寒湿之中人也,皮肤不收,肌肉坚紧,荣血泣,卫气去,故曰虚。虚者聂辟⑦,气不足,按之则气足以温之,故快然而不痛。

帝曰:善。阴之生实奈何? 岐伯曰:喜怒不节,则阴气上逆,上逆则下虚,下虚则阳气走之,故曰实矣。帝曰:阴之生虚奈何? 岐伯曰:喜则气下,悲则气消;消则脉虚空,因寒饮食,寒气熏满,则血泣气去,故曰虚矣。

帝曰:经言阳虚则外塞,阴虚则内热,阳盛则外热,阴盛则内寒,余已闻之矣,不知其所由然也。岐伯曰:阳受气于上焦,以温皮肤分肉之间。令寒气在外,则上焦不通,上焦不通,则寒气独留于外,故寒傈。帝曰:阴虚生内热奈何? 岐伯曰:有所劳倦,形气衰少,谷气不盛,上焦不行,下脘不通,胃气热,热气熏胸中,故内热。帝曰:阳盛生外热奈何? 岐伯曰:上焦不通利,则皮肤致密,腠理闭塞,玄府不通,卫气不得泄越,故外热。帝曰:阴盛生内寒奈何? 岐伯曰:厥气上逆,寒气积于胸中而不泻,不泻则温气去,寒独留,则血凝泣,凝则脉不通,其脉盛大以涩,故中寒。

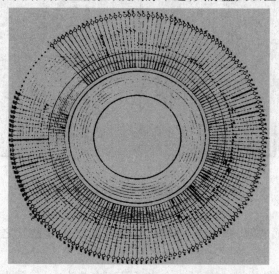

针灸补泻,藏于中国针灸博物馆

帝曰:阴与阳并,血气以并,病形以成,刺之奈何? 岐伯曰:刺此者,取之经隧,取血于营,取气于卫,用形哉,因四时多少高下。帝曰:血气以并,病形以成,阴阳相顷,补泻奈何? 岐伯曰:泻实者气盛乃内针,针与气俱内,以开其门,如利其户;针与气俱出,精气不伤,邪气乃下,外门不闭,以出其疾;摇大其道,如利其路,是谓大泻,必切而出,大气乃屈。帝曰:补虚奈何? 岐伯曰:持针勿置,以定其意,候呼内针,气出针入,针空四塞,精无从去,方实而疾出针,气入针出,热不得还,闭塞其门,邪气布散,精气乃得存,动气候时,近气不失,远气乃来,是谓追之。

帝曰:夫子言虚实者有十,生于五藏,五藏五脉耳。夫十二经脉皆生其病,今夫子独言五藏,夫十二经脉者,皆络三百六十五节,节有病必被经脉,经脉之病,皆有虚实,何以合之? 岐伯曰:五藏者,故得六府与为表里,经络支节,各生虚实,其病所居,随而调之。病在脉,调之血;病在血,调之络;病在气,调之卫;病在肉,调之分肉;病在筋,调之筋;病在骨,调之骨;燔针劫刺其下及与急者;病在骨,淬针药熨;病不知所痛,两跷为上;身形有痛,九候莫病,则缪刺之;痛在于左而右脉病者,巨刺之。必谨察其九候,针道备矣。

【难点注释】

①十六部:指十二经脉、冲脉、带脉、任脉、督脉在皮肤上的分部。

②三百六十五节:此指三百六十五骨节。

③有余:据《太素》,此前脱一"气"字,即当为"气有余"。

④深斥:斥,推也。深斥,将针向深处推进。

⑤刺微:针刺轻微的病邪。

⑥索:散也。

⑦聂辟:指皮肤皱折。

【白话精译】

黄帝问道:我听《刺法》上说,病属有余的用泻法,不足的用补法。但怎样是有余,怎样是不足呢?岐伯回答说:病属有余的有五种,不足的也有五种,你要问的是哪一种呢?黄帝说:我希望你能全部讲给我听。岐伯说:神有有余,有不足;气有有余,有不足;血有有余,有不足;形有有余,有不足;志有有余,有不足。凡此十种,其气各不相等。

黄帝说:人有精、气、津液、四肢、九窍、五脏、十六部、三百六十五节,而发生百病。但百病的发生,都有虚实的不同。现在先生说病属有余的有五种,病属不足的也有五种,是怎样发生的呢?岐伯说:五种有余不足,都是生于五脏。心藏神,肺藏气,肝藏血,脾藏肉,肾藏志,由五脏所藏之神、气、血、肉、志,组成了人的形体。但必须保持志意通达,内与骨髓联系,始能使身形与五脏成为一个整体。五脏相互联系的道路都是经脉,通过经脉以运行血气,人若血气不和,就会变化而发生各种疾病。所以诊断和治疗均以经脉为依据。

黄帝说:神有余和神不足会出现什么症状呢?岐伯说:神有余的则嬉笑不止,神不足的则悲哀。若病邪尚未与气血相并,五脏安定之时,还未见或笑或悲的现象,此时邪气仅客于形体之肤表,病人觉得寒栗起于毫毛,尚未侵入经络,乃属神病微邪,所以叫作"神之微"。黄帝说:怎样进行补泻呢?岐伯说:神有余的应刺其小络使之出血,但不要向里深推其针,不要刺中大经,神气自会平复。神不足的其络必虚,应在其虚络处,先用手按摩,使气血实于虚络,再以针刺之,以疏利其气血,但不要使之出血,也不要使气外泄,只疏通其经,神气就可以平复。黄帝说:怎样刺微邪呢?岐伯说:按摩的时间要久一些,针刺时不要向里深推,使气移于不足之处,神气就可以平复。

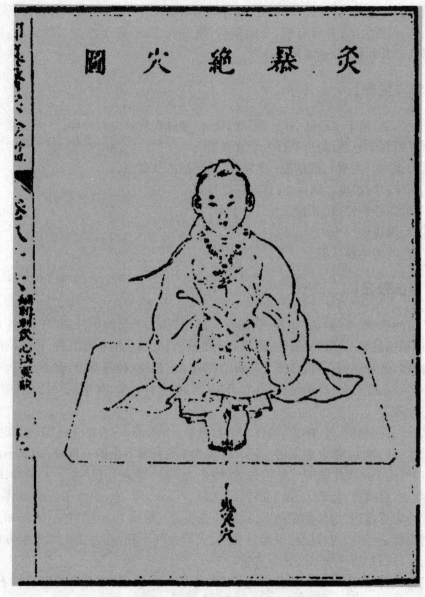

清代《医宗金鉴》针灸方图中的灸暴绝穴图

　　黄帝说:好。气有余和气不足会出现什么症状呢? 岐伯说:气有余的则喘咳气上逆,气不足的则呼吸虽然通利,但气息短少。若邪气尚未与气血相并,五脏安定之时,有邪气侵袭,则邪气仅客于皮肤,而发生皮肤微病,使肺气微泄,病情尚轻,所以叫作"白气微泄"。黄帝说:怎样进行补泻呢? 岐伯说:气有余的应当泻其经隧,但不要伤其经脉,不要使之出血,不要使其气泄。气不足的则应补其经隧,不要使其出气。黄帝说:怎样刺其微邪呢? 岐伯说:先用按摩,时间要久一些,然后拿出针来给病人看,并说"我要深刺",但在刺时还是适中痛处即止,这样可使其精气深注

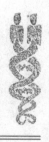

于内,邪气散乱于外,而无所留,邪气从腠理外泄,则真气通达,恢复正常。

黄帝说:好。血有余和不足会出现什么症状呢?岐伯说:血有余的则发怒,血不足则恐惧。若邪气尚未与气血相并,五脏安定之时,有邪气侵袭,则邪气仅客于孙络,孙络盛满外溢,则流于经脉,经脉就会有血液留滞。黄帝说:怎样进行补泻呢?岐伯说:血有余的应泻其充盛的经脉,以出其血。血不足的应察其经脉之虚者补之,刺中其经脉后,久留其针而观察之,待气至而脉转大时,即迅速出针,但不要使其出血。黄帝说:刺留血时应当怎样呢?岐伯说:诊察其血络有留血的,刺出其血,使恶血不得入于经脉而形成其他疾病。

黄帝说:好。形有余和形不足会出现什么症状呢?岐伯说:形有余的则腹胀满,大小便不利,形不足的则四肢不能运动。若邪气尚未与气血相并,五脏安定之时,有邪气侵袭,则邪气仅客于肌肉,使肌肉有蠕动的感觉,这叫作"微风"。黄帝说:怎样进行补泻呢?岐伯说:形有余应当泻足阳明的经脉,使邪气从内外泻,形不足的应当补足阳明的络脉,使气血得以内聚。黄帝说:怎样刺微风呢?岐伯说:应当刺其分肉之间,不要刺中经脉,也不要伤其络脉,使卫气得以恢复,则邪气就可以消散。

黄帝说:好。志有余和志不足会出现什么症状呢?岐伯说:志有余的则腹胀飧泄。志不足的则手足厥冷。若邪气尚未与气血相并,五脏安定之时,有邪气侵袭,则邪气仅客于骨,使骨节间如有物震动的感觉。黄帝说:怎样进行补泻呢?岐伯说:志有余的应泻然谷以出其血,志不足的则应补复溜穴。黄帝说:当邪气尚未与气血相并,邪气仅客于骨时,应当怎样刺呢?岐伯说:应当在骨节有鼓动处立即刺治,但不要中其经脉,邪气便会自然去了。

黄帝说:好。关于虚实的症状我已经知道了,但还不了解它是怎样发生的。岐伯说:虚实的发生,是由于邪气与气血相并,阴阳间失去协调而有所偏倾,致气乱于卫,血逆于经,血气各离其所,便形成一虚一实的现象。如血并于阴,气并于阳,则发生惊狂。血并于阳,气并于阴,则发生热中。血并于上,气并于下,则发生心中烦闷而易怒。血并于下,气并于上,则发生精神散乱而善忘。

黄帝说:血并于阴,气并于阳,像这样血气各离其所的病症,怎样是实,怎样是虚呢?岐伯说:血和气都是喜温暖而恶寒冷的,因为寒冷则气血滞涩而流行不畅,温暖则可使滞涩的气血消散流行。所以气所并之处则血少而为血虚,血所并之处则气少而为气虚。黄帝说:人身的重要物质是血和气。现在先生说血并的是虚,气并的也是虚,难道没有实吗?岐伯说:多余的就是实,缺乏的就是虚。所以气并之处则血少,为气实血虚,血并之处则气少,血和气各离其所不能相济而为虚。人身络脉和孙脉的气血均输注于经脉,如果血与气相并,就成为实了。譬如血与气并,循经上逆,就会发生"大厥"病,使人突然昏厥如同暴死,这种病如果气血能得以及时下行,则可以生,如果气血壅于上而不能下行,就要死亡。

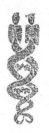

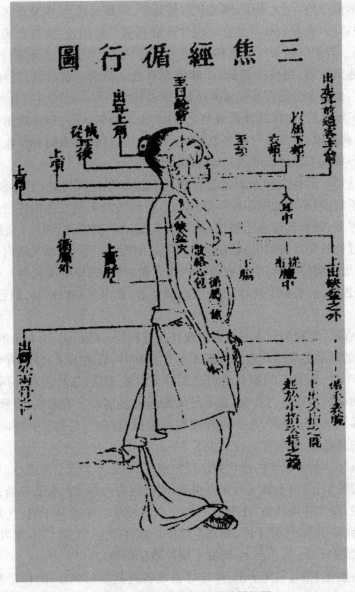

《刺灸心法要诀》中的三焦经循行图

　　黄帝说:实是通过什么渠道来的? 虚又是通过什么渠道去的? 形成虚和实的
道理,希望能听你讲一讲。岐伯说:阴经和阳经都有俞有会,以互相沟通。如阳经
的气血灌注于阴经,阴经的气血盛满则充溢于外,能这样运行不已,保持阴阳平调,
形体得到充足的气血滋养,九候的脉象也表现一致,这就是正常的人。凡邪气伤人
而发生的病变,有发生于阴的内脏,或发生于属阳的体表。病生于阳经在表的,都
是感受了风雨寒暑邪气的侵袭;病生于阴经在里的,都是由于饮食不节、起居失常、
房事过度、喜怒无常所致。

黄帝说:风雨之邪伤人是怎样的呢? 岐伯说:风雨之邪伤人,是先侵入皮肤,由皮肤而传入于孙脉,孙脉满则传入于络脉,络脉满则输注于大经脉。血气与邪气并聚于分肉腠理之间,其脉必坚实而大,所以叫作实症。实症受邪部位的表面多坚实充满,不可触按,按之则痛。黄帝说:寒湿之邪伤人是怎样的呢? 岐伯说:寒湿邪气伤人,使人皮肤失却收缩功能,肌肉坚紧,营血滞涩,卫气离去,所以叫作虚症。虚症多见皮肤松弛而有皱褶,卫气不足,营血滞涩等,按摩可以致气,使气足能温煦营血,故按摩则卫气充实,营血畅行,便觉得爽快而不疼痛了。黄帝说:好。阴分所发生的实症是怎样的呢? 岐伯说:人若喜怒不加节制,则使阴气上逆,阴气逆于上则必虚于下,阴虚者阳必凑之,所以叫作实症。黄帝说:阴分所发生的虚症是怎样的呢? 岐伯说:人若过度喜乐则气易下陷,过度悲哀则气易消散,气消散则血行迟缓,脉道空虚;若再吃寒凉饮食,寒气充满于内,血行滞涩而气耗,所以叫作虚症。

黄帝说:医经上所说的阳虚则生外寒,阴虚则生内热,阳盛则生外热,阴盛则生

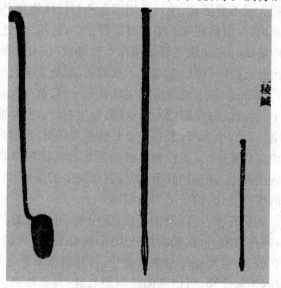

清代孙震元《疡科会粹》中的三棱针图

内寒。我已听说过了,但不知是什么原因产生的。岐伯说:诸阳之气,均承受于上焦,以温煦皮肤分肉之间,现寒气侵袭于外,使上焦不能宣通,阳气不能充分外达以温煦皮肤分肉,如此则寒气独留于肌表,因而发生恶寒战栗。黄帝说:阴虚则生内热是怎样的呢? 岐伯说:过度劳倦则伤脾,脾虚不能运化,必形气衰少,也不能转输水谷的精微,这样上焦即不能宣发五谷气味,下脘也不能化水谷之精,胃气郁而生热,热气上熏于胸中,因而发生内热。黄帝说:阳盛则生外热是怎样的呢? 岐伯说:若上焦不通利,可使皮肤致密,腠理闭塞,汗孔不通,如此则卫气不得发泄散越,郁而发热,所以发生外热。黄帝说:阴盛则生内寒是怎样的呢? 岐伯说:若寒厥之气上逆,寒气积于胸中而不下泄,寒气不泻,则阳气必受耗伤,阳气耗伤,则寒气独留,寒性凝敛,营血滞涩,脉行不畅,其脉搏必见盛大而涩,所以成为内寒。

黄帝说:阴与阳相并,气与血相并,疾病已经形成时,怎样进行刺治呢? 岐伯说:刺治这种疾病,应取其经脉,病在营分的,刺治其血,病在卫分的,刺治其气,同时还要根据病人形体的肥瘦高矮,四时气候的寒热温凉,决定针刺次数的多少,取

穴部位的高下。黄帝说:血气和邪气已并,病已形成,阴阳失去平衡的,刺治时应怎样应用补法和泻法呢? 岐伯说:泻实症时,应在气盛的时候进针,即在病人吸气时进针,使针与气同时入内,刺其俞穴以开邪出之门户,并在病人呼气时出针,使针与气同时外出,这样可使精气不伤,邪气得以外泄;在针刺时还要使针孔不要闭塞,以排泄邪气,应摇大其针孔,而通利邪出之道路,这叫作"大泻",出针时先以左手轻轻切按针孔周围,然后迅速出针,这样亢盛的邪气就可穷尽。黄帝说:怎样补虚呢?岐伯说:以手持针,不要立即刺入,先安定其神气,待病人呼气时进针,即气出针入,针刺入后不要摇动,使针孔周围紧密与针体连接,使精气无隙外泄,当气至针下时,迅速出针,但要在病人吸气时出针,气入针出,使针下所致的热气不能内还,出针后立即按闭针孔使精气得以保存。针刺候气时,要耐心等待,必俟其气至而充实,始可出针,这样可使已至之气不致散失,远处未至之气可以导来,这叫作补法。

黄帝说:先生说虚症和实症共有十种,都是发生于五脏,但五脏只有五条经脉,而十二经脉,每经都能发生疾病,先生为什么只单独谈了五脏? 况且十二经脉又都联络三百六十五节,节有病也必然波及经脉,经脉所发生的疾病,又都有虚有实,这些虚症和实症,又怎样和五脏的虚症和实症相结合呢? 岐伯说:五脏和六腑,本有其表里关系,经络和肢节,各有其所发生的虚症和实症,应根据其病变所在,随其病情的虚实变化,给予适当的调治。

如病在脉,可以调治其血;病在血,可以调治其络脉;病在气分,可以调治其卫气;病在肌肉,可以调治其分肉间;病在筋,可以调治其筋;病在骨,可以调治其骨。病在筋,亦可用燔针劫刺其病处,与其筋脉挛急之处;病在骨,亦可用焠针和药熨病处;病不知疼痛,可以刺阳跷阴跷二脉;身有疼痛,而九候之脉没有病象,则用缪刺法治之;如果疼痛在左侧,而右脉有病象,则用巨刺法治之。总之,必须详审地诊察九候的脉象,根据病情,运用针刺进行调治。只有这样,针刺的技术才算完备。

【专家评鉴】

一、调经在于补泻

首言"有余泻之,不足补之",指出了调经大法。紧扣篇题,提示了调经的意义。调经在于补泻,虚实则皆由五脏,故岐伯以五脏概括了百病的虚实。

二、调经不离五脏

疾病之虚实虽然繁多,但"皆生于五藏也"。因五脏是人体之本,经脉之所络属,而经脉又是五脏气血的供给者,所以说"五藏之道,皆出于经隧"。

三、调经在于和调气血

调经之所以治百病,是由于"血气不和,百病乃变化而生",而血气又是通过经脉运行的,所以调经必须着眼于和调气血,气血和调了,阴阳也就恢复常态了。这就是调经的意义所在。

四、神的病变

(一)神病的表现

虚实:"神有余则笑不休,神不足则悲。"笑与悲是对心病表现在神志方面的概括,而且只限于精神失常方面的病变。神有余是由于心气实,神不足是因为心气虚。至于心气虚和实是怎样形成的,则需结合脏腑气血阴阳的盛衰和致病因素的影响,进行具体的分析。概括地说,从"血气未并"为"神之微",可知其虚实则为"血气已并"所致。

微病:"邪客于形,洒淅起于毫毛",是指在气血、五脏没有偏盛偏衰的情况下,由于皮毛受邪,引起了神的微病。所谓"善治者,治皮毛"正是此意。

(二)神病的刺法

泻络出血:在本经范围内,刺盛络出血,以泻其有余。但泻实应防其伤正,故告诫"勿之深斥,无中其大经。"

按摩致气:视其本经之虚络所在,予以按摩,使络脉充盈后,再刺虚络之处,取意于补而不滞,故曰"以通其经"。本段的"按而致之"与"刺微"中的"按摩勿释"比较,前者指广泛按摩,后者指针刺部位。从"勿释"二字可证。

针刺移气:上文之虚络有陷下之症,而"神之微病"则无形可察。所以在针刺部位上是有区别的。根据"志有余不足"一段的取穴原则,刺"神之微"似应取本经的井穴,或选用解表的穴位。

五、气的病变

(一)气病的表现

虚实:"气有余则喘咳,上气不足,则息短少气",是对肺病表现在呼吸方面的概括。气有余,是指实邪壅塞于胸间,影响肺的宣降,致气上逆而喘咳。气不足,是肺气虚而呼吸无力。皆因肺主气的功能异常所致。

微病:"皮肤微病",与皮毛受邪同义。上段"神之微",也属皮毛受邪。从气血关系来讲,"血者,神气也";"血气者,人之神",所以外邪侵袭皮毛,神和气则首当其冲,"白气微泄"句,应理解为有肺气微虚的症状。

(二)气病的刺法

泻其经隧:经隧是通称。根据志有余不足一段的补泻部位,应取本经的荥穴。

补其经隧:应取本经的经穴。泻其经隧的"无泄其气"与本条的"无出其气",其手法均以本篇第四节的原文为准。

伏精散邪:因"恐则气下",故用惊恐的方法,使精气内伏,再浅刺体表,以引邪气外出,以达正气协调的目的。

六、血的病变

(一)血病的表现

虚实:"血有余则怒,不足则恐",是对肝病表现在情志方面的概括。肝主疏泄,疏泄太过则怒,不及则恐。

微病:"经络有留血",指本经络脉瘀血。络脉瘀血是由于孙络的血(津液)外泄,瘀而留止,影响了络脉的畅通所致。

(二)血病的刺法

泻络出血:"神有余"泻小络出血,本条泻盛经(络)出血,刺法是一致的。

久留致气:"内针脉中,久留而视",待针下"脉大"为准。"脉大"不能理解为络脉胀大,或现在所说的针下血肿,应理解为络脉丰满,才能与"虚经(络)"相应。与"神不足者,视其虚络,按而致之"同义。所不同者,在于按摩与纳针久留之分。

刺络放血:"视其血络刺出其血",以防止经脉瘀血。与"泻络出血"的区别,在于此仅指局部而言,不施行泻的手法。

七、形的病变

(一)形病的表现

虚实:"形有余则腹胀,泾溲不利,不足则四肢不用"。是对脾病表现在运化方面的概括。有余为湿浊壅滞气机不利,水液停聚,故腹胀小便不利,这是运化水液功能的异常。脾为胃行津液而主四肢,若脾运化水谷精微的功能异常,四肢不得禀水谷之气,故四肢不用。

微病:"肌肉蠕动"是形容肌肤有像蠕虫之行的感觉。临床上所见的肌肉麻木之类的病症应属这一范围。

(二)形病的刺法

泻其阳经:形有余泻其表里的阳经,针刺部位应取"经"穴。

补其阳络:不足则补相表里的阳络,阳络即足阳明胃经的络脉,穴名丰隆,别行于足太阴脾经。

刺分肉间:分肉受卫气温养,肌肉蠕动,是失去卫气温养的一种表现,针刺分肉,使"卫气得复,邪气乃索"。

八、志的病变

(一)志病的表现

虚实:"志有余则腹胀飧泄,不足则厥。"是肾病表现在肾阳方面的病变。肾阳虚影响脾的运化,以致出现腹胀飧泄等邪盛之象,故称"志有余"。肾阳虚温煦无

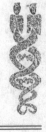

力,故厥冷。肾虚厥冷重点表现于下肢,所谓"阳气衰于下,则为寒厥"(《素问·厥论》)。"不足则厥"的"厥",也可能有"阴气衰于下则为热厥"的一面,但联系"腹胀飧泄"应重点从肾阳虚方面理解。

微病:肾主骨,所以肾之微病,表现在关节方面的变化。或痛或肿皆属"骨节有动"。

（二）志病的刺法

有余泻荥:"泻然筋血者",即取足少阴肾经"荥"穴"然谷"放血。

不足补经:"不足则补其复溜",复溜穴系足少阴经的"经"穴。

针刺邪所:在有病变的关节部位针刺之,"邪所乃能立虚"。

九、虚实的病机

气血相互并聚是形成虚实的病机所在。文中指出虚实之生是由于"气血以并,阴阳相倾"。这是就总体而言的。"气乱于卫,血逆于经,血气离居",是说明气血相互并聚的三种类型,这三种类型均有虚或实两个方面,故曰:"一实一虚"。在气血相互并聚的情况下,判断其虚或实的标准是:血与气相并为实,血与气相失为虚。在血与气相失的情况下,又有虚实之分,如有气血偏盛的一面就叫实,无气血偏盛的一面就称虚,故曰:"气并则无血,血并则无气"。为了说明这一理论,举了如下两方面的例证:

（一）血气相失

"血并于阴,气并于阳":这里的阴和阳,指部位的内外而言。气主外,血主内。血并于阴则阴胜,气并于阳则阳胜。阴胜阳胜均可导致惊狂。

"血并于阳,气并于阴":血本主内而并于外,并于外,则内阴不足;气本主外而并于内,并于内,则外阳不足。阴虚阳虚均可导致内热(炅中)。

"血并于上,气并于下""血并于下,气并于上":这里的上下应以心肾为主。心主上,肾主下,气血升降失常,引起了血并于上,气并于下。"血并则无气",上部血胜气虚,故"心烦闷善怒"。"气并则无血",下部气盛血虚,亦"心烦闷善怒"。反之,则"乱而喜忘"。所谓"肾盛怒而不止则伤志,志伤则喜忘其前言"(《灵枢·本神》),正体现了心肾之间的密切关系。

上述都是"血气离居,一实一虚"的例证,"一实一虚",从病机上讲,要看它的主导方面,如"血并于阴"是血胜气虚,其主导方面是血胜;又如同是"炅中",则有阴虚阳虚之别,其主导方面在于内虚。前者即"有者为实",后者则为"无者为虚"。

（二）血与气并

血与气并居于一个部位则为实。如"络之与孙脉,俱输于经",即气血并居于经。气血并居于经可引起各个脏腑的病变,文中所举的"大厥",只是气血"俱输于经""并走于上"的一个例证而已。他如上节的"神有余,则泻其小络之血,出血"

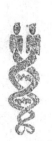

"气有余,则泻其经隧""血有余,则泻其盛经"等五有余的刺法,均应属血气"俱输与经"的例证。

十、虚实的原因

原文首先从生理角度阐明了"阴阳匀平",则无虚实之变的观点,提示了虚实之变,是由于经脉失调,而经脉失调,又必有病邪为患;病邪伤及血气,则可循经脉的阴阳贯注,而导致疾病的传变,从而为论述"虚实之要"提供了理论依据。

(一)病邪分类及其侵袭途径

外邪:风雨寒暑。由外侵入经脉("或生于阳");内邪,饮食居处,阴阳喜怒。由内伤及经脉("或生于阴")。

(二)外邪内邪致病均分虚实

外邪致实致虚:"风雨之伤人奈何","寒湿之伤人奈何?",犹如下文的"阴之生实奈何"。"阴之生虚奈何"不直接称"阳之生实奈何"。"阴之生虚奈何"是由于外邪侵袭人体,不能立即形成虚实,所以提出了"先客于皮肤",然后再及经脉的传变过程。风雨之所以致实,是因为邪盛而正(血气)不衰,亦即"邪气盛则实"之意。寒湿之所以致虚,是因为血涩气虚,与"精气夺则虚"同理。原文虽言风雨致实,寒湿致虚,但不能绝对化。即"虚实之要"不在病邪的种类,而在于邪正双方力量的对比。其证除了"脉坚大""皮肤不收,肌肉坚紧"外,从喜按拒按可推知,疼痛也是本条的一个主症。

内邪致实致虚:"喜怒不节,则阴气上逆",这里的"喜怒",是怒不是喜。怒则肝气上逆,上逆故曰实。"喜则气下,悲则气消",说明喜悲均可耗气,气耗故曰虚。但虚实之中又有夹杂。如上逆虽曰实,而又有下虚一面;气耗虽曰虚,又有"因寒饮食"而致"血泣气去"之虚者,与气耗之虚相比,显然又夹有实的一面。

十一、虚实的阴阳分属

(一)"阳虚则外寒"

"阳虚则外寒",是因寒邪侵犯人体,阻遏卫气,使卫气不能达于肌表,表卫不足,致使寒邪独留体表而产生外寒。这种"寒"并非虚寒,实为外感寒邪早期阶段的恶寒,现在所说的阳虚是指阳不足,卫阳亦虚,外寒是由于阳气不足,体失温煦所致。

(二)"阴虚生内热"

本文所说的"阴虚生内热",是因劳倦太过,损伤脾气,脾的升清降浊功能失常,致使清阳不升,浊阴不降,谷气留而不行,郁久化热,熏蒸于胸中,所以内热。此种内热实际是脾气虚发热。因脾虚不运,影响津液的输布,以致阴虚。李东垣所说的"气虚发热"就是指此种情况,故用升阳益气,甘温除热法治之。现在一般所说的阴

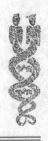

虚发热,是指肺胃或肝肾之阴不足,阴不敛阳,虚火内生之发热、盗汗、口干、舌红苔少、脉细数等症,治当用滋阴清虚热法。

（三）"阳盛生外热"

本文所论"阳盛生外热",是认为上焦不通,腠理闭塞,卫气郁遏而致发热。这种发热仅指寒邪侵犯肌表之发热,是前述外感病恶寒之进一步发展。现在临床上的阳盛生外热,实系"阳盛则热",包括有里热症。治疗以清热为主,在表者解表,在里者清里。

（四）"阴盛则内寒"

本文所论"阴盛则内寒",是因寒气积于胸中,致使血脉凝涩不畅,久则损伤阳气,而产生内寒。这种内寒虽属阳虚阴寒之邪过盛所致,但它仅限于寒积胸中。现在临床之内寒症,泛指一切脏腑之寒症,治以温中散寒。上述阴阳虚实寒热的病理尽管不尽相同,但本篇以阴阳为总纲来分析内外寒热虚实机理的方法,却给后世以极大启发,并为中医学的"八纲辨证"奠定了基础。

十二、五脏虚实刺法

针刺经隧:"取之经隧",是治疗脏腑虚实的总则。但必须因病、因人、因时的具体情况,取舍针刺的部位。

补泻手法:泻法的要求:病人吸气时进针,进针后扩大针孔;呼气时出针,出针后不按针孔。但必须手法重而出针迅速,使病人针感强烈,"如利其路"。补法的要求:呼气时进针,进针后"动气候时",有了热感立即出针,出针时闭塞针孔。

十三、经络支节虚实刺法

根据"其病所居,随而调之"。如"病在脉,调之血……病在骨,调之骨"等,说明了五脏虚实可调其外合;经脉支节虚实,可治其五脏。正如张志聪所说:"此论五脏之气不和,以致其外合气筋骨为病,各以其气调之。"另外,除根据不同病位。选用不同穴位外,还要采用燔针、焠针、缪刺、巨刺等不同的刺法,以适应经络支节病变的需要。

（一）针刺补泻手法

本节是《内经》论述补泻手法比较集中的一篇,且较为详备。为历代针灸医家所遵循,至今仍不失其指导意义。唯针随呼吸出入,达到"精气不伤,邪气乃下""热不得还""邪气布散"的目的,从理论上是无法解释的,有待今后研究工作中予以澄清。

（二）经络支节的病症

"其病所居,随而调之",说明经络支节的病症是较为广泛的。但从"病不知所痛,两跷为上;身形有痛,九候莫病,则缪刺之;痛在于左而右脉病者,巨刺之"

的原文看,在脉、在血、在气、在肉、在筋、在骨的病症,除了与五脏虚实有直接联系的以外,也应以疼痛为主。学习本段原文时,在体会其辨证施治的同时,还应掌握本文对病症分类的方法。

总之,本篇的内容是十分丰富的,文中从整体观念出发,以五脏为中心,论述了虚实之"形""生""要""刺"的理论和具体内容,尤其突出了"调经"的意义。对脏腑虚实、气血盛衰、阴阳寒热的病因病机进行了阐发,为后世的脏腑辨证、八纲辨证、病因辨证等纲领奠定了基础。所提出的针刺原则,不仅是指导针灸临床实践的绳墨,也为临床各科的治则,提供了理论依据。因此,它即是研究中医基本理论的重要资料,也是挖掘《内经》针灸学理论必不可少的宝贵文献。

【临床应用】

一、神、气、血、形、志的名称问题

不直接提五脏而代之以神、气、血、形、志,不应简单的理解它只是代称。除了代称这方面,其意义在于说明"五有余、五不足",不只是五脏本身的病变。如"神有余有不足",不只是心脏本身的病变,而是心的功能和它所属的整个系统的病理反映。当然也不能理解为是所属系统的全部病变,只不过是举例而已。

二、"无形无患"的观点

此观点体现在"人有精、气、津、液、四肢、九窍、五脏、十六部、三百六十五节,乃生百病"这段原文中。意谓没有这些"形",也就不发生这些病。有了这些"形","乃生百病"。这是本篇对发病的唯物主义观点的认识("无形无患"句,出于《素问·六微旨大论》)。

三、"志意通,内连骨髓,而成身形五藏"的问题

本句原文,在"而此成形"之后,似乎重复,所以日人丹波元简认为"而此成形"句是衍文。但细玩全段,则层次井然。上文所指,重点在于说明有了五脏才构成了人体。本文则进一步指出,人体有了志意主宰,再有经脉"内连骨髓",外络肢节,才能成为一个有机的整体。前者强调了五脏,后者突出了志意和经脉。正如《灵枢·天年》篇所说的:"五脏已成,神气舍心,魂魄毕具,乃成为人。"另外,从本篇原文看,"内连骨髓"是指经脉联络骨髓,("骨髓",可泛指人体深层的组织),如果结合《灵枢·本脏》之"志意通,内连骨髓,而成身形五脏"句,以及肾主骨、生髓,通脑,联系理解,则更有深意。

四、"微病"的问题

五脏各有微病,心谓"神之微",肺谓"白气微泄",脾谓"微风"。此三脏的微

病，似属后世所称的表证。其中“神之微”偏重于寒邪，“白气微泄”与“微风”均偏重于风邪。《伤寒论》中风邪伤卫，寒邪伤营的理论与本节是一致的。但“肌肉蠕动”一证，在表证中是很少见的，不能绝对地把它划归表证，只能从风邪这一面来联系。而肝之“留血”，肾之“骨节有动”，则应局限于本脏外应部位的局部病变，不能与其他三脏的微病等同。原文中即未称“微病”，又未提“刺微”，其意或在于此。

另外，这些微病的发生，不是脏腑病变直接影响的，是由外邪所致，其证虽属五脏，但未深入，病轻易治。这种通过外合组织，配属五脏，以外察内的方法，为临床早期诊治，提供了线索，值得今后在临床实践中进一步探讨。

五、“神气乃平”与“神气乃得复”的问题

泻神之有余，补神之不足，使气血得以和调，由原来的偏盛偏衰达到“平”。所以不论有余不足皆曰“神气乃平”。“神气乃得复”是在气血没有偏盛偏衰的情况下只是“神气”的微变，所以微刺可以“得复”，联系起来看，三句话的精神是一致的。也是把这三段的“微病”作为表证理解的理由之一。文中所提到的神气、真气、卫气等不同名称，似与各脏的功能特点有关，如心藏神，故称神气，肺主气，故称真气，脾运化水谷精微，主卫，故称卫气。实际上都指与邪气相对的正气而言。

六、“移气于不足”的问题

“移气于不足”和“按而致之”，二者相比只是手段不同，精神是一致的。后文中均无类似的提法，因此这两句话的精神，在后文中也是适用的。怎样“移气于不足”？注家意见不一，理解为针下得气（气移于针下），较为适宜，否则是难以解释的。但为什么在“刺微”中这样提，其他段和补泻手法中均未提及？主要原因可能是作者认为刺得气均是移气于针下，但针刺虚实，移气于针下是为了补泻，所以不是“移气于不足”。另外，“移气于不足”，《太素》《甲乙经》均作“移气于足”，差一个“不”字，文意虽别，但从医理上讲是一致有。因“足”与“不足”都是为了使气达到充足为目的。但杨上善把“足”字解释为脚跟（注云：“按摩使气至于踵也”）则有失原意。

七、关于病因分类问题

“夫邪之生也，或生于阴，或生于阳。其生于阳者，得之风雨寒暑；其生于阴者，得之饮食居处，阴阳喜怒”的分类方法，为后世病因学的发展，奠定了基础。

《内经》中的病因分类还有另一方法，即“三部”分法。《灵枢·百病始生》篇说：“风雨则伤上，清湿则伤下，喜怒不节则伤脏，脏伤则病起于阴也”；“上下中外，分为三员”；“三部之气，所伤异类”。“三部之气”，是指喜怒、风雨、清湿三类不同性质的病邪。“所伤异类”，是指侵伤人体的部位不同。

《灵枢·百病始生》说:"夫百病之始生也,皆生于风雨寒暑,清湿喜怒。喜怒不节则伤脏,风雨则伤上,清湿则伤下,三部之气,所伤异类。"指出疾病的发生,皆因于风雨寒暑,清湿喜怒,但由于感受邪气的性质不同,因而侵犯人体的途径、所伤部位、导致疾病的性质也有着很大差别。概括来讲,风雨寒暑(包括六淫之邪),先侵犯人体的上半部;清湿之邪(指居处潮湿寒冷),先侵犯人体的下半部;喜怒不节(泛指七情过度),则伤及人体的脏腑(内部)。

"三部之气,所伤异类",是祖国医学病因学中的一个重要观点。这种学术观点在《内经》里的其他篇章也有不少论述。如本篇说:"夫邪之生也,或生于阴,或生于阳,其生于阳者,得之风雨寒暑;其生于阴者,得之饮食居处,阴阳喜怒。"《灵枢·邪气藏府病形》说:"身半以上者,邪中之也;身半以下者,湿中之也"等等。《内经》中这种将致病因素和发病途径结合起来,依据不同的病因,用阴阳五行学说进行性质分类,以"同气相求"的理论,说明不同类别的病邪,侵犯人体的部位不同。因而,所致的病症也各不相同。实践证明,这种病因学分类法对临床辨证是有着一定指导意义的。

"三部之气,所伤异类",对后世病因学说的形成和发展有着较大影响。张仲景就是在这种认识的基础上,进一步指出:"千般疢难,不越三条。一者,经络受邪,入脏腑,为内所因也;二者,四肢九窍,血脉相传,壅塞不通,为外皮肤所中也;三者,房室、金刃、虫兽所伤。以此详之,病由都尽"(《金匮要略》)。宋代陈无择又进而引伸,明确地提出了"三因学说",从而确定了祖国医学的病因学说,成为中医学理论体系中的一个重要组成部分,对后世病因辨证方法的确立有着一定的影响。

八、阴阳盛衰所致寒热的异同

(一)"阳虚则外寒""阳盛则外热"

原文在回答"阳虚外寒"病机时说:"阳受气于上焦,以温皮肤分肉之间,令寒气在外,则上焦不通,上焦不通则寒气独留于外,故寒栗。"又说:"阳盛生外热奈何?岐伯曰:上焦不通利,则皮肤致密,腠理闭塞,玄府不通,卫气不得泄越,故外热"。这两句话解释了外感病初期,出现恶寒发热症状的机理。

"阳"指卫气。由于卫气布行于肌表,故称之为阳。卫气在上焦肺的宣发作用下,从脉外首先敷布于肌表,以发挥其防御外邪、温煦肌表的作用。《灵枢·决气》说:"上焦开发,宣五谷味,熏肤,充身,泽毛,若雾露之溉,是谓气。"就讲了卫气的功能和上焦对卫气的宣发作用。《灵枢·邪客》篇:"卫气者,以其悍气之慓疾,而先行于四末分肉皮肤之间"。"寒"指恶寒症状,"热"指发热表现。所谓"外"则是指引起恶寒发热症状的因素是来自于体外,而非体内,是别于下文"阴虚则内热","阴盛则内寒"中的"寒""热"产生缘由的。当然,此处的"外"字,也可理解为邪正交争的部位在肌表,相对处于肌表的外层,因为外感病症之恶寒发热,是表证的特有热型,表示其病位浅在,故原文用"外"以示之。这里的"阳虚""阳盛",是指外感表证初起,卫气的盛衰变化过程。例如当寒邪所伤之时,由于寒为阴邪,性质收引,凝滞,有阻气机,伤阳气的致病特点,所以当机体初感寒邪,反射性地引起气机收引。腠理皮肤收缩,由上焦发布的卫气就不能按正常状态运行,卫气不能顺利地布于体表,于是体表就暂时处于相对的卫气不足,即所谓"阳虚",而寒邪相对偏胜于肌表,肌表失去正常的温煦,于是就表现出恶寒症状。所以原文说:"寒气在外,上焦不通,则寒邪独留于外,故寒栗"。当寒战之后,机体就会本能地调动其他部位的卫阳之气,并输于肌表与外邪抗争,但是由于寒邪的收引之性,使皮腠汗孔闭塞,卫气就在短暂的不足之后,反而大量郁积于体表,而又不能发泄于外,于是肌表就又有卫阳之气偏盛的状况,阳气盛,发热太过,超过生理限度,所以就产生发热。因此原文说:"皮肤致密,腠理闭塞,玄府不通,卫气不得泄越,故外热"。由此可见,这种恶寒发热是由来自身体外的寒邪气所致,所以原文中用"外"以示感邪而致"寒"、"热"的来源;同时也表示引起恶寒发热的病位在肌肤的表浅外层。所以,此"阳虚生外寒","阳盛生外热"之恶寒发热,是表证之初期阶段出现的症状,病症多为实症,宜用辛温解表法治疗。

理解该语时,应当注意与"阳盛则热","阳虚则寒"病机的区别。"阳虚则寒"是指脏腑阳气不足之故,如心阳虚,脾阳虚,肾阳不足等皆属之。症状不但有畏寒症状,而且还会有口淡不渴,小便清长,精神不振,舌淡嫩等症状。病位在里,症候属虚,宜用甘温补阳之品以扶助亏损之阳气。"阳盛则热"是指邪气偏盛,引起机体阳气亢奋的病机,如肺热壅盛,胃火炽盛,心火上炎,肝火上炎等症,皆属此病机范围。不但会有发热的症状,还会伴有口渴,喜冷饮,舌红苔黄燥,脉数有力,小便短赤,大便干结等症状。证为实症,病位在里,宜用寒凉清热之剂,以泻阳热之邪。理解原文时,不可不加以注意。

(二)"阴虚则内热"

原文说:"阴虚生内热奈何? 岐伯曰:有所劳倦,形气衰少,谷气不盛,上焦不行,下脘不通,胃气热,热气熏胸中,故内热"。

此处"阴虚"和后世阴津亏损之"阴虚"含义不同。人体内脏居里,为阴,内脏之气亏损,就叫"阴虚",但主要指脾气虚。如本篇的上文就指"神有余不足"为心的实症和虚症。"血有余不足"为肝的实症和虚症。"志有余不足"是肾的实症和虚症,同样"形有余不足"是指脾的实症和虚症。所以岐伯解释这一病机时所讲的"形气衰少"是指在过劳情况下,脾气受损,运化无力,水谷精气不能产生,即所谓"谷气不盛"。脾气亏虚,无力运化,清者不能上升,浊者不能下降,于是清浊混杂,郁积于胃脘,产生发热症状,所以原文说:"上焦不行,下脘不通,胃气热,热气熏胸中,故内热"。所谓"内热",是指产生此种发热症状的原因,是来自于体内,而非外感。不可认为是体内热,而体外不热。这里"内"是针对病因而言。

"阴虚生内热"与"阴虚则热"不同。阴虚则热是指阴精亏损,阴不制阳而有阳亢之象,如肺阴虚、心阴虚、肝肾阴虚等所致之发热者,其病机皆属于此。患者发热是以午后发热、五心烦热为特征,并兼有盗汗、口干、舌红少苔,脉细数等症。可见,"阴虚生内热"病位在脾,治宜甘温益气。该语的提出为李东垣"气虚发热"理论和甘温除热之法提供了理论依据。而"阴虚则热"病位广泛,各脏腑皆可有之,治宜甘寒养阴,滋阴降火为主。虽同是虚症,但一为气虚一为阴虚,在病位上一广一狭,用药上一寒一温,大相径庭,不可不加以区别。

(三)"阴盛则内寒"

原文说:"阴盛生内寒奈何?岐伯曰:厥气上逆,寒气积于胸中而不泻,不泻则温气去,寒独留,则血凝泣,凝则脉不通,其脉盛大以涩,故中寒。"这是以寒积胸中形成内寒症为例,说明"阴盛则内寒"的病机。

"阴盛"是指人体受厥逆之气所伤,阳气的温煦作用被郁遏。对立的阴阳双方,当其中的任何一方被抑制,与其对立的一方就会由此而偏胜。原文中讲的:"温气去,寒独留"就讲的是这一辩证关系。这就是"阴盛"的由来。阴盛而阳气被遏郁,不能发挥其温养作用,体内的气血,"喜温而恶寒,寒则泣不能流,温则消而去之",所以就有"血凝泣","脉不通"等内寒症的表现。"寒"指寒症。"内"指病位在里,此仅指胸中。这种阴寒之邪内胜所产生的内寒症,病位在胸,应当注意与"阴胜则寒"的病机区别,二者病位范围有大小之别,但本质却是一致的,均当治以温中散寒。

九、关于"十六部"的问题

对于"十六部"的认识,诸家不尽一致,就其主要观点,纳之有三:其一,《太素·虚实补泻》以总结上文为解,注曰:"九窍,五脏以为十四,四肢合手足,故有十六部。"王冰、《类经》《素问吴注》并同。其二,《素问集注·卷七》则据本篇"调经"的命题,以经脉释之,可取。注云:"十六部者,十六部之经脉也。手足经脉十二,跷脉二,督脉一,任脉一,共十六部。"其三,《素问直解·卷五》从形体部位作注,认为"形体之十六部,谓两肘、两臂、两䏴、两股、身之前后左右,头之前后左右。"《素问识》以为"高注胜于旧注"。因原文已言"四肢、九窍、五脏",显然"十六部"又是一事而不当重出,杨、王之注失之牵强,若结合本篇"调经"的核心命题,以及本段所言"五脏之道,皆出于经隧,以行血气,血气不和,百病乃变化而生,是故守经隧焉"的论述,说明本篇、本节均重在论述经脉病症之病机和调治方法,故张志聪之解为胜。

十、关于"神有余则笑不休,神不足则悲"的问题

按《新校正》认为,"详王注云:悲,一为忧,误也。《甲乙经》及《太素》并全元起注本并作'忧',皇甫士安云:心虚则悲,悲则忧。心实则笑,笑则喜。夫心之与肺,

脾之与心,互相成也。故喜发于心而成于肺,思发于脾而成于心,一过其节,则二脏俱伤。"若据《素问·阴阳应象大论》《素问·五运行大论》内容,林亿之说不无道理。然据《灵枢·本神》"心气虚则悲,实则笑不休",以及临床实践,不必改"悲"为"忧"。张志聪之注颇为得体,他在《素问集注》卷七中注:"神志,心之所藏也,心藏脉,脉会神,心在志为喜,在声为笑,故有余则笑不休,不足则金气反胜而为悲。"

原文对笑不休与悲二症以心之虚实为辨,认为心之实症见"笑不休",心之虚症则为"悲",临症不必拘泥,《金匮要略·妇人杂病脉症并治第二十二》将此二证视为妇人脏躁所致,是心血不足,心神失养,神不安静之故。临症中多为发作性情感障碍,平素即多悲伤,易哭泣,精神抑郁,情感易于冲动,常伴有心烦失眠等症,所以仲景说:"妇人脏躁,喜悲伤欲哭,象如神灵所作,数欠伸,甘麦大枣汤主之。"

本病相当于今之"癔病"。就其病机而言,多由情志抑郁,或思虑过度,肝郁化火,耗气伤阴,致使心肺脾肾俱损。心气虚则神乱,如神灵所作,喜笑不休,无以自控;肺气虚则易悲伤易哭。临床辨证常以心脾两虚、心肾不交、痰火扰心三型为多见,而此三症又以心脾两伤为主。治疗应以益心宁神之法为先,方用甘麦大枣汤,颇为效验。

十一、"气有余,则喘咳上气,不足则息利少气"

此指肺之虚实辨证。马莳对此见地颇深,他在《素问注证发微》卷七注:"此言气有虚实为病者,皆当刺之而复有刺邪之法也。气者,肺之所藏也。《灵枢·本神》篇云:肺藏气,气舍魄,肺虚则鼻塞不利。少气,即本文之少气也。'实则喘喝,胸盈仰息',即本文之喘咳上气也。此乃气血已并,所以为虚实而成病也。"

喘,是指呼吸困难,短促急迫,甚则张口抬肩,鼻翼煽动,不能平卧之症。喘以肺为主病之脏,这一观点在《内经》中有多篇证之。喘之病因,既有外感,也有内伤。喘之病理性质,有虚亦有实,《景岳全书·喘促》说:"实喘者有邪,邪气实也;虚喘者无邪,元气虚也。"临症中,实喘在肺,为外邪、痰浊、肝郁,邪壅于肺,宣降不利所致,治宜祛邪为主,如风寒袭肺而喘者,用麻杏石甘汤加半夏、橘红、苏子、紫菀、白前治之。如为表寒里热而喘者,可用麻杏石甘汤加黄芩、桑白皮、瓜蒌治之。若是痰热壅肺之实喘,可用桑白皮汤加石膏、鱼腥草、知母、葶苈子治之。另有痰浊阻肺之喘者,用二陈汤合三子养亲汤治之。肝郁气逆而致喘者,用五磨饮子开郁降气以平喘。

虚喘为气虚失纳,既可因肺之气阴两所致,可用生脉散合补肺汤加减;亦可缘肾虚纳气无力所致,偏于肾阳不足者用金匮肾气丸加减,偏于肾阴不足者用七味督气丸合生脉散以滋阴纳气。

"上气"之症为喘之甚者,指喘息气涌,不能平卧。至于咳之为病,"五藏六府皆令人咳,非独肺也?"(《素问·咳论》)然肺气"不足则息利少气"之症,《太素·

虚实补泻》认为，"肺气不足，则出入易，故呼吸气少而利也。"即谓患者呼吸畅通而气短无力，临症以肺气虚症或肺肾气虚症进行辨治。

十二、"形有余则腹胀泾溲不利，不足则四肢不用"

此以脾之虚实症候为辨。腹胀一症，临床常见，指患者自觉腹部胀满痞塞不舒，如有物支撑。脾外应于腹，故腹胀是脾为主病之脏。腹胀有虚实之分：腹胀之属于实者，其胀拒按，多因食积肠胃，或实热内结，或肝气郁滞，横犯脾土，以致阻塞气机而致。食积肠胃而致腹胀者，可用保和丸、枳实导滞丸、枳术丸之类；实热内结而致腹胀者，可用承气辈；若为肝郁气滞而生腹胀者，当用柴胡疏肝散、枳实芍药散、逍遥散之类加减。腹胀之属于虚者，多因脾胃虚弱，失于运化而然也。临症可选用香砂六君子汤、五味异功散加减变化。

"泾溲不利"一症，诸家对此认识有别，有释为二便不利者，如王冰者是，注曰："泾，大便；溲，小便也。"有认为仅指小便不利者，如《素问识》卷七注："盖泾溲是小便。《集韵》：'泾，去挺切，泉也。'刘熙《释名》：'水直波曰泾'。泾，经也，言道路也。溲者，二便之通称，故加泾字，别于大便。"《素问吴注》卷十七注："泾溲不利，言常行之小便不利也。"另有释为二便病与月经病者，如《太素·虚实补泻》注："有本经溲者，经即妇人月经也。"杨上善据别本作"经溲"，"经"指月经，"溲"指二便，临症中脾病运化失常，出现二便及月经异常之症者常有之，但据本节原文精神看，当指二便失调为解更妥。

十三、"志有余腹胀飧泄，不足则厥"

此以肾之虚实为辨。腹胀之属于肾之实者，张志聪据《素问·水热穴论》肾主水为解，《素问集注·卷七》注："肾者，胃之关，关门不利，则聚水而为腹胀飧泄矣。"吴昆、张介宾以肾主寒为释。《类经·疾病类》注曰："肾藏志，水之精也，水化寒，故肾邪有余则寒气在腹而为腹胀飧泄。"二说并通，故当合参。证之于临床，腹胀一症缘于肾者，多与水有关，可因肾阳虚，阳气不运，水寒之气不行，故可致腹大不舒，入暮尤甚，可用附子理中丸合五苓散治之，或《济生》肾气丸以温阳化气行水以消胀。亦有肝肾阴虚，津液不布，水液停聚而致，可用六味地黄丸合一贯煎加减，以滋阴利水。

飧泄之属于肾之实者，上述所引志聪、介宾之注已有所论。但临床所见则以虚者为多，在肾之虚者，又有阴虚阳虚之分，张介宾认为有因"其阴不足而为泄泻"，其"病在下焦，肾气虚而微热者，宜六味地黄汤"。亦有"肾中阳气不足则命门火衰而阴寒独盛，故于子丑五更之后，当阳气未复，阴气盛极之时，即令人洞泄不止也。故亦有椒附丸、五味子散，皆治此之良方。若必欲阳生于阴而阴气充固，则又惟八味地黄丸为宜。然余尝用此则似犹未尽者，故特制胃关煎（治脾肾虚寒作泻，或甚至久泻腹痛不止,冷痢等症。熟地、山药、白扁豆、炙甘草、焦干姜、吴茱萸、白术),一炁丹(治脾肾虚寒,不时易泻,腹痛,阳痿、怯寒等症。人参、附子),九炁丹(治脾肾虚寒。熟地、制附子、肉豆蔻、吴茱萸、补骨脂、荜茇、五味子、粉甘草)复阳丹(治阴寒呕吐、泻泄、腹痛、寒疝等症。附子、炮姜、胡椒、北五味子、炙甘草)之属,斯保其济者多矣"(《景岳全书·杂症谟·泄泻》)。

缪刺论第六十三

【要点解析】

一、说明缪刺法应用的原理及其与巨刺法的异同。指出同是左病右取,右病左取的交错刺法,而刺其经脉的为巨刺,刺其络脉的为缪刺;病在经脉则用巨刺,病在络脉则用缪刺。

二、叙述各经的络脉受邪后可能出现的症状,以及针刺的取穴部位、施刺方法、用针次数,提出针刺要考虑人体在月亮周期中的气血盛衰情况的思想。

三、介绍了病邪侵入手少阴等五经之络而发生的叫"尸厥"的病变,讨论了其救治的方法。

【内经原典】

黄帝问曰:余闻缪刺,未得其意,何谓缪刺? 岐伯对曰:夫邪之客于形也,必先舍于皮毛,留而不去,入舍于孙脉,留而不去,入舍于络脉,留而不去,入舍于经脉,内连五藏,散于肠胃,阴阳俱感,五藏乃伤,此邪之从皮毛而入,极于五藏之次也,如此则治其经焉。今邪客于皮毛,入舍于孙络,留而不去,闭塞不通,不得入于经,流溢于大络,而生奇病①也。夫邪客大络者,左注右,右注左,上下左右,与经相干,而布于四末,其气无常处,不入于经俞,命曰缪刺。

帝曰:愿闻缪刺,以左取右,以右取左,奈何? 其与巨刺何以别之②? 岐伯曰:邪客于经,左盛则右病,右盛则左病,亦有移易者,左痛未已而右脉先病,如此者,必巨刺之,必中其经,非络脉也。故络病者,其痛与经脉缪处,故命曰缪刺。

帝曰:愿闻缪刺奈何? 取之何如? 岐伯曰:邪客于足少阴之络,令人卒心痛,暴胀,胸胁支满,无积者,刺然骨之前出血,如食顷而已。不已,左取右,右取左。病新发者,取③五日已。

邪客于手少阳之络,令人喉痹舌卷,口干心烦,臂外廉痛,手不及头,刺手中指次指爪甲上,去端如韭叶各一痏,壮者立已,老者有顷已,左取右,右取左,此新病数日已。

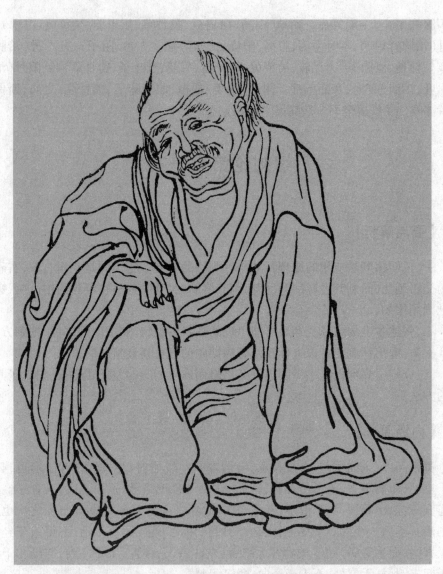

邪气侵入足少阳经的络脉,使人环跳部疼痛,腿股不能举动,以毫针刺其环
跳穴,有寒的可留针久一些,根据月亮盈亏的情况确定针刺的次数,很快就好。

邪客于足厥阴之络,令人卒疝暴痛,刺足大指爪甲上,与肉交者各一痏,男子立
已,女子有顷已,左取右,右取左。

邪客于足太阳之络,令人头项肩痛,刺足小指爪甲上,与肉交者各一痏,立已,
不已,刺外踝下三痏,左取右,右取左,如食顷已。

邪客于手阳明之络,令人气满胸中,喘息而支胠,胸中热,刺手大指、次指爪甲
上,去端如韭叶各一痏,左取右,右取左,如食顷已。

邪客于臂掌之间,不可得屈,刺其踝后,先以指按之,痛乃刺之,以月死生为数,
月生一日一痏,二日二痏,十五日十五痏,十六日十四痏。

邪客于足阳跻之脉,令人目痛,从内眦始,刺外踝之下半寸所各二痏,左刺右,右刺左,如行十里顷而已。

人有所堕坠,恶血留内,腹中满胀,不得前后,先饮利药④,此上伤厥阴之脉,下伤少阴之络,刺足内踝之下,然骨之前,血脉出血,刺足跗上动脉,不已,刺三毛上各一痏,见血立已,左刺右,右刺左。善悲惊不乐,刺如右方。

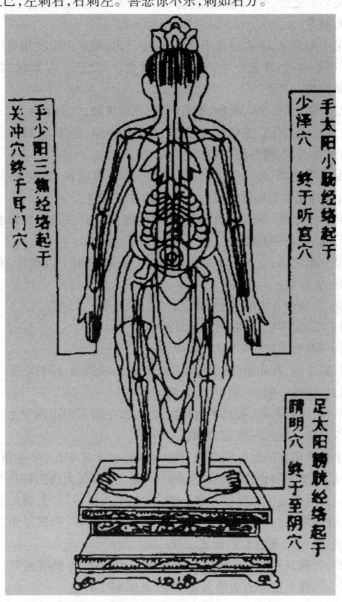

手少阳三焦经络起于
关冲穴终于耳门穴

手太阳小肠经络起于
少泽穴 终于听宫穴

足太阳膀胱经络起于
睛明穴 终于至阴穴

明正统年间的石刻铜人图中的伏人图摹本,描绘了人体的经络

邪客于手阳明之络,令人耳聋,时不闻音,刺手大指次指爪甲上,去端如韭叶各一痏,立闻,不已,刺中指爪甲上与肉交者,立闻,其不时闻者,不可刺也。耳中生风

者,亦刺之如此数,左刺右,右刺左。

凡痹往来行无常处者,在分肉间痛而刺之,以月死生为数,用针者随气盛衰,以为痏数,针过其日数则脱气,不及日数则气不泻,左刺右,右刺左,病已,止,不已,复刺之如法,月生一日一痏,二日二痏,渐多之;十五日十五痏,十六日十四,渐少之。

邪客于足阳明之经,令人鼽衄,上齿寒,刺足中指次指爪甲上,与肉交者各一痏,左刺右,右刺左。

邪客于足少阳之络,令人胁痛不得息,咳而汗出,刺足小指次指爪甲上,与肉交者各一痏,不得息立已,汗出立止,咳者温衣饮食,一日已。左刺右,右刺左,病立已,不已,复刺如法。

邪客于足少阴之络,令人嗌痛,不可内食,无故善怒,气上走贲上⑤,刺足下中央之脉各三痏,凡六刺,立已,左刺右,右刺左。嗌中肿,不能内唾,时不能出唾者,刺然骨之前,出血立已,左刺右,右刺左。

邪客于足太阴之络,令人腰痛,引少腹腔䏚,不可以仰息,刺腰尻之解,两胂上⑥,是腰俞,以月死生为痏数,发针立已,左刺右,右刺左。

邪客于足太阳之络,令人拘挛背急,引胁而痛,刺之从项始,数脊椎侠脊,疾按之,应手如痛,刺之傍三痏,立已。

邪客于足少阳之络,令人留于枢中痛,髀不可举,刺枢中以毫针,寒则久留针,以月死生为数,立已。

治诸经刺之,所过者不病,则缪刺之。

耳聋,刺手阳明,不已,刺其通脉出耳前者。

齿龋,刺手阳明,不已,刺其脉入齿中,立已。

邪客于五藏之间,其病也,脉引而痛,时来时止,视其病,缪刺之于手足爪甲上,视其脉,出其血,间日一刺,一刺不已,五刺已。

缪传引上齿,齿唇寒痛,视其手背脉血者去之,足阳明中指爪甲上一痏,手大指次指爪甲上各一痏,立已,左取右,右取左。

邪客于手足少阴太阴足阳明之络,此五络,皆会于耳中,上络左角,五络俱竭,令人身脉皆动,而形无知也,其状若尸,或曰尸厥。刺其足大指内侧爪甲上,去端如韭叶,后刺足心,后刺足中指爪甲上各一痏,后刺手大指内侧,去端如韭叶,后刺手心主,少阴锐骨之端各一痏,立已。不已,以竹管吹其两耳,剃其左角之发方一寸,燔治⑦,饮以美酒一杯,不能饮者灌之,立已。

凡刺之数,先视其经脉,切而从之,审其虚实而调之,不调者经刺之,有痛而经不病者缪刺之,因视其皮部有血络者尽取之,此缪刺之数也。

【难点注释】

①奇病:病在络脉,或在左,或在右,只病于一侧。

②其与巨刺何以别之：巨刺与缪刺的方法相同，但所针刺的部位不同，缪刺刺络，巨刺刺经。

③取：《甲乙经》无，当删。

④利药：通便去瘀之药。

⑤贲上：即膈上。

⑥胂上：胂（shén），夹脊之内。胂上，马莳注："髁胂之上，即髀骨也。"

⑦燔治：烧灰。

【白话精译】

黄帝问道：我听说有一种"缪刺"，但不知道它的意义，究竟什么叫缪刺？岐伯回答说：大凡病邪侵袭人体，必须首先侵入皮毛；如果逗留不去，就进入孙脉；再逗留不去，就进入络脉；如还是逗留不去，就进入经脉，并向内延及五脏，流散到肠胃；这时表里都受到邪气侵袭，五脏就要受伤。这是邪气从皮毛而入，最终影响到五脏的次序。像这样，就要治疗其经穴了。如邪气从皮毛侵入，进入孙、络后，就逗留而不去，由于络脉闭塞不通，邪气不得入于经脉，于是就流溢于大络之中，从而生成一些异常疾病。邪气侵入大络后，在左边的就流窜到右边，在右边的就流窜到左边，或上或下，或左或右，但只影响到络脉而不能进入经脉之中，从而随大络流布到四肢；邪气流窜无一定地方，也不能进入经脉俞穴，所以病气在右而症见于左，病气在左而症见于右，必须右痛刺左，左痛刺右，才能中邪，这种刺法就叫作"缪刺"。

黄帝道：我想听听缪刺法左病右取、右病左取的道理是怎样的？它和巨刺法怎么区别？岐伯说：邪气侵袭到经脉，如果左边经气较盛则影响到右边经脉，或右边经气较盛则影响到左边经脉；但也有左右相互转移的，如左边疼痛尚未好，而右边经脉已开始有病，像这样，就必须用巨刺法了。但是运用巨刺必定要邪气中于经脉，邪气留脉决不能运用，因为它不是络脉的病变。因为络病的病痛部位与经脉所在部位不同，因此称为"缪刺"。

黄帝道：我想知道缪刺怎样进行，怎样用于治疗病人？岐伯说：邪气侵入足少阴经的络脉，使人突然发生心痛，腹胀大，胸胁部胀满但并无积聚，针刺然谷穴出些血，大约过一顿饭的工夫，病情就可以缓解；如尚未好，左病则刺右边，右病则刺左边。新近发生的病，针刺五天就可痊愈。

邪气侵入手少阳经的络脉，使人发生咽喉疼痛痹塞，舌卷，口干，心中烦闷，手臂外侧疼痛，抬手不能至头，针刺手小指侧的次指指甲上方，距离指甲如韭菜叶宽那样远处的关冲穴，各刺一针。壮年人马上就见缓解，老年人稍待一会儿也就好了。左病则刺右边，右病则刺左边。如果是新近发生的病，几天就可痊愈。

邪气侵袭足厥阴经的络脉，使人突然发生疝气，剧烈疼痛，针刺足欠趾爪甲上与皮肉交接处的大敦穴，左右各刺一针。男子立刻缓解，女子则稍待一会儿也就好了。左病则刺右边,右病则刺左边。

邪气侵袭足太阳经的络脉,使人发生头项肩部疼痛,针刺足小趾爪甲上与皮肉交接处的至阴穴,各刺一针,立刻就缓解。如若不缓解,再刺外踝下的金门穴三针,大约一顿饭的工夫也就好了。左病则刺右边,右病则刺左边。

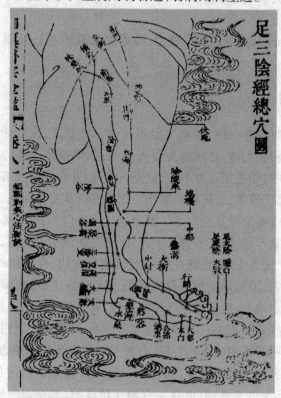

清代吴谦等人所撰《医宗金鉴》中的足三阴经总穴图

邪气侵袭手阳明经的络脉,使人发生胸中气满,喘息而胁肋部撑胀,胸中发热,针刺手大指侧的次指指甲上方,距离指甲如韭菜叶宽那样远处的商阳穴,各刺一针。左病则刺右边,右病则刺左边。大约一顿饭的工夫病就好了。

邪气侵入手厥阴经的络脉,使人发生臂掌之间疼痛,不能弯曲,针刺手腕后方,先以手指按压,找到痛处,再针刺。根据月亮的圆缺确定针刺的次数,例如月亮开始生光,初一刺一针,初二刺二针,以后逐日加一针,直到十五日加到十五针,十六日又减为十四针,以后逐日减一针。

邪气侵入足部的阳脐脉,使人发生眼睛疼痛,从内眦开始,针刺外踝下面约半寸处的申脉穴,各刺一针。左病则刺右边,右病则刺左边。大约如人步行十里路的工夫就可以好了。

邪气侵入手阳明经的络脉,使人耳聋,间断性失去听觉,针刺手大指侧的次指指甲上方,距离指甲如韭菜叶宽那样远处的商阳穴各一针,立刻就可以恢复听觉;

如不见效,再刺中指瓜甲上与皮肉交接处的中冲穴,马上就可听到声音。如果是完全失去听力的,就不可用针刺治疗了。假如耳中鸣响,如有风声,也采取上述方法进行针刺治疗。左病则刺右边,右病则刺左边。

凡是痹症疼痛走窜,无固定地方的!就随疼痛所在而刺其分肉之间,根据月亮盈亏变化确定针刺的次数。凡有用针刺治疗的,都要随着人体在月周期中气血的盛衰情况来确定用针的次数,如果用针次数超过其相应的日数,就会损耗人的正气,如果达不到相应的日数,邪气又不得泻除。左病则刺右边,右病则刺左边。

邪气侵入足阳明经的络脉,使人发生鼻塞,衄血,上齿寒冷,针刺足中趾侧的次趾爪甲上方与皮肉交接处的厉兑穴,各刺一针。左病则刺右边,右病则刺左边。

邪气侵入足少阳经的络脉,使人胁痛而呼吸不畅,咳嗽而汗出,针刺足小趾侧的次趾爪甲上方与皮肉交接处的窍阴穴,各刺一针,呼吸不畅马上就缓解,出汗也就很快停止了;如果有咳嗽的要嘱其注意衣服饮食的温暖,这样一天就可好了。左病则刺右边,右病则刺左边,疾病很快就可痊愈。如果仍未痊愈,按上述方法再刺。

邪气侵入足少阴经的络脉,使人咽喉疼痛,不能进饮食,往往无故发怒,气上逆直至贲门之上,针刺足心的涌泉穴,左右各三针,共六针,可立刻缓解。左病则刺右边,右病刺左边。如果咽喉肿起而疼痛,不能进饮食,想咯(kǎ 卡)吐痰涎又不能咯出来,针刺然骨前面的然谷穴,使之出血,很快就好。左病则刺右边,右病则刺左边。

邪气侵入足太阴经的络脉,使人腰痛连及少腹,牵引至胁下,不能挺胸呼吸,针刺腰尻部的骨缝当中脊两旁肌肉上的下髎穴,这是腰部的俞穴,根据月亮圆缺确定用针的次数,出针后马上就好了。左病则刺右边,右病则刺左边。

邪气侵入足太阳经的络脉,使人背部拘急,牵引胁肋部疼痛,针刺应从项部开始沿着脊骨两旁向下按压,在病人感到疼痛处周围针刺三针,病立刻就好。

邪气侵入足少阳经的络脉,使人环跳部疼痛,腿股不能举动,以毫针刺其环跳穴,有寒的可留针久一些,根据月亮盈亏的情况确定针刺的次数,很快就好。

治疗各经疾病用针刺的方法,如果经脉所经过的部位未见病变,就应用缪刺法。耳聋针刺手阳明经商阳穴,如果不好,再刺其经脉走向耳前的听宫穴。蛀牙病刺手阳明经的商阳穴,如果不好,再刺其走入齿中的经络,很快就见效。

邪气侵入五脏之间,其病变表现为经脉牵引作痛,根据其病的情况,在其手足爪甲上进行缪刺法,择有血液郁滞的络脉,刺出其血,隔日刺一次,一次不见好,连刺五次就可好了。

邪气侵入到手少阴、手太阴、足少阴、足太阴和足阳明的络脉,这五经的络脉都聚会于耳中,并上绕左耳上面的额角,假如由于邪气侵袭而致此五络的真气全部衰竭,就会使经脉都振动,而形体失去知觉,就像死尸一样,有人把它叫作"尸厥"。这时应当针刺其足大趾内侧爪甲上距离爪甲有韭菜叶宽那么远处的隐白穴,然后再

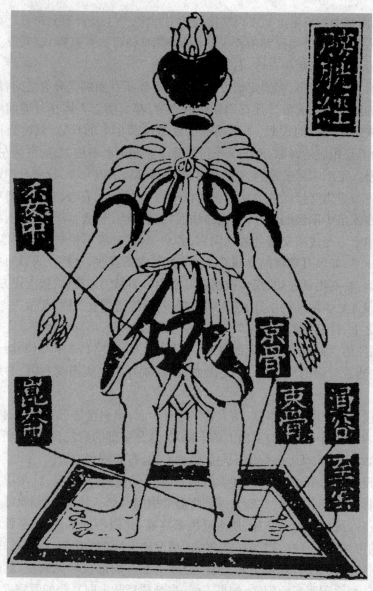

《铜人图经》五腧穴图中的膀胱经图

刺足心的涌泉穴,再刺足中趾爪甲上的厉兑穴,各刺一针;然后再刺手大指内侧距离爪甲有韭菜叶宽那么远处的少商穴,再刺手少阴经在掌后锐骨端的神门穴,各刺一针,当立刻清醒。如仍不好,就用竹管吹病人两耳之中,并把病人左边头角上的头发剃下来,取一方寸左右,烧制为末,用好酒一杯冲服,如因失去知觉而不能饮服,就把药酒灌下去,很快就可恢复过来。

大凡刺治的方法,先要根据所病的经脉,切按推寻,详审其虚实而进行调治;如果经络不调,先采用经刺的方法;如果有病痛而经脉没有病变,再采用缪刺的方法,要看其皮部是否有郁血的络脉,如有应全部把郁血刺出。以上就是缪刺的方法。

【专家评鉴】

本篇用对比的手法,阐述缪刺和巨刺之所以有区别,主要是各自适应症的不同。缪刺适用于病在络脉,巨刺用于病在经脉和内脏。并据此展开对缪刺法内容的深入探讨。

一、邪入经脉伤五脏,治宜巨刺(经刺)

原文说:"……此邪之从皮毛而入,极于五藏之次也,如此则治其经焉。"文中并未先解释何谓缪刺,而是指出,外邪伤人的途径之一是由皮毛→孙脉→络脉→经脉→五脏及肠胃。正因为邪气所伤的部位是经脉和内脏,因此在针刺治疗时,就以刺治经穴为主。这种针刺方法就是经刺法,又称为巨刺法。

二、邪伤皮毛留于络,治用缪刺

原文说:"其气无常处,不入于经俞,命曰缪刺。"承上文论述巨刺法的适应证后,指出外邪伤人,虽然都从皮毛而入,"舍于孙络",但有时病邪不一定入传于经脉,而是"流溢于大络",病位在络不在经,也未入脏。由于络脉是经脉的细小分支,其在人身的分布是纵横交错,无处不至,全身各处的络脉之间,互相连通,构成一个互相贯通的网络性结构。邪气在络之时,"其气无常处",病变部位常不固定。再者,邪气在络,而未入经脉和脏腑,还不具备经脉病变的系统症候,如《素问·调经论》:"身形有痛,九候莫病,则缪刺之。"指出邪在络脉,虽形体疼痛,但经未受邪,故脉象变化尚属正常,因此针刺时,就要刺皮络,这种针刺方法就是缪刺法。

三、缪刺与巨刺的区别

原文在叙述巨刺、缪刺各自适应病症后,对二者又做了进一步的分析比较。人体经脉呈左右交叉性的分布,循行的部位比较明确而固定,所以"邪客于经,左盛则右病,右盛则左病,亦有移易者,左痛未已而右脉先病。"可见,邪气在经,其病位的变易有一定规律,所以《素问·调经论》说:"痛在于左而右脉病者,巨刺之。"本篇说:"如此者,必巨刺之。"为了强调巨刺法虽也是左病刺右、右病刺左的方法,但不同于缪刺,原文明确指出,巨刺法"必中其经,非络脉也。"

总之,本篇从病邪传变侵犯的两种不同途径入手,论述缪刺、巨刺的适应证和具体刺法。虽然缪刺法和巨刺法同为左右交叉取穴,但缪刺法治疗络病,病情轻浅,病位不定,当取皮络浅刺之。而巨刺法则治经病,病情重,病位相对稳定,当取经脉以深刺之。这是本文的基本思想,也是该篇的立论所在。

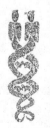

四、邪客诸经之络脉的缪刺方法

本文继缪刺的概念,适应证,以及与巨刺的区别后,又用大量的篇幅阐述缪刺法的具体运用。主要列举诸经脉的络病之缪刺法,也举出外伤瘀血、痹病、尸厥及五脏络病的缪刺之法。还论及了针药配合的治疗问题。现从以下几个方面进行分析。

文中除手太阴肺经、手少阴心经、手太阳小肠经三经之络病未列举外,还举了阳跷脉络病的缪刺。(见表63-1)

表63-1　邪客诸经之络脉的缪刺表

病位	症状	刺治方法
	卒心痛,暴胀,胸胁支满	无积者,刺然谷放血,如食倾而已。若无效,用缪刺,新病虽不立即愈,但也不过五天已
邪客足少阴之络	嗌痛,不可纳食,无故善怒,气上走贲上 嗌中肿,不能纳唾,时不能出唾	缪刺足少阴之井涌泉三痏 缪刺然谷次放血
邪客手少阳之络	喉痹舌卷,口干心烦,臂外廉痛,手不及头	缪刺无名指关冲穴各一痏。体壮者即刻可愈,体弱及老者,稍候可痊
邪客足厥阴之络	卒疝暴痛	缪刺足大趾末端之大敦穴各一痏。张志聪:"男子之血盛,故立已。女子之生,不足于血,故有顷"
邪客足太阳之络	头项、肩痛 拘挛背急,引胁而痛	刺本经的至阴穴各一痏,立已。若不好,改刺金门穴三痏沿项后脊骨两旁,在按之感到痛处刺治三针,立愈
邪客手阳明之络	气满胸中,喘息而支胠,胸中热	刺无名指桡侧商阳穴一针,一顿饭的时间即愈
邪客足少阳之络	枢中痛,髀不可举	用细长毫针刺环跳穴,若寒太重,留针时间长些,针刺次数可据月相变化增减
邪客足太阴之络	腰痛,引少腹控(引也)眇,不可以仰息	刺臀部的下髎穴。针刺次数据月相变化增减
邪客足阳跷脉	目痛从内眦始	刺足太阳经的申脉穴,是阳跷脉所生之处

五、外伤瘀血、病及两经之络的缪刺法

原文说："人有所堕坠，恶血留内，腹中满胀，不得前后，先饮利药。此上伤厥阴之脉，下伤少阴之络。"外伤致病，轻则肌肤皮肉受损，重则筋伤骨折。此处之"恶血留内"，且伴"腹中满胀，不得前后"，就足以说明所伤之重。血瘀气阻，气机不利，有碍肝之疏泄，肝脉之络也受影响，故称"上伤厥阴之脉"。瘀血阻滞，气机不通，二便排泄不利。但肾为胃关，开窍于二阴，统司二便，故此与足少阴肾经之络脉不利

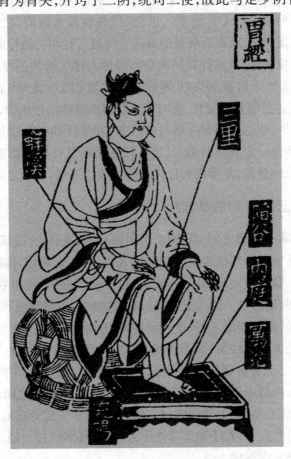

《铜人图经》五腧穴图中的胃经图

有关。由于本病虽由外伤引起，但病位波及足厥阴、足少阴两经之络，病机也较复杂，既有瘀血阻滞，也有由此引起的气机不利。由于有"腹中满胀，不得前后"标病较急之状，据"急则治标"的原则，所以要先饮用通便破瘀之利药，以治其标。然后再用缪刺法，取然谷穴前的血脉放血以治内有瘀血之病本。倘若不效，其刺足厥阴肝经的井穴大敦穴。若病由经脉之络，波及于相应的肝肾，而有"悲惊不乐"等情志障碍时，仍和上述方法一样进行调治。

六、痹病的缪刺法

原文说:"凡痹往来行无常处者,在分肉间痛而刺之,以月死生为数。"对于痹病的病因病机、症候分类以及治疗和预后,都在《素问·痹论》中做了较系统的论述。此处仅指行痹的缪刺方法。《素问·痹论》说:"风寒湿三气杂至,合而为痹也,其风气胜者为行痹。"痹病虽然是风寒湿三气杂合伤人而成,若在杂合伤人的三气之中,以风邪为主者,其疼痛的特点就表现出游走不定,痛无定处的风性善行数变之性,此处所言"凡痹往来行无常处者",正合"风气胜者为行痹"之特征,因此说,这里讲的是行痹的缪刺法,就在疼痛处的分肉之间进行针刺。治疗时应当注意,要根据月亏月盈的月相变化,增减针刺的次数。因为人体气血的盈亏盛衰变化受月相变化的影响,所以要采取此种方法调整针刺次数(机理详见《素问·八正神明论》)。倘若违反这种随月相变化、应时调整针刺次数的治疗规律,针刺次数不能应日数的增加而增加,就达不到驱除病气的目的,若使针刺次数超过了应刺的日数,就会反伤正气,所以一定要应时刺治,随月相变化调整针数。如果辨证准确,刺治方法得当,病仍未痊愈者,是痹病病程较长的缘故,"不已,复刺之如法。"

七、"邪客于五藏之间"的缪刺法

原文说:"邪客于五藏之间,其病也,脉引而痛,时来时止,视其病,缪刺之"。此处应当注意,病邪所犯的部位是五脏之间而未入于五脏,所以才用缪刺,因篇首已明确示之,伤经入脏者用经刺,此处用缪刺,可知病不在脏,也不在五脏间的经脉,病当位于五脏之间的络脉。因为五脏间虽有经脉的主干络属或所过,但也有经别、别络以及更细小的络脉连通。《灵枢·经别》中所论述的十二正经之经别,都络属连通于数脏,如足太阳的经别"属于膀胱,散之肾,循膂当心入散。"足少阳的经别,"循胸里属胆,散之上肝贯心"等,所以张志聪:"此邪客于五脏之间,而病及于经别也。盖十二经别,内散通于五脏,外交络于形身,故邪在五脏之间,其为病也,引脉而痛。"既然判定病在络脉,就要用缪刺之法,要视其邪气究竟在何脏何经之经别选穴,取相应经脉的井穴(即在手足末端爪甲旁)施以缪刺放血。隔日施针一次,一次不见效者,可连刺五次即愈。

八、数经之络同为邪伤的缪刺法

原文以尸厥病为例,阐述病邪伤犯手少阴、足少阴、手太阴、足太阴、足阳明五经之络的缪刺方法,这是本篇所列举缪刺病例中,病情最危重者。此段之义有四:

其一,病位虽在上述五经之络,但却引起了全身经脉失调,从而发生全身的气机逆乱,故有"其状若尸"的危重症候发生。

张志聪对此机理的解释甚明,他说:"耳者,宗脉之所聚也。所谓宗脉者,百脉之宗也。百脉皆始于足少阴肾,生于足阳明胃,输于足太阴脾,主于手少阴心,朝会于手太阴肺,是以五脉之气,皆会于耳中。"又说:"五络俱竭,则荣卫不行,故令人身振振而形无知也……盖人之所以生动者,借气煦(同煦)而血濡,血气不行,则其形若尸矣。"

其二,文中虽未提"缪刺"语,但据邪客于五脉之络及缪刺的适应证,此症治法为缪刺自不待言。

其三,由于病及五经之络,故以次取刺相应经脉的隐白(脾经)、涌泉(肾经)、厉兑(胃经)、少商(肺经)、神门(心经)。

为何文中还提出"后刺手心主"心包络的中冲穴?《灵枢·邪客》:"心者,五藏六府之大主也,精神之所舍也,其藏坚固,邪弗能容。容之则心伤,心伤则神去,神去则死矣。故诸邪之在于心者,皆在于心之包络也,包络者,心主之脉也。"可见,心包能代心受邪,刺心包络之脉也同样可治心脉之络的病症。

其四,由于病情重,还须伍以其他方法进行综合治疗。

一是辅以竹管向病人两耳吹气法,"使气入耳中,内助五络,令气复通",具体操作方法是:"当纳管入耳,以手密拊之,勿令气泄,而极吹之,气蘧然从络脉通也"(王冰)。对此种方法在《新校正》中又有进一步补充云:"按陶隐居云:吹其左耳极三度,复吹其右耳三度。"二是加酒服血余炭法。剃取患者左边头角上的一角头发,烧灰存性,美酒送下。对其药理作用,张志聪做了解释,说:"酒者,熟谷之液也。卫者,水谷之悍气也。故饮酒者,随卫气先行皮肤,先充络脉,故饮以美酒一杯以通卫气,荣卫运行,则其人立苏矣。"为何服血余炭?张志聪又说:"按《神农本经》,发者血之余,服之仍自还神化。盖血者神气也,中焦之汁,奉心神化赤而为血,故服之有仍归于神化之妙。"

九、总结缪刺法的运用原则

原文说:"凡刺之数,先视其经脉,切而从之,审其虚实而调之,不调者,经刺之,有痛而经不病者缪刺之,因视其皮部有血络者尽取之,此缪刺之数也。"本段对缪刺方法的运用原则及其具体实施方法,作了简明扼要的总结,其义有二:一是强调在针刺治病之前先辨证,判定病位在经还是在络,在经则"经刺(巨刺)",络有病"而经不病者缪刺之。"这就正与篇首"其痛与经脉缪处,故命曰缪刺"之句照应。二是指出缪刺当取皮部有留血(即血瘀滞)的络脉刺治。可见,所以用本段原文总结缪刺而收尾全文,其目的仍在于强调缪刺是有别于巨刺的针刺方法,以引起重视,同时也照应了全文,突出主题。

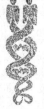

【应用】

一、指导意义

本篇是《内经》中论述针刺方法的重要篇章之一,对后世针法的发展有重要的影响,其中《针灸甲乙经》《针灸大成》等书对缪刺法都有较详细的论述。直到目前,缪刺法、经刺(巨刺)法和《内经》中其他针法一样,还适用于临床,并且有了新的发展。如新针疗法中的手针和足针法,就是针刺肢体远端的不同穴位,对全身各部的疾病产生治疗作用。头针疗法中,对单侧肢体病,一般选用病肢对侧的刺激区。在临床上,对一般疼痛、扭伤、急性发作的疼痛等,缪刺法常可立见功效。

二、关于缪刺的应用

关于缪刺的应用,在文中四处反复予以强调。一曰:"其气无常处,不入于经俞,命曰缪刺。"二曰:"故络病者,其痛与经脉缪处,故曰缪刺。"三曰:"治诸经刺之,因视其皮部有血络者,则缪刺之"。四曰:"有痛而经不病者缪刺之"。核心是突出只有络病而经不病者,才可用缪刺法的原则。为何如此重复运用原则?其一,大凡任何一种治病手段,不论是针刺或其他,都有其严格的运用原则和适应证,治法对症,收效显著;治不对症,反会伤正,这可谓是反复强调缪刺原则的理由之一。其二,本篇列举约20余种邪伤络脉病症的缪刺法,适应证如此广泛,如不反复强调络病而经不病的运用原则,就很难做到对证施治。其三,由于经刺(巨刺)也是左病取右,右病取左的左右交叉刺法,如不反复强调两者的区别,就可能在运用中混淆两种刺法。为使二者的区别更明晰,据《素问·调经论》和本篇的记载,列表对比如下:

表63-2　巨刺与缪刺的区别

区别	巨　刺	缪　刺
发病部位	邪在经脉	邪在络脉
诊断依据	《素问·调经论》:"痛在于左,而右脉病者,巨刺之"	《素问·调经论》:"身形有病,九候莫病,则缪刺之"
刺法及部位	刺经。左病取右,右病取左。"必中其经"	刺络。取各有关经脉在井穴和皮部呈现瘀血的脉络,"视其皮部有血络者尽取之"

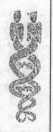

四时刺逆从论第六十四

【要点解析】

一、叙述三阴三阳之气太过不及与人体五脏疾病的关系。从而说明人体五脏与四时相应的道理。

二、介绍人体随四时变化而血气运行也有出入变化的规律,说明针刺必须顺应四时变化的原理,并指出违背四时变化而针刺可能导致的各种病变。

三、指出误刺伤及五脏必致死亡,及其死亡前的征象和死期的预测。

【内经原典】

厥阴有余,病阴痹;不足病生热痹;滑则病狐疝风①;涩则病少腹积气。

少阴有余,病皮痹隐轸;不足病肺痹;滑则病肺疝风;涩则病积溲血。

太阴有余,病肉痹寒中;不足病脾痹;滑则病脾风疝;涩则病积心腹时满。

阳明有余,病脉痹,身时热;不足病心痹;滑则病心风疝;涩则病积时善惊。

太阳有余,病骨痹身重;不足病肾痹;滑则病肾风疝;涩则病积时善巅疾。

少阳有余,病筋痹胁满;不足病肝痹;滑则病肝风疝;涩则病积时筋急目痛。

是故春气在经脉,夏气在孙络,长夏气在肌肉,秋气在皮肤,冬气在骨髓中。帝曰:余愿闻其故。岐伯曰:春者,天气始开,地气始泄,冻解冰释,水行经通,故人气在脉。夏者,经满气溢,入孙络受血,皮肤充实。长夏者,经络皆盛,内溢肌中。秋者,天气始收,腠理闭塞,皮肤引急。冬者盖藏,血气在中,内着骨髓,通于五藏。是故邪气者,常随四时之气血而入客也,至其变化不可为度,然必从其经气,辟除其邪,除其邪,则乱气不生。

帝曰:逆四时而生乱气奈何? 岐伯曰:春刺络脉,血气外溢,令人少气;春刺肌肉,血气环逆②,令人上气;春刺筋骨,血气内著,令人腹胀。夏刺经脉,血气乃竭,令人解㑊;夏刺肌肉,血气内却,令人善恐;夏刺筋骨,血气上逆,令人善怒。秋刺经脉,血气上逆,令人善忘;秋刺络脉,气不外行,令人卧不欲动;秋刺筋骨,血气内散,令人寒慄。冬刺经脉,血气皆脱,令人目不明;冬刺络脉,内气外泄,留为大痹;冬刺肌肉,阳气竭绝,令人善忘。凡此四时刺者,大逆之病,不可不从也,反之,则生乱气相淫病焉。故刺不知四时之经,病之所生,以从为逆,正气内乱,与精相薄。必审九候,正气不乱,精气不转③。

帝曰:善。刺五藏,中心一日死,其动为噫;中肝五日死,其动为语;中肺三日死,其动为咳;中肾六日死,其动为嚏欠;中脾十日死,其动为吞。刺伤人五藏必死,其动则依其藏之所变候知其死也。

【难点注释】

①狐疝风:疝气的一种,出入上下无常。按下文例,狐疝风似当作"肝风狐疝"。
②环逆:往返上逆。
③精气不转:精气不会出现逆转。

【白话精译】

厥阴之气过盛,就会发生阴痹;不足则发生热痹;气血过于滑利则患狐疝风;气血运行涩滞则形成少腹中有积气。少阴之气有余,可以发生皮痹和隐疹;不足则发生肺痹;气血过于滑利则患肺风疝;气血运行涩滞则病积聚和尿血。太阴之气有余,可以发生肉痹和寒中;不足则发生脾痹;气血过于滑利则患脾风疝;气血运行涩滞则病积聚和心腹胀满。阳明之气有余,可以发生脉痹,身体有时发热;不足则发生心痹;气血过于滑利则患心风疝;气血运行涩滞则病积聚和不时惊恐。太阳之气有余,可以发生骨痹、身体沉重;不足则发生肾痹;气血过于滑利则患肾风疝;气血运行涩滞则病积聚,且不时发生巅顶部疾病。少阳之气有余,可以发生筋痹和胁肋满闷;不足则发生肝痹;气血过于滑利则患肝风疝;气血涩滞则病积聚,有时发生筋脉拘急和眼目疼痛等。

所以春天人的气血在经脉,夏天人的气血在孙络,长夏人的气血在肌肉,秋天人的气血在皮肤,冬天人的气血在骨髓中。

黄帝说:我想听听其中的道理。岐伯说:春季,天之阳气开始启动,地之阴气也开始发泄,冬天的冰冻时逐渐融化解释,水道通行,所以人的气血也集中在经脉中流行。夏季,经脉中气血充满而流溢于孙络,孙络接受了气血,皮肤也变得充实了。长夏,经脉和络脉中的气血都很旺盛,所以能充分地灌溉润泽于肌肉之中。秋季,

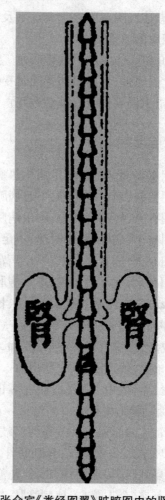

明代张介宾《类经图翼》脏腑图中的肾脏图

天气开始收敛,腠理随之而闭塞,皮肤也收缩紧密起来了。冬季主闭藏,人身的气血收藏在内,聚集于骨髓,并内通于五脏。所以邪气也往往随着四时气血的变化而侵入人体相应的部位,若待其发生了变化,那就难以预测了;但必须顺应四时经气的变化及早进行调治,驱除侵入的邪气,那么气血就不致变化逆乱了。

黄帝道:针刺违反了四时而导致气血逆乱是怎样的?岐伯说:春天刺络脉,会使血气向外散溢,使人发生少气无力;春天刺肌肉,会使血气循环逆乱,使人发生上气咳喘;春天刺筋骨,会使血气留著在内,使人发生腹胀。夏天刺经脉,会使血气衰竭,使人疲倦懈惰;夏天刺肌肉,会使血气却弱于内,使人易于恐惧;夏天刺筋骨,会使血气上逆,使人易于发怒。秋天刺经脉,会使血气上逆,使人易于忘事;秋天刺络脉,但人体气血正值内敛而不能外行,所以使人阳气不足而嗜卧懒动;秋天刺筋骨,会使血气耗散于内,使人发生寒战。冬天刺经脉,会使血气虚脱,使人发生目视不明;冬天刺络脉,则收敛在内的真气外泄,体内血行不畅而成"大痹";冬天刺肌肉,会使阳气竭绝于外,使人易于忘事。以上这些四时的刺法,都将严重地违背四时变化而导致疾病发生,所以不能不注意顺应四时变化而施刺;否则就会产生逆乱之气,扰乱人体生理功能而生病的呀!所以针刺不懂得四时经气的盛衰和疾病之所以产生的道理,不是顺应四时而是违背四时变化,从而导致正气逆乱于内,邪气便与精气相结聚了。一定要仔细审察九候的脉象,这样进行针刺,正气就不会逆乱,邪气也不会与精气相结聚了。黄帝说:讲得好!

如果针刺误中五脏,刺中心脏一天就要死亡,其变动的症状为噫气;刺中肝脏五天就要死亡,其变动的症状为多语;刺中肺脏三天就要死亡,其变动的症状为咳嗽;刺中肾脏六天就要死亡,其变动的症状为喷嚏和呵欠;刺中脾脏十天就要死亡,其变动的症状为吞咽之状等。刺伤了人的五脏,必致死亡,其变动的症状也随所伤之脏而又各不相同,因此可以根据它来测知死亡的日期。

【专家评鉴】

一、六气与经脉虚实病症

原文紧扣"四时刺逆从"的主题,开篇即指出:厥阴、少阴、太阴、阳明、太阳、少阳天之六气,有太过、不及的变化,与之相通应的人身三阴三阳经脉,也会发生相应的有余(即太过)和不足(即不及)的病症,如张介宾在注"厥阴有余病阴痹"时说:"厥阴者风木之气也,风木有余则邪并于肝,肝经之脉结于诸阴之分,故病为阴痹。"《素问·脉要精微论》说:"四变之动,脉与之上下。"因此,也会有相应的滑(有余、太过之脉)和涩(不及、不及之脉)及其所主病症的产生。这就为下文论述要顺应四时而刺的治疗原则,提供了理论依据。有关六气太过不及对人体的生理病理影响的详细内容,可参阅《素问·六元正纪大论》《素问·至真要大论》等有关篇章。

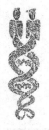

（一）厥阴病症

1.厥阴有余的病症：原文说："厥阴有余病阴痹"。阴痹之义有二：其一，《灵枢·寿夭刚柔》："病在阴者命曰痹。"故张介宾据此认为肝经之脉"结于诸阴之分，故病为阴痹。"显然从病位深浅言。其二，指阴痹为寒痹，因寒为阴邪，寒邪所致痹症为阴痹。如王冰："痹，谓痛也。阴，谓寒也。有余，谓厥阴气盛满，故阴发于外而为寒痹。"虽然王氏把"痹"解为痛，不足取，但与下文之热痹相较，此"阴痹"当为寒痹。因为厥阴虽为阴将尽，阳将生，但阴气仍然很盛，厥阴居六气之初，在大寒节与春分之间，虽然阳气微上，但阴气仍很盛，加之又见厥阴之气太过寒气太重，人身厥阴经受寒邪所伤，所以见有阴气内胜的病机。正如高士宗说："厥阴，木也。木，四时之春也。厥阴有余，则阳气不足，故病阴痹。"

"滑则病狐疝风"，这是对厥阴有余病症的进一步补充。滑脉属阳，主有余之实症。狐疝风，郭霭春引于鬯之言："按下文诸某'风疝'，则此'疝风'盖倒。"当从之作"狐风疝"，其表现为阴囊偏有大小，时上时下，似有物状，卧则入腹内，立则入囊中，甚则胀痛俱作，诚如张志聪说："狐乃阴兽，善变化而藏，睾丸上下，如狐之出入无时。"

2.厥阴不足的病症：原文说：厥阴"不足病生热痹"。自然界厥阴之气不足，在人身之厥阴经脉病症，可相应地表现出阴虚阳盛之象，因此有热痹病症发生。明张介宾："厥阴之气不足，则阳邪胜之，故病生热痹。"王冰则更扼要地对其病机解释说："阴不足则阳有余，故为热痹。"显然，阴痹是阴盛阳不足，热痹是阴不足而阳有余。后者称为热痹，则阴痹称为寒痹亦无不可。

"涩则病少腹积气。"张介宾说："涩为气虚，为血滞，故邪气留止而病为积聚。"经气亏少，无力推动血行，致使血行不利，而见涩脉。气虚血瘀，停于少腹可成积聚。

（二）少阴病症

对少阴病症之解，有从心释，如吴昆、张介宾、高士宗等；有从肾解，如王冰、马莳。王、马之言亦通，但以吴、张之说为胜。

1.少阴有余的病症：原文说："少阴有余病皮痹隐轸"。皮痹瘾疹是肺之病症，此乃少阴君火之气太过之时，致使人身心火亦盛，火旺乘金而生皮痹瘾疹。吴昆："少阴君火之气也，其气有余，则害乎金，能令人皮部不仁而痹，或为瘾疹也。"《素问·至真要大论》："少阴司天……皮肤痛。""岁少阴在泉……寒热皮肤病。"后世治皮肤发疹性疾病及牛皮癣、神经性皮炎等，从调理血脉入手论治，每每获效，其意与此正合。少阴脉"滑则病肺风疝"。滑，是少阴之邪过盛之脉象，少阴之邪乘肺，致成肺风疝病。张介宾"脉滑亦有余也，火（指少阴心经之邪）有余而乘于肺，故病肺风疝。"

2.少阴不足的病症：原文说：少阴"不足病肺痹"。《素问·痹论》："肺痹者，烦满喘而呕。"吴昆认为阴之气不足，"则肺无所畏，而生亢害，故病肺痹。"少阴脉"涩则病积溲血"。少阴脉涩，是心之阴血亏虚之象，阴虚火旺，心火下移小肠，灼伤阴络，故可见有尿血之症。积，是气虚血瘀所致。《灵枢·经脉》："手少阴气绝则脉不通，脉不通则血不流。"故有积症。正如吴昆所注："脉涩亦不足也。少阴主血，血不足，则阴气滞，故令病积，及溲血也。"

（三）太阴病症

太阴乃湿土之气，人体的脾胃系统与之相应。故自然界太阴之气主湿、主寒，其气太过或不及，可以发生脾胃系统的有关病症。

1. 太阴有余的病症：原文说："太阴有余病肉痹寒中"。自然界的太阴之气有余，其湿气过胜。上于脾脏系统与之相应，所以湿气易伤于脾。湿为阴邪，易阻伤脾阳，故有寒中之病。脾主肌肉，故可见肉痹。所以张介宾说："太阴者，湿土之气也，湿邪有余，故为肉痹。寒湿在脾，故为寒中。""滑则病脾风疝"。太阴脉滑，仍是有余之症。所以张介宾说："太阴脉滑，则土邪有余。脾风疝者，即癫肿重坠之属，病在湿也。"是脾湿不运，土不制水，水邪不留，停蓄于外阴部之故。

2. 太阴不足的病症：太阴"不足病脾痹"。《素问·痹论》："脾痹者，四肢解堕，发咳呕汁，上为大塞。"由于脾虚不能传输水谷精气之故。脾居中央，以灌四旁，全身无不依赖脾土所转输的精气以滋养，今脾虚不运，卫外不固，风寒湿之邪外袭内舍于脾故有脾痹之症发生。所以高士宗注云："太阴不足，则上气不运，故病脾痹也。"太阴脉"涩则病积，心腹时满"，同样属于太阴不足的病症。张介宾说："脾脉入腹，上注心中，涩因脾弱，故病脾积，及心腹时满。"

（四）阳明病症

张介宾："阳明者，燥金之气也，其合大肠与胃。"自然界的阳明之气主燥热，若燥金之气太过或不及，可引起大肠和胃的功能失常而发病。

1. 阳明有余的病症：原文说："阳明有余病脉痹，身时热。"《素问·阴阳脉解》："阳明者，胃脉也。"阳明有余则燥热之气亢盛，胃之大络入通于心，阳明的燥热邪气沿其大络侵犯于心。燥热易伤阴血，心之阴血伤而生脉痹。《素问·痹论》：痹"在于脉则血凝而不流"。"身时热"者，即潮热也。阳明经旺于申酉之时，故"时热"则在于此时。阳明脉"滑则病心风疝"，这也是阳明有余之症。《素问·脉要精微论》："诊得心脉而急，此为何病？病形何如？岐伯曰：病名心疝，少腹当有形也。"显然是由于阳明的燥热之邪，入窜于心所致。

2. 阳明不足的病症：原文说：阳明"不足病心痹"。《素问·痹论》："心痹者，脉不通，烦则心下鼓，暴上气而喘，嗌干善噫，厥气上则恐。"胃受纳水谷，化生水谷精气，身之气血全赖于胃的充养补给。如《素问·经脉别论》："食气入胃，浊气归心，淫精于脉。"因此，阳明不足之时，经气不能充养于心，心气不足，则痹邪内舍于心，而生心痹之症。"涩则病积，时善惊"，也是阳明不足的病症。"病积者"，是由于胃气不足,气血瘀滞而成,脉涩,乃精气不足,脉中之血无有充足之气的推动而然。善惊则是精气不足,心失所养,心神不宁之状。

（五）太阳病症

张介宾:"太阳者,寒水之气也,其合肾,其主骨。"所以自然界太阳寒水之气太过或不及时,可引起肾和膀胱的功能失常而发生相应病症。

1.太阳有余的病症:原文说:"太阳有余病骨痹身重。"自然界六气中之太阳气盛,则寒气太过,《素问·至真要大论》:"太阳之胜,凝栗且至,非时水冰,羽乃后化。"指出太阳寒气之盛,凝栗之气时至,有非时之冰冻,羽类之虫都延迟生化。又说:"岁太阳在泉,寒淫所胜,则凝肃惨栗。""太阳司天,寒淫所胜,则寒气反至,水且冰。"可见,自然界之太阳之气过盛,那么人体的足太阳膀胱经及与之表里的肾脏就会发生相应的寒症,肾生髓主骨,故有骨痹身重之症。《素问·痹论》:"以冬遇此者,为骨痹。""痹在于骨则重。"太阳脉"滑则病肾风疝",滑是太阳经有余病症的脉象。张介宾:"太阳滑实者,风寒挟邪,故病肾风疝。"

2.太阳不足的病症:原文说:太阳"不足病肾痹"。《素问·痹论》说:"肾痹者,善胀,尻以代踵,脊以代头。"又说:"故骨痹不已,复感于邪,内舍于肾。"显然认为肾痹是骨痹的进一步发展。按病症的发展规律,病之初始多为实症,久则正气损伤而转为虚,前文言实症见骨痹身重,继则正伤见肾痹,因此吴昆说:"不足则肾气怯,是为肾痹。"太阳脉"涩则病积,善时巅疾。"脉涩是太阳经气虚弱而血行不畅之故。吴昆:"脉涩亦不足也,不足则滞,故病积,太阳之脉交巅上,故时巅疾。"

（六）少阳病症

张介宾:"少阳者,相火之气也,其合肝胆,其主筋。"自然界的少阳之气,主热,故其气太过或不及时,就会引起肝胆系统发生相应病症。

1.少阳有余的病症:原文说:"少阳有余病筋痹,胁满"。《素问·痹论》:"以春遇此者,为筋痹","在于筋者,则屈不伸"。《素问·痹论》指筋痹在风木之气所主的春季重感于邪而成。本篇则指自然界少阳之气太过,可致肝胆系统患病而发筋痹,两者并不相悖。吴昆:"少阳相火之气,甲胆主之,木主筋,甲木为阳,其气有余,故行于表而病筋痹。其经行于两胁,故胁满。"少阳脉"滑则病肝风疝"。张介宾:"滑实则风热合邪,而为肝风疝,病在筋也。"

2.少阳不足的病症:原文说:少阳"不足病肝痹"。肝痹病在《素问·痹论》中有专门论述,说:"筋痹不已,复感于邪,内舍于肝。""肝痹者夜卧则惊,多饮,数小便,上为引如怀。"这是少阳气虚,病气内传,由筋病传之于肝,发为肝痹之症。正如张介宾所注:"少阳不足,则肝脏气虚,故病为肝痹。"少阳脉"涩则病积,时筋急目痛"。张介宾:"涩以血滞,故病肝积,肝主筋,开窍于目,故为筋急目痛。"实为少阳经气虚衰,肝血亦为不足,肝失其所养而痛,与肝胆火热上炎之目赤红肿而痛有别。

现将六气异常导致六经病变予以归纳。（见表64-1）

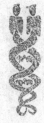

表 64-1　六气异常所致六经病变表

经脉	有余	不足	脉滑	脉涩
厥阴	阴痹	热痹	狐　疝	少腹积气
少阴	皮痹、隐轸	肺痹	肝风疝	积、溲血
太阴	肉痹、寒中	脾痹	脾风疝	积、心腹时满
阳明	脉痹、身热	心痹	心风疝	积、时善惊
太阳	骨痹、身重	肾痹	肾风疝	积、时巅疾
少阳	筋痹、胁满	肝痹	肝风疝	积、筋急目痛

二、四时经络气血变化

根据"天人合一"的整体观，人与自然密切相关。随着自然界春、夏、长夏、秋、冬的季节更替，气候也相应地有由温转热、由凉转寒的变迁，人类生存在自然环境之中，无不受着季节气候变化的影响而有相应的生理变化，如《灵枢·五癃津液别》指出："天暑衣厚则腠理开，故汗出……天寒则腠理闭，气湿不行，水下留于膀胱，则为溺与气。"人体津液代谢如此，经脉气血同样也会随着节令气候变化而发生相应的改变，正如本文言："是故春气在经脉，夏气在孙络，长夏气在肌肉，秋气在皮肤，冬气在骨髓中。"《素问·脉要精微论》所言"四变之动，脉与之上下"，《素问·平人气象论》对四时五脏脉象特征的阐述，其基本精神，都在于经络气血之应四时变化。现将本文四时经络气血变化的论述予以归纳。（见表 64-2）

表 64-2　经气随四时气候变化所在表

四时	气候变化	经气所在	生理变化特征	机制
春	天地始开，地气始泄，冻解冰释，万物以荣	在经脉	水行经通人气在脉	张介宾："春时天地气动，水泉流行，故人气在经脉"
夏	天地气交，万物华实。（《四气调神大论》）	在孙络	经络气溢，孙络受血，皮肤充实	马莳"夏气在孙络者，正以夏时经脉甚满，其气溢入孙络，孙络受血，而外之皮肤皆已充实，所以人气在孙络也"
长夏	天地气旺，万物盛壮	在肌肉	经络皆盛，内溢肌中	马莳："长夏者，六月建未之月，其气在肌肉者，正以长夏经脉络脉皆盛，内溢于肌中，所以人气在肌肉也"
秋	天气始收	在皮肤	腠理闭塞，皮肤引急	高士宗："秋气之所以在皮肤者，盖以秋者，天时之气始收，人之腠理闭塞，皮肤内引而急，故秋气在皮肤"
冬	冬三月，此谓闭藏，水冰地坼（《四气调神大论》）	在骨髓	血气在中，内著骨髓，通于五脏	高士宗："冬气之所以在骨髓者，盖以冬者，气机盖藏，血气在中，内著骨髓，通于五脏。脏者藏也，惟冬主藏，故通五脏而冬气在骨髓"

三、邪气伤人，常随四时气血变化而入侵

在生理状态下，人身气血的运行，常随气候的变化，其主要运行趋向部位各有不同。因此，在不同的季节，邪气常随体内气血的所主部位不同，入侵于气血相对不足之部位发病，所以原文说："是邪气者，常随四时之气血而入客也"。从此处的原文精神可以看出，季节性的多发病，虽然与该节令的气候特点，以及与该节令气候特点相应致病邪气的性质有关外，人体气血在不同季节的分布状态，在季节性疾病的发病过程中，同样也占有重要地位。如果说春多病风，夏多病暑，长夏多病湿，秋多病燥，冬多病寒是突出气候条件在发病中的作用，那么，此处邪气"常随四时之气血而入客"，则是强调机体内在因素在发病学中的重要性。这就从发病学角度，为说明针刺治病为什么要结合四时气候的原理，提供了理论依据。

四、四时经络气血变化与针刺

在生理上，经脉气血随四时气候变迁，各有不同所主部位；病理上，邪气常随四时气血的部位不同，伤人致病各异。那么，在用针治病时，就必须根据四时气候的变迁规律，气血运行部位的变化而从之，只有顺应这一规律而刺治，就能"辟除其邪"，邪既被除，"乱气不生"，就可达到治愈疾病的目的。如何应四时而刺的具体方法虽未涉及，但从上述生理状态气血部主的不同，及下文的逆四时而刺危害的反症，结合《素问·诊要经终论》的内容，从四时而治的刺法应当是："春刺经脉之散穴"，"夏刺诸经浮络之穴"，秋刺皮肤分肉，手足经脉同法，冬"当深取俞窍于分理间"（见《诊要经终论》张介宾注），这也是彼篇所言的"春夏秋冬，各有刺法，法其所在"之意。本文还提到，为了准确无误的做到从四时而刺，不但要结合四时节令，还"必审九候"，仔细诊察分辨疾病，方保刺治无谬。反之，若逆四时而刺，"正气内乱"，就会产生各种不良后果。现将本文所述逆四时而刺造成的各种病变予以归纳。（见表64-3）

表 64-3　逆四时而刺正气内乱表

四时	逆刺	病机	征象	结论
春	络脉	血气外溢	少气	逆"则生乱气相淫病焉，故刺不知四时之经，病之所生，以从为逆，正气内乱"
	肌肉	血气环逆	上气	
	筋骨	血气内著	腹胀	
夏	经脉	血气乃竭	解㑊	
	肌肉	血气内却	善恐	
	筋骨	血气上逆	善怒	

四时	逆刺	病机	征象	结论
	经脉	血气上逆	善忘	
秋	络脉	气不外行	卧不欲动	
	筋骨	血气内散	寒栗	
	经脉	血气皆脱	目不明	
冬	络脉	内气外泄	大痹	
	肌肉	阳气竭绝	善忘	

五、刺伤五脏之害

本篇在论述逆、从四时而刺治的内容之后,强调了五脏的禁刺问题,继《素问·诊要经终论》《素问·刺禁论》两篇之后,重申了刺伤五脏必死的问题。为何如此重视五脏的禁刺? 因为人以五脏为本(详见《素问·六节脏象论》)。《素问·脉要精微论》也说:"五脏者,中之守也,……得守者生,失守者死"。"五脏者,身之强也……得强则生,失强则死。"既然五脏是如此重要,因此在针刺治病之时,就不能不谨慎从事。刺伤五脏所出现的噫、语、咳、嚏、欠、吞等变动的症状,其意义之一,说明五脏既被刺伤,就会有相应的病理变化及表现特征;其二,这些表现特征可以作为判断某脏被刺伤的诊断依据,并以此来推断其"死"期。所以原文说:"其动则依其脏之所变,候知其死也。"将原文予以归纳。(见表64-4)

表64-4　刺伤五脏致死表

刺中之脏	心	肝	肺	肾	脾
死期	1日	5日	3日	6日	10日
其动之候	噫	语	咳	嚏欠	吞

【临床应用】

一、关于诸风疝

六经脉滑所见的诸风疝,注解多不一致。结合全文看,言之为"风"者,其义有二:其一,张介宾:"六疝皆兼风言者,本非外入之风。盖风属肝,肝主筋,故凡病各经之疝者,谓其病多在筋而皆挟肝邪则可。"之所以说"病多在筋",是因为外阴乃宗筋之所聚也。肝主筋,为风木之脏,言疝为风,指诸疝病在各经,然都与厥阴肝经有关。其二,张介宾说:疝病"若重在血分者不移,在气分者多动"。高士宗也说:"滑主气盛","气病为疝","又曰风者,气动风生,风主气也,下文肺风脾风心风肾风肝风,皆气动风生之义。"可见曰"风"疝,言其出没无常不定,如风之动。因此,本篇诸风疝应从气聚之病机和病症性质去理解,"风"不从邪言。

本篇对疝之论述,亦反映了《内经》对疾病以五脏分症的一贯思想。对五脏疝,除本篇论及外,《内经》其他篇章亦有所论述,现予以综述如下:

（一）心疝

《素问·脉要精微论》说:"诊得心脉而急……病名曰心疝,少腹当有形也。""心为牡脏,小肠为之使,故曰少腹当有形也。"王冰注:"心为牝脏,其气应阳,今脉反寒,故为疝也。诸脉劲急者,皆为寒。形,谓病形也。"姚止庵言:"心与小肠为表里,并属火,今寒邪犯心,心为火脏,寒无所容,邪气以从其合也,寒邪犯心,不得停留,转入小肠,小肠部分外当少腹,故少腹有形,然病本原于心,故曰心疝也。"《灵枢·邪气脏腑病形》亦说:"心脉微滑为心疝引脐,小腹鸣。"《素问·大奇论》:"心脉搏滑急为心疝。"张介宾说:"病疝而心脉搏滑急者,寒夹肝邪乘心也。"可见心疝的病机是寒邪犯心,或寒夹肝风乘于心,或燥热生风,风邪扰心,心邪下移于相表里的小肠,导致小肠气滞郁结而成疝。其症状特点为少腹肿胀有形,疼痛上引心下,小腹鸣,脉滑急。《灵枢·热病》指出其治疗方法为:"心疝暴痛,取足太阴、厥阴,尽刺去其血络。"骆龙吉《增补内经拾遗方论》提出用盏落汤(石菖蒲、吴茱萸、高良姜、香附子、陈皮)治之,可参。

（二）肺疝

《素问·大奇论》说:"肺脉沉搏为肺疝。"张介宾说:"肺脉沉搏者,寒夹肝邪乘肺也。"结合本篇所述,可见肺疝乃因寒邪夹肝风乘肺,或热邪夹肝风乘肺,导致肺肝气逆所致。其临床表现上可见气逆喘咳,呼吸不利,下可见少腹与睾丸肿胀疼痛,小便不利,脉滑。

（三）脾疝

《素问·大奇论》说:"三阴急为疝。"王冰注:"太阴受寒,气聚为疝。"结合本篇所述,可见脾病是由寒湿或湿热壅滞太阴脾经而成。其表现特点除外阴肿胀重坠外,并可伴全身湿盛气滞的表现,如头身困重,胸闷腹胀,苔腻脉滑或濡。

（四）肝疝

《素问·大奇论》说:"肝脉大急沉为疝。"由于肝脉抵少腹络阴器,其别络循胫上睾结于茎,寒滞肝脉,或热郁肝经,均可致肝经瘀结成疝。其表现特点是少腹或睾丸肿胀有形,拘急牵引作痛,或伴见精神抑郁,胁肋胀痛,胸闷不舒、口苦等,多用天台乌药散加减治疗。

（五）肾疝

《素问·大奇论》说:"肾脉大急沉……为疝。"王冰注:"疝者,寒气结聚之所为也,夫脉沉为实,脉急为痛,气实寒薄聚,故绞痛为疝。"结合本篇所述,肾疝乃寒邪结聚或热迫于经所致,症状特点除少腹或睾丸肿胀疼痛外,可伴见肢冷形寒,腰膝冷痛,阳痿不举之虚寒症,或五心烦热,盗汗遗精,腰膝酸软之虚热症,《类症治裁》提出用酒煮当归丸(当归、附子、茴香、川楝子、木香、延胡、全蝎)治疗,可参。

有关疝病,《内经》有近30篇论及,集疝病之名,有15种之多,如疝气、疝、冲疝、卒疝、癫疝、心疝、厥疝、肺疝、狐疝,以及本篇之六经风疝。张介宾注释本篇所附的"疝气说",可谓是对《内经》及后世言疝之专论。对比分析,颇有见地,录此以资参考。他说:"本经诸篇所言疝症不一,有云狐疝,以其出入不常也。有癫疝者,以其顽肿不仁也。有冲疝者,以其自少腹上冲心而痛也。有厥疝者,以积气在腹中而气逆为疝也。有瘕者,以少腹冤热而痛出白,一名曰蛊也。有六经风疝者,如本篇之所云也。有小肠疝者,如《邪气脏腑病形》篇曰小肠病者,小腹痛,腰脊控睾而痛,时窘之后者,亦疝之属也。是皆诸疝之义。按《骨空论》曰:任脉为病,男子内结七疝,女子带下瘕聚。盖任脉者,起于中极之下,以上毛际,循腹里,上关元,总诸阴之会,故诸疝之在小腹者,无不由任脉为之原,而诸经为之派耳。云七疝者,乃总诸疝为言,如本篇所言者六也,《邪气脏腑病形》篇所言者一也,盖以诸经之疝所属有七,故云七疝。若狐癫冲厥之类,亦不过七疝之别名耳。后世如巢氏所叙七疝,则曰厥、癥、寒、气、盘、胕、狼。至张子和非之曰:此俗工所立谬名也。盖环阴器上抵小腹者,乃属足厥阴肝经之部分,是受疝之处也。又曰:凡疝者,非肝木受邪,则肝木自甚,皆属肝经。于是亦立七疝之名,曰寒、水、筋、血、气、狐、癫,治多用下。继自丹溪以来,皆宗其说。然以愚观之,亦未为得。夫前阴小腹之间,乃足三阴阳明任冲督脉之所聚,岂得独以厥阴经为言?但如本篇六疝皆兼风言者,本非外入之风,盖风属肝,肝主筋,故凡病各经之疝者,谓其病多在筋而皆挟肝邪则可。若谓必在厥阴,则不可也。后世议论徒多,又安能出《内经》之围范哉?学者当以经旨为正。至于治之之法,大都此症寒则多痛,热则多纵,湿则多肿坠,虚者亦然。若重在血分者不移,在气分者动。分察六者于诸经,各因其多少虚实而兼治之,自无不效也。"

二、关于六经脉的滑涩

六气异常所致六经所生病症中,皆有滑脉、涩脉及所主病症。考《内经》对滑脉、涩脉的论述,滑脉多主实症、新病、气病,在疾病早期阶段,正气尚盛时可见此脉;涩脉多主虚症、久病、血病,在疾病后期或久病正气损伤时,可见涩脉。如《素问

·玉机真脏论》:"脉弱以滑,是有胃气",就把脉象的滑与弱结合,作为判断脉之有胃无胃和正气损伤的程度。滑弱者为有胃气之脉,少滑弱者,为少胃气之脉,无滑弱之象为无胃气之脉。可见,此处言六经脉滑,是指六经的邪胜,但六经之正气也不衰,邪正交争较剧之故。同样在《素问·玉机真脏论》中说:"其至皆悬绝沉涩者,命曰逆四时。"就把涩脉列为逆时之脉,表示病重。《素问·平人气象论》:"脉弱小以涩,谓之久病。脉滑浮而疾者,谓之新病。"等等,精神都是一致的。因此,本节所言六经之脉的滑与涩,是对六经有余不足病症的补充,正如高士宗说:"滑主气盛(实症),涩主少血(虚症)。"因此,在原文分析时一并归于同类性质的病症。

三、关于因时刺治

《素问·宝命全形论》说:"人以天地之气生,四时之法成。"说明人类生活在自然界中,自然界的变化可以直接或间接地影响人体的正气及发病,使机体产生相应的反应。所以,针刺治疗疾病,就必须顺应人体气血阴阳随自然界阴阳盛衰变化而变化的规律,诚如《灵枢·四时气》说:"四时之气,各有所在,灸刺之道,得气穴为定。"《素问·八正神明论》也指出:"凡刺之法,必候日月星辰,四时八正之气;气定乃刺之。"均明确提出因时而刺的治则。《内经》许多篇章均论及因四时而刺治的问题,现予以归纳。(见表64-5)

表64-5　因四时刺治表

出处	四时			
	春	夏	秋	冬
《素问·四时刺逆从论》	经脉	孙络	皮肤	骨髓
《素问·诊要经终论》	散俞及与分理	络俞	皮肤	俞窍于分理
《素问·水热穴论》	络脉分肉间	盛经分腠	合	井荥
《灵枢·本输》	络脉诸荥大经分肉之间	诸腧孙络肌肉皮肤之上	诸合	诸井诸腧之分
《灵枢·四时气》	经血脉分肉之间	盛经孙络,分间绝皮肤	经腧,邪在腑取之合	井荥
《灵枢·寒热病》	络脉	分腠	气口	经输
《灵枢·终始》	毛	皮肤	分肉	筋骨
《灵枢·顺气一日分为四时》	荥	输	合	井

综观各篇所论,尚未形成统一的体系,但大多主张春夏刺浅,秋冬刺深,其理由一如《难经·七十难》说:"经言春夏刺浅,秋冬刺深者,何谓也?然,春夏者,阳气在上,人气亦在上,故当浅取之;秋冬者,阳气在下,人气亦在下,故当深取之。"邪气侵犯人体,常受到人体正气的抗御,当人体某层次、部位抗病力强时,邪气受正气之阻碍,多滞留于该层次组织,故针刺"必从其经气,辟除其邪。"此其理由之二。现代研究发现,人体皮肤对痛觉敏感性存在季节差异,神经系统功能,体表血管组织的张缩及血流阻力,均因各种季节的气温、气压变化而变化,这些对针刺深浅的疗效可有不同的影响。罗氏报道在针刺治疗坐骨神经痛选用环跳、秩边等穴,尤其是环跳穴,秋冬可深刺 2.5~3.5 寸,甚至 4 寸,春夏则刺达 1.5~2 寸,疗效较好。反之,若秋冬浅刺,则疗效差;春夏深刺,则常有肌肉发紧与痠胀无力的现象发生。另外,对四时针刺,《素问·通评虚实论》尚指出:"冬则闭塞,闭塞者,用药而少针石也。"因冬季气候寒冷,人气闭藏于内,如《素问·离合真邪论》言:"天寒地冻,则经水凝泣","人气在中"。而针石者治其外,其作用于人体体表,或通过体表组织的刺激达到调整机体阴阳之目的。由于"人气在中",则体表组织对针刺反应迟钝,针感弱,疗效不佳;而气血趋向于里,则有利于药物的吸收及发挥作用,故言冬季要"用药而少针石"。

四、关于针刺禁忌

《内经》中一再强调五脏的禁刺,足见对此问题的重视,这一告诫,至今仍有临床价值,在针灸学的书籍中,言脾俞、肺俞的操作注意事项时都说,不宜针刺过深,以免伤及肾和肝脏;风门、肺俞诸穴,不宜直刺过深,以免刺伤肺脏等。其基本精神未脱于此。

有关刺伤五脏的死亡日数,本篇与《素问·刺禁论》一致。与《素问·诊要经终论》则完全不同,对此王冰认为:"此三论皆岐伯之言,其死变动不同,传之误也。"考《内经》有关五脏病症之死期,并无固定日数,此二篇与《素问·诊要经终论》虽都言五脏之禁刺,但把原文作以对照,相去甚远,所以王注不足凭。

至于文中五脏被刺而产生的噫、语、咳、嚏、欠、吞等症状,与《素问·宣明五气篇》之"五气所病"同,故有关病理机制,参阅上篇之分析。

标本病传论第六十五

【要点解析】

一、指出了标本的运用范围及其在临床上的价值。

二、举例说明标本学说在临床上的运用,其基本原则是急则治标,缓则治本,以及标本兼治。

三、运用五行配五脏(包括腑)的方法,说明疾病发展过程中的传变与预后。如果以相克次序传变,则预后大多不良;若以相生次序相变,则预后大多良好。

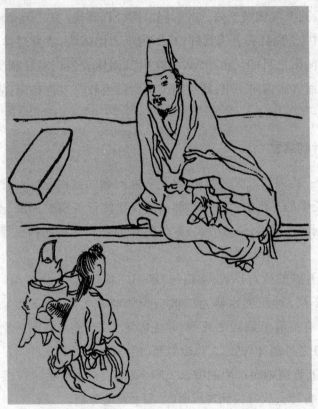

疾病发作表现为邪气有余,就用"本而标之"的治法,
即先祛邪以治其本,后调理气血。

【内经原典】

黄帝问曰:病有标本,刺有逆从①,奈何?岐伯对曰:凡刺之方,必别阴阳,前后相应②,逆从得施,标本相移。故曰:有其在标而求之于标,有其在本而求之于本,有其在本而求之于标,有其在标而求之于本,故治有取标而得者,有取本而得者,有逆取而得者,有从取而得者。故知逆与从,正行无问③,知标本者,万举万当,不知标本,是谓妄行。

夫阴阳逆从,标本之为道也,小而大,言一而知百病之害。少而多,浅而博,可以言一而知百也。以浅而知深,察近而知远,言标与本,易而勿及④。治反为逆,治得为从。先病而后逆者治其本,先逆而后病者治其本,先寒而后生病者治其本,先病而后生寒者治其本,先热而后生病者治其本,先热而后生中满⑤者治其标,先病而后泄者治其本,先泄而后生他病者治其本,必且调之,乃治其他病,先病而后生中满者治其标,先中满而后烦心者治其本。人有客气,有同气。小大不利治其标,小大利治其本。病发而有余,本而标之,先治其本,后治其标;病发而不足,标而本之,先治其标,后治其本。谨察间甚,以意调之,间者并行⑥,甚者独行⑦。先小大不利而后生病者治其本。

夫病传者,心病先心痛,一日而咳,三日胁支痛,五日闭塞不通,身痛体重;三日不已,死。冬夜半,夏日中。

肺病喘咳,三日而胁支满痛,一日身重体痛,五日而胀,十日不已,死。冬日入,夏日出。

肝病头目眩,胁支满,三日体重身痛,五日而胀,三日腰脊少腹痛,胫酸,三日不已,死。冬日入,夏早食。

脾病身痛体重,一日而胀,二日少腹腰脊痛,胫酸,三日背胭筋痛,小便闭,十日不已,死。冬人定,夏晏食。

肾病少腹腰脊痛,骱酸,三日背胭筋痛,小便闭;三日腹胀;三日两胁支痛,三日不已,死。冬大晨,夏晏晡。

胃病胀满,五日少腹腰脊痛,骱酸;三日背胭筋痛,小便闭;五日身体重;六日不已,死。冬夜半后,夏日昳。

膀胱病小便闭,五日少腹胀,腰脊痛,骱酸;一日腹胀;一日身体痛;二日不已,死。冬鸡鸣,夏下晡。

诸病以次是相传,如是者,皆有死期,不可刺。间一藏止,及至三四藏者,乃可刺也。

【难点注释】

①病有标本,刺有逆从:先病为本,后病为标。如病在本而求之于标,病在标而求之于本是逆刺,如在本求本,在标求标是从刺,这是治法的不同。

②前后相应:张志聪说:"有先病后病也。"

③正行无问:马莳说:"正行之法,而不必问之于人。"句意是只可大胆地治疗,无须顾虑。

④易而勿及:标本逆从治疗原则谈起来容易,但真正掌握就难了。

⑤生中满:一作"先生中满"。

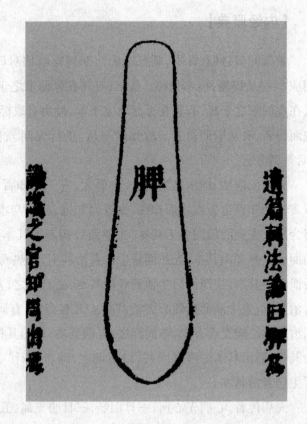

明代张介宾《类经图翼》脏腑图中的脾脏图

⑥间者并行:间者,指病情轻的;并行,可以标本同治。

⑦甚者独行:甚者,指病情重的;独行,或单治其标,就是或治本或治标。

【白话精译】

黄帝问道:疾病有标和本的分别,刺法有逆和从的不同,是怎么回事?岐伯回答说:大凡针刺的准则,必须辨别其阴阳属性,联系其前后关系,恰当地运用逆治和从治,灵活地处理治疗中的标本先后关系。所以说有的病在标就治标,有的病在本就治本,有的病在本却治标,有的病在标却治本。在治疗上,有治标而缓解的,有治本而见效的,有逆治而痊愈的,有从治而成功的。所以懂得了逆治和从治的原则,便能进行正确的治疗而不必疑虑;知道了标本之间的轻重缓急,治疗时就能万举万当;如果不知标本,那就是盲目行事了。

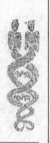

关于阴阳、逆从、标本的道理,看起来很小,而应用的价值却很大,所以谈一个阴阳标本逆从的道理,就可以知道许多疾病的利害关系;由少可以推多,执简可以驭繁,所以一句话可以概括许多事物的道理。从浅显入手可以推知深微,观察目前的现象可以了解它的过去和未来。不过,讲标本的道理是容易的,可运用起来就比较难了。迎着病邪而泻的方法就是"逆"治,顺应经气而补的方法就是"从"治。

先患某病而后发生气血逆乱的,先治其本;先气血逆乱而后生病的,先治其本。先有寒而后生病的,先治其本;先有病而后生寒的,先治其本。先有热而后生病的,先治其本;先有热而后生中满腹胀的,先治其标。先有某病而后发生泄泻的,先治其本;先有泄泻而后发生其他疾病的,先治其本。必须先把泄泻调治好,然后再治其他病。先患某病而后发生中满腹胀的,先治其标;先患中满腹胀而后出现烦心的,先治其本。人体疾病过程中有邪气和正气的相互作用,凡是出现了大小便不利的,先通利大小便以治其标;大小便通利则治其本病。疾病发作表现为邪气有余,就用"本而标之"的治法,即先祛邪以治其本,后调理气血。恢复生理功能以治其标;疾病发作表现为正气不足,就用"标而本之"的治法,即先固护正气

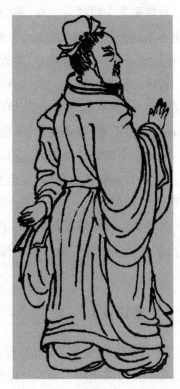

防止虚脱以治其标,后祛除邪气以治其本。总之,必须谨慎地观察疾病的轻重深浅和缓解期与发作期中标本缓急的不同,用心调理;凡病轻的,或缓解期,可以标本同治;凡病重的,或发作期,应当采用专一的治本或治标的方法。另外,如果先有大小便不利而后并发其他疾病的,应当先治其本病。

大凡疾病的传变,心病先发心痛,过一日病传于肺而咳嗽;再过三日病传于肝而胁肋胀痛;再过五日病传于脾而大便闭塞不通、身体疼痛沉重;再过三日不愈,就要死亡:冬天死于半夜,夏天死于中午。

肺病先发喘咳,三日不好则病传于肝,则胁肋胀满疼痛;再过一日病邪传脾,则身体沉重疼痛;再过五日病邪传胃,则发生腹胀。再过十日不愈,就要死亡;冬天死于日落之时,夏天死于日出之时。

肝病则先头痛目眩,胁肋胀满,三日后病传于脾而身体沉重疼痛;再过五日病

传于胃,产生腹胀;再过三日病传于肾,产生腰脊少腹疼痛,腿胫发酸;再过三日不愈,就要死亡:冬天死于日落之时,夏天死于吃早饭的时候。

脾病则先身体沉重疼痛,一日后病邪传入于胃,发生腹胀;再过二日病邪传于肾,发生少腹腰脊疼痛,腿胫发酸;再过三日病邪入膀胱,发生背脊筋骨间疼痛,小便不通;再过十日不愈,就要死亡:冬天死于申时之后,夏天死于寅时之后。

肾病则先少腹腰脊疼痛,腿胫发酸,三日后病邪传入膀胱,发生背脊筋骨疼痛,小便不通;再过三日病邪传入于胃,产生腹胀;再过三日病邪传于肝,发生两胁胀痛;再过三日不愈,就要死亡:冬天死于天亮,夏天死于黄昏。

胃病则先腹部胀满,五日后病邪传于肾,发生少腹腰脊疼痛,腿胫发酸;再过三日病邪传入膀胱,发生背脊筋骨疼痛,小便不通;再过五日病邪传于脾,则身体沉重;再过六日不愈,就要死亡:冬天死于半夜之后,夏天死于午后。

膀胱发病则先小便不通,五日后病邪传于肾,发生少腹胀满,腰脊疼痛,腿胫发酸;再过一日病邪传入于胃,发生腹胀;再过一日病邪传于脾,发生身体疼痛;再过二日不愈,就要死亡:冬天死于半夜后,夏天死于下午。

各种疾病按次序这样相传,正如上面所说的,都有一定的死期,不可以用针刺治疗;假如是间脏相传就不易再传下去,即使传过三脏、四脏,还是可以用针刺治疗的。

【专家评鉴】

《内经》有关治疗学中标本理论的阐述,集中体现于本篇,《灵枢·病本》篇的论述基本与此篇相同。本篇对标本理论及病传的论述,可概括为以下几点:

一、标本逆从的意义及应用

标本是一个相对的概念,在中医学中标本所指的范围甚广。本篇所论,则主要是针对疾病之先后主次而言,如王冰注:"本,先病。标,后病。"张介宾亦说:"病之先受者为本,病之后受者为标。生于本者,言受病之原根。生于标者,言目前之多变也。"其具体所论,涉及标本的意义及临床应用等方面。

(一)标本的意义

本篇指出,大凡治病既要遵循调节阴阳盛衰之大法,也要重视标本先后的原则。标本关系反映着疾病过程中矛盾的主次及其因果转化关系等,辨识标本,有利于从整理上认识疾病,抓住疾病的病机及主要矛盾而加以解决。所以,只有真正掌握了标本理论,才能触类旁通,使对疾病的认识由少而知多,由浅薄而广博,达到举一反三,言一知百的效果。倘若不明标本,治疗与之相反,就会造成病势之恶逆。所谓"知标本者,万举万当;不知标本,是谓妄行。"王肯堂辑《医统正脉全书》亦说:"病之标本,犹草之有根苗,拔茅须连其茹,治病必求其本,标本不明,处方何据? 所谓瞑目夜行无途路而可见矣。"均强调明辨标本是正确施治的前提。

(二)标本的临床应用

1.标本相移,刺有逆从。原文说:"故治有取标而得者,有取本而得者,有逆取而得者,有从取而得者。故知逆与从,正行无问。"即治疗疾病,从标本角度而言,可分为见本治本、见标治标的从治法和见本治标、见标治本的逆治法。如《灵枢·终始》说:"病先起于阴者,先治其阴即后治其阳;病先起于阳者,先治其阳而后治其阴。"《灵枢·五色》也说:"病生于内者,先治其阴,后治其阳,反者益甚;其病生于阳者,先治其外,后治其内,反者益甚。"此病先发先治,后发后治,乃是从治法之运用。然临床

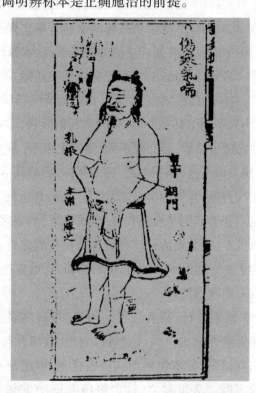

明代何柬《针灸捷径》针灸主中的伤寒气喘取穴图

病情常常复杂多变,在整个疾病的发展变化过程中,标与本可在一定阶段,一定条件下相互移易转化,或是原来的本病消失,标病转化为本病,从而又产生新的标病,或是标与本所代表的疾病矛盾发生转化,原来的非主要矛盾上升为主要矛盾,而主要矛盾下降为非主要矛盾。此时,治疗的重点也要随之加以调整,即标本相移,而由从治变为逆治。总之,逆治与从治之间的选择,即"标本相移",完全要依据病情的变化和治疗的需要而定。

2.本病先治,标急治标。一般说来,治本是大多数情况下所宜采取的治则,是普遍的基本原则,文中所述的多数病症均采用此法,如先病后逆,则治其先发之症,先逆后病治其逆,先寒后病治其寒,先热后病治其热,先泄、先中满者也皆先治之等。其原理如张介宾所说:"本者,原也,始也,万事万物之所以然也。世未有无源之流,无根之本,澄其源则流自清,灌其根而枝乃茂,无非求之道。"《名医类案·

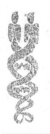

泻》载："吕沧州治一人，病下利完谷。众医咸谓洞泄寒中，日服四逆理中等弥剧。诊其脉，两尺俱弦长，右关浮于左关一倍，其目外眦如草兹，盖知肝风传脾，因成飧泄，非脏寒所致。饮以小续命汤减麻黄加白术，痢止。续命非止痢药，饮不终剂而痢止者，以从本治故也。"但是，当标病甚急，不治标则不能控制疾病发展，甚至危及生命，此时则应采取应急措施以治标。本文提出先治其标的情况有三：一是"先病而后生中满者治其标。"中满为腑气不行，水浆注入，药食难纳，是为急候，如张介宾所言："诸病皆先治本，而惟中满者先治其标，盖以中满为病，其邪在胃，胃者脏腑之本也，胃满则药食之气不能行，而脏腑皆失其所禀，故先治此者，亦所以治本也。"二是"小大不利治其标"。人体代谢后的废物，多从二便排泄，中医治疗疾病，亦多以二便之通道祛邪，若二便不利，则邪无去路，亦为危急之候，故急当疏通以除邪。三是"病发而不足，标而本之，先治其标，后治其本。"对此，后世医家看法不一，高士宗以正气为标，邪气为本言之，认为"先治其正气之标，后治其邪气之本，此治不足之法也。"张介宾则从疾病传变立论，认为"病发之气不足，则必受他脏他气之侮，而因标以传本，故必先治标。"然治标总是权宜之计，治本才是根本目的，治标的目的也是为了更好地治本。而且，就治标而言，也应当根据不同的病机，选取恰当的治法，才有可能收到良效。

3.间者并行，甚者独行。间甚，指病之轻重。如张介宾注："间者言病之浅，甚者言病之重也。病浅者可以兼治，故曰并行。病甚者难容杂乱，故曰独行。"即对病症错杂，标本俱病而病势尚轻者，可用标本同治之法，如《素问·评热病论》治疗风厥，"表里刺之，饮之服汤"，既治发热之表，又兼治烦闷之里。若病症错杂，标本俱病而病势危重者，则宜视其危重之主要在本、在标，单治其本，或单治其标，如《素问·病能论》治怒狂阳厥，"服以生铁洛（落）为饮"，正是取其一味生铁落，气寒质重，下气疾速，任专而力更宏。当然，在标本同治时，亦当分清主次，而有所侧重。

二、疾病传变及其预后转归

本文在论述了疾病标本逆从之后，又主要讨论了五脏及胃、膀胱疾病的传变规律及死期，说明了危重病症传变的一般规律。

（一）五脏及胃、膀胱病变的传变和表现

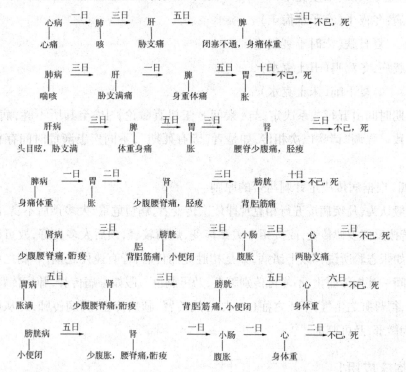

（二）疾病传变规律

本文所论病传规律有二，一是按五行相克关系传变，即从心→肺→肝→脾→肾，此与《素问·玉机真藏论》所言"五藏相通，移皆有次，五藏有病，则各传其所胜"的规律相同。二是按脏腑表里相合关系传变，如身重体痛（脾）→胀（胃），腰脊痛䯒痠（肾）→背胠筋痛、小便闭（膀胱），小便闭（膀胱）→腰脊痛䯒痠（肾）等。

（三）五脏与胃、膀胱病死期及机理

心病：夏日中（午时属火，火极自焚）

        冬夜半（亥子水，水克火）

肺病：夏日出（寅卯属木，木旺反侮肺金而金气更衰）

        冬日入（申酉时属金，金气虚极而自衰）

肝病：夏日食（木强则剧）

        冬日入（酉金克木）

脾病：冬人定（亥水侮土）

        夏晏食（晏食在寅，寅属木，木克土）

肾病：夏晏晡（戌土克水）

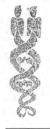

　　　　　　　冬大晨（辰土克水）

　　胃病：冬夜半（亥子水侮土）

　　　　　　　夏日昳（未时土衰气绝）

膀胱病：冬鸡鸣（丑土克水）

　　　　　夏下晡（未土克水）

死期时间由五行关系决定，与《素问·玉机真藏论》中"至其所不胜，病乃死"基本一致。强调"诸病以次相传，如是者，皆有死期"，不同疾患濒危时间存在一定规律性。

（四）根据病传决定针刺与否的原则

一般认为，凡疾病按五行相克规律依次传变者，病情危重，大多预后不良，故不宜针刺；若按反侮规律传变，或按相生关系传变，病情较轻，预后大多良好，故可行针刺治疗。如张志聪所说："以上诸病，如是相胜克而传者，皆有速死之期，非刺之可能救也。或间一脏相传而止，不复再传别脏者，乃可刺也。假如心病传脾，肺病传肾，乃母行乘子，得母脏之生气，不死之症也。如心病传肾，肺病传心，肝病传肺，此从所不胜来者，为微邪，乃可刺也。"

【临床应用】

一、标本的含义

标本的本义分别指草木的末梢和根或茎干，《说文》云："标，木杪末也。"；"本，木下曰本，从木，一在其下，指事。"《素问·移精变气论》所言"治以草苏草荄之枝，本末为助"中之"本"，即是本义。在标本本义的基础上，《内经》予以引申运用，使标本含义有了较大的扩展，重在用以表示事物的上与下，内与外、先发与后继、原始本体与效应现象，病与医等相对应双方的主次先后及轻重缓急，通过对这种标本关系的辨析，指导认识人体生理和对疾病的诊治。

（一）经脉标本

十二经脉内外，阴阳营卫之气互相依赖，周流全身，在这样的循环传注中，人体的上和下、四肢和躯干是相互对应的，"上为标，下为本"，故十二经脉在人体头面胸腹的特定部位是脉气所止处，位置较高为标，在四肢末端的特定部位是脉气所起处，位置较低为本。《灵枢·卫气》篇具体论述了十二经脉各经的标本位置。这种以四肢为本、头面躯干为标的经脉标本理论，是治疗取穴时上病下取、下病上取的理论依据之一。

（二）邪正标本

一般认为，在疾病的发病过程中，正气为本，邪气为标。然本篇论有余不足的标本先后，高士宗注说："病发而邪气有余，则本而标之，申明本而标之者，先治其邪气之本，后治其正气之标，此治有余之法也。病发而正气不足，则标而本之，申明标而本之者，先治其正气之标，后治其邪气之本，此治不足之法也。"此又以邪气为本，正气为标，与后世所言不同。对此，似可从邪正在发病中的主次地位加以理解。疾病的发生，有正气绝对亏虚，邪气乘虚而入者；有邪气太盛，正气相对不足者。因为前者发病正气起了主导作用，后者发病邪气为矛盾的主要方面，而本标正反映着矛盾的主次关系，故前者以正气为本，邪气为标；后者以邪气为本，正气为标。

（三）疾病先后标本

病之先成者如病因、病机及原发病、先发病为本，病之后生者如因病因病机引发的病症及继发病、后发病为标。本篇曰："病有标本，刺有逆从……故曰有其在标而求之于标，有其在本而求之于本。"张介宾注："病之先受者为本，病之后变者为标，生于本者，言受病之原根，生于标者，言目前之多变也。"

（四）水肿病病机主次标本

在水液代谢及水肿病的发病机制中，《内经》认为肺肾两脏的作用不同，肾主水，主管全身水液代谢为本；肺主气，通调水道为标，故《素问·水热穴论》说："故其本在肾，其末在肺，皆积水也……故水病下为胕肿大腹，上为喘呼不得卧者，标本俱病，故肺为喘呼，肾为水肿。"王冰云："标本者，肺为标，肾为本，如此者，是肺肾俱水为病也。"

（五）医患标本

从疾病的诊治过程而言，病在先，医在后，医生所采用的各种治疗措施，均要通过病人而发挥作用，故《素问·汤液醪醴论》说："病为本，工为标，标本不得，邪气不服。"杨上善云："风寒暑湿所生之病，以为本也；工之所用针石汤药，以为标也。"

（六）六气阴阳标本

六气，即风热火湿燥寒为本，其效应即气候及疾病症候的变化为标，根据阴阳多少盛衰不同，分为太阴、少阴、厥阴、太阳、少阳、阳明，用六气阴阳标本可以推测及说明六气及其所致气候、病候的变化规律。《素问·六微旨大论》指出："少阴之上，火气治之，中见厥阴；阳明之上，燥气治之，中见太阴；厥阴之上，风气治之，中见少阳；少阴之上，热气治之，中见太阳；太阴之上，湿气治之，中见阳明……所谓本也，本之下，中之见也，见之下，气之标也，本标不同，气应异象。"王冰注："本，谓元气也。气别为王……本者应之元，标者病之始……本谓天六气，寒暑燥湿风火也，三阴三阳由是生化,故云本,所谓六元者也。"

由此可见,《内经》所述标本具有主要矛盾与次要矛盾或矛盾的主要方面与次要方面的含义,包含着主次、本质与现象、因果、轻重与缓急诸种关系,以此说明病变的重点、疾病的性质,阐明疾病病理变化诸环节的依赖形式,以及病情的程度、疾病发展的动态趋势,为诊断治疗疾病提供指导。

二、治病求本

治病求本,源出于《素问·阴阳应象大论》,该篇上承阴阳之论述,提出"治病必求于本",故有人认为,治病求本义为治疗疾病的必须推求阴阳这个万事万物之根本,即对人体的机能结构、病邪的性质、疾病的发生与诊断、药性与针法,皆须参透阴阳之理,方能获效。如张志聪注言:"本者,本于阴阳也。人之脏腑气血,表里上下,皆本乎阴阳,而外淫之风寒暑湿,四时五行,亦总属阴阳二气。至于治病之气味,用针之左右,诊别色脉,引越高下,皆不出乎阴阳之理。"喻昌亦指出:"万事万变皆本阴阳,而病机药性脉息论治尤切于此,或本于阴,或本于阳,知病所由生而直取之,乃为善治。"

"阴阳者,天地之道也,万物之纲纪"(《素问·阴阳应象大论》),虽对诊治疾病可以起到提纲挈领之作用,但难以进行精确细微的操作。所以,后世对治病求本之认识便产生了分歧,总括各家所论,主要有四:其一,认为本为病因。如朱丹溪在《丹溪心法·治病必求于本》中说:"夫风、热、火之病,所以属乎阳邪之所客,病即本于阳,苟不求其本而治之,则阳邪滋蔓而难治;湿、燥、寒之病,所以属阴邪之所客,病即本于阴,苟不求其本而治之,则阴邪滋蔓而难图,诚能穷原疗疾,各得其法,万举万全之功可坐而致也。"张介宾亦指出:"本,致病之原也。"现代《中医学基础》教材也有谓"本"为病因的。其二,认为本指症候。《景岳全书·传忠录》说:"万病之本,只此表、里、寒、热、虚、实六者而已。知此六者,则表有表证,里有里证,寒、热、虚、实无不皆然。六者相为对待,则冰炭不同,辨之亦异。"其三,认为本指先后天之本。李中梓在《医宗必读》中说:"善为医者,必责根本,而本有先天、后天之辨。先天之本在肾,肾应北方之水,水为天一之源;后天之本在脾,脾为中宫之土,土为万物之母。"而冯楚瞻在《锦囊秘录》则指出:"真阴真阳者,所以为先天之本,后天之命,两肾之根,疾病安危皆在于此。学者仅知本气,而不知乘乎内虚,仅知治邪,而不知调其本气,仅知外袭,而不知究其脏腑,仅知脏腑,而不知根于两肾,既知两肾,而不知由乎二气,是尚未知求本者也。"强调以肾之阴阳二气为求本之终级。其四,认为本指病机。病机是疾病发生发展的机理和关键,包括了病因、病位、病性、病势等病理要素,是疾病本质之所在。中医诊治疾病的过程可分为收集资料(四诊)、辨析症候(辨证)、识别病机(审机)、确立治法(立法)和制订治疗方案(处方)五个环节,而审机定治是其关键环节。正由于病机代表着中医学关于疾病的本质的认识,治病求本自然就意味着针对病机的治疗,即以减轻和纠正病机所概括的病理状态和病理变化,恢复或重建患者的整体的、动态的平衡协调作为治疗的基本宗旨。张介宾在注释《内经》"审察病机"一语时即指出:"此正先贤心传,精妙所在,最为吃紧纲领……夫病机为入道之门,为跬步之法。"

治病求本的具体方法,根据《内经》所述,似可归综为以下四点:首先,"察色按脉,先别阴阳"(《素问·阴阳应象大论》)。对此《景岳全书·传忠录》论之曰"凡诊病施治,必须先审阴阳,乃为医道之纲领。阴阳无谬,治焉有差? 医道虽繁,而可以一言蔽之者,曰阴阳而已。故症有阴阳,脉有阴阳,药有阴阳……故能明彻阴阳,则医理虽玄,思过半矣。"其二,"谨守病机,各司其属"(《素问·至真要大论》)。即根据脏腑经络的部位、生理功能和体、华、窍、脉、色等体征特征,以确定疾病表现的病位归属,并依据风寒暑湿燥火之致病性质及特点,以确定疾病表现的病性归属。同时,要做到"有者求之,无者求之,盛者责之,虚者责之,必先五胜。"其三,"必伏其所主,而先其所因"(《素问·至真要大论》)。即分析掌握疾病之病因,如张介宾注:"必伏其所主者,制病之本也。先其所因者,求病之由也。"其四,误诊修正。《素问·至真要大论》说:"有病热者,寒之而热,有病寒者,热之而寒,二者皆在,新病复起,奈何治? 岐伯曰:诸寒之而热者取之阴,热之而寒者取之阳,所谓求其属也。"即是此方法之运用。

三、标本先后与治病求本之关系

如前所述,标本理论包含着对待矛盾要分清主次先后、轻重缓急的思想,同时也体现了矛盾主次地位在一定条件下可以相互转化的观点。一般说来,标病是次要的矛盾,本病是主要矛盾。但当标病不除,就不能对本病实行根治,或者严重损害患者健康甚至危及生命时,标病就上升为主要矛盾,而本病则暂时降到次要地位,此即"标本相移"。治病求本之本则一定是指疾病的本质即病机而言,在疾病治疗过程中的位置是不可移易的。而标本则是相对而言,其所指可以移易,如正气与邪气、病因病机与症状体征、新病与旧病……同时,标本的主次位置也可变易。所以,治病求本与标本先后是两种不能等同的治则,二者虽有联系,但仍各自独立,不相包容。

四、四时标本先后的临床应用

《灵枢·师传》说："春夏先治其标,后治其本;秋冬先治其本,后治其标。"此以病在上、在外、在气为标,病在内、在下、在精为本。由于春夏为阳,其气主升浮,而秋冬属阴,其气主沉降,故张介宾注说:"如春夏之气达于外,则病亦在外,外者内之标,故先治其标,后治其本。秋冬之气敛于内,则病亦在内,内者外之本,故先治其本,后治其标。一曰春夏发生,宜先养气以治标,秋冬收藏,宜先固精以治本。"后世医家常强调根据春夏之气升浮、秋冬之气收藏的特点以指导用药,张仲景首先提出"春宜吐,春夏宜汗,秋宜下"之治法,李东垣对此阐释说:"凡治病服药,必知时禁。夫时禁者,必本四时升降之理,汗下吐利之宜。大法春宜吐,象万物之发生,使阳气之郁者易达也;夏宜汗,象万物之浮而有余也;秋宜下,象万物之收成,使阳气易收也;冬固密,象万物之闭藏,使阳气不动也。"李时珍在《本草纲目·四时用药例》中总结了前人因时加减用药之经验说:"升降浮沉则顺之,寒热温凉则逆之。故春月宜加辛温之药,薄荷、荆芥之类,以顺春升之气;夏月宜加辛热之药,香薷、生姜之类,以顺夏浮之气;长夏宜加甘苦辛温之药,人参、白术、苍术、黄柏之类,以顺化成之气;秋月宜加酸温之药,芍药、乌梅之类,以顺秋降之气;冬月宜加苦寒之药,黄芩、知母之类,以顺冬沉之气。所谓顺时气而养天和也。"既使单纯的补虚之剂,无论补阴补阳,在遣方用药上,也要与时令升降状态相适应。对阴虚症的治疗,春夏宜用无碍气机升浮的甘润气轻类药物,如天冬、麦冬、百合、淮山药、玉竹等;秋冬则可用滋腻填补之品,如熟地、阿胶、鹿胶、龟版、鳖甲等。《清代名医医案精华》载陈莲舫之说,即认为"精血亏损之症,与滋膏补养,必须因时变通。秋冬宜填养,滋膏尤佳;春夏间不可滋腻,养阴之中当调畅气机,用药处方,所谓无伐天和,方为合适。"对于阳虚之治,秋冬以温阳守中为宜,可选用理中汤、肾气丸等;春夏以升发畅达为宜,可选用桂枝汤、补中益气汤等温行方药。如罗天益治疗太阴虚寒泄利,春夏选用桂枝汤以升阳止泻,秋冬则用理中汤或附子理中汤温守中阳,暖土止泻,即体现了顺应时令升降的用药治疗原则。

五、经脉标本的临床应用

《灵枢·卫气》:"能知六经标本者,可以无惑于天下。"说明经脉标本理论在治疗上有重要作用。首先,根据标本所述的上下经气有对应作用的原理,针灸临床选取穴位,可上病下取,下病上取,即针刺四肢下端的腧穴以治疗头、胸、腹、背之疾患,针刺头面、胸腹背部的腧穴以治疗四肢部的疾患。如头重、眉棱骨痛者,不仅可以局部针刺取穴,还可以针刺足太阳膀胱经的跗阳穴,因足太阳膀胱经本在跗阳,而标正在两目的部位。又如《针灸资生经》有针刺复溜"治口干"的记载,复溜是足少阴经的本部,而足少阴的标正值舌下。其次,标本、根结穴位配合应用。根本为源,标结为流,所以针刺四肢尤其是肘膝以下的穴位,不但能治疗局部疾患,更能治疗远端内脏及头身部疾病,而针刺头身穴位则多治疗局部疾病,故二者配合取穴,标本根结同用,可提高疗效。一般可采用本经的标本根结配合,或各经之标本根结配合,前者如痉病项强,取天柱配束骨,肢体佝偻不伸,取风池配绝骨;后者如治咳喘取肺俞配丰隆,治遗精取气海配三阴交,治昏厥取百会配隐白等。

六、关于"人有客气有同气"之释义

对客气、同气,后世注解不一,主要观点可归纳为:一指运气学说中的客气与主气。张介宾云:"客气者,流行之运气也,往来不常,故曰客气。同气者,四气之主气也,岁岁相同,故曰同气。"二指两种病气。马莳说:"病气有二,病本不同,而彼此相传者,谓之客气;有二病之气,本相同类,而彼此相传者,谓之同气。"三是指以外界之六气为客气,以人身中与之相应的六气为同气。高士宗注:"客气者,风热湿火燥寒之气,侵入人身而为病也。同气者,人身厥阴之气同于风,少阴之气同于热,太阴之气同于湿,少阳之气同于火,阳明之气同于燥,太阳之气同于寒。病三阴三阳之正气,固有风热湿火燥寒之同气而为病也。"四指外邪为客气,"同气"当作"固气",《新校正》言:"按全元起本同作固。"客气乃新感受的邪气,固气乃体内原有之邪气。根据先病为本,后病为标之义,则客气为标,固气为本。如此,文义与上下文论标本之义相承接,故此释为妥。

素问卷之八

天元纪大论第六十六

【要点解析】

一、主要论述了五运六气学说的一些基本法则,并指出了五运六气与四时气候变化、万物生长衰老死灭的关系。

二、说明和解释了太过、不及、平气,以及天符、岁会、三合等运气学说中的一些概念。

【内经原典】

黄帝问曰:天有五行御五位①,以生寒暑燥湿风;人有五藏化五气,以生喜怒思忧恐。论言五运相袭而皆治之,终期之日,周而复始,余已知之矣,愿闻其与三阴三阳之候,奈何合之?

鬼臾区稽首再拜对曰:昭乎哉问也。夫五运阴阳者,天地之道也,万物之纲纪,变化之父母,生杀之本始,神明之府也,可不通乎! 故物生谓之化,物极谓之变,阴阳不测谓之神,神用无方谓之圣。夫变化之为用也,在天为玄②,在人为道,在地为化,化生五味,道生智,玄生神。神在天为风,在地为木;在天为热,在地为火;在天为湿,在地为土;在天为燥,在地为金;在天为寒,在地为水;故在天为气,在地成形,形气相感而化生万物矣。然天地者,万物之上下也;左右者,阴阳之道路也;水火者,阴阳之症兆也;金木者,生成之终始也。气有多少,形有盛衰,上下相召③,而损益彰矣。

帝曰:愿闻五运之主时也何如? 鬼臾区曰:五气运行,各终期日,非独主时也。帝曰:请闻其所谓也。鬼臾区曰:臣积考《太始天元册》文曰:太虚寥廓,肇基化元,万物资始,五运终天,布气真灵,总统坤元④,九星悬朗,七曜周旋,曰阴曰阳,曰柔曰刚,幽显既位,寒暑弛张,生生化化,品物咸章。臣斯十世,此之谓也。

帝曰:善。何谓气有多少,形有盛衰? 鬼臾区曰:阴阳之气各有多少,故曰三阴三阳也。形有盛衰,谓五行之治,各有太过不及也。故其始也,有余而往,不及随之,不足而往,有余从之,知迎知随,气可与期。应天为天符⑤,承岁为岁直⑥,三合⑦为治。

帝曰:上下相召奈何?鬼臾区曰:寒暑燥湿风火,天之阴阳也,三阴三阳上奉之。木火土金水火,地之阴阳也,生长化收藏下应之。天以阳生阴长,地以阳杀阴藏。天有阴阳,地亦有阴阳。木火土金水火,地之阴阳也,生长化收藏。故阳中有阴,阴中有阳。所以欲知天地之阴阳者,应天之气,动而不息,故五岁而右迁,应地之气,静而守位,故六期而环会,动静相召,上下相临,阴阳相错,而变由生也。

帝曰:上下周纪,其有数乎?鬼臾区曰:天以六为节,地以五为制,周天气者,六期为一备;终地纪者,五岁为一周。君火以

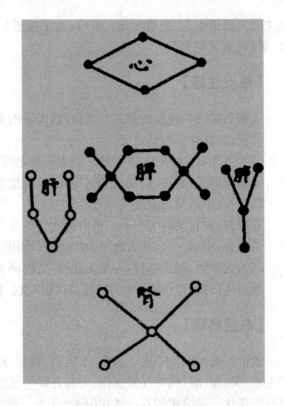

人禀五行图,选自宋代刘牧《易数钩隐图》

明,相火以位⑧,五六相合而七百二十气为一纪,凡三十岁;千四百四十气,凡六十岁而为一周,不及太过,斯皆见矣。

帝曰:夫子之言,上终天气,下毕地纪,可谓悉矣。余愿闻而藏之,上以治民,下以治身,使百姓昭著,上下和亲,德泽下流,子孙无忧,传之后世,无有终时,可得闻乎?鬼臾区曰:至数之机,迫迮以微⑨,其来可见,其往可追,敬之者昌,慢之者亡。无道行私,必得夭殃,谨奉天道,请言真要。

帝曰:善言始者,必会于终,善言近者,必知其远,是则至数极而道不惑,所谓明矣,愿夫子推而次之,令有条理,简而不匮,久而不绝,易用难忘,为之纲纪,至数之要,愿尽闻。鬼臾区曰:昭乎哉问!明乎哉道!如鼓之应桴,响之应声也。臣闻之:甲己之岁,土运统之;乙庚之岁,金运统之;丙辛之岁,水运统之;丁壬之岁,木运统之;戊癸之岁,火运统之。

帝曰:其于三阴三阳,合之奈何?鬼臾区曰:子午之岁,上见少阴;丑未之岁,上见太阴;寅申之岁,上见少阳;卯酉之岁,上见阳明;辰戌之岁,上见太阳;巳亥之岁,上见厥阴。少阴,所谓标也,厥阴,所谓终也。厥阴之上,风气主之;少阴之上,热气主之;太阴之上,湿气主之;少阳之上,相火主之;阳明之上,燥气主之;太阳之上,寒

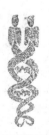

气主之。所谓本也,是谓六元。帝曰:光乎哉道! 明乎哉论! 请著之玉版,藏之金匮,署曰《天元纪》。

【难点注释】

①御五位:御,统领的意思。五位,指天下的东、南、中央、西、北五个方向。

②玄:在此含有幽远之义。

③上下相召:上指天,下指地。意为天地之气相互感应。

④总统坤元:总统,统领、主管;坤元,万物化生的根本。

⑤天符:中运与司天之气一致。

⑥岁直:岁直又称为岁会。指中运之气与岁支之气相同。

⑦三合:中运之气、司天之气、岁支之气均相同。

⑧君火以明,相火以位:一本无此八字,故译文不译。

⑨迫迮以微:迮(zé),与"窄"通,有"近"义。近手微妙。

【白话精译】

黄帝问道:天有木、火、土、金、水五行,临治于东、西、南、北、中五个方位,从而产生寒、暑、燥、湿、风等气候变化,人有五脏生五志之气,从而产生喜、怒、思、忧、恐等情志变化。经论所谓五运递相因袭,各有一定的主治季节,到了一年终结之时,又重新开始的情况,我已经知道了。还想再听听五运和三阴三阳的结合是怎样的呢? 鬼臾区再次跪拜回答说:你提这个问题很高明啊! 五运和阴阳是自然界变化的一般规律,是自然万物的一个总纲,是事物发展变化的基础和生长毁灭的根本,是宇宙间无穷尽的变化所在,这些道理哪能不通晓呢? 因而事物的开始发生叫作"化",发展到极点叫作"变",难以探测的阴阳变化叫作"神",能够掌握和运用这种变化无边的原则的人,叫作"圣"。阴阳变化的作用,在宇宙空间,则表现为深远无穷,在人则表现为认识事物的自然规律,在地则表现为万物的生化。物质的生化而产生五味,认识了自然规律而产生智慧,在深远的宇宙空间,产生无穷尽的变化。神明的作用,在天为风,在地为木;在天为热,在地为火;在天为湿,在地为土;在天为燥,在地为金;在天为寒,在地为水。所以在天为无形之气,在地为有形之质,形和气互相感召,就能变化和产生万物。天复于上,地载于下,所以天地是万物的上下;阳升于左,阴降于右,所以左右为阴阳的道路;水属阴,火属阳,所以水火是阴阳的象征;万物发生于春属木,成实于秋属金,所以金木是生成的终始。阴阳之气并不是一成不变的,它有多少的不同,有形物质在发展过程中也有旺盛和衰老的区别,在上之气和在下之质互相感召,事物太过和不及的形象就都显露出来了。

黄帝说:我想听听关于五运分主四时是怎样的呢? 鬼臾区说:五运各能主一年,不是单独只主四时。黄帝说:请你把其中的道理讲给我听听。鬼臾区说:臣久已考查过《太始天元册》，文中说：广阔无边的天空，是物质生化之本元的基础，万物资生的开始，五运行于天道，终而复始，布施天地真元之气，概括大地生化的本元，九星悬照天空，七曜按周天之度旋转，于是万物有阴阳的不断变化，有柔刚的不同性质，幽暗和显明按一定的位次出现，寒冷和暑热，按一定的季节往来，这些生生不息之机，变化无穷之道，宇宙万物的不同形象，都表现出来了。我家研究这些道理已有十世，就是这个意思。

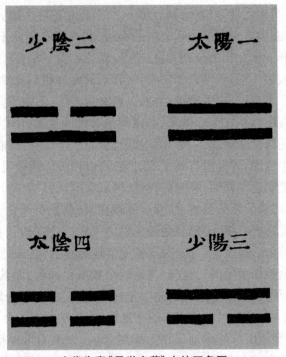

宋代朱熹《易学启蒙》中的四象图

黄帝说：好。什么叫气有多少，形有盛衰呢？鬼臾区说：阴气和阳气各有多少的不同，厥阴为一阴，少阴为二阴，太阴为三阴，少阳为一阳，阳明为二阳，太阳为三阳，所以叫作三阴三阳。形有盛衰，指天干所主的运气，各有太过不及的区别。例如开始是太过的阳年过后，随之而来的是不及的阴年，不及的阴年过后，从之而来的是太过的阳年。只要明白了迎之而至的是属于什么气，随之而至的是属于什么气，对一年中运气的盛衰情况，就可以预先知道。凡一年的中运之气与司天之气相符的，属于"天符"之年，一年的中运之气与岁支的五行相同的，属于"岁直"之年，一年的中运之气与司天之气及年支的五行均相合的，属于"三合"之年。

黄帝说：天气和地气互相感召是怎样的呢？鬼臾区说：寒、暑、燥、湿、风、火，是天的阴阳，三阴三阳上承之。木、火、土、金、水、火，是地的阴阳，生长化收藏下应之。上半年天气主之，春夏为天之阴阳，主生主长；下半年地气主之，秋冬为地之阴阳，主杀主藏。天气有阴阳，地气也有阴阳。因此说，阳中有阴，阴中有阳。所以要想知道天地阴阳的变化情况，就要了解，五行应于天干而为五运，常动而不息，故五年之间，自东向西，每运转换一次；六气应于地支，为三阴三阳，其运行较迟，各守其位，故六年而环周一次。由于动和静互相感召，天气和地气互相加临，阴气和阳气互相交错，而运气的变化就发生了。

黄帝说：天气和地气，循环周旋，有没有定数呢？鬼臾区说：司天之气，以六为

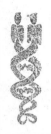

节,司地之气,以五为制。司天之气,六年循环一周,谓之一备;司地之气,五年循环一周,谓之一周。主运之气的火运,君火是有名而不主令,相火代君宣化火令。六气和五运互相结合,七百二十气,谓之一纪,共三十年;一千四百四十气,共六十年而成为一周,在这六十年中,气和运的太过和不及,都可以出现了。

黄帝说:先生所谈论的,上则终尽天气,下则穷究地理,可以说是很详尽了。我想在听后把它保存下来,上以调治百姓的疾苦,下以保养自己的身体,并使百姓也都明白这些道理,上下和睦亲爱,德泽广泛流行,并能传之于子孙后世,使他们不必发生忧虑,并且没有终了的时候,可以再听你谈谈吗? 鬼臾区说:气运结合的机理,很是切近而深切,它来的时候,可以看得见,它去的时候,是可以追溯的。遵从这些规律,就能繁荣昌盛,违背这些规律,就要损折夭亡;不遵守这些规律,而只按个人的意志去行事,必然要遇到天然的灾殃。现在请让我根据自然规律讲讲其中的至理要道。黄帝说:凡是善于谈论事理的起始,也必能领会其终结,善于谈论近的,也必然就知道远的。这样,气运的至数虽很深远,而其中的道理并不至被迷惑,这就是所谓明了的意思。请先生把这些道理,进一步加以推演,使它更有条理,简明而又不贫乏,永远相传而不至于绝亡,容易掌握而不会忘记,使其能提纲挈领,至理扼要,我想听你详细地讲讲。鬼臾区说:你说的道理很明白,提的问题也很高明啊! 好像鼓槌击在鼓上的应声,又像发出声音立即得到回响一样。臣听说过,凡是甲己年都是土运治理,乙庚年都是金运治理,丙辛年都是水运治理,丁壬年都是木运治理,戊癸年都是火运治理。

黄帝说:三阴三阳与六气是怎样相合的呢? 鬼臾区说:子午年是少阴司天,丑未年是太阴司天,寅申年是少阳司天,卯酉年是阳明司天,辰戌年是太阳司天,巳亥年是厥阴司天。地支十二,始于子,终于亥,子是少阴司天,亥是厥阴司天,所以按这个顺序排列,少阴是起首,厥阴是终结。厥阴司天,风气主令;少阴司天,热气主令;太阴司天,湿气主令;少阳司天,相火主令;阳明司天,燥气主令;太阳司天,寒气主令。这就是三阴三阳的本元,所以叫作六元。黄帝说:你的论述很伟大,也很高明啊! 我将把它刻在玉版上,藏在金匮里,题上名字,叫作《天元纪》。

【专家评鉴】

一、运与气的关系

寒暑燥湿风五气,是一年之中的气候变化。木运主时,才有风木之气,所以说"天有五行御五位,以生寒暑燥湿风",说明气是五运变化产生的。运与气的关系,就像有了五脏和五脏之气才能产生五志那样的密切关系。这一观点,既适用本段所谈的主运与主气的关系,也适用于下文所谈五运"非独主时也"的大运与客气的关系。

二、运与气是阴阳变化的结果

"夫五运阴阳者,天地之道也"。阴阳(包括五行)既是天地之道,运与气当然就是天地阴阳变化的结果了。上文言气是运所化生的,但运又是怎样来的呢? 本

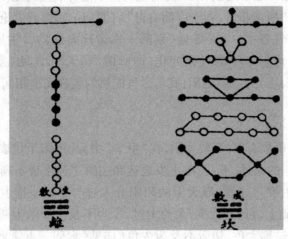

阳中阳图(左)与阴中阴图(右),选自元代张理《大易象数钩深图》

文所提"在天为玄"的元气,则又是说明运的产生是取决于"气"的运动变化,与下文"太虚廖廓,肇基化元,万物资始,五运终天"之义相呼应。既然运与气是阴阳变化的结果,而运与气的变化则又是阴阳变化的一个缩影。所以举一年之中的运与气为例,即"神在天为风,在地为木……"一段话,并概括为"在天为气,在地成形,形气相感而化生万物矣",说明运与气的变化使万物得以化生。这里所说的"气"指六气,"形"指五运。下段所论上下、道路、征兆、终始,都是进一步阐明"形气相感"的理论的。

三、五运有主时、主岁之别

"五气运行,各终期日,非独主时也",是指主岁之运而言,即五气(五行)各主一岁,也就是后世所谓的"大运"(中运)。上文指出主时之五运,化生了六气(五气),而主时之五运则来自"在天为玄"之气的变化。本段则提出不只是主时之运,而主岁之运也是元气变化的结果,所以说"太虚廖廓,肇基化元,万物资始,五运终天",说明自然界的万物都是由气构成的,包括岁运的推移,时令的交接,也都是太虚之元气变化的结果。气不仅构成了万物,而万物的运动变化,也是气的运动变化的结果。所以又说"布气真灵,总统坤元,九星悬朗,七曜周旋"。气之所以能构成万物,万物之所以能生化不息,是由于气具有阴气、阳气两类不同的性质,即所谓"曰阴曰阳,曰柔曰刚",这样才能达到"幽显既位,寒暑弛张,生生化化,品物咸章"的境地。

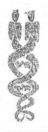

四、六气与三阴三阳

三阴三阳之中有太有少,是阴阳之气多少的体现,所以代表了六气的阴阳多少与盛衰。五运有主时主岁之别,六气亦有主时主岁之分。主时之六气称为主气,一岁之中分为六步,"所谓步者,六十度而有奇"(《素问·六微旨大论》),即一年分为六个六十天,由六气各主一步(详见《素问·六微旨大论》)。主岁之六气称为客气,每年由一气总司上半年的气候变化,即所谓"司天"(详见《素问·五运行大论》)。主气、客气均分为三阴三阳,其与六气配属的名称完全相同。

五、运分太过、不及

天干分阴阳,单数为阳,双数为阴,在"甲子"中,凡用阳干代表的运均为太过,阴干均为不及。运的太过、不及,在主岁之运和主时之运中皆有所体现,但一般多指岁运而言。指主岁之运者,以天干的阴阳分太过与不及。指主时之运者,则在"五音建运"的基础上,再加太、少,太为太过,少为不及。如木为初运,五音之角建于木运,则初运太过称太角,初运不及为少角(详见《素问·五常政大论》《素问·六元正纪大论》)。

六、五运与六气相合

"上下相召",指的是运气相合。运与气各分阴阳,寒、暑、燥、湿、风、火的天之阴阳与木、火、土、金、水的地之阴阳相合,则木与风合,火(君火)与暑合,相火与火合,土与湿合,金与燥合,水与寒合,以应三阴三阳与生长收藏,"而变由生也"。还应说明的是,这里所谓运与气相合,是指一岁之中的主时之运与主时之气而言,虽然文中提到"五岁而右迁","六期而环会",也是在"上下相召"的基础上谈的,并非指主岁之运与气的"上下相召"。

七、五运六气的变化周期

上文所谈重点在主时之运与气,就五运与六气来说,只是说明某运某气在一年之中的变化,不能全面反映五运与六气的情况。本段指出五运各主一岁,五年循环一周;六气各主一岁,六年循环一周。但五与六相合,则六气需要 720 个节气,五运需 30 岁,二者才能遇合。即一纪三合是 30 年,1440 气的一周,正好是 60 年。因此,运的周期是 5 年,气的周期为 6 年;运与气相合的周期,是 30 年与 60 年两个周期,所以说"不及太过,斯皆见矣"。

八、研究五运六气的目的

本篇在论述运气概况的基础上,进一步强调了运气学说的重要性,把它视为

"至数""真要"。故本篇又从如何掌握这一重要学说的角度,讨论了使其"推而次之,令有条理"的方法,目的是"上以治民,下以治身",在于认识"天气""地纪"的变化规律,以预防疾病的发生,而且要让人们都能掌握其变化规律("使百姓昭著"),并要使之"传之后世,无有终时"。

九、五运六气是可以掌握的

运气的变化尽管幽深而细微,但"其来可见,其往可追",是可以被人们认识的。只要认真观察,掌握其终始远近,就能"至数极而道不惑"。

十、掌握五运六气的方法

（一）天干纪运

上文谈到五运的周期"凡六十岁",若用甲子纪年正是甲子一周。在六十甲子之中,五运往复十二轮,天干往复六轮,即十天干各纪六年,如"甲己之岁,土运统之",即六个甲年(甲子、甲戌、甲申、甲午、甲辰、甲寅之岁)和六个己年(己巳、己卯、己丑、己亥、己酉、己未之岁)均为土运之岁。其余诸干与此相同。

（二）地支推气

天干起于甲,前五数与后五数相配,则甲与己合,乙与庚合,余类推;地支则起于子,前六数与后六数相配,则子午相配,丑未相配,余类推。由于地支代表一年的主岁之气,而主岁之气又以三阴三阳命名,故曰"子午之岁,上见少阴","少阴之上,热气主之。""上"指上半年,所谓主岁之气,实际上只主半年。在六十甲子中,主岁之六气往复十轮,地支往复五轮,即十二支各纪五年,如"子午之岁,上见少阴",即五个子年(甲子、丙子、戊子、庚子、壬子之岁)与五个午年(庚午、壬午、甲午、丙午、戊午之岁),均为少阴君火司天。其余诸支与此相同。

【临床应用】

一、"五运阴阳者,天地之道也"

五运,即是五行。《素问·阴阳应象大论》提出"阴阳者,天地之道也",所以后世多以阴阳立论。细玩《素问》各篇,凡论阴阳必与五行并提。如《素问·生气通天论》先谈阴阳,后从五味伤五脏的角度论述了五行。《素问·金匮真言论》首论"东风生于春……",接着就谈"平旦至日中,天之阳,阳中之阳也……"。《素问·阴阳应象大论》在谈了阴阳之后,紧接着就讨论了"东方生风……"。其他如《素问》的《阴阳别论》、《六节藏象论》《宝命全形论》等都是这样论述的,可见《内经》不仅是阴阳五行并重,而且是将两个学说结合在一起的。论述如此,应用也是如此。所以五运阴阳同为天地之道。但这并不是本节的创见,而"阴阳者,天地之道也"就应该包括五行在内。综观全部《内经》，除"七篇大论"中的《五运行大论》之外，所论阴阳五行的篇章，没有一篇是以五行作为篇名的，这也是明证。

二、"形气相感而化生万物"的问题

本篇所谈的形与气，形指五运，气指六气，它与构成万物的元气，是截然不同的两个含义。"太虚廖廓，肇基化元"的气，是构成万物的元素，而形与气则是太虚元气所化生的，二者不能混为一谈。所以，"形气相感而化生万物"以及下一节的"动静相召，上下相临，阴阳相错，而变由生也"，均指五运六气变化对万物的影响而言。当然，运气变化固然对万物生长收藏的化生过程有着极为密切的关系，但万物的生长收藏毕竟是取决于万物自身的。"物生谓之化，物极谓之变，阴阳不测谓之神"，正是阐明这一理论的。如果本篇作者抛开"肇基化元"，只谈"形气相感而化生万物"，又如何解释"物生谓之化，物极谓之变，阴阳不测谓之神"呢？

三、"左右者，阴阳之道路也"

本文原意指客气司天、在泉的左右间气而言（详见《素问·五运行大论》）。但它的应用范围远远超出了在本节中的含义。

（一）用以解释天体的运转

天空在上，当我们面南而立观察天象时，由于地球是自西而东运转，所以人们在地球上看到的日月星辰的"视运动"方向，就是从人的左侧上升，好像是从地球的下面升起一样，这就是所谓的"下者左行"，而下降时是沿着人的右侧，此即所谓"上者右行"。

（二）用来解释人体阴阳二气的升降运动规律

认为人体清阳之气要不断上升，上升者自左而升；而人体的浊阴之气则不断下降，下降者自右而降，即通常所谓的"左升右降"之义。若以脏腑而论，则肝主升发，自左而升；肺主肃降，自右而降，所以又有"肝生于左，肺藏于右"之说。但细玩原文，含有两层意思：首先肯定左右是道路，其次明确它是阴和阳的道路。不是把左右分给阴和阳，也就是说阴和阳都运行在左右的道路上。例如日、月是一阴一阳，并不是日行于左，月行于右；客气司天、在泉，本有三阴三阳之分，也不是三阳行于左而三阴行于右。所以只能理解为"左升右降"，不能理解为阳左升而阴右降。那么，以人体而论，肝主升发，肺主肃降，就不能简单地理解为肝的阳气自左而升，肺的阴气自右而降。只能是在下的要升则自左而升（下者左行），在上的要降则自右而降（上者右行），方是原文的本义。

四、"气有多少，形有盛衰"

六气的阴阳属性各有不同，故有三阴三阳之别，这是阴阳盛衰的具体体现。五

运有太过、不及，故有余、不足互相往来。任何一运都不能始终有余、始终不足，否则就是异常，故必须是"有余而往，不足随之，不足而往，有余从之"，才是正常的。但"有余而往，不足随之；不足而往，有余从之"并非指本运之气而言，如木运有余之岁，随之而来的是胜复之气，不能理解为下一轮是木运不足之岁。

五、"君火以明，相火以位"

本句上下联系似属费解，从"天以六为节，地以五为制"与上面的"天有阴阳，地亦有阴阳"句联系起来看，主要是用以说明火分君相及其先后次序的。原文说："天以六为节，地以五为制。周天气者，六期为一备；终地纪者，五岁为周。君火以明，相火以位。五六相合，而七百二十气为一纪，凡三十岁"。这里"天""地"分别指气和运而言。这段原文是指：六气司天循环一周是 6 年，地之五运需要 5 年循环一周。因为君火主宰神明，只有相火主运，所以运仅有五，而气有六。五与六相合，共计有 720 个节气，称为一纪，共 30 年。

"君火以明，相火以位"，"明"注家多作"名"解，有命名、正名之义。"位"即位置。"明"和"位"在此主要用以表示君火、相火五运推算中，只用相火不用君火的理由。因为天之六气，有君火、相火之分，即少阴君火和少阳相火各有一年所主，而五运主岁，五年周期中，火运只统一年，此种情况下的火，只用相火而不用君火。君火虽不主运，但在其主导下，相火才能完成"岁火"统运的作用，因此原文说："终地纪者，五岁为一周。"王冰注："君火在相火之右，但立名于君位，不立岁气，故天之六气，不偶其气以行君火之政（即岁火之年），守位而奉天之命，以宣行火令尔。以名奉天，故曰'君火以名'。守位（即住守岁火之年）禀命（禀受君火之命令），故云'相火以位'。"

后世对该语的含义有所延伸，除按原义解释运气有关内容外，还用以解释人体脏腑之火的主辅关系，为后世论火提供了依据。认为心火是生命活动的基本动力所在，主宰全身，故称为君火。其他脏腑是在心主导下各司其职，处于辅助心的地位，故其他脏的火称之为"相火"。由于心火主宰神明及其他脏之火，可以称为"君火以明"。其他脏腑之火则是在各自部位和生理范围内完成心火所主的神明的指令，所以称为"相火以位"。

相火又有广义和狭义之分。广义相火如上所述，泛指心之外其他脏腑之火。狭义相火则说法不一，多数指胆火、三焦之火。但明张介宾认为相火是指肾中之火，并用以解释心肾关系。他说："君火居上，为日之明，以昭天道，故于人也属心，而神明出焉。相火居下，为原泉之温，以生养万物，故于人也属肾，而元阳蓄焉。"所以，后世所谓相火的病理含义一般只指肾阴虚损，阴不制阳所致的肾中虚火，临床所见的梦遗、失眠、头昏耳鸣、腰膝酸软、五心烦热、盗汗、女子月经不调等症状，便称之为相火妄动，治疗多用滋阴降火法。显然，相火的病理含义专指肾阴虚的虚火症候,而"君火"则无广、狭之分。

六、关于干支甲子的问题

干支甲子在古代主要用以记时,有时单用,有时合用,主要是把天干、地支结合运用。

干支,是天干地支的简称。天干始于甲,地支始于子,干支相合,故名甲子。

天干,即甲、乙、丙、丁、戊、己、庚、辛、壬、癸,又叫十天干,最早是用来纪日的。地支共有十二个,即子、丑、寅、卯、辰、巳、午、未、申、酉、戌、亥,最早是用来纪月的,又叫十二地支。

(一)干支的阴阳属性

干支阴阳属性的划分,不是绝对的。总的来说,天干属阳,地支属阴。但在天干、地支中,又可再分阴阳。天干之中,甲、丙、戊、庚、壬属阳;乙、丁、己、辛、癸属阴。地支中,子、寅、辰、午、申、戌属阳;丑、卯、巳、未、酉、亥属阴。

表 66-1　干支阴阳属性表

天干	阳	甲	丙	戊	庚	壬
	阴	乙	丁	己	辛	癸
地支	阳	子	寅	辰	午	申	戌
	阴	丑	卯	巳	未	酉	亥

(二)干支的五行属性

天干地支各有两种五行记属方法:其一,根据五时、五方的关系来确定。

表 66-2　干支五方五行分属表

五方	东	南	中	西	北
五时	春	夏	长夏	秋	冬
五行	木	火	土	金	水
十二月	一　二	四　五	三　六　九　十二	七　八	十一
天干	甲　乙	丙　丁	戊　己	庚　辛	壬　癸
地支	寅　卯	巳　午	辰　未　戌　丑	申　酉	亥　子

其二,根据常年气候变化规律来确定天干、地支五行属性。其中天干是根据十干化运,地支是根据地支化气确定的。

表 66-3　天干纪运、地支纪气表

五行所属	土	金	水	木	火
天干	甲 己	乙 庚	丙 辛	丁 壬	戊 癸
地支	丑 未	卯 酉	辰 戌	巳 亥	子 午 寅 申

（三）甲子

天干与地支的配合运用就是"甲子"。正如《素问·六微旨大论》说："天气始于甲,地气始于子,子甲相合,命曰岁立,谨候其时,气可与期。"这段原文不但提示了干支组合之为甲子的问题,也指出了通过甲子纪年可以推演相关年份的气候变化。甲子组合的规律是天干在上,地支在下,按着干支原有的次序,以次相加,5 个阳干与 6 个阳支相配,5 个阴干与 6 个阴支相配,其结果便构成了 60 个干支(或叫甲子)组合,为甲子一周。这 60 个天干、地支组合又称为"六十甲子"。古代用甲子来纪年、纪月、纪日、纪时,并用以推算四时节气。正如本篇所说:"天以六为节,地以五为制,周天气者,六期为一备,终地纪者,五岁为一周……五六相合,而七百二十气为一纪,凡三十岁;千四百四十气,凡六十岁而为一周,不及太过,斯皆见矣。"运气学说,是以纪年的甲子作为演绎的工具,来推算五运和六气的盛衰,测知气候的变化的,所以说"谨候其时,气可与期"。

表 66-4　甲子周期表

天 干	甲	乙	丙	丁	戊	己	庚	辛	壬	癸
地 支	子	丑	寅	卯	辰	巳	午	未	申	酉
天 干	甲	乙	丙	丁	戊	己	庚	辛	壬	癸
地 支	戌	亥	子	丑	寅	卯	辰	巳	午	未
天 干	甲	乙	丙	丁	戊	己	庚	辛	壬	癸
地 支	申	酉	戌	亥	子	丑	寅	卯	辰	巳
天 干	甲	乙	丙	丁	戊	己	庚	辛	壬	癸
地 支	午	未	申	酉	戌	亥	子	丑	寅	卯
天 干	甲	乙	丙	丁	戊	己	庚	辛	壬	癸
地 支	辰	巳	午	未	申	酉	戌	亥	子	丑
天 干	甲	乙	丙	丁	戊	己	庚	辛	壬	癸
地 支	寅	卯	辰	巳	午	未	申	酉	戌	亥

（在甲子纪年中,每年都由一个干支甲子为纪年符号）

五运行大论第六十七

【要点解析】

一、说明五运学说是从观察宇宙中存在着五种不同的气色而起始的。

二、叙述了六气的假设位置、运行方向和次序。

三、指出地在人之下、太虚之中，赖大气兴之，而能保持在宇宙中间。周围大气的变化，直接影响着地面上的一切事物。

四、说明五运六气的变化对人体的影响和对万物生化的关系。

【内经原典】

黄帝坐明堂，始正天纲，临观八极，考建五常①，请天师而问之曰：论言天地之动静，神明为之纪；阴阳之升降，寒暑彰其兆。余闻五运之数于夫子，夫子之所言，正五气之各主岁②尔，首甲③定运，余因论之。鬼臾区曰：土主甲己，金主乙庚，水主丙辛，木主丁壬，火主戊癸。子午之上，少阴主之；丑未之上，太阴主之；寅申之上，少阳主之；卯酉之上，阳明主之；辰戌之

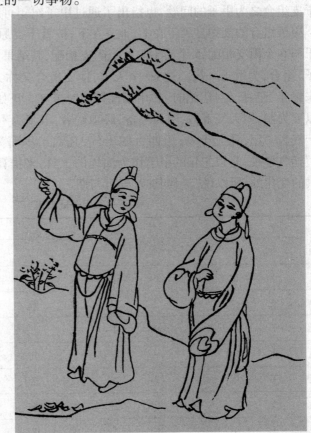

来气与主时之方位相合，则病情轻微；来气与主时之方位不相合，则病情严重。

上，太阳主之；巳亥之上，厥阴主之。不合阴阳，其故何也？

岐伯曰：是明道也，此天地之阴阳也。夫数之可数者，人中之阴阳也，然所合，数之可得者也。夫阴阳者，数之可十，推之可百，数之可千，推之可万。天地阴阳

者,不以数推,以象之谓也。

帝曰:愿闻其所始也。岐伯曰:昭乎哉问也!臣览《太始天元册》文,丹天之气,经于牛女戊分;黅天之气,经于心尾己分;苍天之气,经于危室柳鬼;素天之气,经于亢氐昴毕;玄天之气,经于张翼娄胃。所谓戊己分者,奎壁角轸,则天地之门户也。夫候之所始,道之所生,不可不通也。

帝曰:善。论言天地者,万物之上下,左右者,阴阳之道路,未知其所谓也。岐伯曰:所谓上下者,岁上下见阴阳之所在也④。左右者,诸上⑤见厥阴,左少阴,右太阳;见少阴,左太阴,右厥阴;见太阴,左少阳,右少阴;见少阳,左阳明,右太阴;见阳明,左太阳,右少阳;见太阳,左厥阴,右阳明。所谓面北而命其位,言其见也。

帝曰:何谓下? 岐伯曰:厥阴在上,则少阳在下,左阳明右太阴。少阴在上则阳明在下,左太阳右少阳。太阴在上则太阳在下,左厥阴右阳明。少阳在上则厥阴在下,左少阴右太阳。阳明在上则少阴在下,左太阴右厥阴。太阳在上则太阴在下,左少阳右少阴。所谓面南而命其位,言其见也。上下相遘⑥,寒暑相临,气相得则和,不相得则疾。帝曰:气相得而病者,何也? 岐伯曰:以下临上,不当位也。帝曰:动静何如? 岐伯曰:上者右行,下者左行,左右周天,余而复会也。帝曰:余闻鬼臾区曰,应地者静。今夫子乃言下者左行,不知其所谓也,愿闻何以生之乎? 岐伯曰:天地动静,五行迁复,虽鬼臾区其上候而已,犹不能遍明。夫变化之用,天垂象,地成形,七曜纬虚⑦,五行丽地⑧。地者,所以载生成之形类⑨也。虚者,所以列应天之精气⑩也。形精之动,犹根本之与枝叶也,仰观其象,虽远可知也。

帝曰:地之为下,否乎? 岐伯曰:地为人之下,太虚之中者也。帝曰:冯乎? 岐伯曰:大气举之也。燥以干之,暑以蒸之,风以动之,湿以润之,寒以坚之,火以温之。故风寒在下,燥热在上,湿气在中,火游行其间,寒暑六人,故令虚而生化也。故燥胜则地干,暑胜则地热,风胜则地动,湿胜则地泥,寒胜则地裂,火胜则地固矣。

帝曰:天地之气,何以候之? 岐伯曰:天地之气,胜复之作,不形于诊也。《脉法》曰:天地之变,无以脉诊,此之谓也。

帝曰:间气何如? 岐伯曰:随气所在,期于左右。帝曰:期之奈何? 岐伯曰:从其气则和,违其气则病,不当其位者病,迭移其位者病,失守其位者危,尺寸反者死,阴阳交者死。先立其年,以知其气,左右应见,然后乃可以言死生之逆顺也。

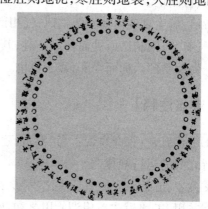

一阴一阳图,选自元代张理《大易象数钩深图》

帝曰:寒暑燥湿风火,在人合之奈何? 其于万物何以生化? 岐伯曰:东方生风,风生木,木生酸,酸生肝,肝生筋,筋生心。其在天为玄,在人为道,在地为化。化生五味,道生智,玄生神,化生气。神在天为风,在地为木,在体为筋,在气为柔,在脏为肝。其性为暄,其德为和,其用为动,其色为苍,其化为荣,其虫为毛,其政为散,其令宣发,其变摧拉,其眚为陨,其味为酸,其志为怒。怒伤肝,悲胜怒;风伤肝,燥胜风;酸伤筋,辛胜酸。

南方生热,热生火,火生苦,苦生心,心生血,血生脾。其在天为热,在地为火,在体为脉,在气为息,在脏为心。其性为暑,其德为显,其用为躁;其色为赤,其化为茂,其虫羽,其政为明,其令郁蒸,其变炎烁,其眚燔焫;其味为苦,其志为喜。喜伤心,恐胜喜;热伤气,寒胜热;苦伤气,咸胜苦。

中央生湿,湿生土,土生甘,甘生脾,脾生肉,肉生肺。其在天为湿,在地为土,在体为肉,在气为充,在脏为脾。其性静兼,其德为濡,其用为化,其色为黄,其化为盈,其虫倮,其政为谧,其令云雨,其变动注,其眚淫溃,其味为甘,其志为思。思伤脾,怒胜思;湿伤肉,风胜湿;甘伤脾,酸胜甘。

西方生燥,燥生金,金生辛,辛生肺,肺生皮毛,皮毛生肾。其在天为燥,在地为金,在体为皮毛,在气为成,在脏为肺。其性为凉,其德为清,其用为固,其色为白,其化为敛,其虫介,其政为劲,其令雾露,其变肃杀,其眚苍落,其味为辛,其志为忧。忧伤肺,喜胜忧;热伤皮毛,寒胜热;辛伤皮毛,苦胜辛。

北方生寒,寒生水,水生咸,咸生肾,肾生骨髓,髓生肝。其在天为寒,在地为水,在体为骨,在气为坚,在藏为肾。其性为凛,其德为寒,其用为藏,其色为黑,其化为肃,其虫鳞,其政为静,其令霰雪,其变凝冽,其眚冰雹,其味为咸,其志为恐。恐伤肾,思胜恐;寒伤血,燥胜寒;咸伤血,甘胜咸。正气更立,各有所先,非其位则邪,当其位则正。

帝曰:病生之变何如? 岐伯曰:气相得则微,不相得则甚。帝曰:主岁如何? 岐伯曰:气有余,则制己所胜而侮所不胜;其不及,则己所不胜侮而乘之,己所胜轻而侮之。侮反受邪。侮而受邪,寡于畏也。帝曰:善。

【难点注释】

①考建五常:张介宾说:"考,察也;建、立也;五常、五行气运之常也。"指考察掌握五行之气的运行规律。

②主岁:五运六气有其所主之岁,是为各主岁。

③首甲:王冰说:"首甲谓六甲之初,则甲子年也。"

④阴阳之所在也:即指三阴三阳之所在。

⑤诸上:即指司天,司天之位既定,司天的左右间气自然而定。

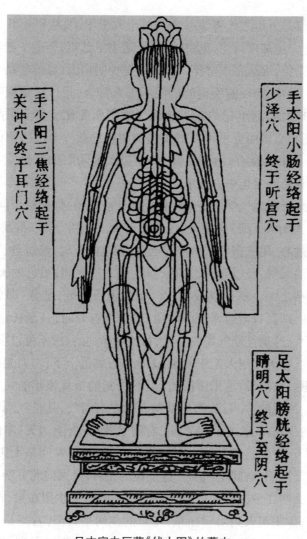

手少阳三焦经络起于
关冲穴终于耳门穴

手太阳小肠经络起于
少泽穴　终于听宫穴

足太阳膀胱经络起于
睛明穴　终于至阴穴

日本宫内厅藏《伏人图》的摹本

⑥上下相遘：上指客气；下，指主气；相遘（gòu），相交。即客主加临。

⑦七曜纬虚：日月五星围绕于太空之中。

⑧五行丽地：金、木、水、火、土五行附着于地。

⑨形类：指动植物或矿物而言。

⑩天之精气：指日月五星。

【白话精译】

黄帝坐在明堂里，开始厘正天之纲纪，考察掌握五行之气运行的规律，乃向天师岐伯问道：在以前的医论中曾经言道，天地的动静，是以自然界中变化莫测的物象为纲纪；阴阳升降，是以寒暑的更换，显示它的征兆。我也听先生讲过五运的规律，先生所讲的仅是五运之气各主一岁。关于六十甲子，从甲年开始定运的问题，我又与鬼臾区进一步加以讨论，鬼臾区说，土运主甲己年，金运主乙庚年，水运主丙辛年，木运主丁壬年，火运主戊癸年。子午年是少阴司天，辰戌年是太阳司天，巳亥年是厥阴司天。这些，与以前所论的阴阳不怎么符合，是什么道理呢？岐伯说：它是阐明其中的道理的，这里指的是天地运气的阴阳变化。关于阴阳之数，可以数的，是人身中的阴阳，因而合乎可以数得出的阴阳之数。至于阴阳的变化，若进一步推演之，可以从十而至百，由千而及万，所以天地阴阳的变化，不能用数字去类推，只能从自然物象的变化中去推求。

黄帝说：我想听听运气学说是怎样创始的。岐伯说：你提这个问题是很高明的啊！我曾看到《太始天元册》文记载，赤色的天气，经过牛、女二宿及西北方的戊分；黄色的天气，经过心、尾二宿及东南方的己分；青色的天气，经过危、室二宿与柳、鬼二宿之间；白色的天气，经过亢、氐二宿与昴、毕二宿之间；黑色的天气，经过张、翼二宿与娄、胃二宿之间。所谓戊分，即奎、壁二宿所在处，己分，即角、轸二宿所在处，奎、壁正当秋分时，日渐短，气渐寒，角、轸正当春分时，日渐长，气渐暖，所以是天地阴阳的门户。这是推演气候的开始，自然规律的所在，不可以不通晓。

黄帝说：好。在天元纪大论中曾说：天地是万物的上下，左右是阴阳的道路，不知道是什么意思。岐伯说：这里所说的"上下"，指的是从该年的司天在泉，以见阴阳所在的位置。所说的"左右"，指的是司天的左右间气，凡是厥阴司天，左间是少阴，右间是太阳；少阴司天，左间是太阴，右间是厥阴；太阴司天，左间是少阳，右间是少阴；少阳司天，左间是阳明，右间是太阴；阳明司天，左间是太阳，右间是少阳；太阳司天，左间是厥阴，右间是阳明。这里说的左右，是面向北方所见的位置。

黄帝说：什么叫作下（在泉）？岐伯说：厥阴司天，则少阳在泉，在泉的左间是阳明，右间是太阴；少阴司天则阳明在泉，在泉的左间是太阳，右间是少阳；太阴司天则太阳在泉，在泉的左间是厥阴，右间是阳明；少阳司天则厥阴在泉，在泉的左间是少阴，右间是太阳；阳明司天则少阴在泉，在泉的左间是太阴，右间是厥阴；太阳司天则太阴在泉，在泉的左间是少阳，右间是少阴。这里说的左右是面向南方所见的位置。客气和主气互相交感，客主之六气互相加临，若客主之气相得的就属平和，不相得的就要生病。黄帝说：客主之气相得而生病的是什么原因呢？岐伯说：气相得指的气生主气，若主气生客气，是上下颠倒，叫作下临上，仍属不当其位，所以也要生病。

黄帝说：天地的动静是怎样的呢？岐伯说：天在上，自东而西是向右运行；地在下，自西而东是向左运行，左行和右行，当一年的时间，经周天三百六十五度及其余数四分度之一，而复会于原来的位置。黄帝说：我听到鬼臾区说：应地之气是静止而不动的。现在先生乃说"下者左行"，不明白你的意思，我想听听是什么道理。岐伯说:天地的运动和静止,五行的递迁和往复,鬼臾区虽然知道了天的运行情况,但是没有全面地了解。关于天地变化的作用,天显示的是日月二十八宿等星象,地形成了有形的物质。日月五星围绕在太空之中,五行附著在大地之上。所以地载运各类有形的物质。太空布列受天之精气的星象。地之形质与天之精气的运动,就像根本和枝叶的关系。虽然距离很远,但通过对形象的观察,仍然可以晓得它们的情况。

黄帝说:大地是不是在下面呢? 岐伯说:应该说大地是在人的下面,在太空的中间。黄帝说:它在太空中间依靠的是什么呢? 岐伯说:是空间的大气把它举起来的。燥气使它干燥,暑气使它蒸发,风气使它动荡,湿气使它滋润,寒气使它坚实,火气使它温暖。所以风寒在于下,燥热在于上,湿气在于中,火气游行于中间,一年之内,风寒暑湿燥火六气下临于大地,由于它感受了六气的影响而才化生为万物。所以燥气太过地就干燥,暑气太过地就炽热,风气太过地就动荡,湿气太过地就泥泞,寒气太过地就坼裂,火气太过地就坚固。

黄帝说:司天在泉之气,对人的影响,从脉上怎样观察呢? 岐伯说:司天和在泉之气,胜气和复气的发作,不表现于脉搏上。《脉法》上说:司天在泉之气的变化,不能根据脉象进行诊察。就是这个意思。黄帝说:间气的反应怎样呢? 岐伯说:可以随着每年间气应于左右手的脉搏去测知。黄帝说:怎样测知呢? 岐伯说:脉气与岁气相应的就平和,脉气与岁气相违的就生病,相应之脉不当其位而见于他位的要生病,左右脉互移其位的要生病,相应之脉位反见于克贼脉象的,病情危重,两手尺脉和寸脉相反的,就要死亡,左右手互相交见的,也要死亡。首先要确立每年的运气,以测知岁气与脉象相应的正常情况,明确左右间气应当出现的位置,然后才可以预测人的生死和病情的逆顺。

黄帝说:寒暑燥湿风火六气,与人体是怎样应合的呢? 对于万物的生化,又有什么关系呢? 岐伯说:东方应春而生风,春风能使木类生长,木类生酸味,酸味滋养肝脏,肝滋养筋膜,肝气输于筋膜,其气又能滋养心脏。六气在天为深远无边,在人为认识事物的变化规律,在地为万物的生化。生化然后能生成五味,认识了事物的规律,然后能生成智慧。深远无边的宇宙,生成变化莫测的神,变化而生成万物之气机。神的变化,具体表现为:在天应在风,在地应在木,在人体应在筋,在气应在柔和,在脏应在肝。其性为温暖,其德为平和,其功用为动,其色为青,其生化为繁荣,其虫为毛虫,其政为升散,其令为宣布舒发,其变动为摧折败坏,其灾为陨落,其味为酸,其情志为怒。怒能伤肝,悲哀能抑制怒气;风气能伤肝,燥气能克制风气;酸味能伤筋,辛味能克制酸味。

南方应夏而生热,热盛则生火,火能生苦味,苦味入心,滋养心脏,心能生血,心气通过血以滋养脾脏。变化莫测的神,其具体表现为:在天应在热,在地应在火,在人体应在脉,在气应在阳,气生长,在脏应在心。其性为暑热,其德为显现物象,其功用为躁动,其色为赤,其生化为茂盛,其虫为羽虫,其政为明显,其令为热盛,其变动为炎热灼烁,其灾为燔灼焚烧,其味为苦,其情志为喜。喜能伤心,恐惧能抑制喜气;热能伤气,寒能克制热气;苦味能伤气,咸味能克制苦味。

中央应长夏而生湿,湿能生土,土能生甘味,甘味入脾,能滋养脾脏,脾能滋肌肉,脾气通过肌肉而滋养肺脏。变化莫测的神,其具体表现为:在天应于湿,在地应于土,在人体应于肉,在气应于物体充盈,在脏应于脾。其性安静能兼化万物,其德为濡润,其功用为化生,其色黄,其生化为万物盈满,其虫为倮虫,其政为安静,其令为布化云雨,其变动为久雨不止,其灾为湿雨土崩,其味为甘,其情志为思。思能伤脾,仇怒能抑制思虑;湿能伤肌肉,风能克制湿气;甘味能伤脾,酸味能克制甘味。

西方应秋而生燥,燥能生金,金能生辛味,辛味入肺而能滋养肺脏,肺能滋养皮毛,肺气通过皮毛而又能滋养肾脏。变化莫测的神,其具体表现为:在天应于燥,在地应于金,在人体应于皮毛,在气应于万物成熟,在脏应于肺。其性为清凉,其德为洁净,其功用为坚固,其色白,其生化为收敛,其虫为介虫,其政为刚劲切切,其令为雾露,其变动为严酷摧残,其灾为青干而凋落,其味为辛,其情志为忧愁。忧能伤肺,喜能抑制忧愁;热能伤皮毛,寒能克制热气;辛味能伤皮毛,苦味能克制辛味。

北方应冬而生寒,寒能生水,水能生咸味,咸味入肾而能滋养肾脏,肾能滋养骨髓,肾气通过骨髓而能滋肝脏。变化莫测的神,其具体表现为:在天应于寒,在地应于水,在人体应于骨,在气应于物体坚实,在脏应于肾。其性为严凛,其德为寒冷,其功用为闭藏,其色黑,其生化为整肃,其虫为鳞虫,其政为平静,其令为霰雪,其变动为水冰气寒,其灾为冰雹,其味为咸,其情志为恐。恐能伤肾,思能抑制恐惧;寒能伤血,燥能克制寒气;咸味能伤血,甘味能克制咸味。

黄帝说:邪气致病所发生的变化是怎样的呢? 岐伯说:来气与主时之方位相合,则病情轻微,来气与主时之方位不相合,则病情严重。黄帝说:五气主岁是怎样的呢? 岐伯说:凡气有余,则能克制自己所能克制的气,而又能欺侮克制自己的气;气不足,则克制自己的气趁其不足而来欺侮,自己所能克制的气也轻蔑地欺侮自己。由于本气有余而进行欺侮或乘别气之不足而进行欺侮的,也往往要受邪,是因为它无所畏忌,而缺少防御的能力。黄帝说:好。

【专家评鉴】

一、岁运的产生及其基本规律

岁运亦称大运,每运主管一年。木、火、土、金、水五运按五行相生顺序递传而主岁,并用十天干以纪其运,"土主甲己,金主乙庚,水主丙辛,木主丁壬,火主戊癸。"即凡逢甲年、己年,都是土运主岁,该年气候变化和人体脏腑的变化则表现为土的五行特性。

天干和五运为什么如此配合而主岁运呢?本论中提到《太始天元册》中记载着:"丹天之气经于牛女戊分……玄天之气经于张翼娄胃"这样的五气经天现象。这是说,古人在观察天象时,发现当时有五色之气横贯天空的现象,便根据这五气所指的天干方位来确定其五行的属性。见到赤色的火气横贯在牛女二宿所居的地方,正是戊癸之方位,所以说"火主戊癸";见到黄色的土气横贯在心尾与角轸星宿之间,正是甲与己之方位,故曰"土主甲己"。余可类推。五行就是这样与天干配合,而成五运理论的。这说明了五气经天现象是五运所主理论的客观物质基础,并非机械类推,凭空而来,是"候之所始,道之所生,不可不通也"。

二、岁气的基本规律

岁气即客气,但各主半岁而不主一岁,并且既主岁气又各主一时之气,即所谓的客气六步。其基本规律是与地支和三阴三阳配属,如"子午之上,少阴主之",《素问·天元纪大论》称:"少阴之上,热气主之",于是就成为子午少阴君火,丑未太阴湿土,寅申少阳相火,卯酉阳明燥金,辰戌太阳寒水,巳亥厥阴风木六气。即凡逢子逢午之年则为少阴君火司天,余可类推。客气六步,司天三之气为一步,主上半岁;在泉终之气为一步,主下半岁,其余初、二、四、五为司天、在泉的左右间气,共四步。六者互为司天,互为在泉,互为左右间气。它的初气起于在泉的左间,年年变化,并将一年平均分为六步,即每步为六十日八十七刻半日,由六气分主。其中司天之气既总司上半岁的初、二、三三气,又专主三之气;在泉之气既总司四、五、终三气,又专主终之气。所以说它既主岁气,又主一时之气。其互为司天、在泉的顺序,是先三阴后三阳,即厥阴(一阴)、少阴(二阴)、太阴(三阴)、少阳(一阳)、阳明(二阳)、太阳(三阳),(即一、二、三的顺序),并按此顺序逆时针方向传递,而轮流司天。司天之气已定,则在泉与四间气也就井然有序了。三阴三阳总是一、二、三相对应,凡一阴司天则一阳在泉,二阴司天则二阳在泉,三阴司天则三阳在泉,反之亦然。

三、客气与主气加临

客主加临就是指客气与主气在一年六步之中的互相主时的情况。前面提到客气既主岁气,又主一时(一步)之气。而加临则是主时之客气与主时的主气的加临。本书"上下相遘,寒暑相临,气相得则和,不相得则病。"就是指客气与主气加临而言的。如癸亥年,亥为厥阴风木司天,初之气起于在泉的左间,该年初之气则为阳明燥金,而主气的初之气是厥阴风木(恒居不变),其加临情况即客气燥金与主气风木相临,为"不相得"。主气的具体内容在下篇《素问·六微旨大论》中论述,可互相参看。

四、天体宇宙的构成

广阔的宇宙,使人觉得深奥莫测,但事物总是可以被认识的。"仰观其象,虽远可知也",指出只要全面地观察研究天文、地理等自然现象,再复杂再深远的事物也是可以被认识的。"天垂象,地成形……虚者,所以列应天之精气也。"说明天体宇宙是物质的,是在不断地运动着的,而其升降运动,则又是"上者右行,下者左行"。司天、在泉是如此,而太阳和地球也是如此地运动着。总之,"形静之动"都是如此。当然,宇宙是无限的,人的认识也是没有止境的,所以说"天地动静,五行迁复",虽"上候"也不能全部认识。

五、六气是天地运动的结果

"地为人之下,太虚之中者也",说明大地是在太空之中的,其所以能浮悬在太空,是由于大气的托举,也就是在于它自身的不断运动。六气主一年的六步,每一气主4个节气,故一年24个节气。节气是我国人民的一个杰出发明,并在历法中占着重要位置。所谓节气,就是把一年内太阳在黄道上的位置变化,和引起的地面气候的演变次序分为24段,分列在12个月里。所以"燥以干之,暑以蒸之"等,就是指地球在围绕太阳转动过程中,太阳所在天空的不同位置,所引起的不同的气候变化,以及这些不同的六气对大地的影响。

六气之中寒凉的气候"在下",燥热之气"在上",而湿气介于两者之间,故曰"在中"。这是上中下的大致分布。而火热则"游行其间",说明不论高下均离不开火的温煦,而万物的生长化收藏也离不开火的作用。总之,一年之中有6种不同的气候变化来到大地,表现于各个时令之中,才能使万物生化不息,"故令虚而生化也"。

六、六气变化与人体脉象并不完全一致

自然界气候变化可以影响到人体,人体会产生相应的变化,在脉象上也会有相应的变化。但是,影响脉象因素是复杂的,并非仅仅取决于气候的改变,而气候的变化也不可能都反映于脉象上,"天地之变,无以脉诊",就是这个道理,也就是说不能以脉象的变化去推测天地之变化。"随气所在,期于左右",是说要从实际出发,根据气候与脉象变化的不同情况来判断顺逆。应"先立其年,以知其气",再看"左右应见",如果脉象"从其气则和,违其气则病"。而违其气则病之中,又有"不当其

位者病,迭移其位者病,失守其位者危,尺寸反者死,阴阳交者死"的不同。这是从气候变化与人体脉象的应与不应来说明天人相应的观点的。

七、主时之运不同则生化各异

本篇原文的主要内容与《素问·阴阳应象大论》所述基本相同,但两篇论述的角度不同。《素问·阴阳应象大论》是从阴阳应象着眼,把五行作为阴阳之象对待的,本篇则从五运入手,在论述岁运、岁气的基础上,进一步讨论了东、南、中、西、北的木、火、土、金、水五个主时之运对人与万物的影响。(见表67-1)

表67-1 五运对人与万物的影响表

五方		东	南	中央	西	北
五气		风	热	湿	燥	寒
五行		木	火	土	金	水
人体之联系	五体	筋	脉	肉	皮毛	骨
	五脏	肝	心	脾	肺	肾
	五志	怒	喜	思	忧	恐
五味		酸	苦	甘	辛	咸
五色		苍	赤	黄	白	黑
五气性质	性	喧	暑	静兼	凉	凛
	气	柔	息	充	成	坚
	德	和	显	濡	清	寒
	用	动	躁	化	固	藏
	化	荣	茂	盈	敛	肃
	政	散	明	谧	劲	静
五气性质	令	宣发	郁蒸	云雨	雾露	霰雪
	虫	毛	羽	倮	介	鳞
	变	摧拉	炎烁	动注	肃杀	凝冽
	眚	陨	燔焫	淫溃	苍落	冰雹
生制关系		风→木→ 酸→肝→ 筋→心	热→火→ 苦→心→ 血→脾	湿→土→ 甘→脾→ 肉→肺	燥→金→ 辛→肺→ 皮毛→肾	寒→水→ 咸→肾→ 骨髓→肝
		燥胜风	寒胜热	风胜湿	寒胜热	燥胜寒
		辛胜酸	咸胜苦	酸胜甘	苦胜辛	甘胜咸
		悲胜怒	恐胜喜	怒胜思	喜胜忧	思胜恐

八、主时之运与人体发病的关系

五气交替主时,有正常与异常两种情况。运至、气至则为正常,即"当其位则正"之意。在此情况下,即便发生疾病,也比较轻微,所谓"气相得则微"。运与气相反则为异常,即"非其位则邪"。此时发生病变则比较深重,即"不相得则甚"之意。这是由于异常的气候变化,人体难以适应之故。

九、岁运与主时之运均有生克乘侮的关系

主时之运有当位与不当位,有气相得与不相得之分。认识它的相得与不相得,主要是从五行生克乘侮理论认识的。主时之运如此,主岁之运也是如此。所以"主岁何如"一段,既指岁运,又指时运,同时也是分析岁运、岁气、主运、客运、主气、客气相互关系的理论依据。

【临床应用】

一、阴阳是否可数

人体之阴阳,是不是数之可数?关于这一问题,在《素问·阴阳离合论》中也有论述。注家有两种意见:王冰、马蒔、张介宾等,认为可以数而知之。王冰说:"天地之阴阳,虽不可胜数,在于人形之用者,则数可知之。"高士宗说:"故阴阳之变,其在人者,亦不啻十、百、千、万,数之可数。"张志聪则云:"阴阳之变,其在人者,亦不可胜数也。"这是主张人之阴阳不可数而知之的观点。二说当以后者为准。据《素问·阴阳离合论》称:"阴阳者,数之可十……万之大,不可胜数,然其要一也……其在人者,亦数之可数。"显然"亦数之可数",是指人之阴阳如同天地阴阳一样,也是"数之可十……万之大,不可胜数"的。正因为人体之阴阳不可胜数,不能推之以数,才提出"所合数之可得者也",意谓可数者只是与明显之数相合者,如与三阴三阳相合,才算"数之可数",其核心还是不可胜数之义。所以应将两篇原文联系起来理解,才能领会其精神实质。"且夫阴阳者,有名而无形。故数之可十,推之可百,数之可千,推之可万,此之谓也"(《灵枢·阴阳系日月》)。

二、"天地动静,五行迁复"的问题

"天地动静",不是天动地静,而是动都在动,静都在静。上文岐伯回答说"动静何如",即明确指出了这一观点,所以才有"上者右行,下者左行",岐伯则以"五行迁复"做了回答,意谓其所以言"应地者静",是因为在泉之气不当令(静),即五行所主之气尚未升迁的缘故,所以称作"静",若在泉之气已当令,就不是"应地者

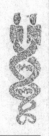

静"了。下面的"天垂象,地成形","形精之动"等原文,都说明了地也在动的观点。所以通常所说的"天地动静"论,并不是指事物本身的运动而言,乃是就天地运动之象而论的。所谓"五行迁复",则既指运,又指气。《素问·天元纪大论》开始就明确指出运与气的关系,是"五行御五位,以生寒暑燥湿风"。因此五行是概括运和气两个方面的。五行所概括的运与气,不提往复而言"迁复",显然不能将运气变化看作是简单地循环往复。虽然不能把"迁复"理解成螺旋式的上升,但也不能看成是机械地周而复始。虽是"上候"也"不能遍明"一语,正说明了在当时的历史条件下是不可能认识其"变化之用"的实质,只能是"仰观其象"而已。但就运气的客、主、胜、复、太过、不及而言,总的精神是在力求探明运气的不断变化,这是运气学说难能可贵的重要观点。

三、"天地之变,无以脉诊"的问题

"天地之气,何以候之……天地之气,胜复之作,不形于诊也……天地之变,无以脉诊"中的三个"天地",从下文的"间气何如"来看,都应指具体的司天、在泉,不是泛指自然界。当然,司天、在泉也可以代表自然界的气候变化,但这是两个问题。本文所论是指司天、在泉各主半岁,如果在脉象上有所变化,也只能在司天的三之气与在泉的终之气有所体现,不会在初、二之气与四、五之气表现出司天、在泉之气的脉象变化,所以说"天地之变,无以脉诊"。如果不从司天、在泉去解释这个"天地",下文提到间气可"随气所在,期于左右"就无法理解了。

四、"五气更立"指主运不是指客运

《素问·六节藏象论》提出"五气更立,各有所胜"。本篇则谓"五气更立,各有所先"。虽然只有一字之差,但各有所指。前者指岁运与主运,是在"五运相袭,而皆治之,终暮之日,周而复始,时立气布,如环无端"(主运)之后提出来的,而且在"五气更立,各有所胜"之下紧接着讨论了太过、不及、平气,则又是指岁运的明证。在"何谓所胜"一段所举五时相胜之例,则是既适用于主运,也适用于说明岁运的。本篇"五气更立,各有所先"则是指客运而言的,这个"先"字,是判断"五气"所指的着眼点。岁运、主运、客运均称"五气"。岁运的"五气更立",五年一周。主运的"五气更立",一年一周。但主运总是木运为初运,始于木而终于水,年年不变,所以不存在"各有所先"的问题。所谓"先"即指一年的五运之初运,意谓五运轮流主宰初运。因为客运的初运是以岁运起运的,如岁运为火运,客运的初运则为火运,而主运的初运则永为木运。所以说它指的是客运。只有把它作为客运理解,"非其位"与"当其位"才有着落(客运的具体内容见《素问·六元正纪大论》)。

五、"非其位"与"不相得"

当位与不当位,是就运而言的,相得与不相得,则是指气而言。以主运而论,其位是不变的,而客运则依岁运而更其位。如癸亥年主运的初运为木,客运为火,不论呈现木或火的气候变化,均为"当其位",反之即是"非其位"。如果只从主运去理解,则癸亥之年客运为火,就是"非其位"了,这样理解就太局限了。因为每年气候变化,在大同之中总是有小异的,主运、主气是大同,而客运、客气则是小异。不能把小异作为异常的气候变化去理解,这正说明了"时有常位,而气无必也"(《素问·至真要大论》)。

当位与不当位是从两方面讨论的,而气之相得与不相得也应从两方面去理解。一是"时立气布",即有是位而有是气,如木运主时而呈现六气之风,即为相得。二是指客气和主气加临情况,如癸亥年初之气,主气厥阴风木,客气阳明燥金,金胜木为不相得,但不相得之中还有"主胜逆,客胜从"的区别。金胜木是客气胜主气,是不相得中"从",反之则为"逆"。癸亥年三之气,主气少阳相火,客气厥阴风木,木火相生则为相得。余可类推。

六、关于五运

五运内容是本篇讨论的重点之一,本篇论述了十干化运,五运形成的天文、气象学基础等。现就此类问题做以发挥。

五运,即木运、火运、土运、金运、水运的简称,是木、火、土、金、水五行之气在天地间的运行变化。自然界的气候是暑往寒来,秋去冬至,循环运转。按五行归类,春温属木,夏热属火,长夏湿属土,秋燥属金,冬寒属水。同时也用五行表示不同年份的气候变化。因此,木、火、土、金、水五运,实质上是代表不同年份和不同节令的气候特征。这就是五运的基本意义。五运又有岁运、主运、客运之分。

(一)岁运

岁运也称中运、大运,即统管全年的五运之气。岁运可以反映全年的气候特征、物化特征,以及发病规律。

岁运是根据当年的年干确定的。《素问·天元纪大论》说:"甲己之岁,土运统之;乙庚之岁,金运统之;丙辛之岁,水运统之;丁壬之岁,木运统之;戊癸之岁,火运统之。"这种在五行之上配以天干的方法,称之为"十干统运",也叫"十干纪运"。五运为十干所统,是根据五气经天之说,这是古人在对天体运动变化进行观察的基础上总结而成。如"丹天之气经于牛女戊分,黅天之气经于心尾己分,苍天之气经于危室柳鬼,素天之气经于亢氐昴毕,玄天之气经于张翼娄胃。所谓戊己分者,奎壁角轸,则天地之门户也。夫候之所始,道之所生,不可不通也。"丹、黅、苍、素、玄

是红、黄、青、白、黑五色之气。牛、女、心、尾等是二十八宿。（见图67-1）

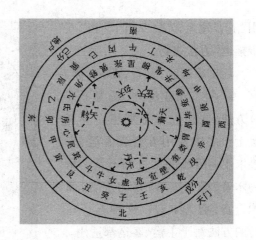

图67-1 五运经天图

面南而立,俯视图1就可清楚地看到二十八宿的方位,分别分布在东、南、西、北四个方位上。分布于图中的天干,是标志五行在五方中的位置,即东方甲乙木,南方丙丁火,西方庚辛金,北方壬癸水。

牛、女二宿在北方偏东之癸位,奎、壁二宿当西方戊位,"丹天之气经于牛女戊分",所以戊癸主火运;心、尾二宿当东方偏北之甲位,角、轸二宿当东南方己位,"黔天之气经于心尾己分",所以甲己主土运;危、室二宿当北方壬位,柳、鬼二宿当南方偏西之丁位,"苍天之气经于危室柳鬼",所以丁壬主木运;亢、氐二宿当东方偏南之乙位,昴、毕二宿当西方偏南之庚位,"素天之气经于亢氐昴毕",所以乙庚主金运;张、翼二宿位于南方偏东之丙位,娄、胃二宿位于西方偏北之辛位,"玄天之气经于张翼娄胃",所以丙辛主水运。说明十干统运中的五气经天理论是建立在天文知识基础之上的。

图中的天门、地户是根据太阳在天体的位置以及时令气候的变化命名的。当太阳的周年视运动位于奎、壁二宿时,时值春分,正当由春人夏,是一年之中白昼变长的开始,也是温气流行、万物复苏生发之时,故曰天门,言阳气开启。角、轸二宿为巽位己方,时值秋分,正当由秋入冬,是一年白昼变短的开始,又是清凉之气流行,万物收藏之际,故曰地户,言阳气始敛。所谓春分司启,秋分司闭,有门户之意,故将奎壁宿称为天门,将角轸宿称为地户。

岁运之所以又称为中运,是因为五行之气处于天气、地气升降之中的缘故。如《素问·六元正纪大论》说:"天气不足,地气随之;地气不足,天气从之,运居其中而常先也。"天气在上,地气在下,天地间的气流,不断地上升下降运动。天气不足则地气随之而上升;地气不足,则天气随之而下降。因为运居于天地之气间,并随气流的运动而先行升降,所以称之为"中运"。

（二）主运

主运,指五运之气分别主管一年五时的运。

主运主治一年五时正常气候的变化,每运主一时,各七十三天零五刻,依五行相生的顺序,始于木运,终于水运,年年如此,固定不变。（见图67-2）

主运分主五时,虽然常居不变,但主运五步却有太过、不及的变化。推算时,须用"五音建运""太少相生"和"五步推运"方法进行。

1.五音建运：五音，即角、徵、宫、商、羽。五音建运，是为了推算方便，便把五音分别建立于五运十干之中并用五音表五运，来推求主运五步的太过和不及。角为木音，徵为火音，宫为土音，商为金音，羽为水音。这种五音建运的方法对于主运、客运都适用。

2.太少相生：太，即太过、有余；少，即不及、不足。五音建五运，五运的十干分阴阳，凡阳干属太，阴干属少。例如：甲己土运，甲为阳土为太宫，己为阴土为少宫；乙庚金运，乙为阴金为少商，庚为阳金为太商；丙辛水运，丙为阳水为太羽，辛为阴水为少羽；丁壬木运，丁为阴木为少角，壬为阳木为太角；戊癸火运，戊为阳火为太徵，癸为阴火为少徵。

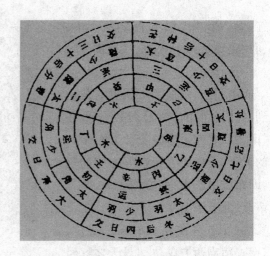

图67-2　五运主运图

十干分阴阳，五音分太少，依循十干的顺序，也就是太少相生的顺序。正如张介宾说："盖太者属阳，少者属阴，阴以阳生，阳以阴生，一运一静，乃成易道。故甲以阳土，生乙之少商；乙以阴金，生丙之太羽；丙以阳水，生丁之少角；丁以阴木，生戊之太征；戊以阳火，生己之少宫；己以阴土，生庚之太商；庚以阳金，生辛之少羽；辛以阴水，生壬之太角；壬以阳木，生癸之少徵；癸以阴火，复生甲之太宫。"（见图67-3）

3.五步推运：主运虽然始于木角音，以五行相生为序，终于水羽音，年年不变。但各年份的各步主时之运是太还是少，是太生少或是少生太，也就是主运的各运是太过还是不及，都是不相同的，这就需要用五步推运方法加以推求。五步推运的方法是根据当年年干是阳干或是阴干，在"五音建运太少相生图"中找出相应位置的主时之运，然后沿逆时针方向，上推至角音木。由于图中所示的太角木音与少角木音正好相间五音，故在推运中，见角即止，若为太角，那么该年主运的初运就是太角木运主持，然后按太少相生关系，二运就是少徵，三运就是太宫，四运就是少商，终运是太羽。若上推是少角，那么二、三、四终各运也以上法分别求得。例如：

年干为甲之年为阳土，岁运为太宫用事。即从太宫上推，生太宫的是少徵，生少徵的是太角，则逢甲之年的主运各运分别是：初运为太角。太少相生，二运为少徵，三运为太宫，四运为少商，终运为太羽。

年干为己之年为阴土用事，岁运为少宫。即从少宫上推，生少宫的是太徵，生太徵的是少角,则逢己之年的主运各运分别是:初运为少角。太少相生,二运为太徵,三运为少宫,四运为太商,终运为少羽。

年干为丙之年为阳水用事,岁运为太羽。即从太羽上推,生太羽的是少商,生少商的是太宫,生太宫的是少徵,生少徵的是太角。那么逢丙之年的主运便是太角木运,按太少相生关系,是年二运为少徵,三运为太宫,四运为少商,终运为太羽。

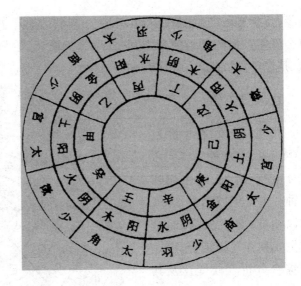

图67-3　五音建运太少相生图

年干为辛之年为阴水用事,岁运为少羽。即从少羽上推,生少羽的是太商,生太商的是少宫,生少宫的是太徵,生太徵的是少角,那么逢辛之年的主运便是少角木运,按太少相生关系,这年的二运为太徵,三运为少宫,四运为太商,终运为少羽。

余以此类推。

从上述所见,主运的太过、不及,五年一循环,十年一周期。各年主运相应步位之运的太过、不及与该年岁运的太过、不及是一致的。如戊年岁运为火运太过,即太徵用事,则该年二运火运也是太过。又如辛年岁运为水运不及,则该年终运水运也是不及。掌握了这个规律,推算主运的太过、不及有一个简便的方法。这个方法是:看该年的岁运是什么运,是太过或不及,则该年的主运与岁运是一致的,再以太少相生关系将临近的前后两运一推便得。例如庚年为阳金,岁运为太商用事,那么其主运的四运便为太商。按太少相生关系,生太商的三运为少宫,太商生少羽,其终运为少羽。而三运少宫之前的二运便为太徵,初运为少角。这一简便方法可以不必在"五音建运太少相生图"去查推。

(三)客运

客运与主运相对而言,因其十年之内年年不同,如客之往来,故名客运。

客运也是主时之运,即是说每年五步的任何一步,同时有一个主运和一个客运共同主持。客运与主运的相同之点是:五步之运分主一年五时,每运各主七十三日零五刻;都以五行相生之序,太少相生,五步推运。主运与客运的不同点在于客运随着岁运而变。

客运的推算方法,是以当年的岁运为初运,然后以五行太少相生的顺序,分作五步, 行于主运之上, 逐年变迁, 十年一周期。如逢甲之年, 岁运为阳土太宫用事, 那么该年客运的初运便是太宫, 二运为少商, 三运为太羽, 四运为少角, 终运为太徵, 其他年份仿此。(见图67-4)

七、关于六气

六气, 指风、热(暑)、火、湿、燥、寒六种气候。六气分主气、客气、客主加临三种。主气用以测常, 客气用以测变, 客主加临, 即是把主气和客气相结合, 进一步综合分析气候变化及其影响。六气的推求方法是以十二地支进行演绎的, 根据纪年的地支与六气的关系进行推演分析。

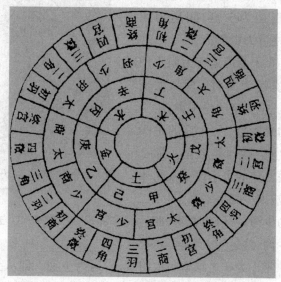

图67-4 五运客运图

六气是气候变化的本源, 三阴三阳是六气产生的标象。标本相合, 就是风化厥阴, 热化少阴, 湿化太阴, 火化少阳, 燥化阳明, 寒化太阳。所以《素问·天元纪大论》说:"厥阴之上, 风气主之; 少阴之上, 热气主之; 太阴之上, 湿气主之; 少阳之上, 相火主之; 阴明之上, 燥气主之; 太阳之上, 寒气主之。所谓本也, 是谓六元。"

(一)地支纪气(十二支化气)

干支运用到运气学说中, 天干主要配合五运, 地支主要配合六气, 即所谓"天干纪运, 地支纪气"。十二支配合六气, 不能离开三阴三阳, 正如本文所说:"子午之上, 少阴主之; 丑未之上, 太阴主之; 寅申之上, 少阳主之; 卯酉之上, 阳明主之; 辰戌之上, 太阳主之; 巳亥之上, 厥阴主之。"上, 即指在上的天气, 亦即司天之气所在的位置。是说年支逢子午, 则为少阴君火之气所在; 年支逢丑未, 则为太阴湿土之气所主; 年支逢寅申, 则为少阳相火之气所主。余皆类推。(表见67-2)

表67-2 十二支配六气表

十二支	子午	丑未	寅申	卯酉	辰戌	巳亥
三阴三阳	少阴	太阴	少阳	阳明	太阳	厥阴
六气	君火	湿土	相火	燥金	寒水	风木

（二）主气

主气,是主治一年六个季节的正常气候变化,故称为主时之气。因其恒居不变,静而守位,年年如此,故又称之为地气。

主气分主一年二十四节气,即把一年分为六步,每步主四个节气,计六十天零八十七刻半,初气始于厥阴风木,终气终于太阳寒水,按五行相生次序运行,年年如此。六气主时,是从上一年十二月中的大寒节起算,经过立春、雨水、惊蛰,到春分前夕,为初之气,属厥阴风木当令。此时斗建从丑中到卯中,正当阳气向上升发的季节,为一年春季的开始。从春分算起,经过清明、谷雨、立夏,到小满前夕,属少阴君火当令,此时斗建从卯中到巳中,正是阳气逐渐旺盛的季节,又为一年夏季之始,故以少阴君火为二之气。从四月的小满算起,经过芒种、夏至、小暑到六月中旬的大暑前夕,属少阳相火当令,此时斗建从巳中到未中,正是暑气流行的季节。君相同气相随,故以少阳相火为三气。从六月中旬的大暑起算,经过立秋、处暑、白露到八月中旬的秋分前夕,属太阴湿土当令,此时斗建从未中到酉中,正是湿气最旺的季节,虽然新秋初到,炎暑渐消,但湿土郁蒸之气仍在,故以太阴湿土为四之气。从八月中旬的秋分起算,经过寒露、霜降、立冬,到十月中旬的小雪前夕,属阳明燥金主令,此时斗建从酉中到亥中,正是燥气最盛的季节,燥为清凉而又干燥之气,故以阳明燥金为五之气。从十月中旬的小雪算起,经过大雪、冬至、小寒到十二月的大寒前夕,属太阳寒水当令,此时斗建从亥中到丑中,正是一年之中寒气最盛季节。气候至此,行遍一周,故以太阳寒水为终之气。时序气候的变迁,反映了五行相生的规律,正如《素问·六微旨大论》说:"愿闻地理之应六节气位何如?岐伯曰:显明之右,君火之位也;君火之右,退行一步,相火治之;复行一步,土气治之;复行一步,金气治之;复行一步,水气治之;复行一步,木气治之;复行一步,君火治之。"王冰注:"日出谓之显明"。显明在正东偏北卯位,自东而南移,即为右行。

六气之间具有相互承制、约束的关系。这种承制、约束关系对气候变化起到一种自然调节的作用。正如《素问·六微旨大论》所说:"相火之下,水气承之;水位之下,土气承之;土位之下,风气承之;风位之下,金气承之;金位之下,火气承之;君火之下,阴精承之。""下",指下承之气,因位居本气之后,所以称"下"。"承",即指接着而来的制约之气。六气之间相互制约,才能防止太过或不及,保持相对平衡,所以任何一种气候都有相应的制约之气。当某一气出现亢盛的时候,随即就有另一相对的气去制约,否则六气就会失去自然调节,从而产生灾害性气候。所以《素问·六微旨大论》说:"亢则害,承乃制,制则生化,外列盛衰,害则败乱,生化大病。"兹将六气主时节气列图如右(见图67-5)。

（三）客气

客气,即是在天的三阴三阳之气,因其运动不息,与固定的主气不同,犹如客之往来,故称客气。根据"阴静阳动","天为阳,地为阴"的观点,固定不变、相对稳定的主气为地气,而客气则为天气。

客气的运行也分为六步,先三阴(厥阴为一阴在前,少阴为二阴居中,太阴为三阴在后),后三阳(少阳为一阳在前,阳明为二阳居中,太阳为三阳在后)。六步的顺序是一厥阴,二少阴,三太阴,四少阳,五阳明,六太阳。客气和主气

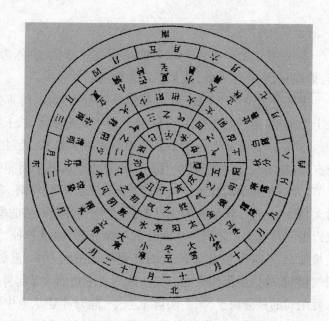

图67-5 六气主时节气图

虽然都分六步运行,但两者运行的次序完全不同,客气六步随年支的改变而变化。

在天的三阴三阳之客气,包括司天之气,在泉之气、左右四间气六步,为客气六步的运行方式。三阴三阳六步之气,按照一定顺序分布于上下左右,互为司天,互为在泉,互为间气,便构成了客气六步的变化规律,客气以六年为一周期,随年支的演变,每年各步的客气性质及其盛衰变化均有所不同。推算客气,首要根据地支纪气规律确定司天之气和在泉之气,以及左右间之气。

1.司天之气:司天,就是轮值主司天气的意思,也就是当令的气候。司天象征在上,主上半年的气候变化,也称岁气。各年的司天之气只凭年支和地支纪气规律,就可直接求得。司天的位置在六步气运的三之气上,其推算方法如《素问·天元纪大论》所说:"帝曰:其于三阴三阳合之奈何?鬼臾区曰:子午之岁,上见少阴;丑未之岁,上见太阴;寅申之岁,上见少阳;卯酉之岁,上见阳明;辰戌之岁,上见太阳;巳亥之岁,上见厥阴。"即凡子午之岁,少阴君火司天;丑未之岁,则为太阴湿土司天;寅申之岁,则为少阳相火司天;卯酉之岁,则为阳明燥金司天;辰戌之岁,则为太阳寒水司天;巳亥之岁,则为厥阴风木司天。

由于司天之气为岁气,统管上半年的初、二、三之气,故《素问·六元正纪大论》说:"岁半之前,天气主之。"

2.在泉之气:在泉之气也是岁气,统管下半年的气候,其位在终之气。所以《素问·六元正纪大论》说:"岁半之后,地气主之。"由于司天之气位置在上的正南方,

故称之为天气;而在泉位置在正北,故称为地气。在泉与司天之气是对应的,凡一阴司天,必然是一阳在泉;二阴司天,必然是二阳在泉;三阴司天,必然是三阳在泉。反之也相反。所以子午少阴君火与卯酉阴明燥金相对,两者互为司天、在泉;丑未太阴湿土与辰戌太阳寒水相对,两者互为司天、在泉;寅申少阳相火与巳亥厥阴风木相对,两者互为司天、在泉。由于客气是以阴阳为序,所以轮值的司天、在泉,总是一阴一阳,二阴二阳,三阴三阳相对,反之阳气司天也是一样。

3.间气:客气除司天和在泉外,其余的初之气、二之气、四之气、五之气统称"间气"。《素问·至真要大论》说:"帝曰:间气何谓? 岐伯曰:司左右者,是谓间气者也。帝曰:何以异之? 岐伯曰:主岁者纪岁,间气者纪步也。"指出司天、在泉的左右,都叫间气,主要是纪客气六步的。

客气六步的位置是:司天在上,在泉在下,司天、在泉的左右,即间气的位置。所谓上,是指正南方位;所谓下,是指正北方位。左右代表间气。如司天的左右间气(即二之气和四之气)的位置与司天的关系在本篇中说:"诸上见厥阴,左少阴右太阳;见少阴,左太阴右厥阴;见太阴,左少阳右少阴;见少阳,左阳明右太阴;见阳明,左太阳右少阳;见太阳,左厥阴右阳明;所谓面北而命其位,言其见也。"这里所言的左右是指面向北方时所见的位置。因为司天在正南方,面对正北方在泉的位置,司天的左间即为四之气,右间即为二之气。

在泉的左右间气与司天的左右间气相反。本篇又说:"何谓下? 岐伯曰:厥阴在上则少阳在下,左阳明右太阴;少阴在上则阳明在下,左太阳右少阳;太阴在上则太阳在下,左厥阴右阳明;少阳在上则厥阴在下,左少阴右太阳;阳明在上则少阴在下,左太阴右厥阴;太阳在上则太阴在下,左少阳右少阴;所谓面南而命其位,言其见也。"这里所说的左右,是指面向南方时所见的位置,它和司天面向北方所定的左右恰恰相反。左间在初之气,右间在五之气。

六气的运转,是按纪年的岁支顺序进行的,六年一周期,每一年都有值年的司天、在泉和间气。司天之气,自上而右转,下降于地;在泉之气,自下而左转,上升于天;左右旋转一周,于是就回归原来的位置,故本篇说:"动静何如? 岐伯曰:上者右行,下者左行,左右周天,余而复会也。"(见图67-6)

此外,客气司天还可能出现下列两种情况。

第一种,客气的胜复变化。胜,指偏胜之气,是气的主动抑制作用;复,指报复之气,是气的被动反弹作用。客气的胜复,是说客气有所胜则有所复。这是气候变化在异常情况下的一般规律,也是气候变化的一种自然调节作用。一年中,若上半年发生某种太过的胜气,下半年即有与之性质相反的复气发生,如上半年热气偏胜,下半年即有寒气来复。当然,胜复之气并非每年都有。

第二种,客气不迁正、不退位。"不迁正、不退位",是《素问·遗篇·刺法论》

中提出的。所谓"不迁正",就
是指值年的司天之气不能应
时而至,原因多由前一司天之
气太过,以致影响值年司天之
气,因此气候失常。"不退
位",就是旧的司天之气太过,
留而不去,至次年在气候变化
及其他方面仍然出现上一年
岁气特点,如巳亥年厥阴风木
司天,如果风木之气太过,留
而不去,至次年在气候变化及
其他方面仍然出现厥阴风木
的特点,这就是厥阴风木不退
位。在这种情况下,左右四间

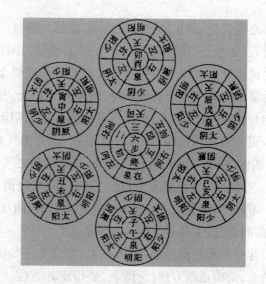

图67-6　司天在泉左右间气图

气自然也应升不升,应降不降,使整个客气的规律失序。

4.客主加临

客主加临,就是将每年轮值的客气加在固定的主气之上,便称客主加临。临,是会合的意思。加临的方法是将司天之气加于主气的三之气上,在泉之气加临于主气的终之气上,其余的四间气分别以次加临。(见图67-7)

图示为卯酉年阳明燥金司天的客主加临情况,因为客气六步是随着纪年的岁支而变,所以只要把图中客气圈逐年向左转动一格,就是各年的客主加临图。

客主加临,有三种情况:其一,主客之气是否相得。将客气加于主气之上,凡主客之气为相生关系,或者主客同气,便为相得。如果主客之气表现为相克关系,便为不相得。凡相得者,则气候正常,人体不易发生疾病;不相得者,则气候反常,也容易引起疾病的发生。正如本篇所说:"气相得则和,不相得则病。"其二,主客之气的顺逆。客气加于主气之上,又有顺和逆的不同,凡客气胜(克)主气为顺,主气胜(克)客气则为逆。所以《素问·至真要大论》中说:"主胜逆,客胜从。"从,即顺和的意思。因为主气主常令,固定不变,客气轮流值年,主时是短暂的。如果主气制胜客气,则客气的作用受到抑制,所以为逆。相反,客气制约主气,但为时短暂,很快就会过去,因而对主气的影响不甚,所以是为顺和。其三,君火与相火的加临。君火为主,相火为从,因此当君火为客气加临于相火(主气)时,也称为顺;而当相火为客气,君火为主气,相火加临于君火之上时,便为逆,此即所谓"君位臣则顺,臣位君则逆"。

八、关于天门、地户及五气、九星

关于天门、地户及与五气、九星关系，程士德《内经》所引资料说:"《五运行》引自《太始天元册》的那段话（即五气经天），是为了说明五运和十干相配。《内经》认为甲己为土，乙庚为金，丙辛为水，丁壬为木，戊癸为火的原因，是因为看到天上二十八宿间有似云似雾的五色气，即黄色土气、红色火气、白色金气、苍色木气、黑色水气的所谓五

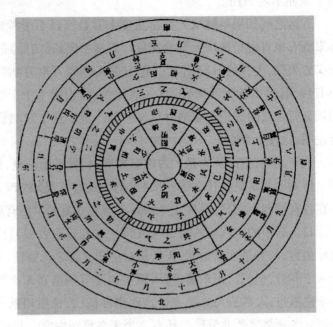

图 67-7　客主加临图

色之气。这五色之气各流布于有关各宿，如黄色土气流布于心尾角轸四宿之上等等。二十八宿又与地上以干支和乾坤巽艮排列的二十四方相对应，所以黄色土气流布于甲己的方位，因而有甲己土运等等。这实际上就是古代式盘的一种。可以看出古代医学与星占之间有一定联系。

按式盘戊己方位在正西北和正东南，也叫天门、地户。为什么叫天门、地户？有两种解释。一种是王冰解释为西北天缺，东南地缺，形成门户。另一种是张介宾解释为奎壁两宿为地上二十四方的乾位，正当戊方；角轸两宿为巽位当己方。春分二月中日缠壁初，依次而南，到八月中秋分日缠翼末交于轸。春分正是白昼变长开始，又是温气开始流行，万物发生。秋分是白昼变短的开始，又是清凉之气开始流行，万物收藏。所谓春分司启，秋分司闭，就是有门户之意。所以将奎壁宿为天门，而将角轸宿称为地户。后一种解释显然富有天文学的意味。而且与各宿距离相等不相矛盾。按二十八宿距度自角以后 14 宿 173°1/4，自奎以后14 宿计 192°，度数并不相等，所以秋分太阳在翼宿之末，而这里把地户说成是在角轸者就是把宿数拉平，但实际度数相差更远。对此解释为太阳在缠翼末之后，进入角轸宿正当巽位己方，而且正是当其已行秋季气令之时，这种解释是勉强的。又按《内经》两处引到天倾西北，地不满东南来看，第一种解释颇合《内经》

本意。所以可以看出《内经》引用的天文学材料是比较古老的,与后世天文学对不上来亦不足为怪。

五运之气如果单纯从天文学角度来看是可以不予考虑的,因为似云似雾的气如果真有也肯定是地球大气的现象。但是考虑到《内经》的最根本的论点是宇宙中充满着大气,大气的升降出入引起宇宙天地间万事万物的变化,我们就必须指明《内经》引证《太始天元册》的这一条记录,作为赋予十干以五运的根据,是想说明阴阳五行之气的理论有观测材料作基础。至于这个观测资料有无问题,《内经》没有说明,也没有考察。

关于九星,王冰认为是太古原有九曜,后世道德沦丧,只有七曜,这自是无稽之谈。但到底九星是指什么呢?按《灵枢·九宫八风》将四立二分二至划分八宫,太一在各宫居四十六日,只在立冬的新洛宫和立夏的阴洛宫居四十五日,总共三百六十六日。居中的土宫与八宫合为九宫。这九宫有九星对应,如天蓬星司冬至所在之叶蛰宫,八卦是坎位正北;天任星对应于立春之天留宫,八卦是艮位东北;天衡星对应于春分,仓门宫正东震位;天辅星司立夏阴洛宫东南巽位;天英星司夏至上天宫正南离位;天芮星司立秋玄委宫西南坤位;天柱星司秋分仓果宫正西兑位;天心星司立冬新洛宫西北乾位。还有一个天禽星司中宫。并且九星还与地上的九野对应。看来这九星又与八节对应,又与八卦八方位对应,又与地之九野对应。《内经》复将八风和不及之年(即偶位干支之年)对应的灾宫与这九宫相联。因此,这里是否反映了古代星象授时和星占尚混杂一起之时,曾观测九个星作某种标志,或纯属主观编造,都难以准确判断。最近阜阳出土汝阴侯墓有九宫八风盘与《灵枢·九宫八风》篇首图一致,看来是确有出处的。

《内经》只提"九星悬朗",没有说它的运动变化,肯定了它不是像七曜那样"纬虚",因而似有恒星的特色。要之,九星之说可能是出于较为古老或原始的某种宇宙观念,还有待探索。

六微旨大论第六十八

【要点解析】

一、说明六气说是根据天体运动的规律而创始的,并指出六气之间,具有标本中气的相互关系。

二、天体的变化有盛衰,气候的变化有太过不及。天地间万物与之息息相应,其表现在生化方面;人体亦与之息息相应,其表现在气色脉象方面。

三、指出六气具有互相承制的作用。

四、解释了什么叫"岁会""天符"和"太一天符"。

五、说明自然界是一个运动不息的多变世界,如果升降出入的运动停止,那么生化之机就会熄灭。

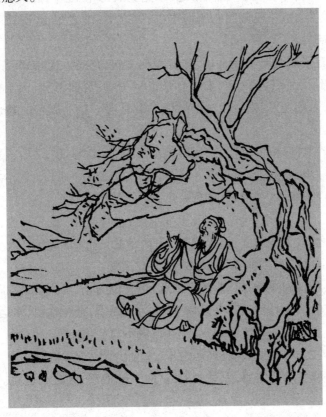

物体的内部存有生生不息之机,名曰"神机",物体的外形依赖于气化的作用而存在,名曰"气立"。若出入的功能废止了,则"神机"毁灭,升降的作用停息了,则"气立"危亡。

【内经原典】

黄帝问曰:呜呼远哉!天之道^①也,如迎浮云^②,若视深渊。视深渊尚可测,迎浮云莫知其极。夫子数言谨奉天道,余闻而藏之,心私异之,不知其所谓也。愿夫子溢志尽言其事,令终不灭,久而不绝,天之道可得闻乎?岐伯稽首再拜对曰:明乎哉问,天之道也!此因天之序,盛衰之时^③也。

帝曰:愿闻天道六六之节盛衰何也?岐伯曰:上下有位,左右有纪^④。故少阳之右,阳明治之;阳明之右,太阳治之;太阳之右,厥阴治之;厥阴之右,少阴治之;少阴之右,太阴治之;太阴之右,少阳治之。此所谓气之标⑤,盖南面而待之也。故曰:因天之序,盛衰之时,移光定位,正立而待之,此之谓也。

少阳之上,火气治之,中见厥阴;阳明之上,燥气治之,中见太阴;太阳之上,寒气治之,中见少阴;厥阴之上,风气治之,中见少阳;少阴之上,热气治之,中见太阳;太阴之上,湿气治之,中见阳明。所谓本也,本之下,中之见也,见之下,气之标也。本标不同,气应异象。

帝曰:其有至而至⑥,有至而不至,有至而太过,何也? 岐伯曰:至而至者和;至而不至,来气不及也;未至而至,来气有余也。帝曰:至而不至,未至而至如何? 岐伯曰:应则顺,否则逆,逆则变生,变则病。帝曰:善。请言其应。岐伯曰:物,生其应也,气,脉其应也。

帝曰:善。愿闻地理之应六节气位何如? 岐伯曰:显明⑦之右,君火之位也;君火之右,退行一步,相火治之;复行一步,土气治之;复行一步,金气治之;复行一步,水气治之;复行一步,木气治之;复行一步,君火治之。

相火之下,水气承之;水位之下,土气承之;土位之下,风气承之;风位之下,金气承之;金位之下,火气承之;君火之下,阴精承之。帝曰:何也? 岐伯曰:亢则害,承乃制,制则生化⑧,外列盛衰,害则败乱,生化大病。

帝曰:盛衰何如? 岐伯曰:非其位则邪,当其位则正,邪则变甚,正则微。帝曰:何谓当位? 岐伯曰:木运临卯,火运临午,土运临四季,金运临酉,水运临子,所谓岁会,气之平也。帝曰:非其位何如? 岐伯曰:岁不与会也。

帝曰:土运之岁,上见太阴;火运之岁,上见少阳少阴;金运之岁,上见阳明;木运之岁,上见厥阴;水运之岁,上见太阳,奈何? 岐伯曰:天之与会也。故《天元册》曰天符。

天符岁会何如? 岐伯曰:太一天符之会也。

帝曰:其贵贱何如? 岐伯曰:天符为执法,岁会为行令,太一天符为贵人。帝曰:邪之中也奈何? 岐伯曰:中执法者,其病速而危;中行令者,其病徐而持⑨;中贵人者,其病暴而死。帝曰:位之易也何如? 岐伯曰:君位臣则顺,臣位君则逆,逆则其病近,其害速;顺则其病远,其害微。所谓二火也。

帝曰:善。愿闻其步何如? 岐伯曰:所谓步者,六十度而有奇,故二十四步积盈百刻而成日也。

帝曰:六气应五行之变何如? 岐伯曰:位有终始,气有初中,上下不同,求之亦异也。帝曰:求之奈何? 岐伯曰:天气始于甲,地气始于子,子甲相合,命曰岁立,谨候其时,气可与期。

帝曰:愿闻其岁,六气始终,早晏何如? 岐伯曰:明乎哉问也! 甲子之岁,初之

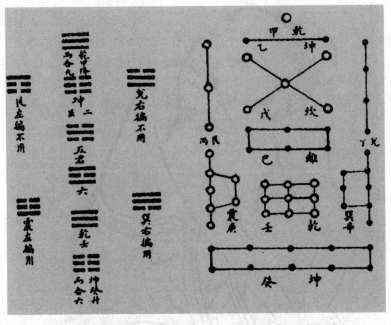

阴卦逆生图,选自元代张理《大易象数钩深图》

气,天数始于水下一刻,终于八十七刻半;二之气,始于八十七刻六分,终于七十五刻;三之气,始于七十六刻,终于六十二刻半;四之气,始于六十二刻六分,终于五十刻;五之气,始于五十一刻,终于三十七刻半;六之气,始于三十七刻六分,终于二十五刻。所谓初六,天之数也。

乙丑岁,初之气,天数始于二十六刻,终于一十二刻半;二之气,始于一十二刻六分,终于水下百刻;三之气,始于一刻,终于八十七刻半;四之气,始于八十七刻六分,终于七十五刻;五之气,始于七十六刻,终于六十二刻半;六之气,始于六十二刻六分,终于五十刻。所谓六二,天之数也。

丙寅岁,初之气,天数始于五十一刻,终于三十七刻半;二之气,始于三十七刻六分,终于二十五刻;三之气,始于二十六刻,终于一十二刻半;四之气,始于一十二刻六分,终于水下百刻;五之气,始于一刻,终于八十七刻半;六之气,始于八十七刻六分,终于七十五刻。所谓六三,天之数也。

丁卯岁,初之气,天数始于七十六刻,终于六十二刻半;二之气,始于六十二刻六分,终于五十刻;三之气,始于五十一刻,终于三十七刻半;四之气,始于三十七刻六分,终于二十五刻;五之气,始于二十六刻,终于一十二刻半;六之气,始于一十二刻六分,终于水下百刻。所谓六四,天之数也。次戊辰岁,初之气,复始于一刻,常如是无已,周而复始。

帝曰:愿闻其岁候何如? 岐伯曰:悉乎哉问也! 日行一周,天气始于一刻,日行

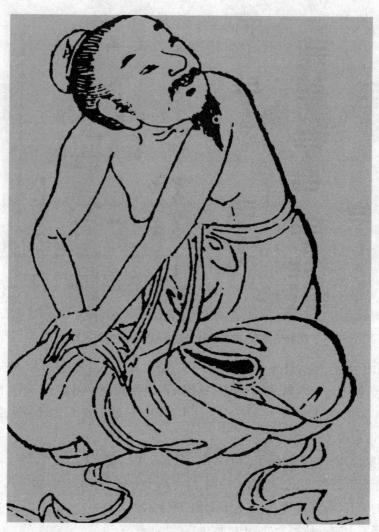

明代高濂《遵生八笺》陈希夷导引坐功图中的雨水正月坐功图

再周,天气始于二十六刻,日行三周,天气始于五十一刻,日行四周,天气始于七十六刻,日行五周,天气复始于一刻,所谓一纪也。是故寅午戌岁气会同,卯未亥岁气会同,辰申子岁气会同,巳酉丑岁气会同,终而复始。

帝曰:愿闻其用也。岐伯曰:言天者求之本,言地者求之位,言人者求之气交。帝曰:何谓气交?岐伯曰:上下之位,气交之中,人之居也。故曰:天枢⑩之上,天气主之;天枢之下,地气主之;气交之分,人气从之,万物由之,此之谓也。

帝曰:何谓初中?岐伯曰:初凡三十度而有奇,中气同法。帝曰:初中何也?岐伯曰:所以分天地也。帝曰:愿卒闻之。岐伯曰:初者地气也,中者天气也。

帝曰:其升降何如?岐伯曰:气之升降,天地之更用也。帝曰:愿闻其用何如?岐伯曰:升已而降,降者谓天;降已而升,升者谓地。天气下降,气流于地;地气上升,气腾于天。故高下相召,升降相因,而变作矣。

帝曰:善。寒湿相遘,燥热相临,风火相值,其有闻乎?岐伯曰:气有胜复⑪,胜复之作,有德有化,有用有变,变则邪气居之。帝曰:何谓邪乎?岐伯曰:夫物之生从于化,物之极由乎变,变化之相薄,成败之所由也。故气有往复,用有迟速,四者之有,而化而变,风之来也。帝曰:迟速往复,风所由生,而化而变,故因盛衰之变耳。成败倚伏游乎中,何也?岐伯曰:成败倚伏生乎动,动而不已,则变作矣。

帝曰:有期乎?岐伯曰:不生不化,静之期也。帝曰:不生化乎?岐伯曰:出入废则神机化灭,升降息则气立孤危。故非出入,则无以生长壮老已;非升降,则无以生长化收藏。是以升降出入,无器不有。故器者生化之宇,器散则分之,生化息矣。故无不出入,无不升降,化有小大,期有近远,四者之有,而贵常守,反常则灾害至矣。故曰无形无患,此之谓也。帝曰:善。有不生不化乎?岐伯曰:悉乎哉问也!与道合同,惟真人也。帝曰:善。

【难点注释】

①天之道:自然规律。

②如迎浮云:如同迎望天上的浮云一样,变幻莫测。

③盛衰之时:阴阳升降的时序法则。

④上下有位,左右有纪:司天在泉上下有其主位,左右间气有其运行条理。

⑤气之标:气,六气,即风火暑湿燥寒。标,标象。此指三阴三阳为气之标象,而六气为三阴三阳之本。

⑥至而至:前至指时至,后至指气至。意即到一定的时节相应的气候特点也反映出来,称为至而至。

⑦显明:为日出之正东方,即正卯位,黄赤交角零度,春分时日出正当卯位。

⑧制则生化:有制约,才有平衡,平衡而能生化。

⑨其病徐而持:徐,指发病缓慢。持,指疾病持久不愈。

⑩天枢:指天气下流,地气上应的中枢。

⑪气有胜复:胜,大过。复,胜极而复。

【白话精译】

黄帝问道:天的规律非常远大呀!如像仰望空中的浮云,又像看望深渊一样,渊虽深还可以被测知,仰望浮云则不知它的终极之处。先生多次谈到,要小心谨慎地尊奉气象变化的自然规律,我听到以后,都怀记下来,但是心里独自有些疑惑,不明白说的是什么意思。请先生热情而详尽地讲讲其中的道理,使它永远地流传下去,久而不至灭绝。你可以把它的规律讲给我听吗?岐伯再次跪拜回答说:你提的问题很高明啊!这是由于运气秩序的变更,表现为自然气象盛衰变化的时位。

黄帝说:我想听听关于天道六六之节的盛衰情况是怎样的?岐伯说:六气司天在泉,有一定位置,左右间气,有一定的规则。所以少阳的右间,是阳明主治;阳明的右间,是太阳主治;太阳的右间,是厥阴主治;厥阴的右间,是少阴主治;少阴的右间,是太阴主治;太阴的右间,是少阳主治。这就是所说的六气之标,是面向南方而定的位置。所以说,要根据自然气象变化的顺序和盛衰的时间及日影移动的刻度,确定位置,南面正立以进行观察。这就是这个意思。少阳司天,火气主治,少阳与厥阴相表里,故厥阴为中见之气;阳明司天,燥气主治,阳明与太阴相表里,故太阴为中见之气;太阳司天,寒气主治,太阳与少阴相表里,故少阴为中见之气;厥阴司天,风气主治,厥阴与少阳相表里,故少阳为中见之气;少阴司天,热气主治,少阴与太阳相表里,故太阳为中见之气;太阴司天,湿气主治,太阴与阳明相表里,故阳明为中见之气。这就是所谓本元之气,本气之下,是中见之气,中见之下,是气之标,由于本和标不同,应之于脉则有差异,而病形也就不一样。

黄帝说:六气有时至而气亦至的,有时至而气不至的,有先时而气至太过的,这是为什么呢?岐伯说:时至而气亦至的,为和平之年;时至而气不至的,是应至之气有所不及;时未至而气已至,是应至之气有余。黄帝说:时至而气不至,时未至而气已至的会怎样呢?岐伯说:时与气相应的是顺,时与气不相应的是逆,逆就要发生反常的变化。反常的变化就是要生病。黄帝说:好,请你再讲讲其相应的情况。岐伯说:万物对六气的感应,表现于其生长变化的情况。六气对于人体的影响,从气色脉象上可以反映出来。

黄帝说:好。我想听你讲讲六气之应于地理位置是怎样的呢?岐伯说:显明正当春分之时,它的右边,为君火主治之位;君火的右边,再退行一步,为相火主治之位;再退行一步,为土气主治之位;再退行一步,为金气主治之位;再退行一步,为水气主治之位;再退行一步,为木气主治之位;再退行一步,为君火主治之位。六气各有相克之气,承于其下,以制约之。水能制火,相火的下面,水气承之;土能制水,水位的下面,土气承之;木能制土,土位的下面,风气承之;金能制木,风位之下,金气承之;火能制金,金位之下,火气承之;阴能制阳,君火的下面,阴精承之。黄帝说:这是什么原因呢?岐伯说:六气亢盛时就要为害,相承之气,可以制约它,递相制约才能维持正常的生化,在四时之气中表现为气盛者必衰,衰者必盛,若亢盛为害则生化之机毁败紊乱,必然发生大病。

黄帝说:气的盛衰是怎样的呢?岐伯说:不当其位的是邪气,恰当其位的是正气,邪气则变化很严重,正气则变化很轻微。黄帝说:怎样叫作恰当其位呢?岐伯说:例如木运遇到卯年,火运遇到午年,土运遇到辰、戌、丑、未年,金运遇到酉年,水运遇到子年,乃是中运之气与年支方位五行之气相同。所说的"岁会",为运气和平之年。黄帝说:不当其位是怎样的呢?岐伯说:就是中运不与年支方位五行之气相会。黄帝说:土运之年,遇到太阴司天;火运之年,遇到少阳、少阴司天;金运之年,遇到阳明司天;木运之年,遇到厥阴司天;水运之年,遇到太阳司天是怎样的呢?岐伯说:这是中运与司天相会。所以《天元册》中叫作"天符"。黄帝说:既是"天符",又是"岁会"的是怎样的呢?岐伯说:这叫作"太一天符"。黄帝说:它们有什么贵贱的不同吗?岐伯说:天符好比执法,岁会好比行令,太一天符好比贵人。黄帝说:邪气中人发病时,三者有什么区别呢?岐伯说:中于执法之邪,发病快速而危重;中于行令之邪,发病缓慢而持久;中于贵人之邪,发病急剧而多死。黄帝说:主气客气位置互易时是怎样的呢?岐伯说:君位客气居于臣位主气之上的为顺,臣位客气,居于君位主气之上的为逆。逆者发病快而急,顺者发病慢而轻。这里主要是指君火和相火说的。

黄帝说:好。我想听听关于六步的情况是怎样的?岐伯说:所谓"步",就是指六十度有零的时间,每年是六步,所以在二十四步中,也就是四年内,积每年刻度的余数共为一百刻,就成为一日。

黄帝说:六气应于五行的变化是怎样的呢?岐伯说:每一气所占的位置,是有始有终的,一气中又分为初气和中气,由于天气和地气的不同,所以推求起来,也就有了差异。黄帝说:怎样推求呢?岐伯说:天气始于天干之甲,地气始于地支之子,子和甲结合起来,就叫"岁立",谨密地注意交气的时间,六气变化的情况,就可以推求出来。黄帝说:我想听听关于每年六气的始终早晚是怎样的?岐伯说:你提这个问题是很高明的啊!甲子之年,初之气,天时的刻数,开始漏水下一刻,终于八十七刻五分;二之气,开始于八十七刻六分,终止于七十五刻:三之气,开始于七十六刻,终止于六十二刻五分;四之气,开始于六十二刻六分,终止于五十刻;五之气,开始于五十一刻,终止于三十七刻五分;六之气,开始于三十七刻六分,终止于二十五刻。这就是所说的第一个六步,天时终始的刻数。乙丑之年,初之气,天时的刻数,开始于二十六刻,终止于十二刻五分;二之气,开始于十二刻六分,终止于漏水下至一百刻;三之气,开始于一刻,终止于八十七刻五分;四之气,开始于八十七刻六分,终止于七十五刻:五之气,开始于七十六刻,终止于六十二刻五分;六之气,开始于六十二刻六分,终止于五十刻。这就是所说的第二个六步,天时终始的刻数。丙寅之年,初之气,天时的刻数开始于五十一刻,终止于三十七刻五分;二之气,开始于三十七刻六分,终止于二十五刻;三之气,开始于二十六刻,终止于十二刻五分;四之气,开始于十二刻六分,终止于漏水下至一百刻;五之气,开始于一刻,终止于八十七刻五分;六之气,开始于八十七刻六分,终止于七十五刻;这就是所说的第三个六步,天时终始的刻数。丁卯之年,初之气,天时的刻数开始于七十六刻,终止于六

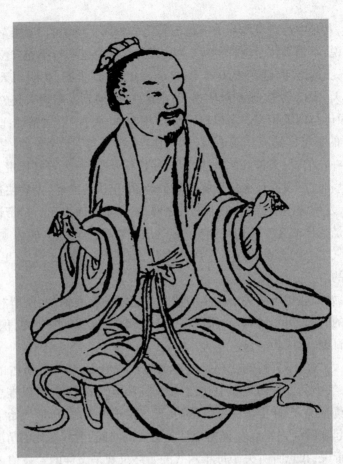

明代高濂《遵生八笺》陈希夷导引坐功图中的惊蛰二月坐功图

十二刻五分;二之气,开始于六十二刻六分,终止于五十刻;三之气,开始于五十一刻,终止于三十七刻五分;四之气,开始于三十七刻六分,终止于二十五刻;五之气,开始于二十六刻,终止于十二刻五分;六之气,开始于十二刻六分,终止于漏水下至一百刻。这就是所说的第四个六步,天时终始的刻数。依次相推便是戊辰年,初之气,又开始于一刻,经常如此,没有终时,一周之后又重新开始。

黄帝说:我想听听每年的计算方法?岐伯说:你问得很详尽啊!太阳运行第一周时,天时开始于一刻;太阳运行于第二周时,天时开始于二十六刻;太阳运行于第三周时,天时开始于五十一刻;太阳运行于第四周时,天时开始于七十六刻;太阳运行于第五周时,天时又开始于一刻。天气四周大循环,就叫作"一纪"。所以寅、午、戌三年,岁时与六气会同,卯、未、亥三年,岁时与六气会同,辰、申、子三年,岁时与六气会同;巳、酉、丑三年,岁时与六气会同,周流不息,终而复始。

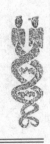

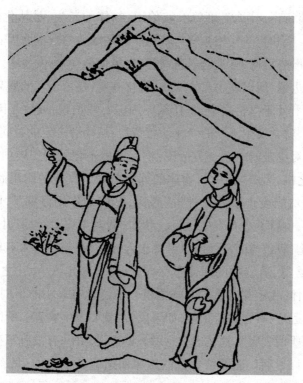

黄帝说:我想听听六步的运用。岐伯说:谈论天气的变化,当推求于六气的本元;谈论地气的变化,当推求于六气应五行之位;谈论人体的变化,当推求于气交,黄帝说:什么是气交呢?岐伯说:天气居于上位,地气居于下位,上下交互于气交之中,为人类所居之处。所以说:天枢以上,天气主之,天枢以下,地气主之;在气交之处,人气顺从天地之气的变化,万物由此而生。就是这个意思。

黄帝说:什么是初气中气呢?岐伯说:初气占一气中的三十度有零。中气也是这样。黄帝说:为什么要分初气和中气呢?岐伯说:是为了区别天气与地气用事的时间。黄帝说:我想听你详尽地讲讲。岐伯说:初气为他气用事,中气为天气用事。黄帝说:它们的升降是怎样的呢?岐伯说:气的升降,是天气和地气相互作用的结果。黄帝说:我想听听它们的相互作用是怎样的?岐伯说:地气可以上升,但升到极点就要下降,而下降乃是天气的作用;天气可以下降,但降到极点就要上升,而上升乃是地气的作用。天气下降,其气乃流荡于地;地气上升,其气乃蒸腾于天。由于天气和地气的相互招引,上升和下降的相互为因,天气和地气才能不断地发生变化。

黄帝说:好。寒气与湿气相遇,燥气与热气相接,风气与火气相逢,会有一定的时间吗?岐伯说:六气都有太过的胜气和胜极而复的复气,胜气和复气的不断发作,使气有正常的功用,有生化的性能,有一定的作用,有异常的变化,异常变化就

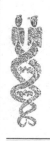

要产生邪气。黄帝说:什么是邪气? 岐伯说:物体的新生,是从化而来,物体到极点,是由变而成,变和化的互相斗争与转化。乃是成败的根本原因。由于气有往来进退,作用有缓慢与迅速,有进退迟速,就产生了化和变,并发生了六气的变化。黄帝说:气有迟速进退,所以发生六气变化,有化有变,是由于气的盛衰变化所致。成和败相互为因,潜处于事物之中,是什么原因呢? 岐伯说:成败互因的关键在于运动,不断地运动,就会发生不断的变化。黄帝说:运动有一定的时间吗? 岐伯说:不生不化,乃是相对稳定的时期。黄帝说:物有不生不化的吗? 岐伯说:物体的内部存有生生不息之机,名曰"神机",物体的外形依赖于气化的作用而存在,名曰"气立"。若出入的功能废止了,则"神机"毁灭,升降的作用停息了,则"气立"危亡。因此,没有出入,也就不会有发生、成长、壮实、衰老与灭亡;没有升降,也就不会有发生、成长、变化、收敛与闭藏。所以升降出入,是没有一种物体不具备的。因而物体就像是生化之器,若器物的形体不存在了,则升降出入、生化之机也就停止了。因此说,任何物体,无不存有出入升降之机。不过化有大小的不同,时间有远近的区别,不管大小远近,贵在保持正常,如果反常,就要发生灾害。所以说离开了物体的形态,也就无所谓灾害。就是这个意思。黄帝说:好。有没有不生不化的呢? 岐伯说:你问得很详尽啊! 能够结合自然规律而适应其变化的,只有"真人"。黄帝说:好。

【专家评鉴】

一、六气变化规律是可以认识的

本篇提出天道(六气变化)是可以测知的("视深渊尚可测"),但认识又是无止境的("迎浮云莫知其极")。怎样掌握它的变化规律? 方法是通过六气的客气、主气变化的实际情况去("因天之序,盛衰之时也")认识它。

二、客气变化规律

(一)客气六步的顺序

客气六步,即文中所说的"上下有位,左右有纪。"其规律是按照三阴三阳之一二三的顺序主持六步之气。如以客气的初之气是少阳相火为例,则客气的二之气便是二阳(阳明燥金),三之气三阳(太阳寒水),四之气一阴(厥阴风木),五之气二阴(少阴君火),终之气三阴(太阴湿土)。若初之气为二阳,二之气则为三阳,三之气一阴。余可依此类推。所以说"少阳之右,厥阴治之……少阴之右,太阴治之"(参看《五运行大论》)。

（二）客气之间的相互关系

本文用本、标、中气三者，以说客气之间的相互关系。如下表（68-1）。

表68-1　客气之间相互关系表

本	火气	燥气	寒气	风气	热气	湿气
中	厥阴	太阴	少阴	少阳	太阳	阳明
标	少阳	阳明	太阳	厥阴	少阴	太阴

（三）客气应时与不应时

客气六步各有所主之气，如应时而至则顺。若"至而不至，未至而至"则为逆。"逆则变生，变则病。"欲知客气之应时与不应时，在自然界可观察万物生长化收藏的情况，在人则通过脉象变化以测其应与不应。

三、主气变化规律

（一）主气六步的顺序

主气六步的初之气起于风木，按五行相生君相相从（君火在前，相火在后）顺序分为六步，其初之气每年均从阳历十二月的大寒节开始为厥阴风木主时，历时六十日又八十七刻半，主立春、雨水、惊蛰、春分四个节气。余可依次类推。

（二）主气之间的相互关系

"相火之下，水气承之……君火之下，阴精承之。"就是五行相克规律的关系。不言克而言承者，意在说明主气之所以能反映其正常生化，是由于它们之间是一个相互制约和依赖的整体，同时也说明了自然界中生态平衡规律，只有相承相制才能保持着盛衰有节、生化恒常。如任何一气，失去了对它制约之气的承接制约，就会亢而为害。所以说"亢则害，承乃制，制则生化，外列盛衰，害则败乱，生化大病。"

四、运气有当位与否，病有轻重之分

本篇所论"盛衰何如"，实际只谈了盛的一面。上文之"外列盛衰"本来是正常的，而本文之"盛"则是过亢。天符、岁会、太一天符之年，由于运与气性质相同，其气多纯正而亢烈，故曰"正"，使人致病则称正邪，"正则微"是指疾病变化单纯，并不是致病轻微。否则，"其病速而危……暴而死"，就无法解释了。反之，"邪则变甚"，则是指变化复杂而言。

五、运气同化有别，疾病发生各异

天符、岁会、太一天符，虽皆属运气同化之年，但各有不同，所以使人致病的情况也就各有差异。其病之发有速、有徐、有暴；其病之害，则有危、有持、有死。

六、客主易位，须辨顺逆

"君位臣则顺,臣位君则逆",是指客气与主气加临情况下,少阴君火与少阳相火之位而言的。如客气为少阳相火,主气为少阴君火,即称"君位臣",反之则为"臣位君"。君位臣为顺,"其害微";臣位君为逆,"其害速"。

七、四年置闰

"故二十四步积盈百刻而成日也",说明我国古代的历法,已达到相当精确的程度。这一历法,显然是指太阳历。今天通用的太阳历,也是积盈百刻后,闰年一次。因按太阳历计算,每年为三百六十五天又四分之一(365.25),四个四分之一积为一日,所以阳历闰年在二月份增加了一天。只有四年置闰,才能使运气的交司时刻准确无误。

八、六气六步应五运五步

一年之中,六气分为六步(客气主气均为六步),五运分为五步(主运客运均为五步),一为六十天又八十七刻半,一为七十三天零五刻。从数字上看是不相应的,所以提出了"六气应五行之变何如"的问题。由于五运之位每步皆有终始,如初运始于大寒节日,终于春分后十三日,而六气之气又有初中之分,如每步六十天多,前三十天为"初",后三十天为"中","上下不同,求之亦异也"。但二者还是相应的,所以下文说"谨候其时,气可与期"。

九、六气交司时刻

六气交司时刻是在四年之内,年年不同。由于四年置闰一次,所以四年称为"一纪",一纪与一纪则完全相同。所以说甲子、乙丑、丙寅、丁卯四年之后"次戊辰岁,初之气复始于一刻,常如是无已,周而复始"。

十、五运的交司时刻

"岁候何如",系指五运而言。主岁之运与主时之初运的交司时刻是一致的,所以"日行五周,天气复始于一刻"。主时之五运的初运,与六气初之气的交司时刻也是一致的,所以又说"寅午戌岁气会同……巳酉丑岁气会同"。其推算方法是:将甲子纪年中的十二地支按一至十二的顺序分为三组,一组四个支,每组的一、二、三、四顺序相配(如按十二支顺序相配则分 1、5、9;2、6、8;3、7、11;4、8、12 四组),正是"寅、午、戌","亥、卯、未","辰、申、子","巳、酉、丑"四组为"岁气会同"。例如:凡逢寅、逢午、逢戌之年,主运初运均起于申时初刻,与这里的"丙寅岁,初之气,天数始于五十一刻",正相符合。余类推。

十一、气的阴阳升降

为了阐明气的阴阳升降,首先提出了"言天者求之本,言地者求之位。"因"天为阳,地为阴","阳化气,阴成形"。所以天之六气为阳之本,地之五行为阴之位,而何以知其升降? 于是提出"言人者,求之气交"以验证。人在气交之中,自然之气的升降变化,人是有感知的。虽然只言人而不言物,其实物也在其中了,因为万物都在"气交"之中。正是前文所谓"物,生其应也;气,脉其应也。"所以下文又补充了一句"万物由之"。气之阴阳升降,不但以天地分,即在六气的一步之中,也分阴阳升降,"初中"就是"所以分天地也",说明一步之中也有个升降问题。但这种升降是相互的,"气之升降,天地之更用也",正是这个意思。

十二、气在升降之中相互转化

气之升降,一般说来是"天气下降","地气上升"。上升是地气,地气"升已而降,降者为天",说明地气上升转化为天气,而降的是天气,就不是地气了。同样,下降的是天气,天气"降已而升,升者为地",说明天气下降,转化为地气,而升的是地气,就不是天气了。这个"已"字之中有变化,绝不是机械的升降。所以说"高下相召,升降相因,而变作矣"。

十三、气"动而不已",所以有升降

气之所以有升有降,取决于气自身的运动,即"变化之相薄"和"胜复之作"。所以"气有往复,用有迟速,四者之有,而化而变",就化生了六气。"成败倚伏生乎动,动而不已,则变作矣。"正说明了有动才有变,有动有变才有事物的成和败。这里所说的败,就六气而言,指邪气,所谓"变则邪气居之",就万事万物来说,即下文的"器散则分之,生化息矣"。

十四、升降出入,无器不有

气是"动而不已"的,除非"不生不化",才是"静之期也"。升降出入是对气的运动形式的概括。"是以升降出入,无器不有"。所不同者,只不过是"化有小大,期有近远"而已。既然存在"期有近远"之分,则有"不生不化"之时,所以有形之物的生化,是有一定限度的,没有这个形体,也就没有这个灾患,即所谓"无形无患"。

【临床应用】

一、标本中气

有关标本中气,在《素问·至真要大论》中还提出了"六气标本,所从不同"的内容,即"少阳、太阴从本,少阴、太阳从本从标,阳明、厥阴不从标本,从乎中也。"怎么理解这一问题? 细玩文义,主要在于说明客气之间的相互关系,从而解释"气应异象"之理。

(一)"少阳之上,火气治之,中见厥阴"

意谓少阳相火之气主时之时,可以出现厥阴风木之气。反之,厥阴风木之气主时,也可以出现少阳相火之气。这种情况都是正常的。但其中为什么少阳从本而厥阴从中气之化呢? 这是缘木从火化之故。

(二)"阳明之上,燥气治之,中见太阴"

意谓阳明燥金之气主时之时,可以出现太阴湿土之气。反之,太阴湿土之气主时之时,也可以出现阳明燥金之气,这种情况均属正常。但其中太阴从本,而阳明却从乎中气,这是由于燥从湿化的缘故。

(三)"太阳之上,寒气治之,中见少阴"

意谓太阳寒水之气主时之时,可以出现少阴君火之气。反之,少阴君火主时之时,也可以出现太阳寒水之气,这种情况也属正常。二者既从本又从标,所以有水火异气之化。

联系到人体六经,也是同样的道理,因天之六气,人之六经,均配属以三阴三阳而阐明其阴阳之间的相互关系的。

二、关于"气,脉其应也"的问题

"气,脉其应也"的"气",不是自然界的气候变化。这个"气"应与上句的"物,生其应也"的"物"对应,即指人体之气。意谓六气的变化,验之于物则物之生长收藏与六气相应;若验之于人,则人体之气也与自然界之气相应,但怎么知道人气与六气相应呢? 从脉象变化便可以测知四时不同之气对人的影响。所以说:"气,脉其应也"。

三、亢害承制

"外列盛衰"的"盛"不是"亢","盛衰"都是正常。只有在超过正常限度情况下的盛衰才是异常。如"相火之下,水气承之",是指相火主时之气,其所以不得过亢,因为有水气的制约,从而保证了相火之气正常的"盛"。同时任何一气都不是孤立的,所以"承"是针对一年中六气之整体而言的。整体的"承"就叫作"制","制则生化"。反之,则亢而为害。从本文的"外列盛衰",可以看出《内经》所谈的阴阳平衡是在互相盛衰的动态之中维持平衡,决不能把有盛有衰理解为阴阳平衡的破坏。

原文说"亢则害,承乃制,制则生化,外列盛衰,害则败乱,生化大病。"

该语多用以解释五行之间的关系,即说明既相生又相克,既不能无生,也不能无克。但相克又不能太过,过则为"亢",亢则为害。"承乃制"之承,指相克之中有连续不断的意思,若能连续不断地正常相克就叫作"承"。如木制约(克)土旺;水制约(克)火旺等。"承"就是符合事物发展的规律(制)。

"外列盛衰"是指阴阳平衡,或五行生克都是有盛有衰的。"盛"是正常的,"衰"也是正常的,绝对没有不盛不衰的平衡,这是中医学理论中有关阴阳平衡,或五行生克是动态平衡的依据,是一个不容忽视的理论观点。由于这段原文是以外界气候变化为例加以说明的,所以谓"外列盛衰"。如夏天为阳盛,或称热盛,热盛寒则衰,表现(列)出热的气候;冬天为阴盛,或称寒盛,寒盛则热衰,表现(列)出寒的气候。这些盛衰的表现,完全是正常的,如果超出这一正常的盛衰范围,就叫"亢则害"及"害则败乱,生化大病"了。

四、"气之平"不同于"平气"

"气之平也"是不是平气?"所谓岁会,气之平也",不言而喻,下文的"天之与会也……太一天符之会也"都属于"气之平也"。这和后世运气学家所说的"平气"之年是不相同的。前篇《素问·五运行大论》提出过当位不当位的问题,那是指气与时的相应不相应而言。这里的"当其位"即下文所指的岁会、天符和太一天符之年,显然"位"的所指是不同的。"当其位则正"的"正",言其气候变化不杂而单一,"微"言其气候变化的幅度微小。因为这些年份运气同化,气候变化往往单一而亢烈,并不是指正常的平气之年。再从《内经》所论平气来说,既不是本文的"气之平也",也不是后世所说的"平气"。《素问·六节藏象论》所说的平气,就是"无过者也"。所谈的太过、不及是指运气的正常盛衰。《素问·五常政大论》提出"平气何如而名,何如而纪也",即"木曰敷和,火曰升明,土曰备化,金曰审平,水曰静顺"。这就是运气的"平气"之年,标志着气候的和调,而且是以当年气候的实际情况而言的,绝无后世以干支甲子推算出来的所谓平气的意思。再从下文的发病情况来看,也不是指平气之年。所以"气之平也",不是平气。《内经》所论的平气与后世所指的平气有着原则的区别。

五、有关一日百刻的问题

古代用漏壶计时，一昼夜水下百刻。明张介宾在《类经图翼》中指出："每日十二时，每时得八刻二十分，每刻分为六十分。分八刻为前后，则前四刻为初四刻，后四刻为正四刻。分二十分为前后，则前十分为初初刻，后十分为正初刻。二十分者，即每刻六十分之二十也。"《黄帝内经素问译释》认为一刻是十分。从本文所述的"天气始于一刻"至"终于水下百刻"的四十八句原文中，所言之刻均无超出十分者，可见本文成篇的时代，是按一刻为十分计算的。而张介宾以一刻为六十分者，似是张氏所处时代的计算方法，因此二说并存。

六、"物之生从于化"的问题

物，指万物，包括天地之气的升降在内。"从于化"是从于气之化，实际就是指《素问·天元纪大论》所说的"太空廖廓，肇基化元"的元气。就整个宇宙而言，六气的变化乃是宇宙自身的内在变化。就每个"器"来说，也是其自身的内在变化，并不是什么外力的推动。所以说"器"的本身，就是一个"生化之宇"。"器"不存在，生化也就熄灭。

七、"无形无患"

由于"器散则分之，生化息矣"，所以得出了"无形无患"的结论。有形就有患。"形"，就自然界来讲，泛指一切客观存在的事物，在人体则指形体和构成形体、维持生命活动的一切物质。"患"，即反常、灾祸、病变、异常变化之意，在人体来说，就是指发病。该语是用否定之否定的论述方法，肯定地回答了没有此形此物，就不会有其反常变化。不言而喻，只有在形存在的情况下，才会发生"患"，如人体有牙齿存在，才会有牙痛的发生，没有牙齿，也就不会发生牙痛病。

该语的深刻意义还在于：一是体现了物质恒动观。"患"虽指异常变化，但却是物体运动过程中的一种特殊表现形式。人体患病也是如此，是生命运动进程中的特殊表现，所以，"患"也是运动。该语基本肯定了凡是客观存在的物体，就必须是运动的。只要物质存在就必然有"形"，有形就可能有"患"，就存在运动，所以运动本身也是永恒的，贯穿于物质存在的始终，体现于生命运动的各个方面。如在原文中，紧承此语的上文说："出入废则神机化灭，升降息则气立孤危。故非出入则无以生长壮老已；非升降则无以生长化收藏。是以升降出入，无器不有。"显然这段原文与该语的精神是一致的。二是用辩证的观点看待物质的运动。"患"即异常运动，是与正常活动相对而言，从字面上看，该语虽然是讲物质（"形"）的异常运动（"患"）的，但异常运动（"患"）只是在物质（"形"）正常运动基础上特殊条件下的表现,所以该语也同样肯定了物质的正常活动。这就说明该语辩证地指出,一切物质的运动既有其常,也有其变("患"),在人体来说,有正常的生理活动,也必然会有患病的变化。因而本篇中说:"四者(即升降出入)之有,而贵常守,反常则灾害至矣,故曰:无形无患,此之谓也。"其三,在此精神指导下,无论从理论研究还是临床研究,都有其一定价值。既然是"无形无患",那么构成人体和维持人体生命活动的每一种物质,都有其正常的生理活动,也都会发生异常的病理变化,正如《素问·调经论》说:"人有精气津液,四支九窍,五藏十六部,三百六十五节,乃生百病"。只有认识到人体是"无形无患"的,才能认真地研究和掌握人体所有组织器官和所有维持生命运动物质的生理活动规律,才能更好地认识和治疗各处之"患"。

八、升降出入

升降出入,是《内经》对物质运动形式的基本概括。用来说明宇宙间及其人体物质运动的基本形式和规律。结合本篇全文精神,该语的意义可归纳为以下几点:

(一)解释自然界天地的运动和相互作用

本篇说:"升已而降,降者谓天;降已而升,升者谓地。天气下降,气流于地;地气上升,气腾于天。故高下相召,升降相因,而变作矣"。这段文字通过天地间升和降的不同运动方式,反映天空和大地间的运动方式不同;并指出天、地虽有升和降的不同方式,但却是互为因果、相辅相成的,故曰"高下相召,升降相因"。正因为天和地不断升降运动,才产生了自然界的一切变化,所以说"而变作矣"。同时还指出升和降运动是互相转化的,故曰:"升已而降","降已而升"。

(二)解释自然界的各种现象

自然界的变化是复杂多样的,但最易被人的直觉察知的则是四季变迁、寒暑更迭。所以原文说:"物之生从于化,物之极由乎变,变化之相薄,成败之所由也。故气有往复,用有迟速,四者(春夏秋冬)之有,而化而变,风之来也"。指出天地间的升降运动是物质产生和消亡的动力,四季更迭和气候(指"风")的变化也不例外。

(三)升降出入运动是所有物质都具有的基本运动方式

一切物质都在进行着以升降出入为基本方式的自身运动,如本篇说:"是以升降出入,无器不有"。这里用否定之否定的论述方法,做了十分肯定的回答。又说:"故无不出入,无不升降,化有小大,期有近远"。指出了五彩缤纷的物质世界,形形色色的不同物种,都有自身的升降出入运动方式,所不同的只是运动的范围、力量的大小和运动周期的长短不同而已。

(四)升降出入运动是一切物质自身变化的内在动力,贯穿于物质自身存在的始终。

升降出入运动能保持相对平衡,物质就能处于正常状态,对于人和生物界则是正常的生理。否则物质运动就会失衡,出现反常,人或其他生物就会以反常的病态出现。原文所讲的升降出入,"四者之有,而贵常守,反常则灾害至矣"即是指此。如果升降出入运动一旦终止,人和其他物质和生命也就结束。因此原文说:"出入废则神机化灭,升降息则气立孤危。故非出入,则无以生长壮老已;非升降,则无以生长化收藏"。

这句话的意义,还在于对后世研究人体气机学说有一定的指导作用。人体生命活动之所以存在,以及生命活动的全过程、脏腑经络的功能活动、脏腑经络以及气血阴阳的相互联系,无不依赖于气机的升降出入。所以升降出入失常,即可影响五脏六腑、表里内外、四肢九窍而发生种种病理变化。调理气机的升降出入,就成为临床重要的治疗手段。药物四气的升降浮沉,其理论依据即导源于此。现就这一理论发挥如下:

新陈代谢是"生命的基本特征之一,是维持生物体的生长、繁殖、运动等生命活动过程中化学变化的总称。"通过新陈代谢,"生物体同环境不断地进行物质和能量的交换。""新陈代谢失调会产生疾病。新陈代谢一旦停止,生命活动也就便告结束。"亦可以说,新陈代谢是生物体生命活动的同义语。中医学理论把人体这一复杂的物质和能量的代谢过程,高度地、形象地概括为"升降出入"。研探这一理论,有其重要价值。

其一,升降出入的含义。什么是升降出入?仅从字义上讲,是指物质的位移运动。升,即上升,物质从低处向高处移动;降,即下降,物质从高处向低处移动;出,即物质从内向外移动;入,即物质从外向内移动。升与降、出与入,是物质运动的相对概念。在中医理论中,有时用升降或出入来代称升降出入的全程。但中医学所论的升降出入理论的含义,绝非字面上所指的单纯位置移动所能概括,它"是脏腑经络、阴阳气血矛盾运动的基本过程。"阴阳气血既是内脏活动的物质基础,又是在内脏的矛盾运动中所产生。所以,升降出入是泛指体内所有物质的运动和变化。这一过程包括精微物质的吸收、敷布、利用及相互转化过程。同样亦包括所有机体各部分利用后的尾废物质的转化、运送和排除过程。物质的这一复杂的升降出入运动是在"神"的统一支配下,每一脏腑组织各自以不同方式的升降出入运动,参与机体的总体运动。生命活动总的"画面"是由各个脏腑功能活动的分"画面"有机组合的结果。由此可见,人体气机升降出入运动,非指一两种物质,亦非指一两个脏腑。所谓非指一两种物质,就是说体内每一种物质都有自己的升降出入运动方式,而且一切代谢中的物质,又都是围绕整体气机的升降出入而运动。所谓非指一两个脏腑,就是说人体每一脏腑器官都有自己的升降出入的运动方式,而所有的脏腑器官又都是围绕整体气机的升降出入运动进行着协调的活动。所以一切物质的最基本、最重要的方式,不局限于任何一物质或任一脏腑。此即本篇所说的"升降出入，无器不有"之义。

由于气机的升降出入运动"是对人体脏腑功能活动的基本形式的概括"，能使"体内外物质在新陈代谢过程中产生升降与出入的变化，并保持协调关系。"所以自《内经》始，就把人体生命活动的基本过程高度的概括为气机升降出入运动。正如本篇所云："气之升降，天地之更用也"，"高下相召，升降相因，而变作矣。"又云："非出入，则无以生长壮老已；非升降，则无以生长化收藏。"张介宾注说："生长壮老已，动物之始终也"；"生长化收藏，植物之盛衰也。"可见，气机的升降出入运动和新陈代谢一样是生物体(植物和动物体的总称)的生命基本特征之一。是维持生物体生长、繁殖、运动过程中化学变化的总称。体现于生命活动的各个环节，贯穿于生命活动的始终。气机的升降出入运动协调，能够有序地进行，就能维持机体正常的生命；如果气机的升降出入运动失常，机体就会发生疾病；如果这一运动一旦停止，那么，生命也便告终。这就是本篇所说的"升降息则气立孤危，出入废则神机化灭"之义。因此说，气机的升降出入运动就和生物学中的新陈代谢有相同的含义和意义。

其二，气机的升降出入运动是各脏腑活动的基本方式。生物体是以个体形式存在，以个体形式运动的。在生物体内不同层次里有本质不同的运动规律。它们不能相互混淆，互相取代，它们之间有极严密的制约关系。如果我们不看到这不同层次的不同运动规律和依次制约关系，而是孤立地去研究生物分子，那就必然无法看到生物的运动规律。"各物质的运动，必然表现为一定形式"，人体各脏腑组织的功能活动必然是由其各自不同方式的升降出入运动所决定。

（1）心：心动以行血。"动"是心脏的生理特征。《素问·平人气象论》说："心藏血，脉之气，"指出了脉中宗气是心脏搏动的动力。此气充足就有力地鼓动着"血肉之心"进行着有节律的搏动，维持心脏之气血有序地出入运动。"出"则能使血液运行于诸经，充养全身；"入"则能使血液及时返流。一出一入保持血液在体内"阴阳相贯，如环无端"，往复不已的环流状态，如果心脏气机紊乱，轻则有"心动悸，脉结代"的表现，重则可以发生诸如"真心痛"等重危症候。《灵枢·经脉》云："手少阴气绝则脉不通，脉不通则血不流"，《灵枢·刺节真邪》亦云："宗气不下，脉中之血凝而留止"。都讲的是心脉的血行障碍之症。此外，《灵枢·脉度》所说的"心气通于舌，心和则舌能知五味矣"，以及心阳下降以温肾水，维持心肾交济，均是指心脏气机上升和下降运动的过程。

（2）肺：肺脏有主气、司呼吸、通调水道的作用。其功能的发挥全赖肺脏气机的宣发(即升)、肃降(即降)的作用。《灵枢·决气》说："上焦开发，宣五谷味，熏肤充身泽毛，若雾露之溉"，就是指肺脏有升散发布精微物质的作用，此可概之曰"升"。《素问·经脉别论》说肺脏能"通调水道，下输膀胱"讲的是肺脏的清肃下降作用，可概之曰"降"。肺脏气机的升降出入运动还体现在与大肠的表里关系方面。大肠为六腑之一,以降为顺,以通为用,然大肠气机之降,仍须借助于肺脏的肃降之力,方能保持其"虚实"更作,通利下行的状态。因此临床上常见到久有肺病之人,还会兼见大便秘结、排便不利等大肠气机不降、传导失职的病症,往往用治肺的方法,可收通利大肠之效。

由于肺脏具有"虚如蜂巢"的形态,肺脏的气体才得以出入有序,升降自然,既保证了体内外清浊之气的交换,也维持了水液代谢的平衡。正如明张介宾在《类经图翼》中形象的描述说:"肺叶白莹,谓之华盖,以复诸藏,虚如蜂巢,下无透窍,吸之则满,呼之则虚,一呼一吸,消息自然,司清浊之运化,为人身之橐苍",若邪之犯肺、妨碍肺的气机升降出入,就会有呼吸功能异常、水液代谢障碍,以及与之相关的皮毛、大肠、鼻窍、咽喉等就会发生相应的病症。但肺在总体气机活动中是以"降"为其主要形式。

(3)脾:脾以升为其气机运动的主要方式。其一是能将消化吸收的水谷精微升输至肺,尔后布于全身。《素问·经脉别论》所说的"食气入胃,散精于肝,淫气于筋,食气入胃,浊气归心"等过程,都须经过"脾气散精,上归于肺"的"升"的途径。其二是升托内脏,维持内脏正常位置的作用。所以脾虚升降运动无力,清阳之气不能升于头部,以致出现"上气不足,脑为之不满,耳为之苦鸣,头为之苦倾,目为之眩"(《灵枢·口问》)的病症。亦会出现腹部坠胀、内脏下垂等脾气不升的症候。所以叶天士云:"脾宜升则健。"

脾脏在完成"升清"的同时,亦在进行着"出"和"入"的运动。精微物质借助于其"入"的力量,经胃和小肠吸收的精微物质才能"上归于肺",然后又须利用其升清之力,精微物质方能"出"于脾脏,沿着手太阴肺脉上升,输于心肺,尔后布达全身。显然,脾脏的气机运动,虽然以升为主要方式,但同时亦进行着"出入"运动。倘若脾脏气机"出入"障碍,精微物质就不能"出入"于脾脏。亦就无清可升,或表现为全身乏力、少气懒言等失养症状,或出现脘腹胀满、食欲不振等中焦瘀滞之症。

(4)肝:肝主疏泄,主藏血。疏泄是医家借用自然界木性条达之义,对肝脏气机的升降出入活动的概括。唐容川云:"肝属木,木气冲和条达,不致遏郁",就指出肝脏气机升降活动要保持不郁不亢,升降相宜,疏通条达的状态。肝脏气机的升降出入运动主要体现于以下几个方面。

①情志活动直接受肝脏气机活动的影响。升降出入有序,则气血和调,内脏活动井然有序。因为情志的活动是以内脏的精气为其物质基础。《素问·阴阳应象大论》云:"人有五藏化五气,以生喜怒悲忧恐",所以气机和调,内脏安定,精气血津液等物质的活动亦正常,人之情绪就不郁不亢,而精神安定。如果肝脏气机升降失常,疏泄太过,就有烦躁易怒、失眠多梦之症;疏泄不及而郁滞,就会有闷闷不乐、

多疑善虑、悲伤欲哭的表现。

②脾胃的消化吸收、输布过程，依赖于肝气的升降活动。肝气除直接作用于中焦气机活动以外，还能排降胆汁以助消化。临床上若有肝失疏泄、气机升降失常，或郁滞，都不可能协调脾胃气机的活动，出现胁胀纳差、脘腹痞满等脾胃气机壅滞之症，或肝气横逆而见泛酸、嘈杂之肝气犯胃症。诚如唐容川所云："木之性，主于疏泄，食气入胃，全赖肝木之以疏泄，而水谷乃化。设肝不能疏泄水谷，渗湿中满之症在所不免"。

③血液的贮藏调节作用也靠肝脏气机升降运动。体内各部常随着不同的生理情况改变其血量。休息时，所需血量减少，大量的血液受肝脏气机的内收潜降作用藏于血海之中，当活动加剧时，机体所需血量增加，又借助于肝脏气机的升发之力从血海中输出足量的血以供机体所需。肝脏气机的升发、潜降适度，就能够正常的调节机体在各种不同情况下，各局部组织对血液的不同需求量。故王冰在注释《素问·五藏生成论》时说："肝藏血，心行之，人动则血运于诸经，人静则血归于肝藏……肝主血海故也。"如果肝脏气机上升太过，就会使血液随之上涌，轻则面红目赤、头痛、头晕，甚至于会发生昏厥之症。《素问·生气通天论》云："大怒则形气绝，而血苑于上，使人薄厥。"《素问·调经论》对这病机讲的更为明晰，说："血之与气并走于上，则为大厥，厥则暴死，气复反则生，不反则死。"这两段原文均叙述的是气机升降运动失常对血行的影响，如果肝脏气机不畅，升降运动阻滞，就会导致血液运动闭阻，表现出两胁肋刺痛、胁下或腹腔有瘀血肿块的病症。

（5）肾：肾藏精主水，为人身阴阳之根本。肾脏气机的升降运动是以潜降、封藏为主。故在《素问·六节藏象论》中说："肾者主蛰，封藏之本，精之处也。"肾所贮藏的精有调节全身之精的作用，诸脏腑阴精充足，受肾脏气机的潜降作用而藏之于肾。所以《素问·上古天真论》云：肾能"受五藏六府之精而藏之"，当诸脏腑活动所需时，肾所藏之精又能借助肾阳的蒸化作用，升散于相应的部位。所以肾精亏虚，亦可导致他脏不足。前人"补脾不若补肾"之说亦有此意。

肾中所藏的相火必须内藏潜降，以潜降内藏为顺，以升浮妄动为害。在生理情况下，靠肾中阴精的制约，肾阴足，相火降伏；肾阴亏，相火浮亢为病，会出现失眠健忘、梦遗、五心烦热等症状。所以肾阴与相火间的升降必须适度，封藏有节制，才能维持肾中阴阳的动态平衡，使机体既能获得肾中相火的温养，又不至于亢而为害。

主水亦是肾脏的主要功能，同样体现着肾中气机升降运动。肾脏能将输于下焦的水液经过蒸化，浊中之清重新吸收，由肾将其上升到肺，重新发挥滋润作用。浊中之浊仍在肾的作用下由膀胱排出体外。此外，肾之纳气、充耳、司二阴的功能，无一不是肾脏气机升降运动的结果。升则肾中精气上充于耳，听觉正常；降则能使吸入之气为肾所纳，呼吸通畅平衡；否则肾不纳气而为喘。有升有降、升降相宜、二阴开合启闭有度。

(6)六腑:六腑总的功能是"传化物而不藏"。胆腑贮藏的胆汁,其他诸藏则受盛清浊混杂之物,相互之间保持着"虚实"更替、转输通畅的生理联系,才能达到以降为顺,以通为用的目的。

六腑的气机活动是以通行下降为其主要方式。如果通降失常,糟粕不能传化,就会有痛、胀、闭、吐的症状出现。但六腑亦有其升的一面,如胃、小肠、大肠、膀胱均可将吸收的浊中之清升转于全身以利用。三焦使下焦之元气达全身各处。故《难经·六十六难》云:"三焦,元气之别使也"。不过六腑气机活动的方式主要是降。所以目前中西医结合治疗急腹症是以"通降"之法为主要治疗手段。

其三,整体气机活动是各脏腑的综合作用,同时,又是维持脏腑间平衡的主要因素。各脏腑组织的气机活动是完成各自生理活动的基本方式,体内物质的升降出入运动是物质自身的升降出入运动,并构成了整体气机活动的"总画面",与此同时,这种由各脏腑组织构成的综合作用,在"神"的支配下,又是协调机体各组织之间的关系、保持内环境的动态平衡的重要因素。使机体各部分既有明确的分工,又有密切的合作,维持生命活动有序地进行。如肝脏的升发,能够制约肺脏的清肃下降,反之,肺之下降能协调制约肝之升发;心居上焦属火,肾位于下焦属水。心阳要不断地下降以温肾脏,肾阴须不断的上升,奉养心阴以制心火,这种心与肾之间的气机升降运动,既维持了心肾之间的相互交通、水火既济的关系,也协调平衡了整体阴阳。所以《慎斋遗书》云:"心肾相交,全凭升降,而心气之降由肾气之升,肾气上升,又因心气之降"。这就明确的指出心肾之间气机升降的因果关系。心阳又能下降中焦以温脾胃,脾胃得心阳之温,方能纳运结合,升降相宜,消化正常,气血源源不断的化生,补充心血而养全身。心肺同居于上焦,肺主一身三气,心"主身之血脉",心肺之间的气机升降出入有序,才能完成"毛脉合精",以维持全身气血循环和充养作用。肺司呼吸,肾主纳气,肺肾气机升降出入正常,息道通利,呼吸均衡。肝肾同居下焦,精血互生,肝阳易亢浮动,需赖肾阴滋养潜降。

此外,脏与腑的表里关系也无不如此,例如,脾胃同居中焦,是气机升降出入的枢纽;脾为阴土,喜燥恶湿,主运化;胃为阳土,喜润恶燥,主受纳消化;脾与胃虽各自有自己的气机出入运动,但二者一阴一阳,燥湿相济,纳运结合。在中焦的气机升降出入运动中,脾主升,将胃受纳腐熟消化后所吸收的精微物质"上归于肺"而达全身;胃主和降,把经过初步消化腐熟的食糜,借助其下降之力,转输到小肠以做进一步精细的消化吸收,胃主和降的意义不局限其本身,主要是影响了整个传化之腑的"虚实"更替、"实而不满"的生理状态。脾胃二者的气机活动是升降相宜、互为因果、对立之中保持统一、统一之间又相互制约。升降正常,出入有序,维持了机体内物质不断地进行着的"清阳出上窍,浊阴出下窍,清阳发腠理,浊阴归五藏,清阳实四支,浊阴归六府"的代谢过程,成为人体的"后天之本""气血化生之源"。所以《医门棒喝》云:脏腑气机的升降出入运动"升则赖脾气之左旋,降则赖胃气之右转","脾为仓廪之本,故升降之机又在脾气之健"。因此说,脾胃是整体气机升降出入的枢纽,当然,其他的脏腑表里关系也有其相应的气机运动。

脏腑之间的气机活动不但体现于两脏腑之间,而且多脏腑之间的配合作用同样如此。如津液的吸收、敷布及排泄过程就是多个脏腑在气机升降出入运动中协调作用的结果。津液代谢是一个很复杂的过程,但归纳起来,其基本方式是"清升浊降"。其代谢的关键部位是肺、肾、脾三脏。为了叙述方便,可将这一复杂的过程概括为:以肺、脾、肾三脏为中心,分为三个阶段完成了津液代谢的升降出入运动。当然,这三个阶段不能截然分开,而是互为因果,相互协调,同时进行的,互相之间是协调统一的。这一过程是:当饮食进入胃中,经胃初步消化吸收,降于小肠做进一步精细消化,并大量吸收其清者,胃和小肠吸收来的津液上输于脾,脾气主升,于是将津液"上归于肺",而浊者则在胃和小肠的下降作用下,输于下焦。由于脾为"仓廪之本",脾之升为胃及小肠的下降作用创造了条件,同时,胃肠的下降作用又有助于脾的上升。升与降相互影响,就完成了以脾为中心的第一次"清升浊降"运动。当津"上归于肺"后,经肺的宣发作用上于全身,组织利用后的浊液在肺气的肃降作用下,一部分从口鼻、皮肤排出体外,另一部分则"下输膀胱"。可以说这是以肺为中心所进行的第二次"清升浊降"。第三次是在肾阳作用下,输于下焦的浊液经过蒸化,浊中之清者由肾脏吸收并上输于全身,浊中之浊则借助肾气的作用,降入膀胱而后排出体外。此外,心、肝、大肠、三焦等脏腑在这一清升浊降的津液代谢运动中也发挥了重要作用,所以《素问·经脉别论》说:"饮入于胃,游溢精气,上输于脾,脾气散精,上归于肺,通调水道,下输膀胱,水精四布,五经并行",所谓"五经并行"就是指五脏参与了这一活动。从这里就可以看出,人体一切生理活动的完成,"一切物质的转化,均是在气机的运动出入升降过程中完成的",同时,各脏腑间又是在气机的升降出入运动中保持着平衡,维持着统一协调的关系,如果气机的升降出入运动障碍,机体的动态平衡便立即遭到破坏,人就会得病。

其四,气机升降出入运动失常,是疾病发生的基本病机之一。《素问·举痛论》云:"百病皆生于气也,怒则气上,喜则气缓,悲则气消,恐则气下,寒则气收,炅则气泄,惊则气乱,劳则气耗,思则气结"。这里的"气"并不是直接病因,是指气机障碍的病机。指出了不论是情绪的刺激或气候的影响,或是诸如劳倦内伤等原因,都能引起气机的升降运动紊乱。仔细推敲其临床病症,无一不是与此有关,归纳起来,主要有以下三个方面:

一是升降运动无力——气虚

"人体生长发育,各脏腑经络的生理活动、血的循环、津液的输布,都要靠气的激发和推动"。如果久病不愈，年老体衰，或其他原因伤耗于气，都会发生种种气机无力所致的病症。临床常称之为"气虚症"，就会有脏腑机能衰减的种种症状。就全身而言，病人有头晕目眩、少气懒言、疲倦无力、自汗、舌淡脉弱的症状，"劳则气耗"，故上述症状遇劳加重，这是升降运动无力时所反映出来的共性症状特点。但各脏腑有其各自的升降活动方式。所以，某脏气机升降无力，除上述共性症状外，还有该脏特有症状出现，这也是辨证的要点和某脏升降无力的定位辨证条件。常见升降运动无力（即气虚）的脏腑有：

（1）心气虚：指心气不足，升降出入无力而言，除上述一般症状外，心悸、气短、面色㿠白、脉结代等症状是其辨证要点。

（2）肺气虚：肺气不足，宣降无力，故以咳嗽、气喘、无力、语言低微、易受外邪侵袭为其辨证要点。

（3）脾胃气虚：脾胃之气不足，升清降浊无力，胃纳脾运的作用障碍，因而，以食欲不振、纳食减少、食后作胀、四肢困倦、大便溏泻的症状为其辨证要点。

（4）肾气虚衰：肾气不足，对下元固摄封藏无力，则小便频数而清、尿后余沥不尽，或小便失禁，或胎动易滑，或见呼吸表浅、气不接续等表现为其辨证定位要点。

二是运动阻滞——气滞

滞，不通畅之谓。气滞是指人体某一部分或某一脏腑的气机升降运动障碍所出现的一种病理变化，引起气机升降运动阻滞的原因较多，如饮食、外感、劳倦、外伤、痰饮、瘀血等，尤其是精神情志所伤是其最主要的原因。气滞的共有特征是在气机阻滞的部位有明显的"胀""痛""闷"的感觉，这种病的起伏变化与病人的情绪好坏有直接的关系，由于气滞的病位不同，还会出现不同的特有症状，以此作为定位辨证的要点。

（1）肺气壅滞：肺脏气机阻滞以外邪及痰饮所致为主要原因，气机郁滞于肺，肺失宣降之职，故以胸膈满闷不舒、咳嗽气短为辨证要点。

（2）脾胃气滞：又称中焦气机不畅，多由痰湿之邪或饮食不节所致，导致脾胃的清升浊降活动不能顺利进行。所以患者有脘腹痞闷、胀痛、呕恶厌食，肢体困重、腹胀得矢气则减等特有症状。

（3）膀胱气滞：多为湿热邪气所致，阻遏膀胱气化功能的顺利进行。故有排尿不易，出现尿急、尿频、尿痛之症，或因瘀血败精阻碍，或因精神因素，导致膀胱气机郁滞、气化不行，而见有少腹拘结胀痛、排尿不利，但无明显尿痛症状者。

（4）大肠气滞：可因湿热之邪所伤，或腹部手术不彻底，或情志所致，引起大肠气机不畅，通降排便受阻，不能行其传导之职。患者除有腹部游走性胀痛外，还伴有排便不爽，或便秘数日不行，或大便不成形，排出不利，得矢气后腹胀症状减轻。

三是升降运动反作——气逆、气陷、气脱

（1）气逆：是指气机运动的"升"的力量太过，主要发生在肺、胃、肝、肾诸脏腑。

①肺气上逆：是指肺气的宣升太过，而其清肃下降之力相对不足所致。病症特点是咳嗽、喘息、呼吸时张口抬肩，胸腔憋闷。陈修园在《医学三字经》中概括说："气上呛，咳嗽生"，就指出肺气上逆是产生咳嗽的主要病机。

②胃气上逆：胃气以和降为顺，若为饮食所伤或外邪直犯胃脘，使胃气升降反作，不能和降，反而上逆时，就有呕吐、恶心、呃逆、嗳气等症状。

③肝气上逆：肝气本主升发，倘若在盛怒之下，肝之气机上升太过，就会形成本症。出现胁肋胀痛满闷、头痛眩晕，甚至于发生昏厥之症。《素问·生气通天论》说："大怒则形气绝，血菀于上，使人薄厥"。《素问·调经论》对此病阐述得更为明确。说："血之与气并走于上，则为大厥，厥则暴死，气复反则生，气不反则死"。

④肾气上逆：指肾阳虚衰，不能蒸发水液，水湿内停为患。此时若伴有上焦胸中阳气亏虚，下焦的阴寒与水饮之邪就会从肾脏冲逆胸中，欺凌心肺，产生水气凌心或水寒射肺等症。此外，心火上炎之症也属气逆病机之列。

（2）气陷：气陷常在气虚和出入无力的基础上进一步发展而成。气机上升运动无力，反陷于下之故，气陷以脾病为主，其他脏腑也可发生，但多同时兼见脾虚的表现。

①脾虚下陷：也称中气下陷，是指脾气升举作用降低，不能输布精微物质和升托内脏，患者除有头晕目眩、语言低微、气短乏力、自汗出等气虚的一般表现外，还有食入则脘腹胀满、腹部下坠、便意频频、内脏下垂、重症肌无力等病症特点。

②大肠气陷：主要表现为久泄不止，甚则大便不禁、肛门垂胀、脱肛等特点。其他症状或不明显，治疗时除益气固脱，还当采取涩肠止泻之剂以治大肠滑脱之症。

③胞气下陷：除有一般气虚表现外，明显而突出的症状特点是月经淋漓不断、习惯性流产、子宫脱出等。

④肾气不固：也称下元不固，多因久病伤肾，年事已高，或房劳太过以致肾气严重受损，不能升收固摄下元而成本症。患者二便不禁、小便频数而清、尿后余沥或遗尿、滑精早泄、胎元不固等症候。

（3）气脱：气脱是气虚的一种特殊情况，是病情的危重阶段。多在久病机体极度衰竭或暴病（如失血、剧痛、伤津失液）之后，致使元气衰败、宗气大泄，患者四肢厥冷、大汗淋漓、气短微弱、神情淡漠，或意识不清、脉微欲绝，或伴有二便失禁。气脱症主要发于心肾二脏。张锡纯认为肺脏也可能发生气陷症，治以"回阳升陷汤"（生芪、干姜、归身、桂心、甘草）

其五，调理气机的升降出入是临床治疗的主要法则之一。

所谓调理气机，就是通过调整气机的运动，使其恢复到相对的协调状态，以达到除疾却病"以平为期"的目的。调理气机的方法，归纳起来有三类十法。

第一类:补益。主要针对气机升降运动无力而设,根据其程度和表现的方式不同而有不同。具体方法有:

(1)益气法:也称补气。凡气虚不充、升降运动无力之症,均可采用此法。此法主要用于心、肺、脾、肾等脏。方用:四君子汤、补中益气汤、保元汤等。

(2)升提法:即"陷者举之"。适用于气虚较甚、无力升举反陷于下之症。心肺气陷者,张锡纯称为"大气下陷",用"升陷汤"治疗。

脾气无力主升而下陷者,称为中气下陷,用补中益气汤。重用黄芪益气,用升麻、柴胡升举中气,或用"理中升陷汤"(《医学衷中参西录》),对大肠气陷和胞宫气陷也可选用此法。

(3)纳气法:本法主要针对肾气虚衰,潜降下纳之力不足而设,患者轻者仅有呼多吸少、气不接续的表现,重者虚阳上越,欲有外脱之象者非用此法不可。轻者用"金匮肾气丸",重者用黑锡丹以镇纳浮阳。

(4)固脱法:用于气虚已极,非但不能进行正常的升降出入运动,而且气有暴脱之象,此时宜峻补其气,同时加入一些收敛欲散之气的药物如龙骨、牡蛎等品。

由于上述四种方法运用的共同基础是因气虚而致升降运动失调,所以其共同选方原则就是"虚则补之",然后根据不同情况调整治法。

第二类:疏导。气机升降运动因某种原因而不能顺利进行时,在去除诱因基础上,还须给予疏导,使其顺利进行升降出入运动,按气机障碍的程度,常有以下几种方法:

(1)行气法:又称理气、利气、疏气、解郁等,适用于气滞、气郁之症。凡肝气郁结、痰食郁滞胃脘、大肠气滞、胸中气机不宣,甚至于气滞血瘀、气郁水停者,都必须以行气之法疏之。其方剂种类甚多,如柴胡疏肝散、越鞠丸、木香顺气丸、槟榔四消丸等。

(2)破气法:适用于气机郁滞之重症,凡胸腹痛甚、食滞、不化、癥瘕积聚等,均可用破气之法。青皮、枳实就是破气良药。

(3)宣气法:仅指肺气壅滞时所采用的宣通肺气的方法而言。当寒邪犯肺,气机失宣,出现胸腔憋闷、咳嗽气逆时,就要采用麻黄、杏仁、桔梗、白前等宣通肺脏气机的药物。

第三类:调理。主要针对气机升降逆乱(反作)所致的病症而用的一类治疗方法。

(1)降气法:适用于气机上升运动太过、其下降之势不及者,运用本法可使上逆之气得以平顺,故又称平气法、顺气法,主要用于肝气上逆(如肝火上炎、肝阳上亢、肝风内动之症)、胃气上逆、肝胃之气上逆所致的奔肠气、痰浊上涌引起的肺气上逆症等。常用方剂如:苏子降气汤、旋复代赭石汤、丁香柿蒂汤等。

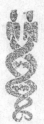

（2）镇逆法：其适应证较降气法的适应证为重，来势凶险。如因肝气升发太过，血随气涌之吐血、肾厥，则必须选用此法。方如镇肝熄风汤，方中必须要用珍珠母、磁石等重镇之药。此外，上述因肾气虚损之极时所采用的纳气法，其重症选用的黑锡丹，也属此类治法。但前者属虚，此乃实症，性质有别。

（3）敛气法：适用于气机升散太过、潜降内敛不及的喘促、汗出过多之症。主要是收敛肺气及肾气，方如牡蛎散（《和剂局方》）、玉屏风散等。

上述十法，是调理气机的常用方法，广泛的运用于临床各科，临床上应辨清气机失调的具体情况，属于何种类型，然后灵活运用，随症加减。

综上所述，气机升降学说是中医学理论的重要内容之一。气机的升降出入是人体气化功能的基本形式，"是生命存在的基本特征"，各脏腑独特的生理作用，除各自的性质、条件外，主要由各脏腑气机运动的不同方式所决定。整体气机的升降出入运动是全身各脏腑组织器官综合作用的结果。所以气机的升降运动又可发挥使全身各局部器官间保持平衡、相互协调的作用。正常的生理是由于人体总体气机运动在各部密切配合下有序地进行的结果。如果此种有序的升降运动破坏，就会导致机体失衡，而发生疾病。所以说，气机升降失常是疾病发生变化的基本病理。治疗疾病在于补弊救偏，纠正失衡状态。因此调理气机升降运动是临床治疗学的基本方法之一。总之，认真研讨机体在不同状态下的气机运动规律，对进一步认识脏腑学说，提高中医学理论认识，指导临床实践都有重要意义。

九、运气同化

运气同化，就是五运与六气同类化合。运与气在六十年变化之中，除互为生克，互为消长外，还有二十六年的同化关系。如木同风化，火同暑热化，土同湿化，金同燥化，水同寒化。但由于岁运有太过、不及，岁气有司天、在泉的不同，因而就有同天化、同地化的区别，所以运气同化表现的类型就有天符、岁会、同天符、同岁会、太一天符五种不同类型。

（一）天符

天符，是指岁运之气与司天之气的五行属性相符合。如本篇说："帝曰：土运之岁，上见太阴；火运之岁，上见少阳、少阴；金运之岁，上见阳明；木运之岁，上见厥阴；水运之岁，上见太阳，奈何？岐伯曰：天之与会也。故《天元册》曰：天符。"土运、火运等指岁运，上，即当年的司天之气。"土运之岁，上见太阴"，即己丑、己未年，土运与太阴湿土之气司天同化，故此二年将为天符。"火运之岁，上见少阳、少阴"，即戊寅、戊申、戊子、戊午四年。戊为火运，寅申少阳相火司天，子午少阴君火司天，火运与司天的暑热之气同化，故为天符。"木运之岁，上见厥阴"，即丁巳、丁亥年。丁为木运，巳亥厥阴风木司天，木运与司天的风气同化，故此二年为天符。

"水运之岁,上见太阳",即丙辰、丙戌年。丙为水运,辰戌太阳寒水司天,水运与司天的寒水之气同化,故此二年为天符。"金运之岁,上见阳明",即乙卯、乙酉年。乙为金运,卯酉阳明燥金司天,金运与司天的燥气同化,故此二年为天符。正因为岁运的五行属性与客气司天的地支五行属性相同,故称为"天符"(图68-1),因而《素问·天元纪大论》说"应天为天符"。

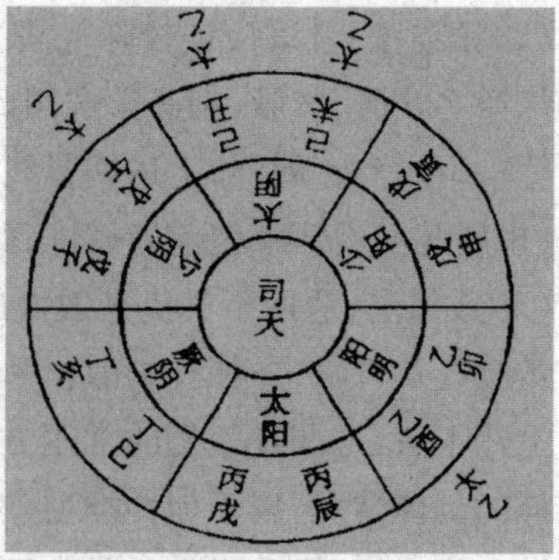

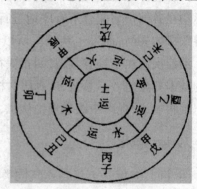

图68-1　天符太乙图

(二)岁会

岁会,是指岁运与岁支的五行属性及其所示的五方正位相同,便称为岁会。本篇说:"木运临卯,火运临午,土运临四季,金运临酉,水运临子,所谓岁会,气之平也。"所谓"临",就是本运加临本气。如丁卯年,丁为木运,卯在东方属木的正位,故称"木运临卯"。戊午年,戊为火运,午在南方属火的正位,故称"火运临午"。甲辰、甲戌、己丑、己未四年,甲己为土运,而辰戌丑未是土分别寄旺的东南方、西南方、东北方、西北方,又恰是四季之末,故称"土运临四季"。乙酉年,乙为金运,酉在西方金的正位,故称"金运临酉"。丙子年,丙为水运,子在北方属水的正位,故称"水运临子"。凡此八年为岁会。(图68-2)

图68-2　岁会图

(三)同天符

凡逢阳干之年,太过的岁运之气与客气的在泉之气相合而同化者,就叫同天符。《素问·六元正纪大论》说:"太过而同天化者三……甲辰、甲戌太宫,下加太阴;壬寅、壬申太角,下加厥阴;庚子、庚午太商,下加阳明,如是者三。"又说:"加者何谓?岐伯曰:太过而加同天符。"就是说,在六十年中,岁运太过而与客气在泉相合的有甲辰、甲戌、壬寅、壬申、庚子、庚午六年。甲辰、甲戌,甲为太宫用事,属土运太过,而客气的在泉之气又是太阴湿土,于是太过的土运与湿气相合而同化。壬寅、壬申年,壬为阳木太角用事,是木运太过,而客气的在泉之气是厥阴风木,故太过的木运与风气相合而同化。庚子、庚午年,庚为阳金太商用事,属金运太过,而客气的在泉之气为阳明燥金,太过的金运与燥气相合而同化。以上六年都是太过的岁运与在泉之气相合同化(图68-3)。

（四）同岁会

凡逢阴干之年,不及的岁运与客气的在泉之气相合而同化的年份,叫同岁会。如《素问·六元正纪大论》说:"不及而同地化者亦三……癸巳、癸亥少徵,下加少阳。辛丑、辛未少羽,下加太阳。癸卯、癸酉少徵,下加少阴,如是者三。"又说:"不及而加同岁会也。"在六十年中,"同岁会"共有六年,其中癸卯、癸酉、癸巳、癸亥是阴干之年,岁运为火运不及,而客气的在

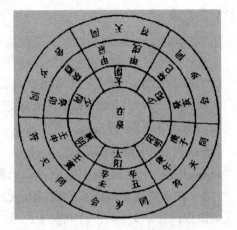

图68-3　同天符同岁会图

泉之气分别是少阴君火热和少阳相火暑在泉,故岁运与在泉之气相合而同化。辛丑、辛未年,岁运为水运不及;丑、未是太阳寒水在泉,故不及的岁运与客气的在泉之气相合而同化。以上六年都是不及的岁运与在泉之气相同,所以都叫"同岁会"（图68-3）。

（五）太一天符

太一天符,是指既是天符,又是岁会的年份。本篇说:"天符岁会何如? 岐伯曰:太一天符之会也。"在六十年中,戊午、乙酉、己丑、己未四年,均属太一天符。太一天符是指岁运与司天之气、岁支之气的五行属性三者会合主令,即《素问·天元纪大论》所说的"三合为治"。例如戊午年,戊为火运,午为少阴君火司天,这即是岁运与司天之气同气的"天符",又是岁运与岁支同气居于南方正位的"岁会"。乙酉年,乙为金运,酉为阳明燥金司天,即是岁运与司天之气同气的"天符",又是岁运与岁支同居西方正位的"岁会"。己丑、己未年,己为土运,丑未为太阴湿土司天,丑未又为土居之正位,故此二年,岁运少宫与司天之气及岁支土位相合。以上四年,均为司天、岁运、岁支的五方正位三者会合的年份,都是"太一天符"。（图68-1）

在运气同化关系中,虽有天符、岁会、同天符、同岁会、太一天符的区别,但都是用以说明运与气相会的年份,彼此虽然没有胜复,气象变化比较单一,但却因此而造成一气偏胜独治。这样就容易给人体和其他生物造成危害。正如本篇所指出:"天符为执法,岁位为行令,太一天符为贵人。帝曰:邪之中也奈何? 岐伯曰:中执法者,其病速而危;中行令者,其病徐而持;中贵人者,其病暴而死。"一年之中,岁运、司天、在泉各行其令,一旦自然会合,贯通在岁气之中,就会形成较强大而单纯的气候变化,所以《内经》分别以"执法""行令""贵人"形容其力量和作用。执法位于上,故为"天符"之邪所伤,则发病迅速而严重;行令位于下,故为"岁会"之邪所伤,则病势徐缓而持久;贵人统乎上下,故为"太一天符"之邪所伤,则病势急剧而

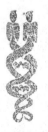

有死亡的危险。

十、关于历法

《内经》理论体系的一个突出观点，就是"人与天地相应"，为了研究和掌握天时的变化，就必须涉及历法，特别是五运之气学说，更与历法有密切关系。为此，研究古代的历法学，是掌握五运六气学说的一个重要条件。

（一）《内经》中提及的历法

通观《内经》中提及的历法，有这么三种。

"第一种是直接采取历家之说，如前已举出的：'大小月，三百六十五日而成岁，积气余而盈闰矣'和'四经应四时，十二从应十二月'（《素问·阴阳别论》）等。是说一回归年有三百六十五天，分为春夏秋冬四季，共有十二个月，大月三十天，小月二十九天，由于这样十二个月的日数不等于一回归年的日数，因而隔些年加置闰月。一回归年的日数，《内经》采用'四分法'的数据为 365.25 日，朔望月的数据《内经》未有明确说出，这是因为对'月'这个时间周期用得较少，但显然是采取了'四分法'一朔望月为 $29\frac{499}{940}$ 日的数据。"

"第二种是六十干支历法，即《素问·六节藏象论》说的：'天以六六为节，地以九九制会，天有十日，日六竟而周甲，甲六复而终岁，三百六十日法也。'这即是《内经》中'天以六六为节'的历法。这种历法用六十日作为计算单位是十分方便的，而循环六次又差不多等于一回归年。可是这种历法不是依太阳和月亮的运行为依据的，因为单纯用这种方法，就难以掌握气候变化。"

"第三种历法是《内经》中着意说明的，我们可以称之谓'五运六气'医用历的历法，或称气候历也行。这种历法特别注意气候变化，人体生理现象与时间周期关系。前面……讲太阳运行时，已经详细说了一年分为三阴三阳六气，并指出其与太阳周年视运动的关系。可以看出'五运六气历'是依据太阳运行的。之所以采取六气，《内经》从阴阳五行观点做了解释，但是可以看出，的确采取了六十年干支法的一些方法和以六为节的想法，因而这种医用历或气候历，实在是前两种历的某种结合而形成的。它着重注意了与气候和物候的联系，注意了与人体的联系，因而有它自己的特点，我们说它是医历或气候历。因为古代的历法，差不多包括了全部天文学内容，而'五运六气历'却不是这样，它是与气候和人体有密切关系的历法"（文物 1978 年 7 期 《黄帝内经》中的天文历法问题）。

（二）"五运六气历"的年、月、日制

"《内经》认为'天'一昼夜行尽一周而超过太阳一度，而太阳一昼夜差'天'一度。由于这个一度和一天有同一件事表现为两个方面的特性，因而在天以度来记，在历就以日来记。'天'运转 366 周，太阳只运行了 365 周，较'天'差了一周，一周天采用 365¼日。这与'四分法'的数据是一样的。太阳慢于'天'一周，经历春夏秋冬四时，故四时成一岁。"

"月球运行最慢，每昼夜较'天'差十三度多，较太阳差十二度多，所以过二十九天半差太阳一周，过二十七天差'天'一周。在这一周中，月亮开始出现于天上，叫'月始生'，到月圆（望）时叫'月廓满'，到月亮看不到时（晦或朔）叫'月廓空'。月亮这种相位变化的周期就叫作一月。可见'月'实在是指朔望月。"

"除了年和月的规定外，还有二十四气和七十二候的规定。《素问·六节藏象论》说：'五日谓之候，三候谓之气，六气谓之时，四时谓之岁'，即五天多叫作一候，十五天多叫作一气，九十天多组成一时，即一季。这就是古代历法中传统的二十四节气和七十二候。"

"对于上述的三个规定，'五运六气历'是当作基本的前提的前提而加以遵守的。除了朔望月不予以提及（但不违背）外，其他两项规定的数据加以采用。"

"可以大致将这个历法做如下的描述：一年有四时，三百六十五日二十五刻。四时气候的变化可用三阴三阳的六气分为六步来表示。六气分为两种，即主气和客气。主气的六步是气候变化的常令，大体上按风、湿、热、雨、凉、寒六个季节的次序排列，每一步六十天八十七刻半，年年如此不变。客气也有同样的六步，但其顺序与主气稍有不同，即热和雨互相调位，按温、雨、热、凉、寒、风的次序，其第一步气随不同的年份变动，加临于主气之上，而客气的作用要大于主气。如同在一个恒定的布景上展示出不同的画面一样。主气和客气的第一步气都从大寒日开始，例如 1978 年主气第一气为厥阴风木，从去年的大寒日起算，历六十八天八十七刻半而入第二步主气少阴君火；客气第一气为太阳寒水，也从去年火寒日起算，经六十日八十七刻半入第二气厥阴风木。因此，六气的起点是大寒。这六十日八十七刻半的一步又分初、中两气，每一气为 30 日 43¾刻，即《素问·六微旨大论》讲的：'位有终始，气有初中，'和'初凡三十度而有奇，中气同法。'于是建立了一年六季，十二个月，每月 30 日 43¾刻的历法。正如《素问·至真要大论》说：'天地合气，六节分，而万物化生矣'；和《素问·六元正纪大论》说：'上下交互，气交主上，岁纪毕矣。故曰：位明气月可知乎，所谓气也'"（文物 1978 年 7 期《黄帝内经》中的天文历法问题）。

（三）岁气历与岁气运行

"《内经》对大尺度的岁气周期以六十年为一周，从五运推移，六气流布，每十二年有周期性波动，已如上述。小尺度的一年岁气，则由节序定之，以六气统一年之岁气，每气摄四节十二候，积六气、二十四节、七十二候而成岁。在一年中岁气按风、温、热、湿、燥、寒六气顺序推移，上半年因地球在黄道远日点部分运动，天行徐，故司天之气舒;下半年则在近日点部分运行,天行速,故在泉之气促。《素问·天元纪大论》曰:'在天为气,在地成形,形气相感而化生万物矣;'又曰:'气有多少,形

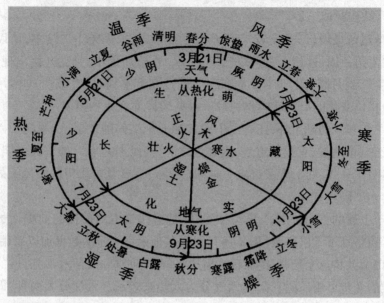

图 68-4　岁气运行图

有盛衰,上下相召而损益彰矣。'因此,这里是按《内经》大旨但已作适宜调整,把一年岁气分为风、温、热、湿、燥、寒六季。结合中医阴阳六经理论(也作适宜调整):厥阴风木、少阴正火(温)、少阳壮火(热)、太阴湿土、阴明燥金、太阳寒水,以表明一年中岁气运行的过程。参酌二十八宿及十二宫缠度,重新将黄道岁周平分为六个弧段,每弧段正对六十度圆心角(按古法分弧六十度有奇)。然后自大寒起步,每段一步,每步包涵一气即为一季,周年六步六气即成六季岁气历。编制中医岁气历,首先要定出历元,现取 1979 年 1 月 21 日零时零分交大寒为起点,一个历元能从整时开始正点起步,可谓千载难遇。因此,除绘制制岁气运行图像外,并记历元数值,备供推步之用。"

1979 年(己未)岁气历起点(大寒)历元基数(见图 68—4):

1. "起步时间:1979 年 1 月 21 日 0 时 0 分交大寒;"

2. "太阳视动位置:(1979 年 1 月 21 日北京时间 8 时)赤经 $20^h10^m08^s$、赤纬—$20°04'42''$、黄经 $300°20'$;"

3. "观察点太阳高度:1979 年 1 月 21 日 12 时(柳州北纬 $24°20'$ 东经 $109°24'$)柳州正午太阳高度 $45°35'$ 日暉度(黄道):二十八宿在牛宿,十二宫在星纪丑宫(摩羯座);"

4. "全年六季视黄经度数:风季(初步)$300\sim360°$、温季(二步)$0\sim60°$、热季(三

步)60~120°,湿季(四步)120~180°,燥季(五步)180~240°,寒季(六步)240~300°;"

5."岁气历历元自公历1979年1月21日大寒即戊午年12月23日或儒略历2443894.5(积日)算起;"

6."岁气历与历书时换算:按中气交节日期变换坐标。"

"历书时是以天象为主,我国古历按太阳视动即日躔黄道二十八宿或十二宫位置而定,如通用夏历是;物候历则为农业、气象、生物、医学的重要参考,如《萌芽月令》是;兹编中医岁气历作为推步岁气运行之标尺,详见岁气运行图。为了达到三历同步,中医岁气历从大寒起步至春分为初步,厥阴风木当令,是为风季;春分至小满为两步,少阴正火当令,是为温季;小满至大暑为三步,少阳壮火当令,是为热季;大暑至秋分为四步,太阴湿土当令,是为湿季;秋分至小雪为五步,阳明燥金当令,是为燥季;小雪至下次大寒为六步,太阳寒水当令,是为寒季"。

(四)"五运六气历"的根据

1."《内经》还是有其根据的,这个根据就是气候和物候。他基于这样的考虑:由于天地阴阳之气不断升降出入和相互错合而化生成万物。阴阳二气运动不息,万物也就生化不已,无穷无尽。但气是无形的,阴阳是不可见的,那么怎么能观察它们的往来、盛衰、虚实呢? 就是怎么来'候'气呢? 只有利用被阴阳所移和运气所化的万物变化之象来测候阴阳之气,即指物的气候。所以《素问·六节藏象论》说:'天度者所以制日月之行也,气数者所以纪化生之用也',《素问·五运行大论》讲:'天地之动静,神明为之纪,阴阳之升降,寒暑彰其兆'。可见'五运六气历'所以那样重视气候和物候,确实是有渊源的。因此,'五运六气历'乃至《内经》整个理论都不简单地靠五行生克和六十干支演绎出来,而是有自然知识为基础的。

"众所周知,物候与气候的变迁是与四季的更递密切相关的,而季节的更递正是地球绕日公转所产生的现象。《内经》当然还没有这样的认识。但是我们看到,由于始终注意四季更递、气候变迁与人体的关系,力求得出气候变化的规律,导致《内经》特别注意太阳视运动的规律。那么,对与四季变迁关系不甚密切的月亮运动规律考虑很少。在'五运六气历'里,就没有涉及月亮,因而完全是一种阳历系统。这正客观地反映了《内经》确实有对物候和气候进行实际观测而总结出来的成份,尽管《内经》中不乏猜测附会之词"。

2."《内经》对岁气的度量,是以正常的风、温、湿、燥、寒六个节度作为基尺,亦即以六气为标尺以度量一年之岁气是为主气,然后以逐年流动的客气为滑尺,客主加临,推动恒动,以推步气机出入、升降、迟速、逆从、太过、不及、盛衰、胜复、亢害、承制之理。以小尺度而言,藉六气以检验一年的岁气,中等尺度则考究十二年的岁气;至于大尺度,则用以推步一周六十年,大单元一百八十年至二百四十年的岁气。

《夏小正》从物候定岁气，已粗具岁气历的雏形；《本草纲目》详记各种动植物出现物候征象的迟早，是对物候的具体运用。均不失为察物候定岁气，较为切实的方法。"

"岁气的流变，不仅一年中有一定节序足凭，即千百年的岁气变迁亦有规律可循。质言之，即岁气与物候现象，常呈周期性变化。据我国学者多年研究，我国五千年来的气候变迁，在每四百年至八百年中常有周期性小循环；英国学者于 18 世纪作实地观察，认为物候有周期性波动，其平均周期为 12.2 年。我国早在三代以前的尧时已有羲和观象测候以定岁实的记载，到了周代，对岁气物候记载较详，《礼记·月令》：'促春之月，日在奎，始雨水，桃始华，玄鸟至。' 已知道春分之际，日行于二十八宿之奎宿（仙女座与双鱼座之间），春暖降雨，桃树开花，燕子归来。这是常年岁气，但积累多年岁候，在数理统计上则有一定的方差滑动。因为燕子至虽近春分，但随气候变动而有早到年或迟到年，其他动植物物候也有类似现象。据学者对北京多年（1950~1972）物候观察，布谷鸟初鸣、柳絮飞、杏树开花、北海冰融的出现日期，是有周期性变化的，如 1957 年及 1969 年的物候现象均为显著推迟年。值得注意的是这两个迟年相隔为 12 年，而这几年适为太阳黑子多变的年份。又最近一个周期，太阳黑子活动低潮年是 1964 年与 1976 年，两个谷年，相隔亦为 12 年（太阳黑子活动两个峰年或两个谷年间隔一般为 11~12 年）。20 世纪以来，物候现象的周期性波动常与太阳黑子变动有关，即太阳黑子最多年常为物候特迟年份。另方面，我国从公元前 43 年到公元 1638 年的太阳黑子纪录表明，还存在 62~250 年的长周期。则与大单元 60 年至 240 年岁气周期相接近，已属于准周期性，均有助于对古代天象与岁气变迁的进一步探讨，特别是作周期性或亚周期性的推步。

"通过古今岁气流变的探讨，对于《内经》运气学说，已重新引起人们的重视。实际上《内经》综论五运六气，有不少地方与当时的天文、气象、物候有关。认为岁气流布每六十年大周期中常呈现 12 年小周期性变动，有些部分还符合于古气象的周期性或亚周期性变化，当然，由于天长地久斗转星移，黄道轨迹的变迁，像两三千年前测定的黄道十二宫，原本太阳三月交白羊宫四月交金牛宫，目前，我们根据1979 年天象，三四月太阳行从宝瓶座经春分点运行到双鱼座。无怪乎宋代沈括在论述太阳过宫即太阳视运动与二十八宿的关系位置时，早已提出调整黄道岁差的建议了。明乎此，就不难理解《内经》是根据数千年前岁气周期加以论定，今天在运用到这些数据时就要有所取舍，才不至胶柱鼓瑟、穿凿附会"。

气交变大论第六十九

【要点解析】

一、主要说明五运之化的太过不及,所引起自然界的变化,以及影响人体发生疾病的情况。

二、说明气候的变化有常有变,因此不可能先期肯定其必然的变化;必须时时加以观察,乃能知其有何变化和变化属于哪一类。

三、说明气候变化不一定会造成疾病,主要是决定于人体的正气能否胜邪。

【内经原典】

黄帝问曰:五运更治,上应天期,阴阳往复,寒暑迎随,真邪相薄,内外分离,六经波荡①,五气倾移②,太过不及,专胜兼并③,愿言其始,而有常名,可得闻乎?岐伯稽首再拜对曰:昭乎哉问也!是明道也。此上帝所贵,先师传之,臣虽不敏,往闻其旨。帝曰:余闻得其人不教,是谓失道,传非其人,慢泄天宝。余诚菲德,未足以受至道,然而众子哀其不终,愿夫子保于无穷,流于无极,余司其事,则而行之奈何?岐伯曰:请遂言之也。《上经》曰:夫道者上知天文,下知地理,中知人事,可以长久,此之谓也。帝曰:何谓也?岐伯曰:本气位也,位天者,天文也;位地者,地理也;通于人气之变化者,人事也。故太过者先天,不及者后天,所谓治化而人应之也。

帝曰:五运之化,太过何如?岐伯曰:岁木太过,风气流行,脾土受邪。民病飧泄,食减,体重,烦冤,肠鸣腹支满,上应岁星。甚则忽忽④善怒,眩冒巅疾。化气不政,生气独治,云物飞动,草木不宁,甚而摇落,反胁痛而吐甚,冲阳绝者死不治,上应太白星。

岁火太过,炎暑流行,金肺受邪。民病疟,少气咳喘,血溢血泄注下,嗌燥耳聋,中热肩背热,上应荧惑星。甚则胸中痛,胁支满胁痛,膺背肩胛间痛,两臂内痛,身热骨痛而为浸淫。收气不行,长气独明,雨水霜寒,上应辰星。上临少阴少阳,火燔焫,冰泉涸,物焦槁,病反谵妄狂越,咳喘息鸣,下甚血溢泄不已,太渊绝者死不治,上应荧惑星。

岁土太过,雨湿流行,肾水受邪。民病腹痛,清厥意不乐,体重烦冤,上应镇星。甚则肌肉萎,足痿不收,行善瘛,脚下痛,饮发中满食减,四支不举。变生得位,藏气伏,化气独治之,泉涌河衍,涸泽生鱼,风雨大至,土崩溃,鳞见于陆,病腹满溏泄肠鸣,反下甚而太溪绝者,死不治,上应岁星。

　　岁金太过,燥气流行,肝木受邪。民病两胁下少腹痛,目赤痛眦疡,耳无所闻。肃杀而甚,则体重烦冤,胸痛引背,两胁满且痛引少腹,上应太白星。甚则喘咳逆

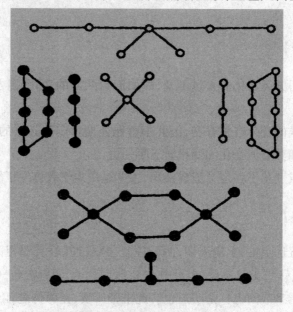

天地之数图,选自宋代刘牧《易数钩隐图》

气,肩背痛,尻阴股膝髀腨胻足皆病,上应荧惑星。收气峻,生气下,草木敛,苍干凋陨,病反暴痛,胠胁不可反侧,咳逆甚而血溢,太冲绝者,死不治,上应太白星。

　　岁水太过,寒气流行,邪害心火。民病身热烦心,躁悸,阴厥⑤上下中寒,谵妄心痛,寒气早至,上应辰星。甚则腹大胫肿,喘咳,寝汗出憎风,大雨至,埃雾朦郁,上应镇星。上临太阳,雨冰雪,霜不时降,湿气变物,病反腹满肠鸣溏泄,食不化,渴而妄冒,神门绝者,死不治,上应荧惑、辰星。

　　帝曰:善。其不及何如?岐伯曰:悉乎哉问也!岁木不及,燥乃大行,生气失应,草木晚荣,肃杀而甚,则刚木辟著,柔萎苍干,上应太白星,民病中清,胠胁痛,少腹痛,肠鸣溏泄,凉雨时至,上应太白星,其谷苍。上临阳明,生气失政,草木再荣,化气乃急,上应太白镇星,其主苍早。复则炎⑥暑流火,湿性燥,柔脆草木焦槁,下体再生,华实齐化,病寒热疮疡痱胗痈痤,上应荧惑太白,其谷白坚。白露早降,收杀气行,寒雨害物,虫食甘黄,脾土受邪,赤气后化,心气晚治,上胜肺金,白气乃屈,其谷不成,咳而鼽,上应荧惑、太白星。

　　岁火不及,寒乃大行,长政不用,物荣而下,凝惨而甚,则阳气不化,乃折荣美,上应辰星,民病胸中痛,胁支满,两胁痛,膺背肩胛间及两臂内痛,郁冒朦昧,心痛暴喑,胸腹大,胁下与腰背相引而痛,甚则屈不能伸,髋髀如别,上应荧惑辰星,其谷

丹。复则埃郁，大雨且至，黑气乃辱，病骛溏腹满，食饮不下，寒中肠鸣，泄注腹痛，暴挛痿痹，足不任身，上应镇星、辰星，玄谷不成。

岁土不及，风乃大行，化气不令，草木茂荣，飘扬而甚，秀而不实，上应岁星，民病飧泄霍乱，体重腹痛，筋骨繇复，肌肉瞤酸，善怒，藏气举事，蛰虫早附，咸病寒中，上应岁星镇星，其谷黅。复则收政严峻，名木苍凋，胸胁暴痛，下引少腹，善太息，虫食甘黄，气客于脾，黅谷乃减，民食少失味，苍谷乃损，上应太白岁星。上临厥阴，流水不冰，蛰虫来见，藏气不用，白乃不复，上应岁星，民乃康。

岁金不及，炎火乃行，生气乃用，长气专胜，庶物以茂，燥烁以行，上应荧惑星，民病肩背瞀重，鼽嚏，血便注下，收气乃后，上应太白星，其谷坚芒。复则寒雨暴至，乃零冰雹霜雪杀物，阴厥且格，阳反上行，头脑户痛，延及囟顶发热，上应辰星，丹谷不成，民病口疮，甚则心痛。

岁水不及，湿乃大行，长气反用，其化乃速，暑雨数至，上应镇星，民病腹满，身重濡泄，寒疡流水，腰股痛发，腘腨股膝不便，烦冤，足痿，清厥，足下痛，甚则跗肿，藏气不政，肾气不衡，上应辰星，其谷秬⑦。上临太阴，则大寒数举，蛰虫早藏，地积坚冰，阳光不治，民病寒疾于下，甚则腹满浮肿，上应镇星，其主黅谷。复则大风暴发，草偃木零，生长不鲜，面色时变，筋骨并辟，肉瞤瘛，目视𥉉𥉉，物疏璺⑧，肌肉胗发，气并鬲中，痛于心腹，黄气乃损，其谷不登，上应岁星。

帝曰：善。愿闻其时也。岐伯曰：悉乎哉问也！木不及，春有鸣条律畅之化，则秋有雾露清凉之政。春有惨凄残贼之胜，则夏有炎暑燔烁之复。其眚东，其藏肝，其病内舍胠胁，外在关节。

火不及，夏有炳明光显之化，则冬有严肃霜寒之政。夏有惨凄凝冽之胜，则不时有埃昏大雨之复。其眚南，其藏心，其病内舍膺胁，外在经络。

土不及，四维有埃云润泽之化，则春有鸣条鼓拆之政。四维发振拉飘腾之变，则秋有肃杀霖霆之复。其眚四维，其藏脾，其病内舍心腹，外在肌肉四支。

金不及，夏有光显郁蒸之令，则冬有严凝整肃之应。夏有炎烁燔燎之变，则秋有冰雹霜雪之复。其眚西，其藏肺，其病内舍膺胁肩背，外在皮毛。

水不及，四维有湍润埃云之化，则不时有和风生发之应。四维发埃昏骤注之变，则不时有飘荡振拉之复。其眚北，其藏肾，其病内舍腰脊骨髓，外在溪谷踹膝。夫五运之政，犹权衡也，高者抑之，下者举之，化者应之，变者复之，此生长化成收藏之理，气之常也，失常则天地四塞矣。故曰：天地之动静，神明为之纪，阴阳之往复，寒暑彰其兆，此之谓也。

帝曰：夫子之言五气之变，四时之应，可谓悉矣。夫气之动乱，触遇而作，发无常会，卒然灾合，何以期之？岐伯曰：夫气之动变，固不常在，而德化政令灾变，不同其候也。帝曰：何谓也？岐伯曰：东方生风，风生木，其德敷和，其化生荣，其政舒启，其令风，其变振发，其灾散落。南方生热，热生火，其德彰显，其化蕃茂，其政明曜，其令热，其变销烁，其灾燔炳。中央生湿，湿生土，其德溽蒸，其化丰备，其政安静，其令湿，其变骤注，其灾霖溃。西方生燥，燥生金，其德清洁，其化紧敛，其政劲切，其令燥，其变肃杀，其灾苍陨。北方生寒，寒生水，其德凄沧，其化清谧，其政凝肃，其令寒，其变凛冽，其灾冰雪霜雹。是以察其动也，有德有化，有政有令，有变有灾，而物由之，而人应之也。

帝曰：夫子之言岁候，其不及太过，而上应五星。今夫德化政令，灾眚变易，非常而有

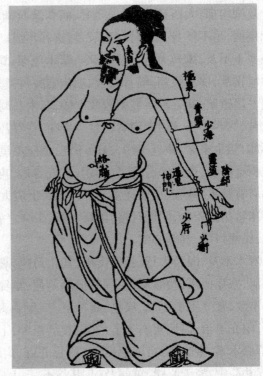

《十四经发挥》图中的手少阴心经之图

也，卒然而动，其亦为之变乎？岐伯曰：承天而行之，故无妄动，无不应也。卒然而动者，气之交变也，其不应焉。故曰：应常不应卒，此之谓也。帝曰：其应奈何？岐伯曰：各从其气化也。

帝曰：其行之徐疾逆顺何如？岐伯曰：以道留久，逆守而小，是谓省下；以道而去，去而速来，曲而过之⑨，是谓省遗过也⑩；久留而环，或离或附，是谓议灾与其德也；应近则小，应远则大。芒而大倍常之一，其化甚；大常之二，其眚即也；小常之一，其化减；小常之二，是谓临视，省下之过与其德也。德者福之，过者伐之。是以象之见也，高而远则小，下而近则大，故大则喜怒迩，小则祸福远。岁运太过，则运星北越，运气相得，则各行其道。故岁运太过，畏星失色而兼其母，不及则色兼其所不胜。肖者瞿瞿，莫知其妙，闵闵之当，孰者为良，妄行无征，示畏侯王。

帝曰：其灾应何如？岐伯曰：亦各从其化也。故时至有盛衰，凌犯有逆顺，留守有多少，形见有善恶，宿属有胜负，藏应有吉凶矣。

帝曰：其善恶，何谓也？岐伯曰：有喜有怒，有忧有丧，有泽有燥，此象之常也，必谨察之。帝曰：六者高下异乎？岐伯曰：象见高下，其应一也，故人亦应之。

帝曰：善。其德化政令之动静损益皆何如？岐伯曰：夫德化政令灾变，不能相加也。胜复盛衰，不能相多也。往来小大，不能相过也。用之升降，不能相无也。

各从其动而复之耳。

帝曰:其病生何如? 岐伯曰:德化者气之祥,政令者气之章,变易者复之纪,灾眚者伤之始,气相胜者和,不相胜者病,重感于邪则甚也。

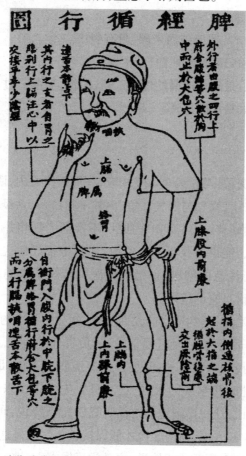

清代陈惠畴《经脉图考》经脉图中的脾经循行图

帝曰:善。所谓精光之论①,大圣之业,宣明大道,通于无穷,究于无极也。余闻之,善言天者,必应于人,善言古者,必验于今,善言气者,必彰于物,善言应者,同天地之化,善言化言变者,通神明之理,非夫子孰能言至道欤! 乃择良兆而藏之灵室,每旦读之,命曰《气交变》,非斋戒不敢发,慎传也。

【难点注释】

①六经波荡:六经的气血动荡不安。
②五气倾移:五脏气血离乱,偏胜偏衰,丧失了平衡协调。
③专胜兼并:王冰:"专胜,五运主岁太过也;兼并,五运主岁不及。"
④忽忽:精神失守的样子。

⑤阴厥:虚寒性厥冷。

⑥复:张介宾注:"复者,子为其母而报复也,木衰金亢,火则复之,故为炎暑流火。"

⑦秬:秬(jù),黑黍。

⑧疏璺:疏璺(wèn),器皿破而未碎,只有裂纹。

⑨曲而过之:指回归后又环曲前行。

⑩是谓省遗过也:是省察遗漏的过失。遗,遗留,遗漏。过,过失,罪过。

⑪精光之论:博大精深的道理。

【白话精译】

黄帝问道:五运交替,与在天之六气相应,一周六步之内,阴阳往复,阳去阴来,寒一去暑亦就跟着来了,真气与邪气斗争,内外不得统一,六经的血气动荡不安,五脏的本气相互倾轧而转移,太过则一气独胜,不及则二气相并,我要知道它起始的原理和一般常规,是否能讲给我听?岐伯说:你问得很好!这是应该明白的道理,它一直是历代帝王所注意的问题,也是历代医师传授下来的,我的学问虽然很肤浅,但过去曾听老师讲过它的道理。

黄帝道:我听人家说,遇到适当的人而不教,就会使学术的相传受到影响,称为"失道";如传授给不适当的人,是轻视学术,不负责任的表现。我虽然没有很高的修养,不一定符合传授学术的要求;但是群众多疾病而夭亡,是应同情的。要求先生为了保全群众的健康和学术的永远流传,只要先生讲出来,我一定按照规矩来做,你看怎样?岐伯说:让我详细地讲给你听吧!《上经》说:研究医学之道的,要上知天文,下知地理,中知人事,他的学说才能保持长久。就是这个道理。

黄帝又问:这是什么意思?岐伯说:这是为了推求天、地、人三气的位置啊。求天位的,是天文;求地位的,是地理;通晓人气变化的,是人事。因而太过的气先天时而至,不及的气后天时而至,所以说,天地的运动有正常的变化,而人体的活动也随之起着相应的变化。

黄帝道:五运气化太过怎样?岐伯说:木运太过,则风气流行,脾土受其侵害。人们多患消化不良性的泄泻,饮食减少,肢体沉重无力,烦闷抑郁,肠中鸣响,肚腹胀满,这是由于木气太过的缘故。在天上应木星光明,显示木气过于亢盛的征象。甚至会不时容易发怒,并出现头昏眼花等头部病症。这是土气无权,木气独胜的现象,好像天上的云在飞跑,地上的万物迅速变动,草木动摇不定,甚至树倒草偃。如病人的胁部疼痛,呕吐不止。若冲阳脉绝,多死亡而无法治疗。在天上应金星光明,这是显示木胜则金气制之。

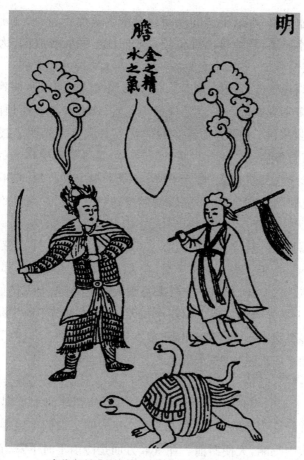

明

膽
金之精
水之氣

唐代胡愔《黄帝内经五脏六腑图》之胆图

　　火运太过,则暑热流行,肺受火邪。人们多患疟疾,呼吸少气,咳嗽气喘,吐血衄血,二便下血,水泻如注,咽喉干燥,耳聋,胸中热,肩背热。在天上应火星光明,显示火热之气过于亢盛的征象。在人体甚至会有胸中疼痛,胁下胀满,胁痛,胸背肩胛间等部位疼痛,两臂内侧疼痛,身热肤痛,而发生浸淫疮。这是金气不振,火气独量的现象,火气过旺就会有雨冰霜寒的变化,这是火热之极,寒水来复的关系。在天上应水星光明,这是显示火盛则水气制之。如果遇到少阴或少阳司天的年份,火热之气更加亢盛,有如燃烧烤灼,以致水源干涸,植物焦枯。人们发病,多见谵语妄动,发狂越常,咳嗽气喘痰鸣,火气甚于下部则血从二便下泄不止。若太渊脉绝,多死亡而无法治疗。在天上应火星光明,这是火盛的表示。

　　土运太过,则雨湿之气流行,肾受湿邪。人们多病腹痛。四肢厥冷,情绪忧郁,身体困重而烦闷,这是土气太过所致。在天上应土星光明。甚至见肌肉枯萎,两足痿弱不能行动,抽掣挛痛,土病则不能克制水,以致水饮之邪积于体内而生胀满,饮食减少,四肢无力,不能举动。若遇土旺之时,水气无权,土气独旺,则湿令大行,因

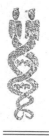

此泉水喷涌,河水高涨,本来干涸的池沼也会滋生鱼类了,若木气来复,风雨暴至,使堤岸崩溃,河水泛滥,陆地可出现鱼类。人们就会病肚腹胀满,大便溏泄,肠鸣,泄泻不止。而太溪脉绝,多死亡而无法治疗。在天上应木星光明。

金运太过,则燥气流行,邪气伤肝。人们多病两胁之下及少腹疼痛,目赤而痛,眼梢溃烂,耳朵听不到声音。燥金之气过于亢盛,就会身体重而烦闷,胸部疼痛并牵引及背部,两胁胀满,而痛势下连少腹。在天上应金星光明。甚则发生喘息咳嗽,呼吸困难,肩背疼痛,尻、阴、股、膝、髀、腨、胻、足等处都感疼痛的病症。在天上应火星光明。如金气突然亢盛,水气下降,在草木则生气收敛,枝叶枯干凋落。在人们的疾病多见胁肋急剧疼痛,不能转动翻身,咳嗽气逆,甚至吐血衄血。若太冲脉绝,多死亡而无法治疗。在天上应金星光明。

水运太过,则寒气流行,邪气损害心。人们多患发热,心悸,烦躁,四肢逆冷,全身发冷,谵语妄动,心痛。寒气非时早至,在天上应水星光明。水邪亢盛则有腹水,足胫浮肿,气喘咳嗽,盗汗,怕风。土气来复则大雨下降,尘土飞扬如露一样的迷蒙郁结,在天上应土星光明。如遇太阳寒水司天,则雨冰霜雪不时下降,湿气大盛,物变其形。人们多患腹中胀满,肠鸣便泻,食不化,渴而妄冒。如神门脉绝,多死亡而无法治疗。在天上应火星失明、水星光芒。黄帝道:很好。

五运不及怎样? 岐伯说:问得真详细啊! 木运不及,燥气就会旺盛,生气与时令不相适应,草木不能当时生荣。肃杀之气亢盛,使劲硬的木受刑而碎裂如辟,本来柔嫩苍翠的枝叶变为萎弱干枯,在天上应金星光明。人们多患中气虚寒,胠胁部疼痛,少腹痛,腹中鸣响,大便溏泄。在气候方面是冷雨不时下降,在天上应金星光明,在五谷是青色的谷不能成熟。如遇阳明司天,金气抑木,木气失却了应有的生气,草木在夏秋再变繁荣,所以开花结实的过程非常急促,很早就凋谢,在天上应金、土二星光明。金气抑木,木起反应而生火,于是就会炎热如火,湿润的变为干燥,柔嫩脆弱的变为干枯焦槁,枝叶从根部重新生长,开花结实并见。在人体则炎热之气郁于皮毛,多病寒热、疮疡、痱疹、痈痤。在天上应金、火二星,在五谷则外强中干,秀而不实。白霜提早下降,秋收肃杀之气流行,寒雨非时,损害万物,味甘色黄之物多生虫蛀,所以稻谷没有收获。在人则脾土先受其邪,火气后起,所以心气亦继之亢盛,火气克金,金气乃得抑制,所以其谷物不能成熟,在疾病是咳嗽鼻塞。在天上应金星与火星。

火运不及,寒气就旺盛,夏天生长之气不能发挥作用,万物就缺乏向上茂盛的力量。阴寒凝滞之气过盛,则阳气不能生化,繁荣美丽的生机就受到摧折,在天上应水星光明。人们的疾病是胸中疼痛,胁部胀满,两胁疼痛,上胸部、背部、肩胛之间及两臂内侧都感疼痛,抑郁眩晕,头目不清,心痛,突然失音,胸腹肿大,胁下与腰背相互牵引而痛,甚则四肢蹉屈不能伸展,髋骨与大腿之间不能活动自如。在天上

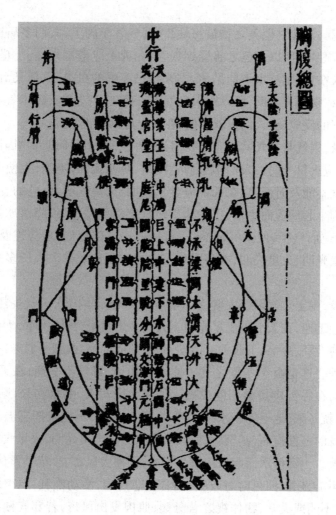

明张介宾《类经图翼》中的胸腹总图

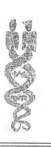

应火星失明、水星光明。赤色的谷类不能成熟。火被水抑，火起反应则生土气来复，于是埃尘郁冒，大雨倾盆，水气受到抑制，故病见大便时时溏泄，腹中胀满，饮食不下，腹中寒冷鸣响，大便泄泻如注，腹中疼痛，两足急剧拘挛、萎缩麻木、不能行走。在天上应土星光明、水星失明。黑色之谷不能成熟。

土运不及，风气因而流行，土气失却生化之能力，风气旺盛，则草木茂盛繁荣。生化无能，则秀而不实，在天上应木星光明。人们的疾病多见消化不良的泄泻，上吐下泻的霍乱，身体重，腹中痛，筋骨动摇，肌肉跳动酸疼，时常容易发怒。寒水之气失制而眭，在虫类提早伏藏，在人都病寒泄中满，在天上应木星光明、土里失明，黄色之谷类不能成熟。木邪抑土，土起反应则生金，于是秋收之气当令，出现一派严肃峻烈之气，坚固的树木也不免要枝叶凋谢，所以胸胁急剧疼痛，波及少腹，常呼吸少气而太息。凡味甘色黄之物被虫蛀食,邪气客于脾上,人们多病饮食减少,食而无味。金气胜木,所以青色之谷受到损害,在天上应金星光亮、土星减明。如遇厥阴司天相火在泉,则流水不能结冰,本来早已冬眠的虫类,重新又活动起来。不及的土运,得在泉相火之助,所以寒水之气不致独旺,而土得火助木气不能克土,所以也没有金气的反应,而人们也就康健,在天上应木星正常。

金运不及,火气与木气就相应地旺盛,长夏之气专胜,所以万物因而茂盛,干燥灼热,在天上应火星光明。人们多患肩背闷重,鼻塞流涕,喷嚏,大便下血,泄泻如注。秋收之气不能及时而至,在天上应金星失明、火星光明,白色的谷类不能及时成熟。火邪抑金起反应而生水,于是寒雨之气突然而来,以致降落冰雹霜雪,杀害万物,阴气厥逆而格拒,使阳气反而上行,所以头后部疼痛,痛势连及头顶,发热。在天上应水星光明、火星失明,在谷类应红色之谷不能成熟。人们多病口腔生疮,甚至心痛。

水运不及,湿土之气因而大盛,水不制火,火气反而生旺,天气炎热,不时下雨,万物的生化很迅速,在天上应土星光明。人们多患腹胀,身体困重,大便溏泄,阴性疮疡脓水稀薄,腰股疼痛,下肢关节活动不利,烦闷抑郁,两脚萎弱厥冷,脚底疼痛,甚至足背浮肿。这是由于冬藏之气不能发挥作用,肾气不平衡,在天上应土星光明、水星失明,在谷类应黑黍不能成熟。如遇太阴司天,寒水在泉,则寒气时时侵袭,虫类很早就冬眠,地上的积水结成厚冰,阳气伏藏,不能发挥它温暖的作用,人们多患下半身的寒性疾病,甚至腹满浮肿,在天上应土星光明、火星失明,在谷类应黄色之稻成熟。土邪抑水而起反应则生风木,因而大风暴发,草类偃伏,树木凋零,生长的力量不能显著,面色时时改变,筋骨拘急疼痛,活动不利,肌肉跳动抽掣,两眼昏花,视觉不明或失常,物体视之若分裂,肌肉发出风疹,若邪气侵入胸膈之中,就有心腹疼痛。这是木气太过,土气受伤,属土的谷类没有收获,在天上应木星光明,土星失明。黄帝说:很对。

希望听你讲一讲五气与四时相应的关系。岐伯说:问得真详细啊!木运不及的,如果春天有和风使草木萌芽抽条的正常时令,那秋天也就有雾露润泽而凉爽的正常气候;如果春天反见寒冷惨凄霜冻残贼的秋天气候,那夏天就有特别炎热的反应。它的自然灾害在东方,在人体应在肝脏,其病处内在胠胁部,外在筋骨关节。

火运不及的,如果夏天有景色显明的正常气候,那冬天也就有严肃霜寒的正常时令;如果夏天反见萧条惨凄寒冻的冬天气候,那时常会有倾盆大雨的反应。它的自然灾害在南方,在人体应在心脏,其病处内在胸胁部,外在经络。

土运不及的,如果辰、戌、丑、未月有尘土飘扬和风细雨的正常时令,那春天也就有风和日暖的正常气候;如果辰、戌、丑、未月反见狂风拔倒树木的变化,那秋天也就有久雨霜雪的反应。它的自然灾害在四隅,在人体应在脾脏,其病处内在心腹,外在肌肉四肢。

金运不及的,如果夏天有景色显明树木茂盛的正常时令,那冬天也就有冰冻寒冷的正常气候;如果夏天出现如火烧灼的过于炎热的气候,那秋天就会有冰雹霜雪的反应。它的自然灾害在西方,在人体应在肺脏,其病处内在胸胁肩背,外在皮毛。

水运不及的,辰、戌、丑、未月有尘沙荡扬而无暴雨的气候,则时常有和风生发的正常气候;如果辰、戌、丑、未月出现飞沙走石狂风暴雨的变化,则时时会有吹断的树木飘荡的反应。它的自然灾害在北方,在人体应在肾脏,其病处内在腰脊骨髓,外在肌肉之会与小腿膝弯等处。

要之,五运的作用,好似权衡之器,太过的加以抑制,不及的加以帮助,正常则和平,反常则必起反应,这是生长化收藏的道理,是四时气候应有的规律,如果失却了这些规律,天地之气不升不降,就是闭塞不通了。所以说:天地的动静,受自然力量的规律所控制,阴去阳来、阳去阴来的变化,可以从四时寒暑来显示出它的征兆。就是这个意思。

黄帝道:先生讲五气的变化与四时气候的相应,可以说很详尽了。既然气的动乱是互相遇合而发生的,发作又没有一定的时间,往往突然相遇而生灾害,怎样才能知道呢?岐伯说:五气的变动,固然不是经常存在的,然而它们的特性、生化的作用、治理的方法与表现,以及一定的损害作用和变异,都是各不相同的。

黄帝又问:有哪些不同呢?岐伯说:风是生于东方的,风能使木气旺盛。木的特性是柔和地散发,它的生化作用是滋生荣盛,它行使的职权是舒展阳气,宣通筋络,行时令是风,它的异常变化是发散太过而动荡不宁,它的灾害是摧残散落。热是生于南方的,热能使火气旺盛。火的特性是光明显著,它的生化作用是繁荣茂盛,它行使的职权是明亮光耀,行时令是热,它的异常变化是销烁煎熬,它的灾害作用是焚烧。湿是生于中央的,湿能使土气旺盛。土的特性是洋溢,它的生化作用是充实丰满,它行使的职权比较安静,行时令是湿,它的异常变化是急剧的暴雨,它的灾害是久雨不止,泥烂堤崩。燥是生于西方的,燥能使金气旺盛。金的特性是清洁凉爽,它的生化作用是紧缩收敛,它行使的职权是锐急的,行时令是干燥,它的异常变化是肃杀,它的灾害是干枯凋落。寒是生于北方的,寒能使水气旺盛。水的特性是寒冷的,它的生化作用是清静而安谧的,它行使的职权是凝固严厉的,行时令是寒冷,它的异常变化是剧烈的严寒和冰冻,它的灾害是冰雹霜雪。所以观察它的运动,分别它的特性、生化、权力、表现、变异、灾害,就可以知道万物因之而起的变化,以及人类因之而生的疾病了。

黄帝道:先生讲过五运的不及太过,与天上的五星相应。现在五运的德、化、政、令、灾害、变异,并不是按常规发生,而是突然的变化,天上的星星是不是也会随之变动呢?岐伯说:五星是随天的运动而运动的,所以它不会妄动,不存在不应的问题。突然而来的变动,是气相交合所起的偶然变化,与天运无关,所以五星不受影响。因此说:常规发生是相应的,突然发生是不相应的。就是这个意思。

黄帝又道:五星与天运正常相应的规律是怎样的?岐伯说:各从其天运之气的变化而变化。

黄帝问道:五星运行的徐缓迅速、逆行顺行是怎样的?岐伯说:五星在它的轨道上运行,如久延而不进,或逆行留守,其光芒变小,叫作"省下";若在其轨道上去而速回,或屈曲而行的,称为"省遗过";若久延不进而回环旋转,似去似来的,称为"议灾"或"议德"。气候的变化近则小,变化远则大。光芒大于正常一倍的,气化亢盛;大二倍的,灾害即至。小于正常一倍的,气化减退;小二倍的,称为"临视"。省察在下之过与德,有德的获得幸福,有过的会得灾害。所以五星之象,高而远的就小,低而近的就大;大则灾变近,小则灾变远。岁运太过的,主运之星就向北越出常道;运气相和,则五星各运行在经常的轨道上。所以岁运太过,被制之星就暗淡而兼母星的颜色;岁运不及,那运星就兼见所不胜的颜色。取法天地的人,看见了天的变化,如果尚不知道是什么道理,心里非常忧惧,不知道应该怎样才好,妄行猜测毫无征验,徒然使侯王畏惧。

黄帝又道:其在灾害方面的应验怎样?岐伯说:也是各从其变化而变化的。所以时令有盛衰,侵犯有逆顺,留守时间有长短,所见的形象有好坏,星宿所属有胜负,征验所应有吉有凶了。

黄帝问:好坏怎样?岐伯说:有喜悦有愤怒,有忧愁有悲伤,有润泽有躁乱,这是星象变化所常见的,必须小心观察。

黄帝又道:量象的喜、怒、忧、丧、泽、燥六种现象,对星的高低有无关系?岐伯说:五星的形象虽有高下的不同,但其应于物候是一致的,所以人体也是这样相应的。黄帝道:对。

它们德、化、政、令的动静损益是怎样的?岐伯说:五气的德、化、政、令与灾变都是有一定规律而不能彼此相加的,胜负和盛衰不能随意增多的,往来大小不能随便超越的,升降作用不会互不存在的,这些都是从运动中产生出来的。

黄帝道:它们与疾病发生的关系是怎样的?岐伯说:德化是五气正常的吉祥之兆,政令是五气的规则和表现形式,变易是产生胜气与复气的纲纪,灾祸是万物损伤的开始。大凡人的正气能抗拒邪气就和平无病,不能抗拒邪气就会生病,重复感受邪气病就更加严重了。黄帝道:讲得好。

这些正是所谓精深高明的理论,圣人的伟大事业,研究发扬它的道理,达到了无穷无尽的境界。我听说:善于谈论自然规律的,必定能应验于人;善于谈论古代的,必定验证于现在;善于谈论气化的,必定能通晓万物;善于谈论应变的,就会采取与天地同一的步骤;善于谈论化与变的,就会通达自然界变化莫测的道理。除了先生,还有谁能够说清楚这些至理要道呢? 于是选择了一个好日子,把它藏在书室里,每天早晨取出来攻读,这篇文章称为《气交变》。黄帝非常珍重它,不随便取出来,不肯轻易传给他人。

【专家评鉴】

一、人与自然息息相关

本篇首先以人与自然息息相关的学术观点起论,阐述了五运的太过不及,胜复之变,以及由此产生的自然万物相应变化,影响到人体,就可能会导致相应病症的发生。

其一,五运相袭,更替而治,与周天 365 日相应。天地间的阴阳二气相互作用,产生了四季的寒暑变迁,自然界的万物就在这种天地之气的交通运转中生存。如果天地之气交通运转失常,出现太过或不及,就会影响万物的正常生长,在人体则会发生"真邪相薄,内外分离,六经波荡,五气倾移"的病理。可见,五运之气太过、不及的内容是很重要的,故谓之"明道"。这也是本篇的主旨。

其二,五运太过、不及的理论深奥,涉及内容广泛。要全面掌握和熟练地运用这一理论,必须做到"上知天文,下知地理,中知人事。"说明了没有渊博的知识,是不容易掌握运气学说的内容的。

其三,懂得天气、地气、人气的目的,仍在于掌握五运的太过、不及规律,及由此产生的物化特征。人类与自然界息息相关,运气相袭的常和变,对人体的生命活动会有相应的影响,此即"所谓治化而人应之"的道理。

二、岁运太过

在"五运之化,太过何如"的发问之下,原文对五运太过逐一做了论述。说明岁运太过,本气亢胜,克气来复,在自然界可以产生灾变,于人体会发生疾病,星辰也可发生明暗不同的星象变化。现从六个方面对岁运太过、本气亢盛的灾变规律进行分析如下:

(一)岁运太过,本气专胜流行

岁运太过,本气专胜流行,在自然界有相应的物化表现,在人体亦有相应的内脏呈偏胜而为患。如"岁木太过,风气流行。"风胜则动,故有:"云物飞动,草木不宁"之自然现象。在人体,则见肝气亢盛,升发太过,可有"善怒,眩冒,巅疾"之病。

火运太过,"炎暑流行"。炎暑为阳热之气候,故有"火燔焫,水泉涸,物焦槁"之自然现象。在人体,则见心火炽盛,心神被扰之症,故见"谵妄狂越"之症。

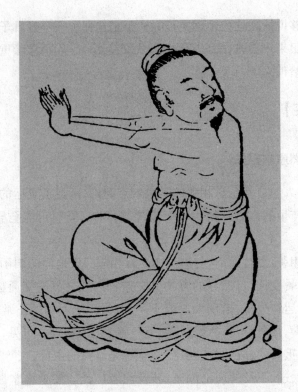

明代高濂《遵生八笺》陈希夷导引坐功图中的春分二月坐功图

土运太过，"雨湿流行"，故有"泉涌河衍，涸泽生鱼，风雨大至，土崩溃"的自然现象。在人体，则见脾湿不运，水液不化的"腹满溏泄肠鸣"之病。

金运太过，"燥气流行"。燥胜干涩，故有"草木敛，苍干凋陨"的自然现象。在人体，缘肺为娇脏，喜润恶燥，故在此年份有"咳逆甚而血溢"之病。

水运太过，"寒气流行"。寒气属阴，其性清冷，故有"雨冰雪霜不时降"的自然现象。在人体，则寒盛伤及肾阳，肾阳受损，火不暖土，则见"腹满，肠鸣，溏泄，食不化"之病。

（二）岁运太过，就会恃强凌弱，致使所不胜之气受辱

如岁火太过之年，自然界可有"收气不行，长气独明"的灾变特征，出现"雨水霜寒"的气候变异；在人体则有"民病疟，少气咳喘，血溢血泄注下，嗌燥耳聋，中热，肩背热"等"肺金受邪"之病患。

木运太过之年，自然界可有"化气不政，生气独治"的灾变特征，出现"云物飞动，草木不宁"的异常现象；在人体，则有"民病飧泄食减，体重烦冤，肠鸣腹支满"等"脾土受邪"之病，这是木旺乘土所致。

土运太过之年，自然界可有"变生得位，藏气伏，化气独治"的灾害特征，出现"风雨大至"灾害性气候；在人体，由于土胜乘水，所以"肾水受邪"，病人会有"腹

痛,清厥,意不乐,体重烦冤"等肾阳不足之病。

金运太过之年,自然界可有"收气峻,生气下,草木敛,苍干凋陨"的灾害;在人体,由于肺金太旺而乘肝木,所以"肝木受邪",肝失疏泄,气机郁滞则"民病两胁下少腹痛";气郁化火,肝火上炎,故有"目赤痛,眦疡,耳无所闻"之病。

水运太过之年,自然界可有"雨冰雪霜不时降,湿气变物"的灾害;在人体,缘水胜乘火,故见"邪害心火",若心火独旺则"民病身热,烦心躁悸","谵妄心痛";若心火不足,肾中寒水太盛,机体失温,所以病"阴厥,上下中寒"之症。

(三)岁运太过,会发生复气

当岁运太过,使所胜之气受克制,其子气便为复气。即《素问·五常政大论》所说"微者复微,甚者复甚"之义。如:"岁土太过,雨湿流行,肾水受邪",木为水之子,肾水受凌,木气则复之,以制其太过之土气。在人体,反见肝木横犯脾土,病见"腹满溏泄肠鸣,反下甚,而太谿绝者死不治,上应岁星。"故明张介宾云:岁星者,"木星也。土胜而木承之,故岁星光芒应其气。是岁土盛为灾,先临宿属,木气之复,后及中宫。人之应之,则先伤于肾,后伤于脾。"

木运太过,"脾土受邪",肺为土之子,脾土受凌,金气为复气,以制太过之木。在人体则见金气乘木,肝气不能疏泄的"反胁痛"之症。

火运太过,"肺金受邪",肾水为金之子。肺金受凌,寒水之气为复气,以制太过的火气。故见水气制火而"谵妄狂越"之心病发生。

金运太过,"肝木受邪",心火为木之子。肝木受凌,火热之气为复气,以制约太过的燥金之气。所以人会出现"肤胁不可反侧,咳逆甚而血溢"等肺气壅盛逆上之症。

水运太过,"邪害心火",脾土为火之子。心火受凌,湿土之气便为复气,以制约太过的水气。自然界有"湿气变物"之灾害,人体则有脾湿太甚的"腹满,肠鸣,溏泄,食不化"之病。

(四)岁运太过,又遇本气司天之年,其气更盛,对人体和万物的危害更剧

如"岁火太过,炎暑流行",倘若"上临少阴少阳"之君火或相火司天,尤如火上添薪,其炎更烈。自然界可见"火燔焫,水泉涸,物焦槁。"在人则见火热炽盛为患,病见"谵妄狂越。咳喘息鸣,下甚,血溢泄不已。"

木运太过之年,再逢厥阴风木司天的年份,丁巳、丁亥年;土运太过之年,又逢太阴湿土司天,如己丑、已未年;金运太过之年,又逢阳明燥金司天,如乙酉、乙卯年;水运太过之年,又逢太阳寒水司天,如丙辰、丙戌年等,12年皆如此。

(五)岁运太过所出现的相互制胜关系及复气,都会有相应的星象变化

与其相应的运星明亮,光芒倍增,畏星则因受辱而暗淡无光。例如,"岁水太过","上应荧惑、辰星"。辰星即水星,荧惑星即火星。明张介宾注释说:"惟水运

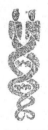

言荧惑、辰星者,谓水盛火衰,则辰星明朗,荧惑减耀,五运皆然。"

(六)岁运太过所发生的年份,均在阳干之年

即逢甲(土)、丙(水)、戊(火)、庚(金)、壬(木)年为岁运太过之年。

三、岁运不及

原文在论述五运太过的灾变特点后,又论及了五运不及而致克气亢盛,岁运的子气来复,以及自然界和人体产生相应病症的灾变,星辰也会有相应明暗不同的星象变化,现将岁运不及,本气虚衰,克气亢盛的灾变规律等内容,依原文分析如下:

(一)岁运不及,本气虚衰,自然界有其相应的物化表现,人体也有相对应的内脏之气不足的病患

如"岁木不及"之年,木气虚衰,自然界因"生气失应"而有"草木晚荣"之景象。人体之肝脏与之相应,肝气虚衰,经脉失养,所以民病胠胁痛,少腹痛。

火运不及之年,火气虚衰,自然界因"阳气不化""长政不用"而有"折荣美"之景象。人体之心脏与之相应,心气不足,失于温阳,故有"胸中痛,胁支满……郁冒朦昧,心痛暴瘖"等病。

土运不及之年,湿土之气虚弱,自然界因"化气不令"而有"秀而不实","黅谷乃减"的景象。人体之脾胃之气不足,运化失常,故病"飧泄,霍乱,体重,腹痛","食少失味"之疾。

金运不及之年,燥金之气不足,自然界因"收气乃后",故有"庶物以茂,燥烁以行","其谷坚芒"的景象。人体之肺气虚弱,宣降无力,故见"瞀重,鼽嚏"。肺与大肠相表里,大肠之气亦为之不足,可有"血便注下"之疾。

水运不及之年,寒水之气不足,自然界因"藏气不政",故有"大寒数举,蛰虫早藏,地积坚冰,阳光不治"的景象。人体之肾阳虚弱,则病"腹满,身重,濡泄,寒疡流水,腰股痛发"等疾。

(二)岁运不及,"则已所不胜,侮而乘之"(《素问·五运行大论》),表现出克气流行的异常气候

如"岁木不及,燥乃大行",金为木之所不胜,所以燥金之气流行。燥金之气有坚敛肃杀之性,所以原文说:"肃杀而甚,则刚木辟著,柔萎苍干"。在人体,因肝木之气不足,肺金之气乘之,使其升发疏泄之性受损,加之肝木不足,木不生火,可有"中清、肠鸣、溏泄"等阳热火气不足的病症发生,故明张介宾云:"肠鸣溏泄者,木不生火,脾之寒也。"

"岁火不及,寒乃大行",水为火之所不胜,所以寒水之气流行。寒水之气属阴,有阴冷之性,不利于植物生长,故"物荣而下","凝惨而甚则阳气不化,乃折荣美"。在人体,因心气不足,肾水乘之,使其温煦作用更受损伤,故有"胁下与腰背相引而

痛,甚则屈不能伸,髋髀如别"之症。清张志聪:"夫太阳主诸阳之气,生于寒水之中,寒淫太甚,则生阳自虚,屈不能伸者,其病在筋。太阳主筋,阳气虚,不能养筋也。太阳气之为病,腰似折,髀不可以曲,腘如结,踹如裂,是为踝厥。"

"岁土不及,风乃大行",木为土之所不胜,所以湿土不及,风木乘之,故有风气流行。风胜则动,物体"飘扬而甚"。风性轻扬,主动,人体感之,则有"筋骨繇复,肌肉眴酸"之症。

"岁金不及,炎火乃行",火为金之所不胜,所以金气不足,火气乘之,"炎火乃行"。火热为阳热之邪,故自然界有"生气乃用,长气专胜,庶物以茂,燥烁以行。"在人体,因金气不足,火热太盛,灼伤大肠血络而有"血便注下"之疾。故清张志聪说:"衄嚏,肺病也。血便注下,火迫血液下注也。"

"岁水不及,湿乃大行",土为水之所不胜,寒水之气不足,湿土乘虚侵袭,"暴雨数至"。湿为阴气,寒亦为阴,寒湿相互作用,致使阳热之气作用得不到发挥,所以万物生长而色不鲜明。在人体,因肾气不足,脾湿太盛则有"腹满,身重,濡泄"等病。

(三)岁运不及,则"己所胜,轻而侮之"(《素问·五运行大论》),表现为反克(即相侮)之气盛的状况

如木本克土,今木运不及,土气失却木气之制而反侮于木,所以有"草木再荣,化气乃急"的景象。化气即土气。如明张介宾所注:"草木再荣者,以木气既衰,得火土王时,土无所制,化气乃急,故夏秋再荣也。"如水克火,火为水之所胜,火失水的制约而反侮于水,所以有"长气反用,其化乃速"的景象。

(四)岁运不及而受"兼并"之时,该运之子气必复,产生子气亢盛的复气变化

所谓"兼并",就是指岁运不及时,"则己所不胜,侮而乘之,己所胜,轻而侮之"(《素问·五运行大论》)。因木运不及所出现的上述二、三两种情况,即为"兼并"的两个不同方面。如岁木不及之年,"上临阳明,生气失政,草木再荣,化气乃急,上应太白、镇星"即是。火为木之子,当木运不及,受金和土的欺凌时,火便为木的复气,故有"复则炎暑流火,湿性燥,柔脆草木焦槁,下体再生,华实齐化"之景象。唐王冰对此注云:"火气复金,夏生大热,故万物湿性,时变为燥。流火烁物,故柔脆草木及蔓延之类,皆上干死而下体再生。"可见,岁运不及所涉及的范围广,情况复杂。

(五)岁运不及所出现的相互制胜关系,都会有相应的星象变化

如"岁木不及,燥乃大行",由于克气太盛,木之所胜的土气亦因木虚而反侮,故岁星(木星)暗淡无光,而金星和土星明亮。当火气来复之时,荧惑星(火星)增明而太白星(金星)光芒反减。可见岁运不及所涉及的范围广,因此星象的相对复杂变化正应岁运不及的复杂局面。

(六)岁运不及所发生的年份,均在阴干之年

即逢乙（金）、丁（木）、己（土）、辛（水）、癸（火）年为岁运不及之年。

四、主时之运的胜复

原文继五运太过、五运不及的物化特征后，又阐述岁运与主时之运的关系。一年总的气候特征，与岁运之太过、不及变化有对应关系，而主时之运（主运）和客运之间的相互制胜有密切联系。于是针对"愿闻其时"的发问，以五运不及为例，对气候与节令的关系做了论述。其基本观点是：

（一）无胜就无复

尽管岁运有太过和不及，若节令不出现胜气，也就不会发生复气，一年之中仍可有正常的气候及物化。如木运不及年，春季木运主事之时，不发生木气不及的气候特征，那么，在春季仍然是和风习习，草木按时萌芽抽条，气候和物化特征正常。所以在秋季燥金当令之时，气候也不会反常，同样也就有雾露、润泽而凉爽的秋令气候。原文所说："木不及，春有鸣条律畅之化，则秋有雾露清凉之政。"即是此意。

（二）有胜必有复

如果岁运既有太过、不及的偏移，气候也有相应的胜复变化，相应季节中就会有异常的气候表现。同时，也必然有相应的复气产生。如木运不及之年，春季木运主事之时，若因木运不及而表现出克气大盛，金为木之所不胜，故在春季反见霜冻残贼的秋季气候特征。火为木之子，木气受凌，子气来复，故在火气当令的夏季就特别的炎热。所以原文说："木不及……春有惨凄残贼之胜，则夏有炎暑燔烁之复。"可见，复气是伴随胜气发生的，有胜必有复。

（三）胜复变化，有相应的物化特征

由于岁运太过、不及的偏移，加之时令胜复之气的相互制胜作用，所以正常气候就会遭到破坏，大自然和人体就会因此而受到影响，发生相应的灾变。如木运不及，燥金之气胜，春反见秋令霜冻特征，夏季火气必复，而有酷热之象。在人体则病邪"内舍胠胁，外在关节"，病位在肝。土气不及，风木之气胜，四维（辰戌丑未四月）反见狂风拔倒树木的气候变化。秋季燥金之气必复，而有久雨霜雪之象。在人体则病邪"内舍心腹，外在肌肉四肢。"

（四）岁运太过、不及，发生胜复变化，其灾变的发生有一定的方位和季节，在人体有相应的脏器发病

如木运不及时，自然灾变发生在东方，人体病位在肝；火不及，自然灾变发生在南方，人体有病在心；金不及，自然灾变发生在西方，人体有病在肺；水不及，自然灾变发生在北方，人体有病在肾。岁运不及如此，岁运太过也同此，不过病症的性质和气之胜复不同罢了。此处分析仅属举例，余皆仿此。

五、五运之政,犹如权衡

五运主事总的作用和特点像权衡之器一样,具有自动调节的作用,太过者必有所抑,不及者必有所举(扶助),无胜则无复,气候基本正常,人体也少灾少病。有胜必有复,自然界会有相应的灾变,人体对应脏腑组织会发生相关的病症。正因为五运主事总的趋势是保持动态平衡,所以不论产生何种剧烈的偏移及物化变异,都会在其内部相互制胜作用下,自动返回动态的平衡状态。因此,原文说:"夫五运之政,犹权衡也。高者抑之,下者举之,化者应之,变者复之,此生长化收藏之理,气之常也。"可见上述所言的五运太过、不及及胜复变化,都是四时气候变化中的正常规律。倘若这种自动调节失去作用,就会出现"天地四塞"的状态。

综上述所见,自然界的一切变化都受其内在力量的控制。自然界的阴阳二气变化,可以通过四时气候的暑往寒来变化为标记进行判断。因此,必须把握自然规律,正确的运用这些自然规律,岁运的不及和胜复之间的制胜关系,都属于自然规律范围,因此原文用"天地之动静,神明为之纪,阴阳之往复,寒暑彰其兆,此之谓也",作为评论岁运太过、不及之后的结束语,实乃对五运太过、不及的总结。

六、五气动变

本篇继论五运太过、不及的内容后,进一步阐述了五气动变上应五星、下应五方的问题。

(一)掌握五气动变不同的物化特征,判断何气动变所致

五气动变是极其复杂的,所致的灾变及德化政令并不固定,也不是经常发生的,只是在太过不及、迁移胜复之中,时逢不协调的制胜情况,才会突然发生灾变,"气之动乱,触遇而作,发无常会,卒然灾合"即指此意。

五气动变引起的灾变,虽然不是固定的、经常发生的,但各气的动变都有其相应的物化特征,只要掌握各气的物化特征,就可判断是由何气动变所致。所以,原文说:"夫气之动变,固不常在,而德化政令灾变,不同其候也。"

(二)五气动变的一般规律

五气动变的一般规律,本篇概括为六字,而且指出各有其物化特征,原文所讲的:"德化政令灾变,不同其候也。"篇尾对此做了解释,"德化者气之祥,政令者气之章,变易者复之纪,灾眚者伤之始"即是。具体到每个季节其德化政令灾变则有其不同的内容和特征,以木气为例:"东方生风,风生木,其德敷和,其化生荣,其政舒启,其令风,其变振发,其灾散落。"指出木运所应的方位为东方,主六气中的风,有敷布生发阳和之气的本性,因而其职权(政)是使万物舒展开发,而使自然界的万物滋生繁荣。倘若发生变异,就出现大风怒号,由此产生的灾害使万物飘散凋落。

1.德:指特征或本性。阳和如敷布之气这是木气的本性特征,故曰:木,"其德敷和",此正应东方。这是春季气候特征,再如炎热显明是火的本性,以应南方,为夏季气候特征等。

2.化:指生化,气化。即五气所具有的本性特征,给自然万物所带来的变化,因此可说"化"就是五气对万物的作用。如木有"敷和"之德,故其生化作用可使万物滋生而繁荣。春季草木萌生的一派生机,正是木气之所化而致。再如土气之德"溽蒸",就有使万物丰满备全的生化作用。

3.政:指五气对自然界万物所行使的职权和作用。木气之政"舒启",就是指其具有使自然万物能舒展开放的职能,以应其生发之性。

4.令:指五气各自所产生的气候特征。如木"令风",金"令燥",土"令湿"等。

5.变:变化、变异,此指五气各有变异,这是产生灾害的基础。如木气之令为风,风性主动,和风习习,草木受之可助其生长,若木气为之变异,其风令也会发生变异,如大风怒号即属其变。

6.灾:灾害。这里仅指五气变异给自然界所带来的灾害,如风所产生的灾害为"散落",燥所产生的灾害为"苍陨",寒产生的灾害为"冰雪霜雹"。

上述六个方面中,德、化、政、令言其常,灾、变则言其常,正因为五气各具不同的德、化、政、令的本性作用及表现特征,故当其失常时就会有相应的突变发生。后者是前者的必然结局。以上分析仅属举例。余仿此。

(三)五气变动的德化政令灾变,在自然界和人体都有相应的反应

五气变动所产生的德化政令及灾变规律,对人体也有同样作用。只要掌握这些规律,就可推知自然界万物因之发生的变化,故曰:"而物由之"。人是万物之中一员,所以也因五运四时之气有德化政令之常及灾变之异,有相对应的生理病理特征表现出来。只要掌握五运四时运转的常和变,就能对自然界物化特征和人体发病规律做出预测。这就是原文所讲的:"是以察其动也,有德有化,有政有令,有变有灾,而物由之,而人应之也。"掌握五气运转规律"动"的目的是为了应用,故这可谓是全篇意义的概括。

七、五星之应

承上文论述五运变动的物化之应后,又从天文学方面阐述了五气与五星的对应关系。

(一)"应常不应卒"

由于五气变动的产生,是天体运动过程中的自然表现,五星也是随天体而运动的,五气变化和五星的运动,都与天体运动变化相关,在常规变化中,二者是相应的,所以说:"承天而行之,故无妄动,无不应也",此为其常。五气的变动较为复杂,

受天地之气交的影响，随时可能发生别于常规的变异情况，而五星随天体的运动而运动，有一定轨迹，"故无妄动"，所以在五气发生突然性的异变时，五星因受整个天体运动的制约，不可能发生突然性的运动轨迹变化，因此五气"卒然而动者，气之变也"，五星"不应焉"。可见"应常不应卒"，就辨证的概括了五气与五星之间的对应关系。这也是研究五气应五星的基本原则。

（二）五星应五气，"各从其气化"

木、火、土、金、水五星有各自的运行轨道，其亮度、大小以及怒、忧、丧、泽、燥等星象变化，均与五气的变动有关。

1.星象大小，应气候变化。星象小时，所应的气候变化时间短而轻，星象大时，所应的气候变化时间长而剧烈。正如明张介宾所言："所应者近而微，其星则小；所应者远而甚，其星则大。"

2.星光亮度，应气化盛衰。应五气变动的气化作用强盛，相应的星体亮度倍增，若为灾害，则亮度异乎寻常的增大。五气动变的气化作用衰弱，相应的星体亮度变小，若为灾害时亮度更小，此即"芒而大，倍常之一，其化甚；大常之二，其眚即也；小常之一，其化减，小常之二，是谓临视"。

3.星象位置的高低远近与五气的胜复变化力量的大小相应。原文说："是以象之见也，高而远则小，下而近则大。"就指出五星呈现若为高远者，五气的胜复变化小；反之，若五星呈现位置下而近者，五气的胜复变化就大。

4.五星运行轨迹或兼见其他星象，以应五气之间的生克制胜关系：其一，"五气相得"，运星轨迹虽向北移，但其他各星的运行轨迹不变，故称："各行其道"。此为相得，不会发生剧烈变异。其二，岁运太过，其所克制之星就会暗淡而兼见母星的相应变化。其三，岁运不及，则出现岁星兼见所不胜之星的星象。

（三）五星应灾变，"亦各从其化"

五星与五气的变化是相应的，五气的正常变化五星应之，但五气胜复太过引起的灾变，五星同样与五气的胜复变化相应，由于岁运有制胜盛衰变化，运星的变化也有顺逆的改变，运星在太空中显现的时间长短也有区别。并与五气对自然界所带来的灾变也是相应的，因此对五星的"有喜有怒，有忧有丧，有泽有燥"的常规变化必须明了，以便在发生异常变化时预测吉凶，预测自然界的灾情变异。

八、德化政令，不能相加

德化政令是五气之常，是五气在一定制胜限度之内所产生的客观变化。胜多复多，胜少复少，任何一方也不会超越规范，而增加或减少其胜复之力，"不能相加"，"不能相多"，"不能相过"，均是此意，当然五气之间也更不能没有这种相互制胜关系，自然界包括五气的制胜关系在内，都是靠自然界内在力量进行自动调节，

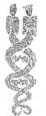

以达到相应的动态平衡,无论气之升降,阴阳的消长转化,均是如此,因此原文说:"各从其动而复之耳"。

九、气相胜者和,不相胜者病

所谓相胜,是指五气之间的正常制约关系,也就是上文所讲的胜复。五气之间能够保持相互制约胜复,就能维持动态平衡。否则,这一相互制约的动态平衡被破坏,就会发生灾害,此即"亢则害,承乃制"之义。人体若五气制胜关系失常时就会发病,若再感邪气,那么病情更加危重。

十、理论精深,但要付之于实践

原文以强调"气交变"理论的重要性作为全篇的结束语,指出这是"大圣之业,宣明大道,通于无穷,究于无极"。说明本篇内容是研究自然界规律的精深理论。但是,再好的理论都必须付之于实践,实践才是检验真理的标准。因此,文末强调说:"善言天者,必应于人;善言古者,必验于今;善言气者(指五运之气的变化),必彰于物;善言应者,同天地之化;善言化、言变者,通神明之理。"这种认识方法有其广泛的意义。

【临床应用】

一、岁运太过、不及的"上临"问题

本篇着重讨论了五运太过、不及对自然界万物的影响。所谓"上临"是言某运主岁,所逢当年的司天之气与该运之间的关系。因此,每一太过或不及之中运,皆有"上临"的问题,但本篇言火运太过。"上临少阴少阳";水运太过,"上临太阳"。岁运不及,只有"岁木不及","上临阳明";"岁土不及","上临厥阴";"岁水不及","上临太阴"。余运太过、不及,皆未提及。若据运气同化观点,本篇所言的运太过之上临,与《素问·六元正纪大论》中"太过而同天化"一致,均指戊子戊午年,中运太徵上临少阴君火司天。戊寅戊申年,中运太徵上临少阳相火司天。丙辰丙戌年,中运太羽上临太阳寒水司天。在此六年,中运与司天之气同气相符,故谓之"太过同天化",也叫天符之年。《素问·六元正纪大论》中不及之年的"上临"同此,故曰:"太过不及,皆曰天符",共计 12 年。但本篇岁运不及之"上临"则是言运不及者,上临制己之气而异化。如岁土不及"上临厥阴",土运被厥阴风木之气所制,于是就会产生运气胜复的复杂变化。可见,中运上临某气司天,可以是同天化,在岁运不及情况下,有同天化,也有不同天化的,不可一概而论。

二、岁运不及体现在主时之运中有常有变

原文在"愿闻其时"段中,讨论了岁运不及的年份,体现在主时之运中的气候变化可以正常,也可因运气胜复而产生异常变化。如木不及之岁,如果"春有鸣条律畅之化,则秋有雾露清凉之政。"这是正常的。反之,如果"春有惨凄残贼之胜,则夏有炎暑燔烁之复",此则言变,说明了气候变化,同是木运不及之岁,同是春季,可以常化,也可有胜气之化,不能绝对的以其运的太过、不及而定,这也正说明了研究运气学说不能机械地生搬硬套。

三、关于五星应五运的问题

五星应五运是一个复杂的问题。地球生物圈的气候变化,与地球本身,以及太阳、月亮和太阳系的金、木、水、火、土五大行星的运行都有着十分密切的关系。地球和五星都是以太阳为中心,沿各自的轨迹运动,都受太阳活动周期的影响。用于推测气候变化的五运六气学说,把气候变化与五星的运动联系在一起,无疑是正确的,也是很自然的事,这种从太阳系宏观地研究气候及其对自然界所带来的变化的研究方法和观点是可取的。因此,不同年份,不同气候条件,所观察到的五星位置和亮度变化都有区别。文中所谈"灾"的问题,应从病变方面去理解。

四、关于"各从其动而复之"的问题

原文说:"夫德化政令灾变,不能相加也。胜复盛衰,不能相多也。往来小大,不能相过也。用之升降,不能相无也。各从其动而复之耳。"此段原文对我们认识和研究运气学说有重要意义。

其一,运气的相互作用是始终进行着的。五运与六气及其相互间的生克制化规律,一刻也不能停止,这是自然界本身所固有的,故曰,"用之升降,不能相无"。

其二,指出运气所产生的各种变化,不论是"德化政令灾变",还是"胜复盛衰",都有一定的限度,是由自然规律所决定的。从这一意义上说,无论是运气太过、不及,或平气,或其胜复变化所带来的正常物化或异常灾变,都是客观存在的不同方式而已。正如《素问·六元正纪大论》在阐述六气十二变给人体带来病患时说,"病之常也"。常者,常规也,提示人们要认识规律,掌握运用规律。

其三,指出自然界包括诸天体间的一切事物,并有内在的联系。其间的相互作用和各自的运动产生一种自动调节和趋于动态平衡的内在动力,即或出现暂时的不平衡状态,也会通过自然界内在的自动调节作用而趋于平衡,这是由内在规律所决定的。运气学说中的胜复制化关系,只不过是对此种规律的一种归纳。

五、关于"应常不应卒"的问题

原文说:"承天而行之,故无妄动,无不应也。卒然而动者,气之交变也,其不应焉。故曰:应常不应卒。"意思是指五星应五运的过程中,由于天地之气交发生突然的变化,而五星的星象未能产生与此种突然变化的相应改变。但该语的意义却不限于此,运气学说产生年深日久,随着时间的推移,自然界也会有相应的改变,尤其是一些瞬息变化的气象表现,往往与运气学说所演绎的结果有一些偏离现象。这些偏离现象,多数情况下是属突然变化的特殊现象,因而就必然与运气学说所演绎的一般规律不相应,决不能因其"应常不应卒"而否定运气学说的内容。这一认识方法还可以推而广之,对我们认识任何事物一般规律与特殊现象间的关系,都有普遍意义。

六、运气学说在医学上的应用

运气,是五运六气学说的简称,五运六气学说,是我国古代研究天时气候变化规律,以及天时气候变化对生物影响关系的一门科学。运气学说以自然界的气候变化,以及生物体(包括人)对这些变化所产生的相应反应为基础,从而把自然界气候现象和生物体生命现象统一起来,把自然气候变化和人体发病规律统一起来,把自然气候变化和疾病的治疗及用药规律统一起来,从宇宙的节律方面探讨气候变化对人体健康和疾病发生的关系。这种"人与天地相参","与日月相应",气候变化与人体生理、病理相关的理论,充分反映了中医学理论体系中的"天人相应"整体观的学术观点。近年来对宇宙节律及生物活动节律的研究,四时气候变化对人体生理、病理、治疗、疾病预测方面的研究,特别是气象医学,已有很大的进展。因此,对古代运气学说的发掘,仍具有现实意义。

运气学说是从宇宙节律来探讨气候变化,不仅有着深刻的天文学背景,同时在气象、历法、物候等方面都有一定的客观依据。运气学说以阴阳五行理论为核心,在整体观和运动观的思想指导下,系统地总结和分析了60年为周期的气候变化规律,其基本内容以五运、六气、三阴三阳、标本中气为基础,用天干、地支为演绎工具符号,推测各年乃至一年不同季节的气候变化和疾病流行情况,用以指导临床辨证施治。

运气学说主要以"五运"和"六气"组成。五运,即木运、火运、土运、金运、水运,分别配以天干,用来推测每年岁运和一年五步(季节)的气候变化。六气,属于三阴三阳之气的风、火、暑、湿、燥、寒,分别配以地支,用来推测每年的岁气和一年六步(季节)的气候变化。五运和六气相结合,反映了每年气候变化的空间因素和地面因素之间相互作用,此即"运气合治"。天干地支不仅作为纪年、纪月、纪日、纪

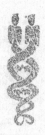

时的符号,并分别代表阴阳五行的气运,以及表示物候特征的各种情况。

运气学说在医学中的运用主要用以说明气候变化对人体的影响,根据病因性质的不同,结合阴阳五行学说内容,概括地叙述了人体发病的一般规律。

(一)主运与发病

运气学说中的主运,是用来推测每年气候变化和疾病流行的一般情况。主运分五步,主治一年五时的正常气候。初运木运,从每年大寒节至春分节前,是气候由寒转温的季节,为风气主令。此时阳气升发,人体肝气与之相应。如果肝肾阴虚之人,此时肝阳易动,甚至化火生风,出现头痛、眩晕、中风等疾病。从流行病学来看,本季节主要以风邪致病为多见,外感急性热病的风温,也常在本季节发生。二运火运,从每年清明节至芒种节前,是气候由温转热的季节,为火气主令。此时阳气盛长,人体心气与之相应。如果心肾阴虚之人,易致心火亢盛,引起心烦、口渴、小便短赤,甚至火热迫血妄行,发生吐血、衄血等病。从流行病学来看,本季节主要以火邪致病为多见,外感温热病中的疫病,也多在本季节发生。三运土运,从每年夏至节到处暑节前,是雨量多而地湿上蒸的季节,正当夏秋交接之际,为湿气主令。此时湿度大,人体脾气与之相应。如果脾运不健的人,此时易见湿邪困脾,引起头重、身困、大便溏泄、脘腹满闷、四肢困倦等症。从流行病学来看,本季节主要以湿邪致病为多见,外感热病中的湿温也多发生于此时。四运金运,从每年白露节至立冬节前,是气候凉爽而干燥的季节,为燥气主令。此时阳气内敛,人体肺气与之相应。如果肺阴亏虚之人,此时易致肺燥津伤,出现咽干、鼻燥、胸满胁痛、咳血、便秘等症。从流行病学来看,本季节主要以燥邪致病为多见,外感热病中的秋燥,也常在本季节发生。五运水运,从每年立冬节至大寒节前,是气候最寒冷的季节,为寒气主令。此时阳气内藏,人体肾气与之相应。如果肾阳不足之人,此时易受寒邪侵袭,引起恶寒、发热、头痛、身重、咳嗽、气喘等症。从流行病学来看,本季节主要以寒邪致病为多见,外感热病中的风寒重症,也常在本季节发生。上述是主运五步的气候特点和一般发病规律。

(二)主气与发病

主气也是指每年各个季节气候的正常变化情况。主气分六步,一步主四个节气,初之气为厥阴风木,从每年大寒节至春分节,为风气主令,是肝病、风病发病较多的季节。二之气为少阴君火,从每年春分节至小满节,为火气主令,是心病、火病发病较多的季节。三之气为少阳相火,从每年小满节至大暑节,为暑气主令,也是心病、暑病多发的季节。四之气为太阴湿土,从每年大暑节至秋分节,为湿气主令,是脾病、湿病发病较多的季节。五之气为阳明燥金,从每年秋分节至小雪节,为燥气主令,是肺病、燥病发病较多的季节。终之气为太阳寒水,从每年的小雪节至大寒节,为寒气主令,是肾病、寒病发病较多的季节。

可见主气与主运所主的时令季节,气候变化特征,及气候变化与人体五脏关系,疾病的发生等均大体相同,反映了常年气候变化和疾病发生的一般规律。

(三)岁运太过与发病

凡阳干之年,其岁运太过。五运太过的气候变化规律是本运之气偏盛,本气流行。如本篇所说:"岁木太过,风气流行","岁火太过,炎暑流行","岁土太过,雨湿流行","岁金太过,燥气流行","岁水太过,寒气流行"等,其发病规律,一是引起与之相通应的脏发病,如木运太过,肝病居多;火运太过,心病易发等。二是与之相应的所胜之脏受制而病,如土运太过,土能制水,故云"肾水受邪";水运太过,"邪害心火"等。又如:"岁木太过,风气流行,脾土受邪。民病飧泄,食减,体重,烦冤,肠鸣,腹支满,上应岁星。甚则忽忽善怒,眩冒巅疾……反胁痛而吐甚,冲阳绝者死不治。"是岁木太过的发病情况,其他年份岁气太过,均相类似,发病规律大体是在相应之脏和所胜之脏两方面。

(四)岁运不及与发病

凡阴干之年,为岁运不及。不及,指五运之气衰少。运不及之年除了导致胜气妄行以外,还会出现制止胜气的复气,所谓有胜必有复。例如木运不及则燥金之气大行,但不及的木运之子火气必复母仇而产生火热气候。所以本篇云:"岁木不及,燥乃大行,……复则炎暑流火";"岁火不及,寒乃大行……复则埃郁,大雨且至";"岁土不及,风乃大行……复则收政严峻,名木苍凋";"岁金不及,炎火乃行……复则寒雨暴至"等。

岁运不及年份的发病规律是:一则与岁运相应之脏被抑而病,如岁木不及,肝气受抑而有胁痛、少腹痛;岁土不及,则"气客于脾",故有飧泄,体重等症。二则所不胜之脏偏盛而病,如土运不及之年,除脾病外,还会发生"胸胁暴痛,下引少腹,善太息"等肝气偏亢而病。三则因复气偏胜而产生相应病症。如岁木不及,火气为复气,于是为热偏胜而"病寒热疮疡痱胗痈痤";岁火不及,湿土之气为其复气,故因湿气偏盛则其民易"病鹜溏腹满,食饮不下,寒中肠鸣,泄注腹痛"等脾病。

(五)平气与发病

岁运除了太过、不及外,还有平气之年。形成平气之年有两种情况。

1.凡运太过而被抑制,就可成为平气之年。是指太过的岁运被当年轮值的司天之气制约。如戊辰年,虽为火运太过,但又逢太阳寒水司天,水能制火,故为平气。

2.凡运不及而得助,就可成为平气之年。是指不及的岁运又逢轮值的司天之气与之为相生关系,或者为同气关系,均可使之成为平气,或地之四方正气与运属相生或同气关系,也可成为平气。如辛卯、辛酉年,虽为水运不及,但得卯酉阳明燥金司天,又得卯酉西方金位,金能生水,故使该年成为平气。又如乙卯、乙酉年,金运不及，但又逢阳明燥金司天，金得金助，故仍为平气。

平气之年，气候平和，疾病很少流行，即或发病，病情也较单纯。如《素问·五常政大论》中说："敷和之纪……其病里急支满"；"升明之纪……其病眴瘛"；"审平之纪……其病咳"等，仅是与岁运相通应的脏或可失调而病。

（六）客运与发病

客运，是指每年五个季节气候的特殊变化，虽然它也分五时和按五行相生顺序运转，但以当年大运为初运，随各个年度而有所不同。所以它可反映五运主时的特殊规律。例如客运主时是火，则本季节的气候便偏热；客运主时是湿，则本季节的气候便偏湿。偏热的气候，必然对心有所影响，偏湿的气候，必然对脾有所影响。余皆类此。

（七）客气与发病

客气，是指各年气候的特殊变化，不仅主管各个季节，而且兼管全年，所以可从值年的司天、在泉之气推测各年气候变化和疾病流行情况。一般来说，司天之气主管上半年，在泉之气主管下半年。所谓司天、在泉胜气发病，就是指司天、在泉之气淫胜时，除引起与之相应的内脏发病外，同时还会出现胜气的所胜之脏也为之病。如子午之岁，少阴君火司天，阳明燥金在泉，上半年的胜气为火气，故在上半年除火气亢盛致病外，由于火能克金，那么上半年除有火症、心病外，肺病也较多见。而下半年则是燥气为胜气，肺与大肠都有喜润恶燥特性，故以肺与大肠之病多见，金旺克木，也有肝病发生。故《素问·至真要大论》说："少阴司天，热淫所胜……民病胸中烦热，嗌干，右胠满，皮肤痛，寒热咳喘，大雨且至，唾血血泄，鼽衄嚏呕，溺色变，甚则疮疡胕肿，肩背臂臑及缺盆中痛，心痛肺䐜，腹大满，膨膨而喘咳，病本于肺。"又说："岁阳明在泉，燥淫所胜，则霧雾清瞑。民病喜呕，呕有苦，善太息，心胁痛不能反侧，甚则嗌干面尘，身无膏泽，足外反热。"余皆类此。

综上所述，根据运气内容可以对气候变化以及疾病流行状况加以推测，但是影响气候的因素，尤其是疾病的发生，是多方面的诸多因素造成的，所以，要从病人的具体情况出发加以综合分析，才能做出正确的判断。

七、关于五星

关于五星与五运的关系，程士德《内经》所援引的文献说："《内经》作者将五大行星和五行或五运联系起来，把天上的五大行星看成是地上金、木、水、火、土五行应天之气的表征。这一点，《内经》中有好几处提到，如《金匮真言论》说：'东方色青……其应四时，上为岁星'、'南方赤色……其应四时，上为荧惑星'、'中央黄色……其应四时，上为镇星'、'西方白色……其应四时，上为辰星。'由此可知《内经》认为五星各由五行之气组成。对五大行星在天空中运行的情况，本篇论及五星运行之'徐疾顺逆'问题。岐伯回答黄帝说:'以道留久,逆守而小,是谓省下。以道而去,去而速来,曲而过之,是谓省遗时也。久留而环,或离或附,是谓议灾与其德也。应近则小,应远则大'。这一段论述说明,五星在天空的运行有顺行即'以道'(指行星向前进方向视运动);有留(行星看来在某处不动);有逆(行星向后退运行);守(留超过一特定的长时间,如二十天以上);环(逆行转向顺行,但不是沿原来路线,而是轨迹画出了一个环)等情况,看来《内经》对行星视运动的情况是了解的。这一段描述三种行星视运动情况,解释为行星在省察人世间的德和过。行星的运动情况与岁运也有关系,岁运有太过和不及,并且会由天上五星运行之变异反映出来,本篇'岁运太过,则运星北越,运气相得,则各行以道',是说木运太过,那么岁星就向北偏行;如果没有太过不及,就在正常的轨道上顺行。

"本篇还讨论了行星的亮度和颜色的变化,亮度共分五等,即正常亮度,比正常亮度亮一倍、亮两倍,比正常亮度弱一倍(即正常亮度的二分之一)和正常亮度的四分之一。说:'芒而大倍常之一,其化甚;大常之二,其眚即发也。小常之一,其化减;小常之二,是谓临视,省下之过与其德也。'认为行星亮度变化是与五行的化运有关,例如岁星亮一倍,木气的化运就要比平常来得大一些,充分一些;如果岁星特别亮,有平常亮度的两倍,那么木的化运就特别厉害,就会走向反面,而引起木运的灾变。反之,暗弱一些,化运也要减弱,暗得厉害,只有原来四分之一那么亮,那是行星在省察人间之过、德而分别给予祸福。颜色有三种可能的变化,即正常的颜色,'兼其母'的颜色和'兼其所不胜'的颜色。所谓'兼其母'的颜色,是按五行相生来说的,如岁星原来为青色木,其变而为青黑色,即兼有'水行'的颜色,因为水生木,水为木之母。所谓'兼其所不胜'的颜色,就是青色带白色,因为金克木,金为木之所不胜。这三种颜色与岁运有关,本篇说:'故岁运太过,畏星失色而兼其母;不及,则色兼其所不胜'。

"总之,《内经》对五大行星的认识,是与岁运、善恶吉凶等相联系的,因此,对五星的'时至有盛衰,凌犯有逆顺,留守有多少,形见有善恶,宿属有胜负,徵应有吉凶',都加以观察,然而并未作具体说明。我们认为在了解本篇有关星象论述的基础上,对仰观天象,以测吉凶的观点应予批判。本篇将五星之应与政治人事吉凶祸福强行撮合,机械归类,唯心地将五星人格化,提出什么'省下'、'省遗下'、'议灾'、'德者福之,过者伐之'等观点,这些都应该加以批判和扬弃"。

"这一段指'帝曰:其行之徐疾逆顺何如……畏星失色而兼其母,不及则色兼其所不胜'),描述了星辰的运动及亮度的变化现象。由于论述了星辰有:芒而大倍常之一,大常之二,小常之一,小常之二,及常等五级亮度的变化,所以,现代一些《内经》注释本,认为这里是现代天文学中的'食变星'和'造父星'的描述。在具体内容的注释上,也有各自不同的一些理解。查阅古代的《内经》注释本,对这一段文字的注释,大多也深奥牵强。但是,如果结合天文知识研究这些经文,就可以认识到,认为这段文字是关于'变星'的描写,以及其他一些理解,都是不正确的。

"首先,这段经文一开始就说:'岁候,其不及太过,而上应五星',明确说明论述对象是五星,即辰、岁、镇、荧惑、太白五星,也就是水木土火金五大行星,而不是其他天体。

"其次,《素问·气交变大论》认为这些星象有着'徐、疾、逆、顺、留'等几种具体运动变化,在其运动轨迹的描述上,又有'以道留久,逆守而小'、'以道而去,去而速来,曲而过之',以及'久留而环,或离或附'三种情形。实际上这些描述,正是对五大行星的运动规律准确而生动的描述。从古天文学上讲,行星在天空星座的背景上自西往东走,称为'顺行',反之称为'逆行'。这些,秦汉时代的古人已有正确的认识,如《汉书·天文志》说:'至甘氏、石氏经,以荧惑、太白为有逆行。'长沙马王堆汉墓出土帛书《五星占》中论及金星时,也有'其逆留,留所不利'等描述。一般地说行星顺行时间多,逆行时间少。在星座背上不动称为'留'。顺行可由快而慢而留以至于逆行;逆行亦可由快而慢而留以至于复顺行。行星在视野中是从西往东行走的,之所以发生留、逆等各种复杂的运动现象,完全是因为我们所处的地球不在太阳系的中心,而是太阳系的行星之一,并和其他行星一道沿着各自的圆周轨道绕太阳运转。由于我们在运动的地球上观察在运动之中的其他行星,因而就发生了太阳、地球、其他行星三者的这种关系。

"我们把行星(P)、地球(E)和太阳(S)之间的夹角 PES 叫'距角',即从地球上看时,行星和太阳间的角距离。显然对处于地球轨道之外的外行星(火、木、土等)来说,距角可以从 0°到 180°,但内行星(金、水)的这一最大值随行星轨道直径而异,不能超过某一个最大值,如金星 48°,水星为 28°。内行星处在这个最远位置时,在太阳之东的叫东大距,在西的叫西大距。当距角 ∠PES = 0°,即行星、太阳和地球处在一条直线上,并且行星和太阳又在同一方向时,古天文学称之为'合'。对于内行星而言,尚有上合和下合之分。上合时行星距地球最远,显得小一些,但光亮朝着地球,又小又亮。下合时却恰恰相反,显得大一些,但光亮却弱。对外行星而言,当距角 ∠PES = 180°时,即行星、地球、太阳三者在一直线上,但行星、太阳处于相反方向时,称之为'冲',此时的外行星距地球最近,显得又大又亮,便于肉眼观测。譬如火星,在五星中,离地球近,运动迅速,光度变化最小,比较引起注目。

"根据上面的天文知识可知,《素问·气交变大论》所言五星,无疑是五大行星。很明显,《素问·气交变大论》所说的,'变星'的'应近则小,应远则大'这种情形,是指内行星在上合与下合时的亮度与大小变化情况;而'高而远则小,下而近则大'这句描述,是关于外行星,也就是木、火、土三星在冲与合时亮度与大小的变化情况。由于五星在其运动轨迹上各个部位时,亮度有着不同的变化,尤其是外行星在冲的前后,也就是逆行时,显得最亮,正如《史记·天官书》说:'反逆行,尝盛大而变色'。据人们肉眼的观测,在五星中'太白'色呈青白色,在全天最亮,甚至太阳未下山和清晨时都可看见,史书称为'太白昼见'。而荧惑色红如火,运动迅速,更像火一样飘忽不定,光度变化很大,这就是《素问·气交变大论》所言五星,有'芒而大,倍常之一,大常之二,常,小常之一,小常之二'的五种亮度变化,及行星有'润、燥'和色泽变化的来由。

"关于'徐、顺、逆、留、守'的描写,也是《素问·气交变大论》对五大行星运动的忠实描述。就内行星来说,上合以后出现在太阳的东侧,此时在天空中顺行,由快到慢,离太阳越来越远,过了东大距以后不久,经过留转变为逆行,过下合以后再逆行一段,又表现为顺行,由慢而快,过西大距以至上合,周而复始。其在星空背景上所走的轨迹呈柳叶状。无疑,这就是《素问·气交变大论》中'久留而环,或离或附'的含义实质。宋代科学家沈括在《梦溪笔谈》卷八里对这种现象有过这样的描绘:'予尝考古今历法五星行度……其迹如循柳叶,两末锐,中间往还之道,相去甚远'。这是十分准确的。这些也都说明《内经》记述的正确性。

"和内行星不同,在一个会合的周期里,外行星的移动情况多呈'之'字形。这是《素问·气交变大论》所言'以道而去,去而速来,曲而过之'的描写情况。

"而《素问·气交变大论》出现的'以道',实际上是指行星向前进方向的视运动;'守',是指留超过一定的长时间,如二十天以上。由于每一个行星在天空背景上,重复这样一个周期,都各自不同的需要一定时间,而且有着严格的规律,如金星一个周期需1.6年,而土星约29.5年。所以《内经》就认为有'岁气太过'、'岁气相得'的星象变化规律。在天文学上,五星的会合周期是有规律的,自然,在'五运六气'中的变化也是有规律的。

"由于五星有着色泽不同,据肉眼的观测,人们知道,金星也就是'太白星'的色泽是呈青白色的,而荧惑星即火星'色红如火',又像火一样飘忽不定。所以《素问·气交变大论》会有'畏星失色而兼其母,不及则色兼其所不胜'的说法。显然,这些说法来源于肉眼的观测,并加以理论上的发挥。

"据上可知,文中描述的五星,是在准确的天文记录基础上,经'天人相应'的思想,将天体与人体健康与否有机地结合起来了的一种认识。关于五星变化的描写,基本上处于唯物主义的自然科学范畴,而不是唯心臆造的玄学理论……"

本篇原文中关于星象的这段记述,基本上处于唯物主义范畴。《内经》认为,星辰日月,并不以人类社会的变动而变动,不以人的意志转移而转移。天体是"应常不应卒"的。但从另一角度看,天体的变化,却能影响及人类,所谓"象见高下,其应一也,故人亦应之。"这些认识,是十分正确的,同现代科学同出一辙。宇宙万物都是物质的,人亦是宇宙中一分子,所以天体,尤其是太阳系中的天体,不能不给予人类以深刻影响。这些思想,都是难能可贵的。我们扬弃这些经文中唯心的成分以后,其合理的内核值得我们进一步深入研究。

五常政大论第七十

【要点解析】

一、叙述了五运平气、太过、不及的一般变化,以及四方地势高下阴阳对人们的影响。

二、说明各种动物的生育死亡与六气的关系。而人体五脏之气不与五运相应,也是受着六气制约影响的。

三、从自然变化与万物的关系,谈到对人体疾病的治疗原则和方法。其中从治、逆治、上病取下、下病取上、无盛盛、无虚虚等治疗原则,以及用药不可过剂,热药冷服、寒药热服,病后调养方法等,在临床上都有重要的指导意义。

【内经原典】

黄帝问曰:太虚寥廓,五运回薄①,衰盛不同,损益相从,愿闻平气,何如而名?何如而纪也? 岐伯对曰:昭乎哉问也! 木曰敷和,火曰升明,土曰备化,金曰审平,水曰静顺。

帝曰:其不及奈何? 岐伯曰:木曰委和,火曰伏明,土曰卑监,金曰从革,水曰涸流。帝曰:太过何谓? 岐伯曰:木曰发生,火曰赫曦,土曰敦阜,金曰坚成,水曰流衍。

帝曰:三气之纪,愿闻其候。岐伯曰:悉乎哉问也! 敷和之纪,木德周行,阳舒阴布,五化宣平,其气端,其性随,其用曲直②,其化生荣,其类草木,其政发散,其候温和,其令风,其藏肝,肝其畏清,其主目,其谷麻,其果李,其实核,其应春,其虫毛,其畜犬,其色苍,其养筋,其病里急支满,其味酸,其音角,其物中坚,其数八。

升明之纪,正阳而治,德施周普,五化均衡,其气高,其性速,其用燔灼,其化蕃茂,其类火,其政明曜,其候炎暑,其令热,其藏心,心其畏寒,其主舌,其谷麦,其果杏,其实络,其应夏,其虫羽,其畜马,其色赤,其养血,其病瞤瘛,其味苦,其音徵,其物脉,其数七。

备化之纪,气协天休,德流四政,五化齐修,其气平,其性顺,其用高下,其化丰满,其类土,其政安静,其候溽蒸,其令湿,其藏脾,脾其畏风,其主口,其谷稷,其果枣,其实肉,其应长夏,其虫倮,其畜牛,其色黄,其养肉,其病否③,其味甘,其音宫,其物肤,其数五。

审平之纪,收而不争④,杀而无犯,五化宣明,其气洁,其性刚,其用散落,其化坚敛,其类金,其政劲肃,其候清切,其令燥,其藏肺,肺其畏热,其主鼻,其谷稻,其果桃,其实壳,其应秋,其虫介,其畜鸡,其色白,其养皮毛,其病咳,其味辛,其音商,其物外坚,其数九。

静顺之纪,藏而勿害,治而善下,五化咸整,其气明,其性下,其用沃衍,其化凝坚,其类水,其政流演,其候凝肃,其令寒,其藏肾,肾其畏湿,其主二阴,其谷豆,其果栗,其实濡,其应冬,其虫鳞,其畜彘,其色黑,其养骨髓,其病厥,其味咸,其音羽,其物濡,其数六。

故生而勿杀,长而勿罚,化而勿制,收而勿害,藏而勿抑,是谓平气。

委和之纪,是谓胜生。生气不政,化气乃扬,长气自平,收令乃早。凉雨时降,风云并兴,草木晚荣,苍干凋落,物秀而实,肤肉内充。其气敛,其用聚,其动緛戾拘缓,其发惊骇,其藏肝,其果枣李,其实核壳,其谷稷稻,其味酸辛,其色白苍,其畜犬鸡,其虫毛介,其主雾露凄怆,其声角商。其病摇动注恐,从金化也,少角与判商同,上角与正角同,上商与正商同;其病支废痈肿疮疡,其甘虫,邪伤肝也,上宫与正宫同。萧飋肃杀,则炎赫沸腾,眚于三,所谓复也。其主飞蠹蛆雉,乃为雷霆。

伏明之纪,是谓胜长。长气不宣,藏气反布,收气自政,化令乃衡,寒清数举,暑令乃薄。承化物生,生而不长,成实而稚,遇化已老,阳气屈伏,蛰虫早藏。其气郁,其用暴,其动彰伏变易,其发痛,其藏心,其果栗桃,其实络濡,其谷豆稻,其味苦咸,其色玄丹,其畜马彘,其虫羽鳞,其主冰雪霜寒,其声徵羽。其病昏惑悲忘,从水化也,少徵与少羽同,上商与正商同,邪伤心也。凝惨凛冽,则暴雨霖霪,眚于九,其主骤注,雷霆震惊,沉玲淫雨。

卑监之纪,是谓减化。化气不令,生政独彰,长气整,雨乃愆,收气平,风寒并兴,草木荣美,秀而不实,成而秕也。其气散,其用静定,其动疡涌分溃痈肿。其发濡滞,其藏脾,其果李栗,其实濡核,其谷豆麻,其味酸甘,其色苍黄,其畜牛犬,其虫倮毛,其主飘怒振发,其声宫角,其病留满否塞,从木化也,少宫与少角同,上宫与正宫同,上角与正角同,其病飧泄,邪伤脾也。振拉飘扬,则苍干散落,其眚四维,其主败折虎狼,清气乃用,生政乃辱。

从革之纪,是谓折收。收气乃后,生气乃扬,长化合德。火政乃宣,庶类以蕃。其气扬,其用躁切,其动铿禁瞀厥,其发咳喘,其藏肺,其果李杏,其实壳络,其谷麻麦,其味苦辛,其色白丹,其畜鸡羊,其虫介羽,其主明曜炎烁,其声商徵,其病嚏咳鼽衄,从火化也,少商与少徵同,上商与正商同,上角与正角同,邪伤肺也。炎光赫烈,则冰雪霜雹,眚于七,其主鳞伏彘鼠,岁气早至,乃生大寒。

涸流之纪，是谓反阳，藏令不举，化气乃昌，长气宣布，蛰虫不藏，土润水泉减，草木条茂，荣秀满盛。其气滞，其用渗泄，其动坚止，其发燥槁，其藏肾，其果枣杏，其实濡肉，其谷黍稷，其味甘咸，其色黅玄，甚畜麀牛，其虫鳞倮，其主埃郁昏翳，其声羽宫，其病痿厥坚下，从土化也，少羽与少宫同，上宫与正宫同，其病癃闷⑤，邪伤肾也，埃昏骤雨，则振拉摧拔，眚于一，其主毛显狐貉，变化不藏。

故乘危而行，不速而至，暴虐无德，灾反及之，微者复微，甚者复甚，气之常也。

发生之纪，是谓启陈⑥，土疏泄，苍气达，阳和布化，阴气乃随，生气淳化，万物以荣。其化生，其气美，其政散，其令条舒，其动掉眩巅疾，其德鸣靡启坼，其变振拉摧拔，其谷麻稻，其畜鸡犬，其果李桃，其色青黄白，其味酸甘辛，其象春，其经足厥阴少阳，其藏肝脾，其虫毛介，其物中坚外坚，其病怒，太角与上商同，上徵则其气逆，其病吐利。不务其德，则收气复，秋气劲切，甚则肃杀，清气大至，草木凋零，邪乃伤肝。

赫曦之纪，是谓蕃茂，阴气内化，阳气外荣，炎暑施化，物得以昌。其化长，其气高，其政动，其令明显，其动炎灼妄扰，其德暄暑郁蒸，其变炎烈沸腾，其谷麦豆，其畜羊彘，其果杏栗，其色赤白玄，其味苦辛咸，其象夏，其经手少阴太阳，手厥阴少阳，其藏心肺，其虫羽鳞，其物脉濡，其病笑疟疮疡血流，狂妄目赤，上羽与正徵同，其收齐，其病痓，上征而收气后也。暴烈其政，藏气乃复，时见凝惨，甚则雨水霜雹切寒，邪伤心也。

敦阜之纪，是谓广化，厚德清静，顺长以盈，至阴内实，物化充成，烟埃朦郁，见于厚土，大雨时行，湿气乃用，燥政乃辟，其化员，其气丰，其政静，其令周备，其动濡积并蓄，其德柔润重淖，其变震惊飘骤崩溃，其谷稷麻，其畜牛犬，其果枣李，其色黅玄苍，其味甘咸酸，其象长夏，其经足太阴阳明，其藏脾肾，其虫倮毛，其物肌核，其病腹满，四支不举，大风迅至，邪伤脾也。

坚成之纪，是谓收引，天气洁，地气明，阳气随，阴治化，燥行其政，物以司成，收气繁布，化洽不终。其化成，其气削，其政肃，其令锐切，其动暴折疡疰⑦，其德雾露萧飔，其变肃杀凋零，其谷稻黍，其畜鸡马，其果桃杏，其色白青丹，其味辛酸苦，其象秋，其经手太阴阳明，其藏肺肝，其虫介羽，其物壳络，其病喘喝，胸凭⑧仰息。上徵与正商同，其生齐，其病咳，政暴变，则名木不荣，柔脆焦首，长气斯救，大火流，炎烁且至，蔓将槁，邪伤肺也。

流衍之纪，是谓封藏，寒司物化，天地严凝，藏政以布，长令不扬。其化凛，其气坚，其政谧，其令流注，其动漂泄沃涌，其德凝惨寒雾，其变冰雪霜雹，其谷豆稷，其畜彘牛，其果栗枣，其色黑丹黅，其味咸苦甘，其象冬，其经足少阴太阳，其藏肾心，其虫鳞倮，其物濡满，其病胀，上羽而长气不化也。政过则化气大举，而埃昏气交，大雨时降，邪伤肾也。故曰：不恒其德，则所胜来复，政恒其理，则所胜同化，此之谓也。

帝曰：天不足西北，左寒而右凉；地不满东南，右热而左温，其故何也？岐伯曰：阴阳之气，高下之形，太少之异也。东南方，阳也，阳者其精降于下，故右热而左温。西北方，阴也，阴者其精奉于上，故左寒而右凉。是以地有高下，气有温凉，高者气寒，下者气热。故适寒凉者胀之，之温热者疮，下之则胀已，汗之则疮已，此腠理开闭之常，太少之异耳。

帝曰：其于寿夭何如？岐伯曰：阴精所奉其人寿，阳精所降其人夭。帝曰：善。

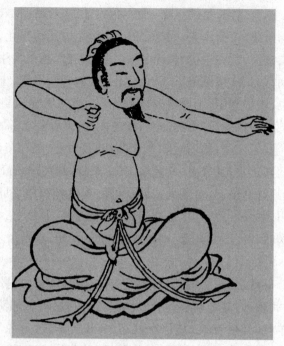

明代高濂《遵生八笺》陈希夷导引坐功图中的清明三月节坐功图

其病也，治之奈何？岐伯曰：西北之气散而寒之，东南之气收而温之，所谓同病异治也。故曰：气寒气凉，治以寒凉，行水渍之。气温气热，治以温热，强其内守。必同其气，可使平也，假者反之。

帝曰：善。一州之气生化寿夭不同，其故何也？岐伯曰：高下之理，地势使然也。崇高则阴气治之，污下则阳气治之，阳胜者先天，阴胜者后天，此地理之常，生化之道也。帝曰：其有寿夭乎？岐伯曰：高者其气寿，下者其气夭，地之小大异也，小者小异，大者大异。故治病者，必明天道地理，阴阳更胜，气之先后，人之寿夭，生化之期，乃可以知人之形气矣。

帝曰：善。其岁有不病，而藏气不应不用者，何也？岐伯曰：天气制之，气有所从也。帝曰：愿卒闻之。岐伯曰：少阳司天，火气下临，肺气上从，白起金用，草木眚，火见燔焫，革金且耗，大暑以行，咳嚏鼽衄鼻窒，口疡，寒热胕肿。风行于地，尘沙飞扬，心痛胃脘痛，厥逆鬲不通，其主暴速。

阳明司天，燥气下临，肝气上从，苍起木用而立，土乃眚，凄沧数至，木伐草萎，胁痛目赤，掉振鼓慄，筋痿不能久立。暴热至，土乃暑，阳气郁发，小便变，寒热如疟，甚则心痛，火行于槁，流水不冰，蛰虫乃见。

太阳司天，寒气下临，心气上从，而火且明，丹起金乃眚，寒清时举，胜则水冰，火气高明，心热烦，嗌干善渴，鼽嚏，喜悲数欠，热气妄行，寒乃复，霜不时降，善忘，

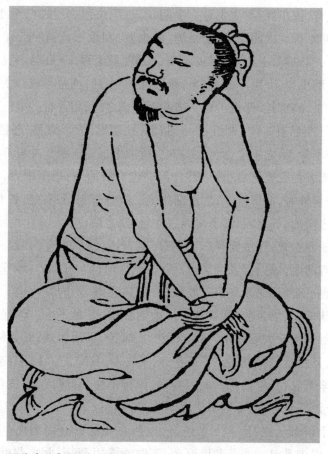

明代高濂《遵生八笺》陈希夷导引坐功图中的立春正月坐功图

甚则心痛。土乃润,水丰衍,寒客至,沉阴化,湿气变物,水饮内蓄,中满不食,皮痛肉苛,筋脉不利,甚则胕肿,身后痈。

厥阴司天,风气下临,脾气上从,而土且隆,黄起,水乃眚,土用革⑨,体重肌肉萎,食减口爽,风行太虚,云物摇动,目转耳鸣。火纵其暴,地乃暑,大热消烁,赤沃下,蛰虫数见,流水不冰,其发机速。

少阴司天,热气下临,肺气上从,白起金用,草木眚,喘呕寒热,嚏鼽衄鼻窒,大暑流行,甚则疮疡燔灼,金烁石流。地乃燥,凄沧数至,胁痛善太息,肃杀行,草木变。

太阴司天,湿气下临,肾气上从,黑起水变,埃冒云雨,胸中不利,阴痿,气大衰,而不起不用。当其时,反腰椎痛,动转不便也,厥逆。地乃藏阴,大寒且至,蛰虫早附,心下否痛,地裂冰坚,少腹痛,时害于食,乘金则止水增,味乃咸,行水减也。

帝曰:岁有胎孕不育,治之不全,何气使然?岐伯曰:六气五类,有相胜制也,同者盛之,异者衰之,此天地之道,生化之常也。故厥阴司天,毛虫静,羽虫育,介虫不

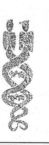

成;在泉,毛虫育,倮虫耗,羽虫不育。少阴司天,羽虫静,介虫育,毛虫不成;在泉,羽虫育,介虫耗不育。太阴司天,倮虫静,鳞虫育,羽虫不成;在泉,倮虫育,鳞虫不成。少阳司天,羽虫静,毛虫育,倮虫不成;在泉,羽虫育,介虫耗,毛虫不育。阳明司天,介虫静,羽虫育,介虫不成;在泉,介虫育,毛虫耗,羽虫不成。太阳司天,鳞虫静,倮虫育;在泉,鳞虫耗,倮虫不育。诸乘所不成之运,则甚也。故气主有所制,岁立有所生,地气制己胜,天气制胜己,天制色,地制形,五类衰盛,各随其气之所宜也。故有胎孕不育,治之不全,此气之常也,所谓中根也。根于外者亦五,故生化之别,有五气五味五色五类五宜也。帝曰:何谓也?岐伯曰:根于中者,命曰神机,神去则机息。根于外者,命曰气立,气止则化绝。故各有制,各有胜,各有生,各有成。故曰:不知年之所加,气之同异,不足以言生化,此之谓也。

帝曰:气始而生化,气散而有形,气布而蕃育,气终而象变,其致一也。然而五味所资,生化有薄厚,成熟有多少,终始不同,其故何也?岐伯曰:地气制之也,非天不生,地不长也。帝曰:愿闻其道。岐伯曰:寒热燥湿,不同其化也。故少阳在泉,寒毒不生,其味辛,其治苦酸,其谷苍丹。阳明在泉,湿毒不生,其味酸,其气湿,其治辛苦甘,其谷丹素。太阳在泉,热毒不生,其味苦,其治淡咸,其谷黔秬。厥阴在泉,清毒不生,其味甘,其治酸苦,其谷苍赤,其气专,其味正。少阴在泉,寒毒不生,其味辛,其治辛苦甘,其谷白丹。太阴在泉,燥毒不生,其味咸,其气热,其治甘咸,其谷黔秬。化淳则咸守,气专则辛化而俱治。

故曰:补上下者从之,治上下者逆之,以所在寒热盛衰而调之。故曰:上取下取,内取外取,以求其过。能毒者以厚药,不胜毒者以薄药,此之谓也。气反者,病在上,取之下;病在下,取之上;病在中,傍取之。治热以寒,温而行之;治寒以热,凉而行之;治温以清,冷而行之;治清以温,热而行之。故消之削之,吐之下之,补之泻之,久新同法。

帝曰:病在中而不实不坚,且聚且散,奈何?岐伯曰:悉乎哉问也!无积者求其藏,虚则补之,药以祛之,食以随之,行水渍之,和其中外,可使毕已。

帝曰:有毒无毒,服有约乎⑩?岐伯曰:病有久新,方有大小,有毒无毒,固宜常制矣。大毒治病,十去其六;常毒治病,十去其七;小毒治病,十去其八;无毒治病,十去其九。谷肉果菜,食养尽之,无使过之,伤其正也。不尽,行复如法⑪,必先岁气,无伐天和,无盛盛,无虚虚,而遗人夭殃,无致邪,无失正,绝人长命。帝曰:其久病者,有气从不康,病去而瘠,奈何?岐伯曰:昭乎哉圣人之问也!化不可代,时不可违。夫经络以通,血气以从,复其不足,与众齐同,养之和之,静以待时,谨守其气,无使倾移,其形乃彰,生气以长,命曰圣王。故《大要》曰:无代化,无违时,必养必和,待其来复,此之谓也。帝曰:善。

【难点注释】

①五运回薄:回,轮回运转之义。薄,同迫,及、至之义。指五运往返循环,运动不息。

②其用曲直:指其用刚柔并济。

③否:通"痞",即痞塞不通。

④收而不争:争,夺也。收而不夺。

⑤癃閟:癃,小便不利;閟(bì),大便不通。

⑥启陈:与《四气调神大论》中"发陈"同义。

⑦疡疰:指疡溃湿注。疰,同注。

⑧凭:满也。

⑨土用革:指土气作用变异。

⑩服有约乎:约指服药的宜忌和法度。

⑪不尽,行复如法:疾病不能尽除,再如法复行治疗。

【白话精译】

黄帝问道:宇宙深远广阔无边,五运循环不息。其中有盛衰的不同,随之而有损益的差别,请你告诉我五运中的平气,是怎样命名? 怎样定其标志的? 岐伯答道:你问得真有意义! 所谓平气,木称为"敷和",散布着温和之气,使万物荣华;火称为"升明",明朗而有盛长之气,使万物繁茂;土称为"备化",具备着生化万物之气,使万物具备形体;金称为"审平",发着宁静和平之气,使万物结实;水称为"静顺",有着寂静和顺之气,使万物归藏。

黄帝道:五运不及怎样? 岐伯说:如果不及,木称为"委和",无阳和之气,使万物萎靡不振;火称为"伏明",少温暖之气,使万物暗淡无光;土称为"卑监",无生化之气,使万物萎弱无力;金称为"从革",无坚硬之气,使万物质松无弹力;水称为"涸流",无封藏之气,使万物干枯。

黄帝道:太过的怎样? 岐伯说:如果太过,木称为"发生",过早地散布温和之气,使万物提早发育;火称为"赫曦",散布着强烈的火气,使万物烈焰不安;土称为"敦阜",有着浓厚坚实之气,反使万物不能成形;金称为"坚成",有着强硬之气,使万物刚直;水称为"流衍",有溢满之气,使万物漂流不能归宿。

黄帝道:以上三气所标志的年份,请告诉我它们的不同情况? 岐伯说:你所问的真精细极了! 敷和的年份,木的德性布达于四方上下,阳气舒畅,阴气散布,五行的气化都能发挥其正常的功能。其气正直,其性顺从万物,其作用如树木枝干的曲

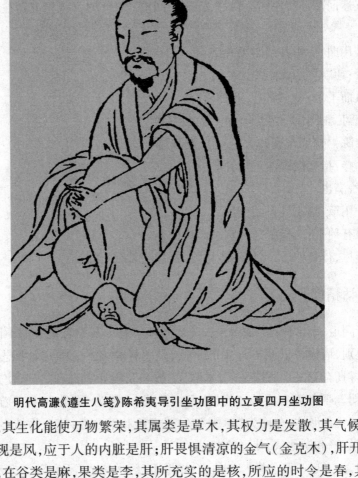

明代高濂《遵生八笺》陈希夷导引坐功图中的立夏四月坐功图

直自由伸展,其生化能使万物繁荣,其属类是草木,其权力是发散,其气候是温和,其权力的表现是风,应于人的内脏是肝;肝畏惧清凉的金气(金克木),肝开窍于目,所以主于目,在谷类是麻,果类是李,其所充实的是核,所应的时令是春,其所应的动物,在虫类是毛虫,在畜类是犬,其在颜色是苍,其所充养的是筋,如发病则为里急而胀满,其在五味是酸,在五音是角,在物体来说是属于中坚的一类,其在五行成数是八。

升明的年份,南方火运正常行令,其德性普及四方,使五行气化平衡发展。其气上升,其性急速,其作用是燃烧,其在生化能使繁荣茂盛,其属类是火,其权力是使光明显耀,其气候炎暑,其权力的表现是热,应于人体内脏是心;心畏惧寒冷的水气(水克火),心开窍于舌,所以主于舌,其在谷类是麦,果类是杏,其所充实的是络,所应的时令是夏,所应的动物,在虫类是羽虫,在畜类是马,其在颜色是赤,其所充养的是血,如发病则为身体抽搐掣动,其在五味是苦,在五音是徵,在物体来说属于络脉一类,其在五行成数是七。

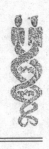

备化的年份,天地的气化协调和平,其德怀流布于四方,使五行气化都能完善地发挥其作用。其气和平,其性和顺,其作用能高能下,其生化能使万物成熟丰满,其属类是土,其权力是使之安静,其气候是湿热交蒸,其权力的表现是湿,应于人体内脏是脾;脾畏惧风(木克土),脾开窍于口,所以主于口,其在谷类是稷,果类是枣,其所充实的是肉,其所应的时令是长夏,所应的动物,在虫类是倮虫,在畜类是牛,在颜色是黄,其充养的是肉,若发病则为痞塞,在五味是甘,在五音是宫,在物体来说是属于肌肤一类,在五行生数是五。

审平的年份,金的所化虽主收束,但无剥夺的现象,虽主肃杀,但无残害的情况,五行的气化都得宣畅清明。其气洁净,其性刚强,其作用是成熟散落,其生化能使万物结实收敛,其属类是金,其权力是为清劲严肃,其气候清凉,其权力的表现是燥,应于人体的内脏是肺;肺畏火热(火克金),肺开窍于鼻,所以主于鼻,其在谷类是稻,果类是桃,所充实的是壳,其所应的时令是秋,所应的动物,在虫类是介虫,在畜类是鸡,在颜色是白,其充养的是皮毛,如发病则为咳嗽,在五味是辛,在五音是商,在物体来说是属于外面包裹的一类,在五行成数是九。

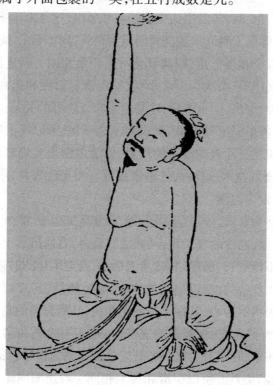

明代高濂《遵生八笺》陈希夷导引坐功图中的小满四月
坐功图

静顺的年份,藏气能纳藏而无害于万物,其德性平顺而下行,五行的气化都得完整。其气明静，其性向下，其作用为水流灌溉，其生化为凝固坚硬，其属类为水，其权力是流动不息，其气候严寒阴凝，其权力的表现是寒，应于人体的内脏是肾；肾怕湿土（土克水），肾开窍于二阴，所以主于二阴，在谷类是豆，果类是栗，所充实的是液汁，其所应的时令是冬，其应于动物，在虫类是鳞虫，在畜类是猪，其颜色是黑，其充养的是骨髓，如发病则为厥，在五味是咸，在五音是羽，在物体来说是属于流动的液体一类，在五行成数是六。

所以生长化收藏的规律不容破坏，万物生时而不杀伤，长时而不削罚，化时而不制止，收时而不残害，藏时而不抑制，这就叫作平气。

委和的年份，称为胜生。生气不能很好地行使职权，化气于是发扬（土不畏木），长气自然平静（木不能生火），收令于是提早（金胜水），而凉雨不时下降，风云经常起发，草木不能及时繁荣，并且易于干枯凋落，万物早秀早熟，皮肉充实。其气收敛，其作用拘束，不得曲直伸展，在人体的变动是筋络拘挛无力，或者易于惊骇，其应于内脏为肝，在果类是枣、李，所充实的是核和壳，在谷类是稷、稻，在五味是酸、辛，在颜色是白而苍，在畜类是犬和鸡，在虫类是毛虫介虫，所主的气候是雾露寒冷之气，在声音为角、商，若发生病变则摇动和恐惧，这是由于木运不及而从金化的关系。所以少角等同于判商。若逢厥阴风木司天，则不及的木运得司天之助，也可以成为平气，所以委和逢上角，则其气化可与正角相同。若逢阳明燥金司天，则木运更衰，顺从金气用事，而成为金之平气，所以逢上商便和正商相同。在人体可发生四肢痿弱、痈肿、疮疡、生虫等病，这是由于雅气伤肝的关系。如正当太阴湿土司天，因土不畏，亦能形成土气用事，而成为土之平气，所以逢上宫则和正宫相同。故委年的年份，起初是一片萧飋肃杀的景象，但随之则为火热蒸腾，其灾害应于三（东方），这是由于金气克木，迫使火气前来报复。当火气来复，主多飞虫、蠹虫、蛆虫和雉，木郁火复，发为雷霆。

伏明的年份，称为胜长。长气不得发扬，藏气反见布散，收气也擅自行使职权，化气平定而不能发展，寒冷之气常现，暑热之气衰薄，万物虽承土的化气而生，但因火运不足，既生而不能成长，虽能结实，然而很小，及至生化的时候，已经衰老，阳气屈伏，蛰虫早藏。火气郁结，所以当其发作时，必然横暴，其变动每隐现多变，在人体病发为痛，其应于内脏为心，其在果类为栗和桃，其所充实的是络和液汁，在谷类为豆和稻，在五味为苦和咸，在颜色为玄和丹，在畜类为马和猪，在虫类是羽虫鳞虫，在气候主冰雪霜寒，在声音为微、羽，若发生病变则为精神错乱，悲哀易忘，这是火运不及而从水化的关系。所以少徵和少羽相同。若逢阳明燥金司天，因金不畏火，形成金气用事，而成为金之平气，所以伏明逢上商则与正商相同。故所发之病，是由于邪气伤心，火运衰，所以有阴凝惨淡、寒风凛冽的现象，但随之而暴雨淋漓不止，其灾害应于九（南方），这是土气来复，以致暴雨下注，雷霆震惊，乌云蔽日，阴雨连绵。

卑监的年份，称为减化。土的化气不得其令，而木的生气独旺，长气自能完整如常，雨水不能及时下降，收气平定，风寒并起，草木虽繁荣美丽，但秀而不能成实，所成的只是空壳或不饱满的一类东西。其气散漫，其作用不足而过于静定，在人体的变动为病发疮疡，脓多、溃烂、痈肿，并发展为水气不行，其所应的内脏是脾，在果类是李和栗，所充实的是液汁和核，在谷类是豆和麻，在五味是酸、甘，在颜色是苍、黄，在畜类是牛和犬，在虫类是倮虫毛虫，因木胜风动，有振动摧折之势，在声音为宫、角，在人体发病为胀满否塞不通，这是土运不及而从木化的关系。所以少宫和少角相同。若逢太阴湿土司天，虽土运不及，但得司天之助，也可成为平气，所以监逢上宫则和正宫相同。若逢厥阴风木司天，则土运更衰，顺从木气用事，而成为木之平气，所以逢上角则和正角相同。在发病来讲，消化不良的泄泻，是邪气伤脾的关系。土衰木胜，所以见风势振动，摧折飘扬的现象，随之而草木干枯凋落，其灾害应于中宫而通于四方。由于金气来复，所以又主败坏折伤，有如虎狼之势，清气发生作用，生气便被抑制而不能行使权力。

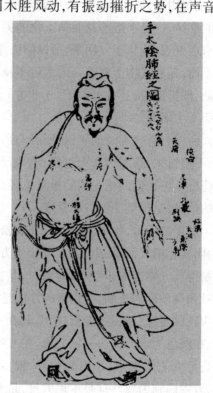

清·乾隆年间佚名氏所绘《凌门传授铜人指穴》中的手太阴肺经之图

从革的年份，称为折收。收气不能及对，生气得以发扬，长气和化气合而相得，火于是得以施行其权力，万物繁盛。其气发扬，其作用急躁，在人体的变动发病为咳嗽失音、烦闷气逆，发展为咳嗽气喘，其所应的内脏是肺，在果类为李和杏，所充实的是壳和络，在谷类是麻和麦，在五味是苦与辛，在颜色为白和朱红，在畜类为鸡和羊，在虫类是介虫羽虫。因为金虚火胜，主有发光灼热之势，在声音为商、徵，在人体的病变为喷嚏、咳嗽、鼻塞流涕、衄血，这是因金运不及而从火化的关系。所以少商和少徵相同。若逢阳明燥金司天，则金运虽不及，得司天之助，也能变为平气，所以从革逢上商就和正商相同。若逢厥阴风木司天，因金运不及，木不畏金，亦能形成木气用事而成为木之平气，所以送上角便和正角相同。其病变是由于邪气伤于肺脏。因金衰火旺，所以火势炎热，但随之见冰雪霜雹，其灾害应于七（西方）。这是水气来复，故主如鳞虫之伏藏，

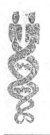

猪、鼠之阴沉，冬藏之气提早而至，于是发生大寒。

涸流的年份，称为反阳。藏气衰弱，不能行使其封藏的权力，化气因而昌盛，长气反见宣行而布达于四方，蛰虫应藏而不藏，土润泽而泉水减少，草木条达茂盛，万物繁荣秀丽而丰满。其气不得流畅，故其作用为暗中渗泄，其变动为症结不行，发病为干燥枯槁，其应内脏为肾，在果类为枣、杏，所充实的是汁液和肉，在谷类是黍和稷，在五味是甘、咸，在颜色是黄、黑，在畜类是猪、牛，在虫类是鳞虫倮虫，水运衰，土气用事，故主有尘土昏郁的现象，在声音为羽、宫，在人体的病变为痿厥和下部的症结，这是水运不及而从土化的关系。所以少羽和少宫相同。若逢土气司天，则水运更表，顺从土气用事，所以涸流逢上宫与正宫相同。其病见大小便不畅或闭塞不通，是邪气伤于肾脏。因水运不及，故尘埃昏蔽，或骤然下雨，但随之反见大风振动，摧折倒拔，其灾害应于一（北方），这是木气来复，所以又见毛虫狐狢，善于变动而不主闭藏。

所以当运气不及的年份，所胜与所不胜之气，就乘其衰弱而行令，好像不速之客，不招自来，暴虐而毫无道德，结果反而它自己受到损害，这是子来报复的关系。凡施行暴虐轻微的所受到的报复也轻，厉害的所受到的报复也厉害，这种有胜必复的情况，是运气中的一种常规。

发生的年份，称为启陈。土气疏松虚薄，草木之青气发荣，阳气温和布化于四方，阴气随阳气而动，生气淳厚，化生万物，万物因之而欣欣向荣。其变化为生发，万物得其气则秀丽，其权力为散布，其权力的表现为舒展畅达，其在人体的变动是眩晕和巅顶部的疾病，其正常的性能是风和日暖，使万物奢靡华丽，推陈出新，若变动为狂风震怒，把树木摧折拔倒，其在谷类为麻、稻，在畜类是鸡、犬，在果实为李、桃，在颜色为青、黄、白三色杂见，在五味为酸、甘、辛，其象征为春天，其在人体的经络是足厥阴足少阳，在内脏为肝、脾，在虫类为毛虫介虫，在物体属内外坚硬的一类，若发病则为怒。这是木运太过，是为太角，木太过则相当于金气司天，故太角与上商同。若逢上徵，正当火气司天，木运太过亦能生火，火性上逆，木旺克土，故病发气逆、吐泻。木气太过失去了正常的性能，则金之收气来复，以致发生秋令劲切的景象，甚则有肃杀之气，气候清凉，草木凋零，若为人们的病变，则邪气伤在肝脏。

赫曦的年份，称为蕃茂。少阴之气从内而化，阳气发扬在外，炎暑的气候施行，万物得以昌盛。其生化之气为成长，火气的性质是上升的，其权力是闪烁活动，其权力的表现为显露声色，其变动能使烧灼发热，并且因为过热而缭乱烦扰，其正常的性能是暑热郁郁蒸，其变化则为热度高张如烈火，其在谷类为麦、豆，在畜类为羊、猪，在果类为杏、栗，在颜色为赤、白、黑，在五味为苦、辛、咸，其象征为夏天，在人体的经脉是手少阴、手太阳和手厥阴、手少阳，在内脏为心、肺，在虫类为羽虫鳞虫，在人体属脉络和津液，在人体的病变是因为心气实则笑，伤于暑则疟疾、疮疡、失血、发狂、目赤。火运太过,若逢太阳寒水司天,水能胜火,适得其平,故赫曦逢上羽,则和正徵相同。水运既平,金不受克,所以收令得以正常,因水气司天,火受水制,所以在人发病为痓。若火运太过又逢火气司天,二火相合,则金气受伤,故逢上徵则收气不能及时行令。由于火运行令,过于暴烈,水之藏气来复,以致时见阴凝惨淡的景象,甚至雨水霜雹,转为寒冷,若见病变,多是邪气伤于心脏。

敦阜的年份,称为广化。其德性浑厚而清静,使万物顺时生长乃至充盈,土的至阴之气充实,则万物能生化而成形,土运太过,故见土气蒸腾如烟,笼罩于山丘之上,大雨常下,湿气用事,燥气退避。其化圆满,其气丰盛,其权力则为静,其权力的表现是周密而详备,其变动则湿气积聚,其性能柔润,使万物不断得到润泽,其变化则

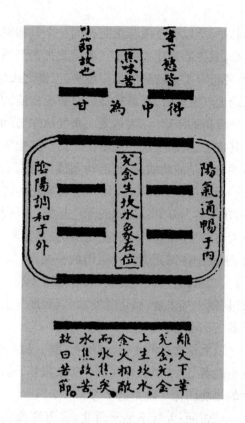

节气图,选自宋代佚名辑《周易图》

为暴雨骤至、雷霆震动、山崩堤溃,在谷类为稷、麻,在畜类为牛、犬,在果类为枣、李,在颜色为黄、黑、青,在五味是咸、酸,其象征为长夏,在人体的经脉是足太阴、足阳明,在内脏是脾、肾,在虫类是倮虫毛虫,在物体属于人体肌肉和植物果核的一类,在病变为腹中胀满,四肢沉重,举动不便,由于土运太过,木气来复,所以大风迅速而来,其所见的疾病,多由邪气伤于脾脏。

坚成的年份,称为收引。天高气爽洁净,地气亦清静明朗,阳气跟随阴气的权办而生化,因为阳明燥金之气当权,于是万物都成熟,但金运太过,故秋收之气旺盛四布,以致长夏的化气未尽而顺从收气行令。其化是提早收成,其气是削伐,其权力过于严厉肃杀,它权力的表现是尖锐锋利而刚劲,其在人体之变动为强烈的折伤和疮疡、皮肤病,其正常的性能是散布雾露凉风,其变化则为肃杀凋零的景象,在谷类是稻、黍,在畜类是鸡、马,在果类是桃、杏,它的颜色是白、青、丹,它化生的五味是辛、酸、苦,其象征为秋天,在人体上相应的经脉是手太阴、手阳明,在内脏是肺与肝,化生的虫类是介虫羽虫,生成物体是属于皮壳和筋络的一类,如果发生病变,大都为气喘有声而呼吸困难。若遇金运太过而逢火气司天的年份,因为火能克金适

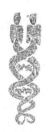

得其平，所以说上徵与正商相同。金气得到抑制，则木气不受克制，生气就能正常行令，发生的病变为咳嗽。金运太过的年份剧变暴虐，各种树木受到影响，不能发荣，使得草类柔软脆弱都会焦头，但继之火气来复，好像夏天的气候前来相救，故炎热的天气又流行，蔓草被烧灼而渐至枯槁，人们发生的病变，多由邪气伤于肺脏。

流衍的年份，称为封藏。寒气执掌万物的变化，天地间严寒阴凝，闭藏之气行使其权力，火的生长之气不得发扬。其化为凛冽，其气则坚凝，其权力为安静，它权力的表现是流动灌注，其活动则或为漂浮，或为下泻，或为灌溉，或为外溢，其性能是阴凝惨淡、寒冷雾气，其气候的变化为冰雪霜雹，在谷类为豆、稷，在畜类是猪、牛，在果类为粟、枣，显露的颜色是黑、朱红与黄，化生的五味是咸、苦、甘，其象征为冬天，在人体相应的经脉是足少阴、足太阳，在内脏是肾和心，化生的虫类为鳞虫倮虫，生成物体属充满液汁肌肉的一类，如果发生病变是胀。若逢水气司天，水运更太过，二水相合，火气更衰，故流衍逢上羽，火生长之气更不能发挥作用。如果水行太过，则土气来复，而化气发动，以致地气上升，大雨不时下降，人们发生的病变，由于邪气伤于肾脏。

以上论太过的年份，其所行使的权力，失去了正常的性能，横施暴虐，而欺侮被我所胜者，但结果必有胜我者前来报复，若行使政令平和，合乎正常的规律，即使所胜的也能同化。就是这个意思。

黄帝问：天气不足于西北，北方寒而西方凉；地气不满于东南，南方热而东方温。这是什么缘故？岐伯道：天气有阴阳，地势有高低，其中都有太过与不及的差异。东南方属阳；阳气有余，阳精自上而下降，所以南方热而东方温。西北方属阴；阴气有余，阴精自下而上奉，所以北方寒而西方凉。因此，地势有高有低，气候有温有凉，地势高的气候寒凉，地势低下的气候温热。所以在西北寒凉的地方多胀病，在东南温热的地方多疮疡。胀病用下法则胀可消，疮疡用汗法则疮疡自愈。这是气候和地理影响人体腠理开闭的一般情况，无非是太过和不及的区别罢了。

黄帝道：天气寒热与地势高下对于人的寿夭，有什么关系？岐伯说：阴精上承的地方，阳气坚固，故其人长寿；阳精下降的地方，阳气常发泄而衰薄，故其人多夭。黄帝说：对。

黄帝问：若发生病变，应怎样处理？岐伯道：西北方天气寒冷，其病多外寒而里热，应散其外寒，而凉其里热；东南方天气温热，因阳气外泄，故生内寒，所以应收敛其外泄的阳气，而温其内寒。这是所谓"同病异治"，即同样发病而治法不同。所以说，气候寒凉的地方，多内热，可用寒凉药治之，并可以用汤液浸渍的方法；气候温热的地方，多内寒，可治以温热的方法，以加强内部阳气的固守。治法必须与该地的气候相同，才能使之平调，但必须辨别其相反的情况，如西北之人有假热之寒病，东南之人有假寒之热病，又当用相反的方法治疗。黄帝道：对。

但有地处一州,而生化寿夭各有不同,是什么缘故?岐伯道:虽同在一州,而地势高下不同,故生化寿夭的不同,是地势的不同所造成的。因为地势高的地方,属于阴气所治,地势低的地方,属于阳气所治。阳气盛的地方气候温热,万物生化往往先四时而早成,阴气盛的地方气候寒冷,万物常后于四时而晚成,这是地理的常规,而影响着生化迟早的规律。黄帝道:有没有寿和夭的分别呢?岐伯道:地势高的地方,阴气所治,故其人寿;地势低下的地方,阳气多泄,其人多夭。而地势高下相差有程度上的不同,相差小的其寿夭差别也小,相差大的其寿夭差别也大。所以治病必须懂得天道和地理,阴阳的相胜,气候的先后,人的寿夭,生化的时间,然后可以知道人体内外形气的病变了。黄帝道:很对!

一岁之中,有应当病而不病,脏气应当相应而不相应,应当发生作用而不发生作用,这是什么道理呢?岐伯道:这是由于受着天气的制约人,人身脏气顺从于天气的关系。

黄帝道:请你详细告诉我。岐伯说:少阳相火司天的年份,火气下临于地,人身肺脏之气上从天气,燥金之气起而用事,地上的草木受灾,火热如烧灼,金气为之变革,且被消耗,火气太过故暑热流行,人们发生的病变如咳嗽,喷嚏,鼻涕,衄血,鼻塞不利,口疮,寒热,浮肿;少阳司天则厥阴在泉,故风气流行于地,沙尘飞扬,发生的病变为心痛,胃脘痛,厥逆,胸膈不通,其变化急暴快速。

阳明司天的年份,燥气下临于地,人身肝脏之气上从天气,风木之气起而用事,故脾土必受灾害,凄怆清冷之气常见,草木被克伐而枯萎,所以发病为胁痛,目赤,眩晕,动摇,战栗,筋萎不能久立;阳明司天则少阴君火在泉,故暴热至,地气变为暑热蒸腾,在人则阳气郁于内而发病,小便不正常,寒热往来如疟,甚至发生心痛。火气流行于冬令草木枯槁之时,气候不寒而流水不得结冰,蛰虫反外见而不藏。

太阳司天的年份,寒水之气下临于地,人身心脏之气上从天气,火气照耀显明,火热之气起而用事,则肺金必然受伤,寒冷之气非其时而出现,寒气太过则水结成冰,因火气被迫而应从天气,故发病为心热烦闷,咽喉干,常口渴,鼻涕,喷嚏,易于悲哀,时常呵欠,热气妄行于上,故寒气来报复于下,则寒霜不时下降,寒复则神气伤,发病为善忘,甚至心痛;太阳司天则太阴湿土在泉,土能制水,故土气滋润,水流丰盛,太阳司天则寒水之客气加临于三之气,太阴在泉则湿土之气下加于终之气,水湿相合而从阴化,万物因寒湿而发生变化,应在人身的病则为水饮内蓄,腹中胀满,不能饮食,皮肤麻痹,肌肉不仁筋脉不利,甚至浮肿,背部生痈。

厥阴司天的年份,风木之气下临于地,人身脾脏之气上从天气,土气兴起而隆盛,湿土之气起而用事,于是水气必受损,土从木化而受其克制,其功用亦为为之交易,人们发病的身体重,肌肉枯萎,饮食减少,口败无味,风气行于宇宙之间,云气与万物为之动摇,在人体之病变为目眩,耳鸣;厥阴司天则少阳相火在泉,风火相捐,故火气横行,地气便为暑热,在人体则见大热而消烁津液,血水下流,因气候温热,故蛰虫不藏而常见,流水不能成冰,其所发的病机急速。

少阴君火司天的年份,火热之气下临于地,人身肺脏之气上从天气,燥金之气起而用事,则草木必然受损,人们发病为气喘、呕吐、寒热、喷嚏、鼻涕、衄血、鼻塞不通,暑热流行,甚至病发疮疡,高热,暑热如火焰,有熔化金石之状;少阴司天则阳明燥气在泉,故地气干燥而清净,寒凉之气常至,在病变为胁痛,好叹息,肃杀之气行令,草木发生变化。

太阴司天的年份,湿气下临于地,人身肾脏之气上从天气,寒水之气起而用事,火气必然受损,人体发病为胸中不爽,阴痿,阳气大衰,不能振奋而失去作用,当土旺之时则感腰臀部疼痛,转动不便,或厥逆;太阴司天则太阳寒水在泉,故地气阴凝闭藏,大寒便至,蛰虫很早就伏藏,人们发病则心下痞塞而痛,若寒气太过则土地冻裂,冰冻坚硬,病发为少腹痛,常常妨害饮食,水气上乘肺金,则寒水外化,故少腹痛止,若水气增多,则口味觉咸,必使水气通行外泄,方可减退。

黄帝道:在同一年中,有的动物能胎孕繁殖,有的却不能生育,这是什么气使它这样的?岐伯说:六气和五类动物之间,有相胜而制约的关系。若六气与动物的五行属性相同,则生育力就强盛,如果不同,生育力就衰退。这是自然规律,万物生化的常规。所以逢厥阴风木司天,毛虫不生育,亦不耗损,友阴司天则少阳相火在泉,羽虫同地之气,故得以生育,火能克金,故介虫不能生成;若厥阴在泉,毛虫同其气,则多生育,困木克土,故倮虫遭受损耗,羽虫静而不育。

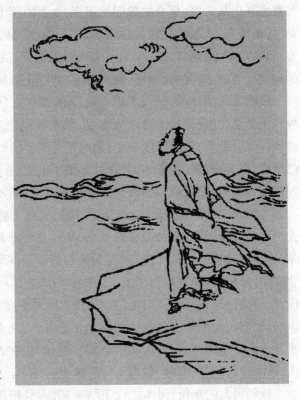

少阴君火司天,羽虫同其气,故羽虫不生育,亦不耗损,少阴司天则阳明燥金在泉,介虫同地之气,故得以生育,金克木,故毛虫不能生成;少阴在泉,羽虫同其气,则多生育,火克金,故介虫遭受损耗且不得生育。

太阴湿土司天,倮虫同其气,故倮虫不生育,亦不耗损,太阴司天则太阳寒水在泉,鳞虫同地之气,故鳞虫多生育,水克火,故羽虫不能生成;太阴在泉,倮虫同其气,则多生育,土克水,故鳞虫不能生成。

少阳相火司天,羽虫同其气,故羽虫不生育,亦不耗损,少阳司天则厥阴风木在泉,毛木同地之气,故多生育,木克土,故鳞虫不能生成;少阳在泉,羽虫同其气,则多生育,火克金,故介虫遭受损耗,而毛虫静而不育。

阳明燥金司天,介虫同天之气,故介虫静而不生育,阳明司天则少阴君火在泉,羽虫同地之气,故多生育,火克金,故介虫不得生成;阳明在泉,介虫同其气,则多生育,金克木,故毛虫耗损,而羽虫不能生成。

太阳寒水司天,鳞虫同天之化,故鳞虫静而不生育,太阳司天则太阴湿土在泉,倮虫同地之气,故多生育;太阳在泉;鳞虫同其气,故多生育,水克火,故羽虫损耗,倮虫静而不育。

凡五运被六气所乘的时候,被克之年所应的虫类,则更不能孕育。所以六气所主的司天在泉,各有制约的作用,子甲相合,而岁运在中,秉五行而立,万物都有所生化,在泉之气制约我所胜者,司天之气制约岁气之胜我者,司天之气制色,在泉之气制形,五类动物的繁盛和衰微,各自随着天地六气的不同而相应。因此有胎孕和不育的分别,生化的情况也不能完全一致,这是运气的一种常度,因此称之为中根。在中根之外的六气,同样根据五行而施化,所以万物的生化有五气、五味、五色、五类的分别,随五运六气而各得其宜。

黄帝道:这是什么道理? 岐伯说:根于中的叶做神机,它是生化作用的主宰,所以神去则生化的机能也停止;根于外的叫作气立,假如没有六气在外,则生化也随之而断绝。故运各有制约,各有相胜,各有生,各有成。因此说,如果不知道当年的岁运和六气的加临,以及六气和岁运的异同,就不足以谈生化。就是这个意思。

黄帝道:万物开始受气而生化,气散而有形,气敷布而繁殖,气终的时候形象便发生变化,万物虽不同,但这种情况是一致的。然而如五谷的资生,生化有厚有薄,成熟有少有多,开始和结果也有不同,这是什么缘故呢? 岐伯说:这是由于受在泉之气所控制,故其生化非天气则不生,非地气则不长。

黄帝又道:请告诉我其中的道理。岐伯说:寒、热、燥、湿等气,其气化作用各有不同。故少阳相火在泉,则寒毒之物不生,火能克金,味辛的东西被克而不生,其所主之味是苦和酸,在谷类是属青和火红色的一类。阳明燥金在泉,则湿毒之物不生,味酸及属湿的东西都不生,其所主之味是辛、苦、甘,在谷类是属于火红和素色的一类。太阳寒水在泉,则热毒之物不生,凡苦味的东西都不生,其所主之味是淡和咸,在谷类属土黄和黑色一类。厥阴风木在泉,则消毒之物不生,凡甘味的东西都不生,其所主之味是酸、苦,在谷类是属于青和红色之类;厥阴在泉,则少阳司天,

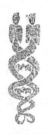

上阳下阴,木火相合,故其气化专一,其味醇正。少阴君火在泉,则寒毒之物不生,凡辛味的东西都不生,其所主之味是辛、苦、甘,在谷类是白色和火红色之类。太阴湿土在泉,燥毒之物不生,凡咸味及气热的东西都不生,其所主之味是甘和咸,在谷类是土黄和黑色之类;太阴在泉,是土居地位,所以其气化淳厚,足以制水,故咸味得以内守,其气专精而能生金,故辛味也得以生化,而与湿土同治。

所以说:因司在天泉之气不及而病不足的,用补法当顺其气,因太过而病有余的,治疗时当逆其气,根据其寒热盛衰进行调治。所以说:从上、下、内、外取治,总要探求致病的原因。凡体强能耐受毒药的就给以性味厚的药物,体弱而不能胜任毒药的就给以性味薄而和缓的药物。就是这个道理。若病气有相反的,如病在上的,治其下;病在下的,治其上;病在中的,治其四旁。治热病用寒药,而用温服的方法;治寒病用热药,而用凉服的方法;治温病用凉药,而用冷服的方法;治清冷的病用温药,而用热服的方法。故用消法通积滞,用削法攻坚积,用吐法治上部之实,用下法通下部之实,补法治虚证,泻法治实症,凡久病新病,都可根据这些原则进行治疗。

黄帝道:若病在内,不实也不坚硬,有时聚而有形,有时散而无形,那怎样治疗呢? 岐伯说:您问得真仔细! 这种病如果没有积滞的,应当从内脏方面去探求,虚的用补法,有邪的可先用药驱其邪,然后以饮食调养之,或用水渍法调和其内外,便可使病痊愈。

黄帝道:有毒药和无毒药,服用时有一定的规则吗? 岐伯说:病有新有久,处方有大有小,药物有毒无毒,服用时当然有一定的规则。凡用大毒之药,病去十分之六,不可再服;一般的毒药,病去十分之七,不可再服;小毒的药物,病去十分之八,不可再服;即使没有毒的药物,病去十分之九,也不必再服。以后就用谷类、肉类、果类、蔬菜等饮食调养,使邪去正复而病痊愈,不要用药过度,以免伤其正气。如果邪气未尽,再用药时仍如上法。必须首先知道该年的气候情况,不可违反天人相应的规律。不要实证用补使其重实,不要虚证误下使其重虚,而造成使人夭折生命的灾害。不要误补而使邪气更盛,不要误泻而损伤人体正气,断送了人的性命!

黄帝道:有久病的人,气机虽已调顺而身体不得康复,病虽去而形体依然瘦弱,应当怎样处理呢? 岐伯说:您所问的真精细啊! 要知道天地之气化,是不可用人力来代行的,四时运行的规律,是不可以违反的。若经络已经畅通,血气已经和顺,要恢复正气的不足,使与平常人一样,必须注意保养,协调阴阳,耐心等待天时,谨慎守护真气,不使有所消耗,它的形体就可以壮实,生气就可以长养,这就是圣王的法度。所以《大要》上说:不要以人力来代替天地之气化,不要违反四时的运行规律,必须善于调养,协调阴阳,等待真气的恢复。就是这个意思。黄帝道:讲得很对。

【专家评鉴】

一、五运三纪之命名

五运三纪之名称,是根据五行各自的特性而命名的。如"敷和""委和""发生"则是以木的生发特性而定名的。三者首先从字义上概括了生发正常、不及和太过的特点。

二、五运平气之候

"敷和之纪",在一年之中,总的气候变化情况是"五化宣平"。即一年内五个主时之运的气候变化,均能反映出木的特性,从而体现生长化收藏(五化)的正常变化。"其气端"至"其令风"八句,都是指木本身的特性而言的。"其藏肝"至"其数八"十六句,则指木与人体肝的联系,又以肝为主联系了与肝和木有关的事物。

"升明之纪"是火运平气之年,总的气候特征是"五化均衡",一年内的五个主时之运的气候均能反映火的特性。本年度阳气充盛,植物生长快,气温高,植物生长繁茂,红日当空,阳光普照,全年偏热,夏季烈日炎炎。人体的心脏系统与之相应。麦、杏及动物中的羽虫、马等生长孕育也与之有关。

"备化之纪"是土运平气之年,"气协天休""五化齐修"是其总的气象特征。气候、物化正常,农作物充分成熟,生长良好。长夏季节炎热潮湿。人体脾胃系统与之相应,稷、枣生长良好,倮虫、牛等动物生长孕育与之有关。人体易患湿盛伤脾,胸腹痞满一类疾病。

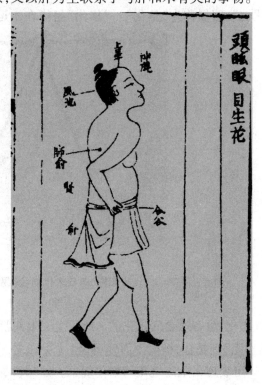

明万历刊本《杨敬斋针灸全书》针灸方图中的头眩眼目生花取穴图

"审平之纪"是金运平气之年,"收而不争""五化宣明"是该年份气候物化正常之象。各种特征均符合"金"之坚敛性质。秋冬气候凉爽干燥,在人体肺脏系统与之相应。稻谷、核桃等外有坚壳类的果实生长良好。有甲壳的动物和鸡等胎孕生长旺盛。燥易伤肺而致咳病。

"静顺之纪"是水运平气之年,"藏而勿害……其用沃衍","其候凝肃,其令寒"均指水运平气之年的气候、物化、物候等均为一般性的正常变化。人体的肾脏系统与之相应。植物中的豆类、板栗等生长良好。有鳞动物及猪生长发育旺盛。《灵枢·本神》:"肾气虚则厥",故此年份易患厥病。

三、五运不及之候

(一)"委和之纪"

"委和之纪"的气候特点:木运不及之年气候特点是木的生发之气受到金的抑制,从而表现木和金的两类气候,并以金气为主。"其实核壳,其谷稷稻,其味酸辛,其色白苍,其畜犬鸡,其虫毛介……其声角商"均说明此意,也就是原文所说的"从金化也",习惯称为"从化"。"从化"是指在木运不及之年,与木有关的事物,既有

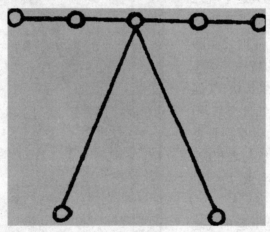

少阳图,选自宋代刘牧《易数钩隐图》

木气之化,也有从金气之化的。所以上文七句都是木金兼有。如"其实核"是木,而"其实壳"则是金,核属木而壳属金。"委和之纪"的物化情况现象,除了木金兼有外,还可表现出土运之年的物化现象。如"其果枣李"的枣属土之果。

"委和之纪"的运气同化:木运不及之岁,可表现金运不及之岁的气候变化,即"少角与判商同"。如果在木运不及之岁,遇到厥阴风木司天,则其变化可与木运平气之岁的变化相同,即所谓"上角与正角同"。但木运不及,若再遇阳明燥金司天,则其变化还可以出现以金运平气之岁为主的气候变化,即"上商与正角同"。由于

木运不及,不能制土,在遇到太阴湿土司天之时,则其变化又可出现土运平气之岁的气候变化,"上宫与正宫同"就是阐明此义的。

"委和之纪"的复气:木运不及之岁,金气偏盛,出现"萧瑟肃杀"的景象,则可有木之子火的复气出现,而生"炎赫沸腾"之变。

(二)"伏明之纪"

"伏明之纪"的气候特点:火运不及之年,火的炎热之性受寒水的抑制,从而表现为夏天应热不热,全年以水寒之气为主。"长气不宣,藏气反布……寒清数举,暑令乃薄……生而不长,成实而稚,遇化已老,阳气屈伏"均是火运不足、阳热之令匮乏的征象。

"伏明之纪"的运气同化:指出此年虽为火运不及,但气候特点与"少羽",即水运不及之年的土来乘之、火来侮之的情况相同。夏天应热而不热,其化如同水运不及之年,气候严重反常,故曰"少徵与少羽同"。如果再遇到燥金司天之年,金气反侮,其化就会同金运平气之年,故曰"上商与正商同"。

"伏明之纪"的复气:火运不及,水寒之气盛,出现"凝惨凛冽"的景象,但火之子土气来复,所以雨水多,"暴雨霖霪"。

(三)"卑监之纪"

"卑监之纪"的气候特点:"卑监之纪"是土运不及之年,该年份该下雨的季节无雨,同时出现多风、气温低。这是由于土气不足,木气乘之,水寒之气侮之,故曰"风寒并兴"。

"卑监之气"的物化特点:由于有上述该雨不雨、应热反寒、相对多风的气候,所以物化也皆反常,土类的谷肉果菜生长收成受影响,木类和水类的谷肉果菜生长也不正常。

"卑监之纪"的发病特点:该年份发病以脾运不足、水湿滞留为病机特征,临症可见肌肤湿性疮疡脓肿之病症。

"卑监之纪"的运气同化:若土运不及又遇太阴湿土司天之年,其气候特点可以得到司天之气的补充扶持,也可构成土运平气之年,故曰"上宫与正宫同"。如果土运不及再遇厥阴风木司天之年,该年份的气候便与木运平气之年相同,故曰"上角与正角同"。

(四)"从革之纪"

"从革之纪"的气候特点:"从革之纪"是金运不及之年,该年份秋天应凉而不凉,天气好象春天一样温暖,或秋行夏令,烈日炎炎。这是由于金运不及,火气乘之,风木之气反侮的结果。

"从革之纪"的物化特点:由于有上述该凉不凉、反热反温的气候,万物虽然生长茂盛,但到秋季却不能成熟收获,金类的谷肉果菜的生长受影响,同时火类和木

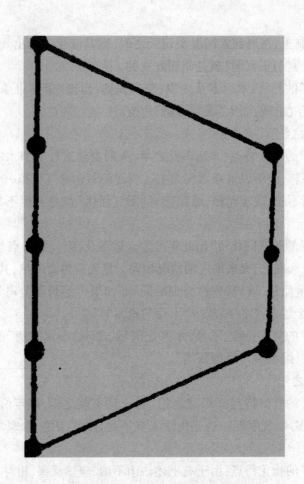

少阴图,选自宋代刘牧《易数钩隐图》

类的谷肉果菜也不正常。

"从革之纪"的发病特点:该年份,人体肺脏也为之不足,宣降失常而有满闷、气逆、咳嗽、气喘、喷嚏、衄衊等病症。

"从革之纪"的运气同化:金运不及再遇阳明燥金司天之年,亦可构成金运平气之年,其气候和物化特点都与金运平气之年相同,故曰"上商与正商同"。如果遇到厥阴风木司天之年,这种火乘木侮现象更加严重,秋行春令,气候完全反常。

(五)"涸流之纪"

"涸流之纪"的气候特点:"涸流之纪"是水运不及之年。水运不及,寒气少,阳热反盛,因而冬天应寒不寒而反热,土地湿润而不冻结。这是由于土气乘之、火热侮之的缘故。

"涸流之纪"的物化特征:由于冬天不冷、不雪、不结冰,反而雨湿流行,所以"蛰虫不藏",在冬天反见"革木条茂,荣秀满盛"之景象。水类的谷肉果菜生长收

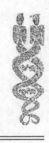

成受影响,土类和火类的谷肉果菜也不正常。

　　"涸流之纪"的发病特点:水运不及之年,人体肾水相应不足,因而发生痿厥、大便干结、癃闭之病症。

　　"涸流之纪"的运气同化:在水运不及之年,若遇太阴湿土司天,土乘水之势更剧,那么该年就和土运平气之年一样多雨湿,故曰"上宫与正宫同"。

四、五运太过之候

（一）"发生之纪"

　　"发生之纪"气候特点:木运太过之岁的气候特点为"苍气达",即呈现木的生

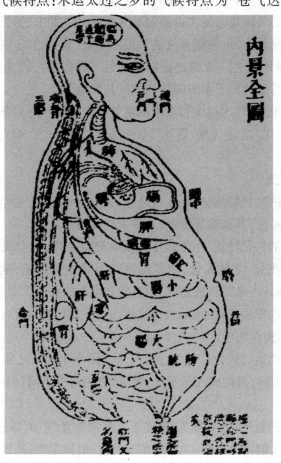

清代王宏翰《医学原始》中的侧人内景之图

发之气。所以"生气淳化,万物以荣"。由于木运太过,可出现乘土侮金之化,"其谷麻稻,其畜鸡犬,其果桃李,其色青黄白,其味酸甘辛"等,也就是木、土、金兼有的

物化现象。

"发生之纪"的物化特点：由于春温之气遍布，所以自然界呈现欣欣向荣的景象。"其化生，其气美，其政散，其令条舒"，均是对其物化特点的描述。该年份木类的谷肉果菜生长收成良好，土类和金类在生长收成方面反受影响。

"发生之纪"的发病特点：木运太过，人体肝气应之而偏旺，故有肝气上逆之"掉眩巅疾"、易怒之病症。

"发生之纪"的运气同化：太过的木运遇到阳明燥金司天，则可抑制木的太过之气，但此处没有阳明燥金，所以《新校正》疑"太角与上商同"为衍文是有道理的。从下段"赫曦之纪"中，提出"上羽与正徵同"，说明太过被抑而为平气的规律是存在的。但从司天之气抑其太过之运而为平气来说，在"发生之纪"是不存在的，不应该强求一致。本段又论"上徵则其气逆"，提示了在"发生之纪"遇到少阴君火或少阳相火司天时"则其气逆"，说明这是同化的另一种形式。因为木火同气，木本太过，再遇火气司天，更助长了木的偏胜，所以"其气逆"。

"发生之纪"的复气：木运太过之岁的复气与木运不及之岁复气的不同点，在于木太过表现为"克伐"之金气复，即木"不务其德，则收气复，秋气劲切，甚则肃杀，清气大至"。

（二）"赫曦之纪"

"赫曦之纪"的气候特点：火运太过之年，天气异常炎热，全年平均气温偏高，所以说："其动炎灼妄扰，其德暄暑郁蒸，其变炎烈沸腾"。

"赫曦之纪"的物化特征：由于该年份夏季异常炎热，全年气温偏高，所以万物"阴气内化，阳气外荣，炎暑施化，物以得昌"，万物生长茂盛，欣欣向荣，故谓"蕃茂"。该年火类的谷肉果菜收成良好，而金类和水类的谷肉果菜生长受到影响。

"赫曦之纪"的发病规律：火运太过之年，心火过盛，所以有善笑、疟疾、疮疡、出血、狂妄、目赤、疹病等病症。

"赫曦之纪"的运气同化：火运太过，又逢太阳寒水司天之年，太过之火热受到司天的水寒之气平抑，可构成火运平气，故曰"上羽与正徵同"，如戊辰年，戊戌年即是。

"赫曦之纪"的复气：火盛乘金，金之子水气便为复气，所以在火运太过之年的冬季，寒气来复，气候异常寒冷。故曰"藏气乃复，时见凝惨，甚则雨水霜雹切寒"。

（三）"敦阜之纪"

"敦阜之纪"的气候特点：土运太过之年，雨湿盛行，全年湿度大，故曰"烟埃朦郁"，"大雨时行，湿气乃用，燥政乃辟"。

"敦阜之纪"的物化特征：由于雨水充沛万物生长良好，变化完备。土类谷肉果菜生长良好，而水类和木类的谷肉果菜的生长受到影响。由于雨水多，所以地面泥泞，易有暴雨、大雨、土崩、水泛等灾害。

"敦阜之纪"的发病规律：土运太过，脾胃和肾脏易病，阴湿内盛，故有腹满、四肢困重不举之病症。

"敦阜之纪"的复气：土气太盛而乘水，水之子气木便成为复气，故"大风迅至"。木盛反而乘土，故应于人体则"邪伤脾"。

（四）"坚成之纪"

"坚成之纪"的气候特点：金运太过之年，秋天秋高气爽，气候转凉，气候变化基本正常，但因燥气盛，所以全年平均湿度小。

"坚成之纪"的物化特征：由于燥金偏盛，秋季西风劲烈，荒草枯物，叶落树凋，呈现一片萧瑟景象，故曰"其气削，其政肃，其令锐切"，"雾露萧瑟"，"其变肃杀凋零"。该年度金类的谷肉果菜生长受影响，而且木类和火类的谷肉果菜也不能正常生长。

"坚成之纪"的发病规律：金气太旺，肺金易病，易患疡疽等皮肤疾患，肺气壅滞，宣降不利，故有气喘、胸部胀满、如有物支撑、端坐呼吸、咳嗽等病症。肺金太盛而乘肝木，故有筋受其伤之疾，肢体因筋不能动而有如同"暴折"的突然运动障碍症状。

"坚成之纪"的运气同化：金运太过，又逢少阳相火司天（或少阴君火司天）之年，由于火的乘制作用，可以构成金运平气，所以说"上徵与正商同"。

"坚成之纪"的复气：金盛乘木，火为木之子，所以金运太过之年，火气便为复气而会出现火气偏盛的过热气候。火盛乘金，应在人体则"邪伤肺也"。

（五）"流衍之纪"

"流衍之纪"的气候特点：水运太过，寒气流行，所以冬天异常寒冷，全年平均气温偏低，故曰"天地严凝，藏政以布"，"其德凝惨寒雾，其变冰雪霜雹"。

"流衍之纪"的物化特征：在冬天寒冷，气温偏低的气候条件下，动物匿伏，植物生长受影响。所以不但水类谷肉果菜生长不良，而且火类和土类的谷肉果菜亦受其害。

"流衍之纪"的发病规律：水运太过，冬季气候严寒，人体经络病则应在足太阳膀胱经和足少阴肾经，主脏定位多在肾心两脏。心病是因水盛乘火之故，多生水饮潴留的肿胀病症。

"流衍之纪"的运气同化：水运太过，再逢太阳寒水司天这年，其寒更甚，全年气温低，会严重影响植物的生长，故曰"上羽而长气不化"。

"流衍之纪"的复气：水运太过，乘火侮土，土为火之子，所以土气便为复气。因而有"化气大举，而埃昏气交，大雨时降"。土气复则乘水，应在人则"邪伤肾也"。

五、岁气与地域、物候、疾病的关系

本篇在论述"五运三纪"的基础上,提示人们对运气变化的认识,应结合地理环境的不同而灵活对待。所以通过对不同地域之人寿夭原因的探讨,说明岁气在不同地域有一定的差异,指出"治病必明天道地理,阴阳更胜,气之先后,人之寿夭,生化之期",从而做到因人、因时、因地制宜。此外,还论述了岁运受制于司天之气以及岁气与物候、疾病的关系等问题。

（一）岁气与地域的关系

地域高下不同,所禀阴阳之气多寡各异,所以观察"五运三纪"应结合不同地区去认识。"天不足西北,左寒而右凉,地不满东南,右热而左温",正是说明这一精神的。

（二）地域与疾病寿夭的关系

寒凉地区多病胀,温热地区多病疮,地区不同,疾病各异,所以治法和用药的寒凉也就不同。且"一州之气,生化寿夭不同","高者其气寿,下者其气夭"。由于自然界是一个整体,人与自然有着密切的联系,人体的生命活动无时无刻不受着自然界各种因素的影响。人类如此,万物也不例外。所以万物生长化收藏也受着"阳胜者先天,阴胜者后天"的影响。

（三）治疗与天道地理的关系

"天道地理"也就是运气对环境气候的影响,它和人类的生理活动、病理变化都有密切的关系。医生治疗疾病时,不应就病论病,孤立地看待疾病,而应全面地考虑到与病人有关的气候环境的影响。有时局部的病变也可能反映全身整体的异常变化。从整体着眼,更能正确地认识局部的变化。"治病者必明天道地理",强调医生应该懂得五运六气等天地变化之大道。这是中医整体观的反映,也是《内经》的一贯精神。

六、岁运与司天之气的关系

大运虽主一年之运,但各年份的运气变化还受当年司天、在泉之气的制约,有从司天而化,有从在泉之化,以司天在泉之气为主,即所谓"天气制之,气有所从也。"

七、岁气与物候、疾病的关系

（一）少阳相火司天

少阳相火司天,"火气下临"。所谓"下临",即火热之气来临。因客气为天气,天气下降,故称"下临"。下临的表现为"火见燔焫……大暑以行。""火气下临"势

必影响肺金,使肺气从火而化,即"肺气上从"。自然界也表现有燥金用事之象,致燥热气候显著,出现"草木眚"的物候变化。气候变化燥热,影响人体的心肺两脏,所以出现咳嚏、衄蔑、鼻窒、疮疡、寒热胕肿等心肺两脏的病变。正如《素问·至真要大论》所说:"诸气膹郁,皆属于肺……诸痛痒疮,皆属于心……诸逆冲上,皆属于火……诸病胕肿,疼酸惊骇,皆属于火"。少阳司天则厥阴在泉,"风行于地,尘沙飞扬",即厥阴风木在泉的气候特点。其病变涉及心、肝、肺三脏。

(二)阳明燥金司天

阳明燥金司天的气候特点:一则燥金用事,所以气候偏凉、偏燥。二则因金胜乘木,木气郁而后发,故会有暴温的气候特点。

阳明燥金司天的物候特征:气候寒凉干燥,春天应温不温,草木发芽分蘖欠佳,故曰"凄沧数至,木伐草萎",又因少阴君火在泉,所以下半年气候偏热,水不结冰,蛰虫不藏,故有"流水不冰,蛰虫乃见"之象。

阳明燥金司天的发病规律:金胜乘木,人应之则肝受邪而生胁痛、抽搐颤抖、肢体萎弱等病症。

(三)太阳寒水司天

太阳寒水司天的气候特点:一则本气流行,寒气下临,全年气温偏冷。二则因水盛乘火,火受制而郁发,故有时会有暴热现象。

太阳寒水司天的物候特点:河水结冰是该年份最显著的特点。又因太阴湿土在泉,所以下半年气候潮湿,万物生长状况差,甚或腐烂。

太阳寒水司天的发病规律:一是因气候寒冷,伤及心阳,故曰"心气上从";二是因"火郁之发",故有"心烦热,嗌干善渴,鼽嚏,喜悲数欠"之疾。三则下半年太阴湿土在泉,应在人体则脾受其害,可有运化失常,水湿停聚之"水饮内稸,中满不食,皮㾦肉苛,筋脉不利,甚则胕肿身后痈"疾病。

(四)厥阴风木司天

厥阴风木司天的气候特点:厥阴风木司天,全年气候变化多端,影响因素较多。一是本气流行,风气偏胜,相对多风;二是木胜乘土,湿土之气为郁气,郁而后发,故有时会有土气偏胜的湿胜现象;三是下半年少阳相火在泉,因而冬季当冷而反热。

厥阴风木司天的物候特征:全年风气偏盛,故有"风行太虚,云物动摇"之景象;土郁之发,湿气盛,故"土且隆";下半年少阳相火在泉,因而"火纵其暴,地乃暑,大热消烁","流水不冰"。

厥阴风木司天的发病规律:木胜乘土,应之人体则肝气乘脾而生病,可见脾失健运之身体困重、肌肉萎缩、食欲不振、纳食减少之病症。脾虚则清阳不升,"上气不足,脑为之不满,耳为之苦鸣,头为之苦倾,目为之眩。"(《灵枢·口问》)下半年少阳相火盛,气温偏高,热犯大肠,故有"赤沃下"之痢疾病。

（五）少阴君火司天

少阴君火司天的气候特点：少阴君火司天之年，"热气下临"，"大暑流行"，气候偏热；下半年阳明燥金在泉，所以气候转为寒凉干燥。

少阴君火司天的物候特征：由于气温偏高，又暴凉数至，因而草木生长受影响。下半年金气盛而"肃杀行"，草木仍受损。

少阴君火司天的发病规律：火盛乘金，人应之则肺受其病，肺失宣降，所以见气喘、呕吐、寒热病、嚏、衄、鼻塞不通等病。下半年因金胜乘木，肝受伤伐，因而有"胁痛，善太息"之疾。

（六）太阴湿土司天

太阴湿土司天的气候特点：太阴湿土司天之年，"湿气下临"，所以气候潮湿，雨水偏多，"埃冒云雨"。下半年太阳寒水在泉，"大寒且至"，异常寒冷。

太阴湿土司天的物候特征：全年湿度大，所以"鳞虫静，倮虫育"，下半年气温偏低，因而"鳞虫耗，倮虫不育"。

太阴湿土司天的发病规律：土胜乘水，应之人体则"肾气上从"，故有胸腹胀满不适和由于肾气大损而阴茎不能勃起之阳萎等病症。下半年则有胃脘痞满疼痛、食欲不振、饮食减少等病症。

八、六气与五类之间的关系

岁气变化不仅与人体密切相关，而且对动物的胎孕和植物五味五色的生化也有着密切的关系。

"六气五类，有相胜制"，是指六气和五类之间的制约关系。实际不只是制约，而且又互相资生，所以又说"同者盛之，异者衰之"，"盛之"就是资生，"衰之"就是制约，这是"天地之道，生化之常也"。例如厥阴风木司天，木气盛则属火类的羽虫繁育旺盛，这就是资生关系。在制约这一面有司天在泉的区别，司天之气"制胜己"，如厥阴风木司天，则属金类的"介虫不成"；在泉之气"制己胜"，如厥阴风木在泉，则属土类的"倮虫耗"。但同是厥阴风木，为什么司天时"羽虫育"，而在泉时则"羽虫不育"呢？原因是司天在上半年，在泉是下半年，所以凡是司天"育"，在泉则"不育"。这是由于司天主春生夏长，而在泉则主秋收冬藏。当然文中的"不育""不成"，不能理解为"不生不化"，正如王冰所说："凡称不育不成，皆谓少，非悉无也。"虽然所论均指六气对五类的影响，但与岁运也不无关系。如当年岁运与五类的五行属性相克时，也存在制约关系，即所谓"诸乘所不成之运则甚矣"。岁运与五类的五行属性为相生关系时，存在资生之义已在其中。

九、六气五类之间有根于中、根于外的区别

"所谓中根也"是对动物五类的概括，意谓动物是根于中的，"根于中者，命曰神机"。植物是根于外的，"根于外者，命曰气立"。动物、植物与六气之间均有制胜关系，所以又说："各有制，各有胜，各有生，各有成。"但对于"根于中""根于外"等命题，原文虽有动、植物之分，然其意义当适用于一切事物的运动变化过程。'

十、六气与五味生化厚薄的关系

气有始、散、布、终，万物有化、形、育、变的生化过程。而气对于万物是一致的，寒则俱寒，热则俱热，为什么五味会有厚薄成熟的不同？这是受在泉之气所制的缘故。首因寒热燥湿六气不同其化；次因在泉之气主下半年，关系到事物的收成，所以说"地气制之也，非天不生，地不长也"。如少阳相火在泉，则"寒毒不生"，植物中属金的辛味就薄，而苦酸味则厚，苍丹色的谷物则成，这是由于厥阴司天，相火在泉，木火相生的缘故。

其一，少阳与厥阴互为司天在泉，所以少阳、厥阴在泉所主之味与谷相同；阳明与少阴互为司天在泉，二者所主之味与谷相同；太阳与太阴互为司天在泉，二者所主之味与谷也相同。

其二，阳明、太阴在泉，提到"其气湿""其气热"，而其他在泉之文中均未提其气如何，明张介宾释为："燥胜湿，故气湿者应之……湿不远寒，故气热之物不成"。清张志聪则从标本中气的角度解释。《新校正》云："唯阳明与太阴在泉之岁云'其气湿'、'其气热'，盖以燥湿未见寒温之气，故云其气也"。这些说法均未能尽原文之意。"其气湿""其气热"，是与"其味酸""其味咸"之理相同的，均应指制约而言。即阳明在泉，酸味与湿气受到制约；太阴在泉，咸味与热气受到制约。

其三，阳明与少阴在泉，均谓"其治辛苦甘"，这是由于燥金与君火互为司天、在泉时，具有胜克关系，故兼治甘味，以缓其制。而太阳与太阴互为司天在泉时，本身各有甘（淡）味，所以不再提兼治之味。

其四，厥阴在泉的"其气专，其味正"，唐王冰释为"余岁悉上下有胜克之气，故皆有间气间味矣。"从在泉的六段原文看，是从风木在泉，木主生发的角度提出的。因太阴在泉，也有"化淳"和"气专"的问题，此乃从土主化物而论。

十一、岁气与治疗的关系

（一）辨证审时以立法遣药

辨寒、热、盛、衰之在上、下、中、外，审司天在泉之气与寒、热、盛、衰之症的关系，从而立补泻之法，遣逆从之药。这里所讲的"治"是与"补"并提的，为什么不言

"泻"？观下文"故消之，削之，吐之，下之，补之，泻之，久新同法。"可知这个"治"字是概括了消、削、吐、下、泻五法，所以不提"补泻"，而言"补治"。"调"字不只是概括了补与治之法，而重点在于通过调治达到内外环境的协调。所谓"补上下者"，"治上下者"，并不是补、治司天在泉之气，其旨在于阐明结合司天在泉之气而施行补泻之法。具体方法是：

1.求病机之所在："上取下取，内取外取，以求其过"，也就是找出病机之所在。病机在上则上取，在下则下取，在内则内取，在外则外取。如果病症与病机所在部位相反（气反者），如症状在上病机在下则下取之，症状在下病机在上则上取之，症状在中，而病机在左或右，则左右取之。

2.用药轻重要因人而异："能毒者以厚药，不胜毒者以薄药"。

3.讲究服药方法："补上下者从之，治上下者逆之"的"逆之""从之"，是指药性与司天在泉之气的逆从，这是"逆""从"的一个方面。还有服药方法的一面，即寒药温服、热药凉服、凉药冷服、温药热服的方法，也是根据逆从而定的。这些方法的运用，包括消、削、吐、下、补、泻在内，不论病之久新，均应同法。

4.疾病后期的调理方法：当疾病大势已去，但还有"且聚且散"之象。这是病邪还没有完全祛除，正气尚未恢复的缘故，应该内用药食扶正祛邪，外用水渍，使内外和调，以尽其病。

（二）掌握服药法度

服药治病即使是"无毒"也只能"十去其九"而止，如果药过其量，则伤正气。应该"谷肉果菜，食养尽之"，才能达到病除而正气复的目的。如果仍未痊愈，应间隔一段时间之后，再如上法进行治疗。但必须掌握岁气变化，以选择与岁气有关的"谷肉果菜"，所谓"四时五藏，病随五味所宜也"（《素问·藏气法时论》）。只有这样。才能不犯"盛盛""虚虚""致邪""失正"的过失。

（三）注意病后调养

上文谈到疾病后期的调理方法，此则指病已去而正气未复，即久病之后，"气从不康，病去而瘠"的调养方法。病除之后，"经络以通，血气以从"，就不能急于求成，要"养之和之，静以待时……待其来复"。

【临床应用】

一、平气

运气变化的太过不及与平气，是客观存在的。但是能否像后世那样从"干德符"上去推算平气，则是难以令人置信的。本篇所论的五运三纪，是古代人们对自然气候变化反复实践认识的总结,这是不容怀疑的。所以本篇开首谈"平气何如而名"而并未提出如何推算的问题,何况下文还有"三气之纪,愿闻其候"与"一州之地,生化寿夭不同"是由于"高下之理,地势使然也"的结论。在《内经》中,不过是从司天之气与岁运的五行属性上去推算平气的。从原文所论五运三纪之命名来看,也是以五运的五行属性来定的,为什么不直接用"甲子"命名呢?显然二者是有区别的。例如"癸亥"年(1983年)是火运不及,虽然从年干、年支的关系上看,以及"干德符"的推算方法,都能推算成"平气",但它是"同岁会"年,就是推算成平气又有什么意义呢?所以"癸亥"年既不是火运不及,也不是火运的平气,只是"癸亥"年而已。如果癸亥年表现了"升明之纪",就是火的平气,表现了"伏明之纪",就是火的不及年了。认识平气如此,太过不及也应该这样去理解。有"敷和之纪"就是木的平气,有"委和之纪"就是木的不及,有"发生之纪"就是木的太过,三者都不是用推算的方法所能预测的。当然,它既是古人的实践总结,就有进一步研究的必要,因为认识是无止境的,气候变化也是复杂的,我们可以从文中记载的大量物候知识,重新认识五运三纪的变化规律。正如《素问·五运行大论》所说:"天地阴阳者,不以数推,以象之谓也。"

二、"五运三纪"均是运气之常

在人们心目中,好像平气和太过不及是气候变化正常与异常的分水岭。实际不然,三者都是运气的正常变化,是自然界气候变化的规律。篇首就提出了"太虚寥廓,五运回薄,盛衰不同,损益相从",盛衰损益都是正常的。当然,就一般而论,气候的正常与否,应该与地域结合起来考虑。在不及的五段原文中提到"眚于一""眚于九"等,是含有这一意义的。

三、"五运三纪"与主运、客运的关系

"五运三纪"虽指大运而言,但不是一年内自始至终都表现其主岁之运的变化。否则,生、长、化、收、藏的五个阶段就无从谈起了。如"故生而勿杀,长而勿罚,化而勿制,收而勿害,藏而勿抑,是谓平气",则是指一年之中的五步而言。又如"委和之纪……生气不政",但到了夏秋之季则"物秀而实,肤肉内充"和"发生之纪……生气淳化,万物以荣",都说明了不是一年内从始至终都是木的不及或太过的。否则,在本年之内就不会再有复气产生了。

四、"阴精所奉"与"阳精所降"

"阴精""阳精"在此是寒气热气的代称,体现了阴阳升降之理。《素问·气交变大论》指出:"善言天者,必应于人。"所以包含了人体的"阴精""阳气"与人的寿

夭关系。人体"阴精上奉"供机体所需,"阳气(精)"才能下降。阳气下降而不妄泄,阴精才能上奉,阴精阳气充足,升降正常,故健康长寿。其中自然环境是重要条件之一,而人自身的养生则更为重要。《素问·四气调神大论》所提出的"春夏养阳,秋冬养阴,以从其根"也是这个道理。因此,必须从阴阳的关系上认识,才能全面地理解其精神实质。

五、"气有所从"的问题

"天气制之,气有所从也"的"从"字,常称为"从化"。气怎样"从化"?其义有三:

其一,岁运不能自主,表现为己所不胜之气主时。如"委和之纪……从金化也"(余类推),即木运不及之年,金气旺盛而"生气不政"。这个从化关系实际上是没有表现出本运之气。

其二,在己所不胜之气主令时,呈现了本气。如"少阳司天,火气下临,肺气上从,白起金用",是指"火气下临"之时,有燥金用事,在人则肺气受制而出现肺之疾患。这是金受火的克制起而用事。

其三,顺从与本气性质相同之气而化。如下篇《素问·至真要大论》:"少阳太阴从本,少阴太阳从本从标,阳明厥阴不从标本,从乎中也",就是此例。

六、"气"是动、植物生化的决定因素

"气始而生化,气散而有形,气布而繁育,气终而象变。"这是对万物生化过程的概括。在自然界中可称为六气,而在万物自身之中就不可称为六气了。原文只提"气始而生化",不提六气始而生化,意义就在于此。下文云:"其致一也。然而五味所资,生化有薄厚……地气制之也",显然又指六气对五味厚薄的影响。这是在概括"气"是万物生化的决定因素的前提下提出的。必须与《素问·六节藏象论》中"嗜欲不同,各有所通"的观点联系起来理解。《新校正》在这四句原文下注云"按《天元纪大论》云:'物生谓之化,物极谓之变',又《六微旨大论》云'物之生从于化,物之极由乎变,变化之相薄,成败之所由也'"。正体现了万物自身之气在生化过程中的内在因素。上文之"五类衰盛,各随其气之所宜也",也是旨在说明根据"五类"各自的所宜之气而盛,各自的不宜之气而衰的,宜与不宜,都决定其内在因素。在这一思想指导下,再理解下文五味生化的厚薄问题,就可以避免误解。

七、"化淳"与"气专"的问题

"化淳则咸守,气专则辛化而俱治"句,诸家意见不一:唐王冰、明马莳认为"化淳"指少阳在泉之气,"气专"指厥阴在泉之气。依据是"厥阴在泉"文中有"其气

专,其味正"。清张志聪谓:"化淳者,谓阳明从中间湿土之化,燥湿相合,故其化淳——气专者,厥阴从中见少阳之主气,故味之辛者,与甘酸苦味俱主之"。明张介宾与明吴昆等则皆从"太阴在泉"之本条作注。三者应以张介宾、吴昆之说为优。因本句是在"太阴在泉"之文中谈的,并不是在泉原文的总结,所以从太阴湿土的角度解释"化淳"与"气专",则文理皆顺。且"化"是土之气,"化淳"与"淳化"不同,"化淳"是土之专用词,而"淳化"则非专指土气而言。如"发生之纪——生气淳化"说明其他之气可以称为"淳化",而不能称为"化淳"。所以张、吴二氏从太阴解释是正确的。

八、整体治疗思想

本节从气化角度着眼,以整体观念为指导思想,阐述了治疗上的一些重要问题。从辨证到立法,从用药法度到服药方法,从治疗到调养,既注意药治,又重视食疗;既不忽视自然环境,又更强调内在因素,为中医学理、法、方、药的发展奠定了基础。尤其对病后调理提出了"必养必和,待其来复"的观点,充分显示了对人体正气的重视。从而更使我们体会到"无代化,无违时"的理论价值及其实践意义。所谓"无代化,无违时"既指自然界,又指人体本身。疾病之所以得以痊愈,并不能完全依赖于药物,治病要"三分治,七分养",需"静以待时,谨守其气",求得机体自身"化"的规律的恢复,否则就犯了"代化"与"违时"之戒。

(一)补上下者从之,治上下者逆之

"上下",指司天在泉,即泛指风、寒、暑、湿、燥、火六气。"补"即扶正,"治"即祛邪。"从"谓治法及用药应与岁气属性一致。"逆"谓治法及所用药物与岁气属性相反。"补上下者从之",意指风、寒、暑、湿、燥、火六气偏衰,人体相应的脏腑之气不足,所以在治疗时要针对岁气不足所引起相关内脏之虚而补之,如何"从之"?如应热不热的气候,要用辛温扶阳药物温其中;应寒不寒的气候,机体相对热盛,就要用寒凉药物清其里热;应燥不燥,就要用芳香化湿及温通之药除湿;应湿不湿而反燥,就要用滋润养阴药物生津润燥。

"治上下者逆之",指风、寒、暑、湿、燥、火六气偏盛时,治疗上就要针对偏盛的岁气,和相应偏盛的内脏之气,采用清泻或平抑之法,例如热太盛之热症,就要用芩、连之属寒凉药物以泻其热;寒太盛之寒症,就要用姜、桂之类热药以温里散寒;燥甚之病,则要用沙参、麦冬、石斛、玉竹等生津滋润之品;湿甚之病,就要用苍术、藿香之属以燥其湿;风盛之症,可用防风、蝉蜕、钩藤之类祛风药。上述应时而治的思想,充分体现了"天人合一"的整体治疗思想。

(二)"以所在寒热盛衰而调之"

"所在"指岁运、岁气主治的时间和空间区位。"寒热",是风、寒、暑、湿、燥、火之简称。"盛衰",指岁运、岁气的太过和不及。进一步强调在运用"补上下者从之,治上下者逆之"的时候,还要对岁运及各运主时及六气变化区位加以定位,在人体病症则要明确其病所在脏腑经脉,调治则能做到定位准确,有的放矢。六气盛衰为司天时,就重点调治司天之气有关时令及所病的相关脏腑,如厥阴风木司天,脾土受病,治疗时就在这一节令(即时间区位)以健脾利湿之法为主调治;太阳司天,肾受其病,就要补肾以治之。太阳司天"心气上从",调治其心,等等,这都是"以所在寒热盛衰而调之"。东汉张仲景在《金匮要略》中指出:"夫诸病在脏,欲攻之,当随其所得而攻之,如渴者与猪苓汤"即是对经文的发挥。

(三)"能毒者以厚药,不胜毒者以薄药"

这是《内经》中最具代表意义的体质用药原则。"毒药",指药力峻猛、气味淳厚的药物,也包括毒副作用大的药物。"薄药",指气味淡薄、药力缓和、毒副作用小的药物。经意指出,治疗用药时一定要注意患者的体质特点,以及对药物的耐受能力。凡对药物耐受性强,体质壮实者,可以投药力强,或毒性较大的药物,如此则取效迅速。反之,对药物耐受性差,体质弱者,则要投用药力缓和,或毒副作用小的药物。这就是因人制宜治则的具体内容,临症中,年迈体弱、平素体衰者,其对药力的耐受性差,治疗时不宜重剂峻剂。青壮年患者、新病者、体质壮实者,由于对药力耐受性强,投于药力轻、气味平和之药反不能奏效,就可以用重剂重药,药力峻猛之品。这就是本句原文的基本精神及其指导意义,也是中医治病的精髓所在。

(四)"治热以寒,温而行之;治寒以热,凉而行之;治温以清,冷而行之;治清以温,热而行之"

这几句原文是针对属于寒热性质疾病在治疗时所采取的不同服药方法。四种不同服药方法的用药原则是一致的,均为"寒者热之,热者寒之"治则的具体体现。所不同的是,前两句原文和后两句原文所讲的服药方法有明显的差别。前两句是指用寒性药物治疗性质为热的病症,药液要趁热服下;热药治寒疾,要把药汤放凉后饮用。药液的温凉与疾病的寒热性质一致,即热病热饮,寒症凉服,此与《素问·至真要大论》所说的"热因热用,寒因寒用",即"从者反治"的精神是一致的。

后两句原文,是指寒凉药物治疗温热性质的病症,药液要放凉后服下;用温热性质的药物治疗寒疾,药液要趁热饮用。"清"者,寒凉之义。"治温以清"的"清",是指寒凉性质的药物。"治清以温"的"清",指寒性病症。显然,药液服用时的温度高低,与疾病寒热性质相反,与所用药物性质一致,这与《素问·至真要大论》中所说"逆者正治"精神相一致。

前两句和后两句原文同为服药方法,但前者是服药反佐法,是针对疾病的特殊情况所采用的特殊服药手段。后者是一般常规服药方法。为何同属"寒者热之,热者寒之"用药原则,却有如此显著的服药差别?这是根据具体情况而定,结合原文

精神,其运用条件可归纳为:

1.病情的轻重有别。阴寒内盛的大寒之症,和邪热鸱张的大热之疾,病情较重,为避免服药发生格拒不受的不良反应,就需要采用改变服药时药液温度的权宜之计,因势利导,以克服服药后可能发生不受药而呕吐等弊端。后者则是病情较轻,病势较缓,所以就用一般常规服药方法,使药液的温度高低与药物的寒热性质一致,以奏相得益彰之效。

2.药物寒热温凉性质的强弱和攻邪力量的峻缓程度之别。一般说来,大寒大热之症,非大辛大热和大苦大寒之品不能除,这类药物不但气味浓厚,而且力量也相应地峻猛,这就是紧承此句上文所说的"能(音意通耐)毒者以厚药"。正因为其性味浓厚,力量峻猛,药与病势均力敌,旗鼓相当,服药后较易发生吐药等不良反应,因而就必须用特殊的服药方法,以缓冲这种拒而不受的矛盾。一般的寒热病症,应针对病情,选用气味较薄、力量缓弱的药物治疗,这就是原文所说的"不能(音意通"耐")毒者以薄药"之义。由于病势缓慢,药力相应缓弱,用药后一般不会发生剧烈的反应,因此就无须采用特殊方法服药。这一含义还可从"以寒"与"以清","以热"与"以温"的比较用词中得到佐证。所以王冰在注释时说:"气性有刚柔,形症有轻重,方用有大小,调制有寒温。盛大则顺气性以取之,小夷则逆气性以伐之,气殊则主必不容,力倍则攻之必胜,是则谓汤饮调气之制也。"

此语对后世服药方法的发展有重要的影响,尤其是前两句原文更是如此,归纳其义有四:其一,指导临床对大辛大热的姜、桂、附子之类,和大苦大寒的芩、连、大黄之品的服用,所谓"承气热饮,姜桂凉服"之说,即宗于此;其二,成为后世治疗真寒假热、真热假寒等特殊症候的重要措施;其三,为后世方剂配伍中的反佐方法的发展给以启示,如人尿加猪胆汁等,其精神亦合于此;其四,自《伤寒论》以来,服药方法虽有了很大发展,诸如饭前餐后、睡前醒后、或加茶、加酒、加醋、伴饮稀粥服药等等,种类繁多,不一而足,但都未脱于常规和特殊服药两法,足见这几句原文意义影响之深远。

九、"谷肉果菜,食养尽之,无使过之,伤其正也"

原文强调了用药治病,必须掌握分寸,中病即可,"无使过之",否则就会损伤正气。俗语说,"凡药三分毒","药用其偏性","凡药则偏"等。当外邪伤害人体而导致疾病发生,人体之正气具有代偿和修复能力,所以在治疗用药时要立足于正气的恢复,把恢复和加强人体的生理调节代偿防御能力放在头等重要的地位。任何可以影响人体正气的措施都应慎用或不用,即使是具有针对病邪的措施,也只能在不损害人体正气的前提下进行。具有毒性的药物,由于其对病邪有一定的特异性的治疗作用,所以在治疗中是必需的,这就是《素问·藏气法时论》所说的"毒药攻

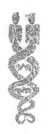

邪"。而祛邪的药物对人体正气有不同程度的损伤，所以中医治病从来就不主张完全依赖药物，认为使用药物只是在病邪较盛时用以削减病势的手段，一旦邪衰，就要用"谷肉果菜"调养，这就是所谓"三分服药，七分调养"的治病思路。因此原文说："大毒治病，十去其六；常毒治病，十去其七；小毒治病，十去其八；无毒治病，十去其九；谷肉果菜，食养尽之。"

十、"化不可代，时不可违"

"化"，指自然界的生化现象。"代"，代替。原文认为，自然界的春生、夏长、长夏化、秋收、冬藏的生化现象，都有相应的季节时令及其规律，这是不以人们意志而改变的客观规律，人们只能顺应而不可违逆。对这一思想有两种不同看法，第一种，以唐王冰为代表的诸家认为，人力不能替代自然规律。他说："化，谓造化也。代大匠斲，犹伤其手，况造化之气，人能以力代之乎！夫生长收藏，各应四时之化，虽巧智者亦无能先时而致之，明非人力所及，由是观之，则物之生长收藏化，必待其时也。物之成败理乱亦待其时也。物既有之，人亦宜然。或全力必可致而能代造化违时四者，妄也。"第二种，以明张介宾为代表的观点认为，固然有"化不可代，时不可失"，但在一定条件下，人能胜无。他说："化，造化也。凡造化之道，衰王各有不同，如木从春化，火从夏化，金从秋化，水从冬化，土从四季之化，以及五运六气各有所主，皆不可以相代也，故曰化不可代。人之藏气，亦必随时以为衰王，欲复藏气之亏，不因时气不可也，故曰时不可违。不违时者，如金水根于春夏，木火基于秋冬，藏气皆有化原。设不预为之地，则临时不易于复元，或邪气乘虚再至，虽有神手，无如之何矣。"张氏原则上同意唐王冰观点，但他又说："此节诸注皆谓天地有自然之化，人力不足以代之，故曰化不可代。然则当听之矣，而下文曰养之和之者，又将何所为乎？谓非以人力而赞天工者乎？其说不然也。"他在《景岳全书·先天后天论》中更突出了人的主观能动作用，说："人生于地，悬命于天，此人之制命于天也。裁之培之，倾之覆之，此天之制命于人也。天本无二，而以此观之，则有天之天者，谓生我之天生于无而由乎天地。有人之天者谓成我之天成于有而由乎我也"；"若以人之作用言，则先天之强者不可恃，恃则并失其强矣，后天之弱者当知慎，慎则能胜天矣。"当人们认识了自然规律，就可掌握自然规律，应用自然规律，经文所说的"调之正味逆从"，以及"养之和之"之法皆属此意。